Wolfram Buff/Klaus von der Dunk · Giftpflanzen in Natur und Garten

Giftpflanzen in Natur und Garten

Bestimmungsmerkmale und Biologie
Anwendung in Medizin, Volksheilkunde und Homöopathie
Symptomatik und Therapie bei Vergiftungen

Dr. Wolfram Buff · Dr. Klaus von der Dunk

2., neubearbeitete Auflage
Mit 4 Zeichnungen und 262 Farbfotos der Verfasser

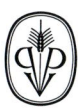

Verlag Paul Parey · Berlin und Hamburg

Die 1. Auflage erschien in der Augsburger Bücher Verlags GmbH, Augsburg

Anschriften der Verfasser:
Dr. Wolfram Buff, Hölzlestraße 2,
D-7950 Biberach/Riss
Dr. Klaus von der Dunk, Ringstraße 62,
D-8551 Hemhofen

CIP-Titelaufnahme der Deutschen Bibliothek

Buff, Wolfram:
Giftpflanzen in Natur und Garten:
Bestimmungsmerkmale u. Biologie;
Anwendung in Medizin, Volksheilkunde u.
Homöopathie; Symptomatik u. Therapie bei
Vergiftungen / Wolfram Buff;
Klaus von der Dunk. – 2., neubearb. Auf. –
Berlin; Hamburg: Parey, 1988
   1. Aufl. in d. Augsburger Bücher-Verl.-Ges.,
Augsburg
   ISBN 3-489-55222-9
NE: Dunk, Klaus von der:

Umschlag: Jan Buchholz & Reni Hinsch Grafik Design, D-2000 Hamburg 73, unter Verwendung eines Fotos der Autoren

© 1988 Verlag Paul Parey, Berlin und Hamburg. Anschriften:
Lindenstr. 44–47, D-1000 Berlin 61;
Spitalstr. 12, D-2000 Hamburg 1

ISBN 3-489-55222-9
Printed in Germany

Satz: Dörlemann-Satz,
D-2844 Lemförde
Schrift: Borgis Times
(Satzsystem Berthold tps 8000)
Druck: Druckerei Appl,
D-8853 Wemding
Bindung: Lüderitz & Bauer
Buchgewerbe, D-1000 Berlin 61

Vorwort zur 2. Auflage

In den wenigen Jahren seit Erscheinen der ersten Auflage ist im Bereich der Giftpflanzen vieles geschehen. Neben einigen aufwendigen Giftpflanzenbüchern (siehe Literaturverzeichnis) sind zahlreiche neue Erkenntnisse veröffentlicht worden, so daß das ganze Gebiet inzwischen wesentlich übersichtlicher ist als damals.

Unser Buch hat sich in seinem Nutzeffekt als sehr hilfreich erwiesen, wie zahlreiche Kommentare uns versicherten. Nach Beendigung der Verlagstätigkeit des Verlages »Augsburger Bücher« haben wir uns deshalb um einen neuen Partner bemüht und diesen für die 2. Auflage im Verlag Paul Parey gefunden.

Die Gesamtkonzeption des Buches blieb erhalten, so daß die Hinweise zum Umgang mit dem Buch im Vorwort zur ersten Auflage keiner Ergänzung bedürfen. Inhaltlich wurde das Buch vollständig überarbeitet, wobei die zahlreichen Erkenntnisse der vergangenen Jahre eingearbeitet wurden, soweit sie uns bis zum Februar 1988 bekannt wurden. Durch einheitliche Überschriften im Textteil wurde die Übersichtlichkeit deutlich verbessert. Die Reihenfolge der Tabellen wurde umgestellt, die Systematik-Tabelle gestrichen, dafür ein Vergleich von Giftpilzen mit eßbaren Pilzen eingefügt. Auch einige Bilder wurden ausgetauscht bzw. eingefügt.

Wir danken all denen, die durch Hinweise zu einer Verbesserung des Buches beigetragen haben, insbesondere Herrn Friedrich Wiedemann aus Frankfurt/M. für seine außerordentlich genaue und qualifizierte Kommentierung. Besonderer Dank auch dem Verlag Paul Parey für die Bereitschaft zur Übernahme des Buches, die großzügige Ausstattung und die äußerst angenehme Zusammenarbeit mit seinen Mitarbeitern.

Wolfram Buff   Im Mai 1988   Klaus von der Dunk
Biberach/Riß   Hemhofen/Erlangen

Aus dem Vorwort zur 1. Auflage

Giftpflanzen in gewissem Maße zu kennen, ist heute für breite Schichten der Bevölkerung eine Notwendigkeit. Das Interesse an der Natur, Wanderungen, Pilzexkursionen und artenreiche Gartengestaltung ermöglichen eine große Zahl von Kontakten mit ihnen. Die Unsicherheit in der klaren Abgrenzung der giftigen gegenüber harmlosen Pflanzen nimmt jedoch zu: Die Zahl »neuer« Arten in Blumenfenster und Garten steigt von Jahr zu Jahr; die moderne Schule pflegt immer weniger exakte lerntechnische Grundkenntnisse tierischer und pflanzlicher Systematik; Apotheker und Biologielehrer – jahrhundertelang vertrauenswürdige Spezialisten und Berater der Bevölkerung – sind nach den neueren Ausbildungsgängen nur noch selten Pflanzenkenner.

Der Sinn der Giftstoffe für die Pflanze ist selten klar. Viele Scharf- und Bitterstoffe sind wohl Fraßschutz: Kühe lassen den Scharfen Hahnenfuß auf der Weide stehen. Sicher ist aber, daß alle diese Pflanzenstoffe eine Art Endprodukt des Stoffwechsels darstellen und – oft in leicht abgewandelter Form – für die ganze Pflanzenfamilie charakteristisch sind. Giftigkeit und Gefahr hängen vom Gifttyp und Konzentration, diese wieder von Standort und Entwicklungsstand der Pflanze, dem Wetter, ja der Tageszeit ab. Alter und Konstitution des Patienten sind ebenso wichtig. Besonders gefährdet sind Kleinkinder, die mit dem Mund Erfahrung sammeln.

Die Zahl der Vergiftungsunfälle mit Pflanzen nimmt zu, die Statistik der Vergiftungszentren belegt es. Die erste Aufgabe dieses Buches ist also, eine möglichst genaue und vollständige Kenntnis der giftigen Pflanzen in Natur und Garten zu vermitteln. Die systematische Abfolge wurde zugrunde gelegt, da nur sie es dem Leser ermöglicht, nicht dargestellte Arten zuzuordnen und abzugrenzen. Nur systematische Übersicht gibt Sicherheit in der selbständigen Beurteilung.

Wenn Sie im Hauptteil bekannte Giftpflanzen vermissen, so ist das eine Folge neuester Forschungen und Erfahrensberichte, die der Giftigkeitsbeurteilung zugrunde liegen. Hier weicht das Buch von allen gängigen Veröffentlichungen ab, die sich vorwiegend auf weitgehend unkritisch übernommene Nachdrucke von Standardwerken der zwanziger und dreißiger Jahre berufen.

Breit besprochen sind alle Familien, die im mitteleuropäischen und westmediterranen Bereich wenigstens eine Art mit mittelstarker Giftwirkung gedeihen lassen. Die Vollständigkeit auch der weniger giftigen Arten wird durch tabellarische Anhänge gewährleistet. Hier wird auch alphabetisch aufgelistet und nach Wirkstoffgruppen zusammengefaßt.

Text und Anhang enthalten auch schwach giftige und ungiftige Arten, die im Volk oder in der Literatur als giftig gelten oder leicht mit giftigen Arten verwechselt werden. Zur eindeutigen Abgrenzung der harmloseren Arten sind darum im Hauptteil die Bildunterschriften (+ bis +++ in Tabelle 1), im Tabellenteil die Giftstärke oder die ganzen Textzüge, die sich auf mittel- bis starkgiftige Pflanzen beziehen, rot gedruckt!

Für den praktischen Falleinsatz sind Vergiftungsbilder, Vergiftungsgefahr, erste Hilfsmaßnahmen und andere Hinweise für Laien und Fachmann verständlich und leicht auffindbar wiedergegeben.

Trotz warnender Hinweise haben wir uns aus verschiedenen Gründen dafür entschieden, in Text und Anhang Therapiemöglichkeiten sowie den Einsatz der besprochenen Pflanzen in der Heilkunde aufzuführen. Wir warnen jedoch an dieser Stelle besonders vor Selbstmedikation und raten dringend, alle nicht den Maßnahmen der Ersten Hilfe (S. 334ff) zuzurechnende Therapie einem Arzt zu überlassen. Das Buch ist kein Lehrbuch der Toxikologie, sondern es soll über den heutigen Stand der Giftpflanzenkunde möglichst vollständig informieren.

Der ständige Hinweis auf den Arzt soll jedoch nicht beängstigen, sondern Sicherheit geben, daß alles Nötige getan ist. Wirklich ernste Vergiftungen mit Pflanzen und Tieren sind bei uns weniger häufig: Die meisten Giftpflanzen warnen mit unangenehmem Geschmack.

Die Bilder stammen ausschließlich von den Verfassern und waren der Auslöser des Buches. Ihre klaren Darstellungen im Zusammenhang mit informativen Texten in der Zeitschrift »PTA in Apotheke und Industrie« fanden so viel Anklang, daß wir den Mut zum Buch bekamen. Die Ästhetik der Abbildungen in hervorragendem Druck, Anekdoten und anderes Interessante im Text erweitern das Sachbuch zur angenehmen Lektüre.

Unser besonderer Dank gilt der Firma Thomae-Arzneimittel und dem Verlag, die durch großzügige Unterstützung und günstige Kalkulation mehr als 260 Farbbilder und aufwendige Tabellen bei einem annehmbaren Preis ermöglichten. Unser Dank gilt auch Herrn Prof. Dr. Czygan, Frau Dr. Grünsfelder und Herrn Dr. Schier vom Lehrstuhl für Pharmazeutische Biologie der Universität Würzburg für fachlichen Rat.

Unseren Frauen Angelika und Christel danken wir für die Geduld, mit der sie unsere zeitraubende Nebenbeschäftigung seit Jahren ertragen. Ihnen widmen wir dieses Buch.

Wolfram Buff	Im Juni 1981	Klaus von der Dunk
Biberach/Riß		Hemhofen/Erlangen

Inhalt

Erklärung häufig verwendeter Fachausdrücke

Abdomen – Bauch, Unterleib

Abortivum –abtreibendes Mittel

Abort – Fehlgeburt

Adsorption – Bindung von Gasen oder gelösten Stoffen an Festkörperoberflächen

ätiotrop – ursächlich, die Krankheitsursache betreffend

Agglutination – Zusammenballung

Aglykon – zuckerfreier Molekülteil von Glykosiden

Akkomodation – Anpassung der Augenlinse zum Scharfsehen

Akkumulation – Anreicherung eines Stoffes im Organismus

Albuminurie – Ausscheidung von Eiweiß im Urin

Allergie – unerwünschte Überempfindlichkeitsreaktion des Körpers auf Fremdstoffe

Allopathie – übliche medizinische Heilverfahren (Gegenstück: Homöopathie)

Amnesie – Gedächtnisschwund

Anämie – Mangel an Blutfarbstoff

Anästhesie – Schmerzbetäubung

Analepticum – Kreislaufanregendes Mittel

Analgesie – Unempfindlichkeit gegenüber Schmerz im peripheren Bereich

Angina = Angina tonsillaris – Mandelentzündung

Angina pectoris – schmerzhafte von Angst begleitete Herzerkrankung

Antacidum – Säurebindendes Mittel

Anthelminthicum – Mittel gegen Würmer

Antidiabeticum – blutzuckersenkendes Mittel

Antidiarrhoicum – Mittel gegen Durchfall

Antidot – spezifisches Gegenmittel

Antigen (AG)- Antikörper (AK)-Reaktion – Abwehrreaktion des Körpers gegen Fremdsubstanzen (AG) mit Hilfe spezifischer körpereigener Abwehrstoffe (AK)

Antimycoticum – Mittel gegen Pilze

Antiparasiticum – Mittel gegen Parasiten, z. B. Würmer

Antipyreticum – siehe Pyreticum

Antispasmodicum – Mittel gegen Krämpfe

Anurie – Versagen der Harnbildung

applizieren – verabreichen, eingeben

Arrhythmie – Herzrhythmusstörungen

Arteriosklerose – krankhafte Verhärtung der Arterien

Asthma – anfallweise auftretende Behinderung der Atmung

Ataxie – Störung des geordneten Zusammenwirkens von Muskelgruppen

bakteriostatisch – das Wachstum von Bakterien hemmend

Barbiturate – stark wirksame Schlafmittel

Biopolymere – von Zellen gebildete Großmoleküle, die aus gleichen Bausteinen in bestimmter Verknüpfungsart aufgebaut sind

Blutperfusion – Blutdurchfluß

Brachialgie – Schmerzen im Arm

Bradycardie – krankhaft verlangsamte Herztätigkeit

Bronchitis – Entzündung der Bronchialschleimhaut

Bufadienolide – herzwirksame Naturstoffe (»Herzglykoside«) mit bestimmter chemischer Struktur, die auch von Kröten gebildet werden.

Carbo activatus – Aktivkohle

Cardenolide – Naturstoff ähnlich den Bufadienoliden

Cardiaca – Herzmittel

Cholera – gefährliche ansteckende Durchfallerkrankung

chronisch – dauerhaft

Cornea – Hornhaut des Auges

Coronarien – siehe Koronarien

Coronarinsuffizienz – siehe Herzinsuffizienz

Cyanose – bläuliche Verfärbung des Blutes durch zu hohen CO_2-Gehalt

Cytochrom c – Enzym aus der Zellatmung

cytostatisch – hemmt das Zellwachstum und die Zellvermehrung

D_1 – D_x – Verdünnungsstufen der Homöopathie; D = Decimalpotenz; D_1 = Verdünnung 1:10; D_2 = Verd. 1:100 etc.

Degenerierung – Veränderung von Gewebe durch Abbauprozesse

Dekompensation – Störung im Blutdruck-Ausgleichssystem

Delirium – Bewußtseinstrübung mit Erregung und Wahnvorstellungen
Delirium tremens – Delirium mit Muskelzuckungen
Depression – Niedergeschlagenheit
Dermatitis – entzündliche Hautreaktion
Diaphoreticum – schweißtreibendes Mittel
Diarrhoe – Durchfall
Diastole – Zeitraum zwischen 2 Herzschlägen (Systolen), in dem sich das Herz wieder mit Blut füllt und der Herzmuskel selbst mit Blut versorgt wird.
Diurese – Harnausscheidung
Diureticum – Diurese steigendes Mittel
Drasticum – sehr starkes Abführmittel
Dysmenorrhoe – Störung der Monatsblutung
Dysphorie – Zustand schlechter Stimmungslage
Dystrophie – krankhafte Veränderung aufgrund von Ernährungs- oder Versorgungsstörungen des Gewebes

Ekzem – Hautausschlag
Elektrolyt – Mineralstoffe der Körperflüssigkeiten
eliminieren – beseitigen, entfernen
Embolie – Verschluß eines Blutgefäßes durch ein Gerinsel oder Gasblasen
Emenagogum (= Emmenagogum) – Mittel, das das Eintreten der Regelblutung fördert
Emeticum – Brechmittel
Epidermis – Oberhaut
Epilepsie – Fallsucht (Erkrankung des Zentralnervensystems)
Ergotismus – Krankheitsbild der Mutterkornvergiftung
Erysipel – Gesichtsrose, stark entzündliche Infektion der Gesichtshaut
Essenz – flüssige homöopathische Zubereitung oder konzentrierte Lösung von Aromastoffen, Säuren und anderen Substanzen
Euphorie – Zustand freudiger Erregung
Exkretion – Ausscheidung aus dem Organismus
Expectorans – Schleimauswurf förderndes Hustenmittel
Extremitäten – Gliedmaßen (Arme, Beine)

Fistel – angeborene oder erworbene Verbindung von Körperhöhlen mit der inneren oder äußeren Körperoberfläche
fungizid – Pilze abtötend

Ganglien – Nervenknoten mit Nervenverknüpfungen

Gastritis – Magenentzündung
Gastroenteritis – Magen-Darm-Entzündung
Gastrointestinaltrakt – Magen-Darm-Trakt
Glykoside – Bezeichnung für alle mit Zuckern verknüpften Naturstoffe
Gonorrhoe – ansteckende Geschlechtskrankheit
Grind – Schorf

Habitus – Aussehen, Gestalt
Häm- – Vorsilbe für viele Fachausdrücke, die sich auf rote Blutkörperchen oder das Blut beziehen
Hämaturie – blutige Harnausscheidung
Hämolyse – Zerstörung der roten Blutkörperchen
Halluzination – Sinnestäuschung, Wahnvorstellung
Halluzinogen – Halluzinationen erzeugender Stoff
Hepatitis – Leberentzündung
Herpes zoster – Gürtelrose; bläschenartiger ansteckender Hautausschlag
Herzglykosid – Glykoside, die die Leistung des schwachen Herzmuskels verbessern
Herzinsuffizienz – Herzmuskelschwäche
Hippokrates – Griechischer Arzt
Homöopathie – Heilverfahren, nach dem Krankheiten mit kleinsten Mengen solcher Mittel behandelt werden, die am gesunden Körper in »normaler« Dosierung die Symptome der zu behandelnden Krankheit hervorrufen
Hyperazidität – Übersäuerung, meist des Magensaftes
Hypertonie – Bluthochdruck
Hypnoticum – Schlafmittel
Hypochondrie – krankhaft überängstliches Verhalten bei geringfügigen körperlichen und seelischen Störungen
Hypotonie – niedriger Blutdruck

Indikation – Heilanzeige; Aussage, wie und mit welchem Erfolg eine Krankheit behandelt werden kann
Immunität – Unempfindlichkeit des Körpers gegenüber Krankheitserregern oder Giften
Infantilismus – krankhaft kindliches Verhalten
Infektion – Ansteckung, Aufnahme von Krankheitserregern
Insektizid – Insektentötendes Mittel
irreversibel – nicht umkehrbar
i. v. = intravenös – in die Vene

karzinogen – krebserzeugend
Klimakterium – Wechseljahre der Frau; hormonelle Umstellung am Ende der Zeugungsfähigkeit
klonisch – krampfhaft zuckend
Klysma – Klistier, Darmeinlauf
Kolik – schmerzhafte Krampfzustände im Bauchbereich
Kollaps – Versagen des peripheren Kreislaufsystems
Koma – tiefe Bewußtlosigkeit
kontrahieren – zusammenziehen
Koronarien – Herzkranzgefäße
Kreislaufinsuffizienz – Kreislaufschwäche
Kumulation – Anreicherung von Giftstoffen im Körper, unter Umständen bis zur Entstehung giftiger Mengen

Latenzzeit – Inkubationszeit; Zeit nach einer Ansteckung oder Giftaufnahme, während der noch keine Krankheits- oder Vergiftungssymptome zu erkennen sind.
Laxans – Abführmittel
Leberaffektion – Schädigung der Leber
letal – tödlich; DL = dosis letalis = tödliche Menge
Leukämie – Blutkrankheit mit Überproduktion lymphatischer Gewebe (erhöhte Zahl weißer Blutkörperchen, Milzvergrößerung etc.)
lokal – örtlich
Lokalanästheticum – örtlich wirkendes schmerzstillendes Mittel
Lymphadenitis – Lymphdrüsenentzündung

manisch – tobsüchtig
Meningitis – Hirnhautentzündung
Mitosegift – Gift, das die Zellteilung (Mitose) stört
Mucilaginosa – Schleime und schleimhaltige Mittel
Mycotoxin – von Pilzen produziertes Gift
Mydriasis – Pupillenerweiterung
Myocard – Herzmuskel

Narcoticum – betäubendes Mittel
Nekrose – Absterbendes Gewebe am lebenden Körper
Nephritis – Nierenentzündung
Neuralgie – Nervenschmerz
Neuro- – zum Nervensystem gehörend, nervlich
Neurose – Funktionsstörung des Nervensystems, meist mit Verhaltensänderung

obsolet – veraltet
Obstipation – Verstopfung des Darms

Oedem – lokale Ansammlung von Gewebsflüssigkeit; »Wasserblasen«
offizinell – Bezeichnung für Arzneistoffe der Arzneibücher
Oligurie – krankhaft verminderte Harnbildung
oral – über den Mund
Osmose – Konzentrationsausgleich durch Membranen (z. B. Zellmembran), die nicht für alle Stoffe durchlässig sind

Parasympathicus – Teil des unbewußt arbeitenden (= vegetativen) Nervensystems. Gegenstück: Sympathicus
parenteral – unter Umgehung des Magen-Darm-Traktes
Parkinsonismus – Symptombild der Parkinsonschen Krankheit durch Hirnschädigung verschiedenster Ursachen
Pemphigus – blasenbildende, meist bösartige Hautkrankheit
Pericarditis – Herzbeutelentzündung
peripher – außen liegend
Peripherie – äußerer Bereich
per os, peroral – durch den Mund
Pharmakon – Heilmittel, Arzneimittel
Photosensibilisierung – Steigerung der Empfindlichkeit gegenüber Licht, vor allem ultraviolettem Licht
Pleuritis – Rippen- und Brustfell-Entzündung
Polyarthritis – entzündliche und degenerative Gelenkerkrankung
Polypen – gestielte Geschwülste, meist der Schleimhäute
Polypeptide – Eiweißmoleküle
Polyurie – krankhaft vermehrte Harnbildung
postinfektiös – auf eine Infektion folgend
postulieren – fordern, verlangen
Prognose – Voraussage
Prothrombin – Vorstufe des Gerinnungsfaktors Thrombin
psychisch – seelisch, geistig
Psychose – Geisteskrankheit
psychotrop – auf den Geist, die Psyche, wirkend
Purgans – Abführmittel
pustulöse Dermantitis – Hautentzündung mit Bläschen
Pylorospasmus – Krampf des Pförtners (Ringmuskel am Magenausgang)
Pyreticum – = Antipyreticum; fiebersenkendes Mittel

radiär – wie ein Rad gebaut (Blütenform von Hahnenfuß und Rose etc.)
Rekonvaleszenz – Genesung

Resorption – Aufnahme von Stoffen, meist in Zellen oder Blutbahn

Rheuma – entzündliche Allgemeinerkrankung des Bindegewebssystems und der Gelenke

salinisch – aus Salzen (meist anorganischen) bestehend oder wie diese wirkend

Saponin – waschmittelartig wirkender Naturstoff

Schlagfluß – Schlaganfall

sedativ – beruhigend

Sedativum – Beruhigungsmittel

Sekretion – Absonderung (von Drüsensäften)

Sekundärinfektion – Infektion als Folge einer anderen Erkrankung

Sklerose – krankhafte Verhärtung eines Organs

Skorbut – Vitamin-C-Mangelerkrankung

Spasmen – Krämpfe

Spasmolyticum – krampflösendes Mittel

spastisch – krampfartig

Spezificum – speziell wirkendes Arzneimittel

Staupe – Viruserkrankung des Gehirns bei Hunden

Stenocardie – = Angina pectoris

Sterilität – 1) Unfruchtbarkeit; 2) Keimfreiheit

subcutan = s. c. – unter die Haut

Symptomatisch – den Symptomen entsprechend

Symptome – Kennzeichen einer Krankheit

Synapse – Verbindung zwischen Zellen, von denen mindestens eine eine Nervenzelle ist

Syndrom – Gruppe zusammengehöriger Krankheitssymptome

Systole – blutaustreibender Herzschlag

Tachycardie – krankhaft beschleunigter Herzschlag

tetanisch – 1) von Tetanus-Erregern befallen; 2) übermäßig erhöhter Erregungszustand der Muskulatur oder Muskelnerven

Therapeuticum – Heilmittel

Therapie – Art, wie eine Krankheit geheilt werden soll

Thrombose – krankhaft gesteigerte Blutgerinnung; führt zur Bildung von Blutpfropfen in den Gefäßen

Thyphus – gefährliche ansteckende Durchfallerkrankung

Tonus – Reizspannung einer Nerven- bzw. Muskelzelle

Toxalbumin – giftiges Eiweiß

Toxin – als Antigen wirkende Giftstoffe mit unbekannter chemischer Struktur

toxisch – giftig

Trigeminus-Neuralgie – Schmerzzustände des Trigeminus-Nervs (Gesichtsnerv)

Tumor – Geschwulst, Gewebswucherung

Turgor – innerer Druck einer Zelle

Ulcus cruris – Unterschenkelgeschwür

Urämie – Harnvergiftetes Blut

Urticaria – Nesselfieber; bläschenreicher, meist allergischer Hautausschlag

Uterus – Gebärmutter

Vagus – = Parasympathicus

vegetativ – zum unbewußt gesteuerten Nervensystem gehörend oder von diesem hervorgerufen

Veterinär – Tierarzt

Viskosität – Zähigkeit, Zähflüssigkeit

zygomorph – wie ein Joch gebaut (Blütenform von Fingerhut, Veilchen, Taubnessel etc.)

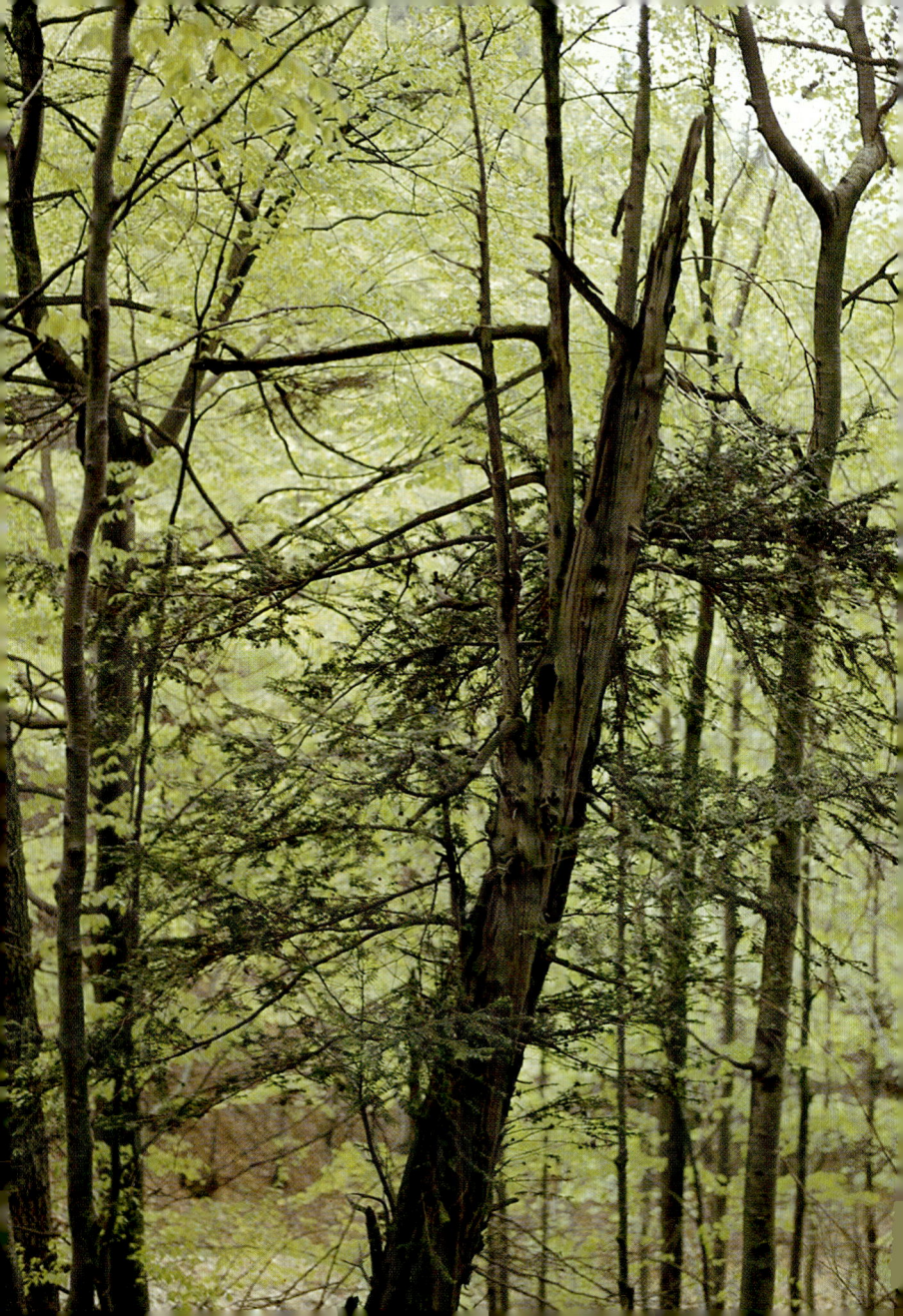

Die wichtigsten Giftpflanzen in systematischer Reihenfolge

Nacktsamer (Gymnospermae)
Nadelgehölze (Coniferae und Taxales)

Fast alle Nadelgehölz-Arten wachsen in Form reich verzweigter Bäume. Charakteristisch sind ihre kleinen, mehrjährigen, nadel- oder schuppenförmig ausgebildeten Blätter und ihre eingeschlechtlichen Zapfenblütenstände. Nach der Bestäubung durch den Wind wachsen die weiblichen Blütenstände vielfach zu holzigen Zapfen aus.

Giftige Arten finden sich vor allem unter den Zypressen- (Cupressaceae) und Eibengewächsen (Taxaceae).

Zypressengewächse

(Cupressaceae)

☐ **Familienübersicht:** Das typische Merkmal der Zypressengewächse ist die immergrüne schuppenförmige Beblätterung. Paarweise stehen sich die Blätter am Zweig gegenüber. Das folgende Paar wächst um 90 Grad versetzt. Diese typische Blattstellung nennt man kreuzgegenständig oder dekussiert. Die Schuppenblätter bilden sich bei den meisten Zypressengewächsen ab dem 2. Lebensjahr aus, während die Jugendblätter nadelförmig sind. Unser heimischer Wacholder (Juniperus communis) gehört zu den wenigen Arten, die diese Nadelblätter zeitlebens behalten. Die männlichen und weiblichen Blüten sind bei allen Cupressaceen unauffällig klein. Meist befinden sich die männlichen Blüten an den Zweigspitzen, während die weiblichen an kurzen Seitenästchen heranwachsen.

Da die Inhaltsstoffe einiger Zypressengewächse recht gefährlich sind, auf der anderen Seite aber schuppenblättrige Nadelbäume nahezu in jedem Garten stehen, sollen die Zeichnungen der vier bei uns häufigen und leicht verwechselbaren Arten die Bestimmung erleichtern.

Die wildwachsenden Eiben im Allgäu stehen in hartem Konkurrenzkampf mit schnellwüchsigen Waldbäumen und können sich nur an steilen, steinigen Standorten behaupten. (1)

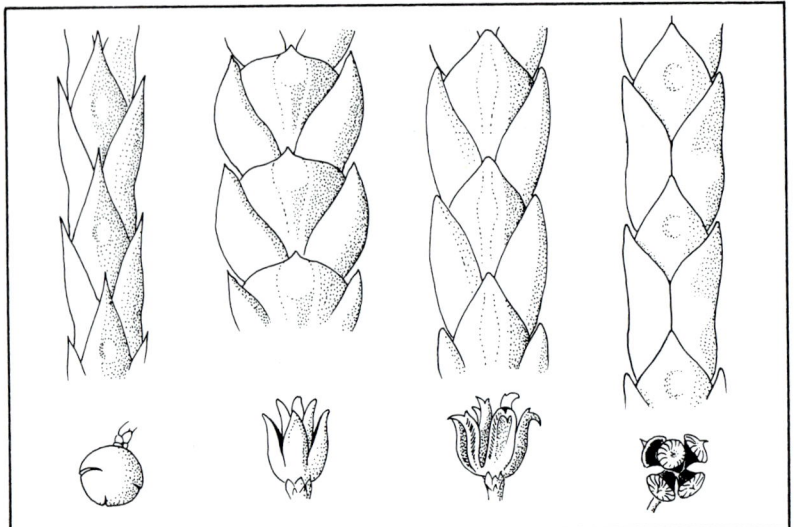

Vergleich der leicht verwechselbaren Zypressengewächse: Oben: Zweigstücke mit Schuppenblättern, unten: reife Früchte von: Sadebaum, Abendländischer Lebensbaum, Morgenländischer Lebensbaum, Scheinzypresse (von links). (2)

Sadebaum *(Juniperus sabina L.)*

☐ **Bestimmungsmerkmale und Biologie:** Der deutsche Name Sadebaum entstand in Anlehnung an den lateinischen Artnamen sabina, den Linné dieser Pflanze gegeben hatte, weil sie im Land der Sabiner besonders oft als Arznei gebraucht wurde. Der lateinische Gattungsname Juniperus geht entweder auf ein keltisches Wort zurück, das rauh, dornig bedeutet, oder er ist vom lat. juvenis = jung und parere = gebären abgeleitet, womit entweder das immergrüne, jugendliche Aussehen der Wacholder oder ihre Heilkraft gemeint sein könnte. Juniperus sabina ist meist ein niedriger, vielästiger, unangenehm riechender Strauch, kann aber auch als Baum 12 Meter hoch werden. Die gelbbraune Borke an den jungen Zweigen wird im Alter rötlich und blättert ab. Bis zum 10. Lebensjahr und dann wieder im Alter bilden sich nadelförmige Blätter. Die dunkelgrünen, scharf stachelspitzigen Schuppenblätter tragen auf der Rückenseite eine elliptische, eingesenkte Öldrüse. Die für die Gattung Juniperus typischen fleischigen Beerenzapfen oder Scheinbeeren hängen an gekrümmten Stielen und sind bei der Reife im Frühjahr blauschwarz, bereift und erbsengroß. Sie enthalten 1-4 eiförmige glän-

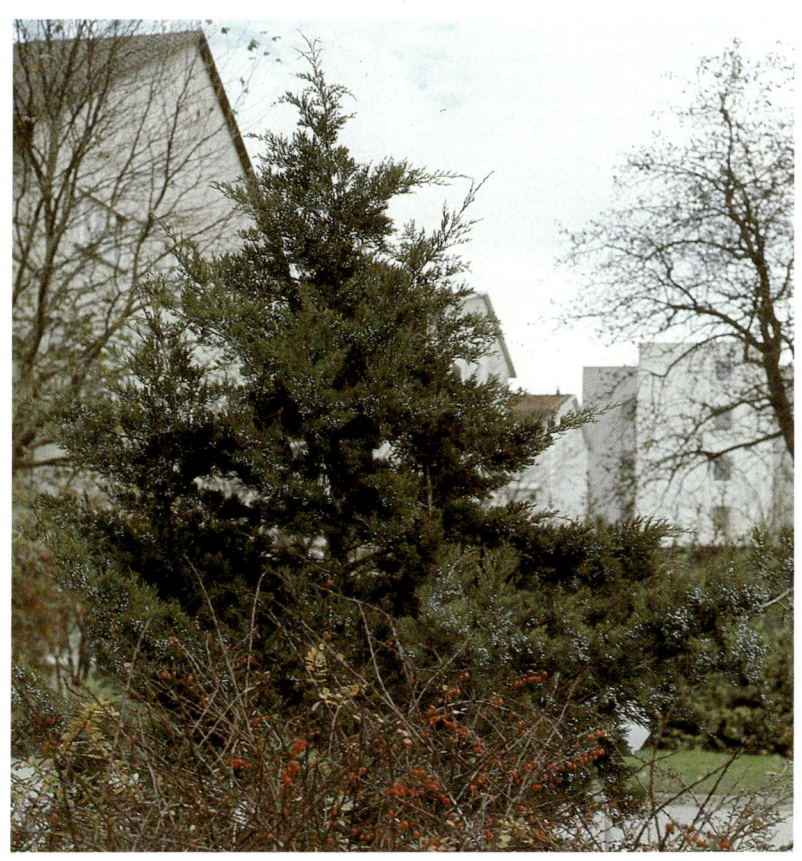

In vielen Varianten sind Wacholder aus der Sabina-Gruppe heute in unseren Gärten und Anlagen zu finden. Allen gemeinsam sind die hellblau bereiften Beerenzapfen und die Schuppenblätter. (3)

zend braune Samen mit winzigen Höckern.

Juniperus sabina gedeiht in der Natur vornehmlich in gebirgigen Gegenden, so in den Alpen, im Apennin und Kaukasus. Darüber hinaus umfaßt das Verbreitungsgebiet auch Nordasien und Nordamerika.

Er bevorzugt felsig-steinigen Kalkboden und unbeschattete, südexponierte Hänge. Hier vermag er sich gegen andere baumartige Konkurrenten durchzusetzen und ausgedehnte Bestände zu bilden. Besonders im Sommer riecht man den Sadebaum bereits auf größere

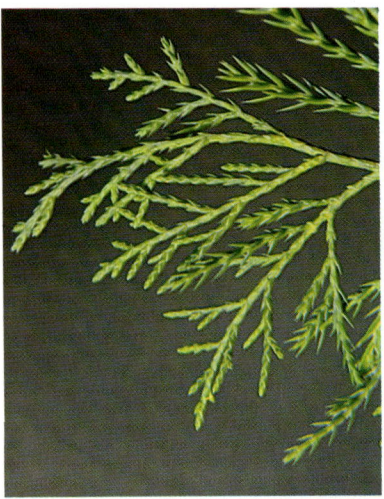

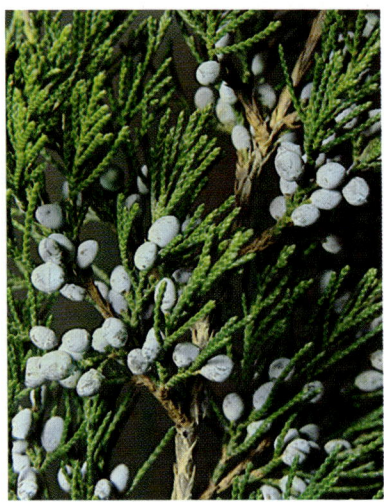

An jungen Sadebaumtrieben läßt sich die enge Verwandtschaft zu den anderen Arten noch erkennen: Sie tragen oft im Schnitt dreieckige Nadeln, die erst später von Schuppenblättern abgelöst werden. (4)

Beerenzapfen der Sadebäume kann man leicht von Gewürzwacholderbeeren unterscheiden: Sie sind nicht rund, sondern eiförmig, meist zusätzlich abgeplattet und hellblau bereift. (5)

Entfernungen. In der Nähe verbreitet die Pflanze einen so intensiven Geruch, daß man ihr deshalb auch den Namen Stinkwacholder gegeben hat. Durch diesen Geruch allein schon läßt sich Juniperus sabina sofort von *Juniperus communis ssp. nana* unterscheiden, der an ähnlichen Stellen wächst. Von der Ferne betrachtet gleichen sich nämlich junge Exemplare beider Arten sehr.
Ein Verwandter des Sadebaums, die *Virginische Zeder – Juniperus virginiana L.* – ist häufiger in Anlagen und Gärten zu sehen, zumal es von ihr inzwischen etwa 40 Kultursorten gibt. In seiner nordamerikanischen Heimat wird er bis zu 30 m hoch. Aus seinem Holz gewinnt man das in der Mikroskopie verwendete Zedernholzöl. Der Mißbrauch auch dieser Pflanze als Abortivum führt unter Krämpfen und Kreislaufkollaps sehr schnell zum Tod im Koma. Z. T. wurde die Virginische Zeder auch bei uns angepflanzt, um aus ihrem widerstandsfähigen Holz, das größtenteils ohne störende Verwachsungen ist, Bleistifte zu fabrizieren.
Da alle Juniperus-Arten Scheinbeeren entwickeln, erfolgt ihre Verbreitung durch Vögel.

☐ **Anwendung in der Heilkunde:** Die allopathische Medizin benützt die das ätherische Öl enthaltenden Zweigspitzen (Summitates Sabinae) nur noch äußerlich als Beimengung in Salben und Streupulver gegen Polypen, Warzen, Neuralgien und Lähmungen. In der Homöopathie wird die aus frischen Sadebaum-Zweigspitzen bereitete Essenz (D_3–D_6) bei Gicht-, Blasen- und Nierenleiden, bei Koliken und drohendem Abort empfohlen. Im Volk wird der Sadebaum äußerlich zum Einreiben bei Rheuma und Gicht und innerlich als schweißtreibendes Mittel (Diaphoreticum), Wurmmittel (Anthelminticum) und besonders als Brechmittel und Abortivum gebraucht. Durch die erwähnten Nebenwirkungen enden innerliche Anwendungen allerdings oft tödlich!

Lebensbaum *(Thuja sp.)*

☐ **Bestimmungsmerkmale und Biologie:** Thuja nannte man in Griechenland ein Rauchwerk, das beim Anzünden der Opferfeuer intensiv duftete. Der deutsche Name bezieht sich wohl wie bei Juniperus auf das frischgrüne Aussehen der Pflanzen.
Thuja occidentalis, der bei uns häufigste Lebensbaum, wird in seiner Heimat Nordamerika bis zu 30 m hoch. Er bildet eine säulenförmige, bis zum Boden reichende Krone. Die graubraune Borke schilfert in schmalen Längsstreifen ab. Auf der Oberseite der Zweige haben die Schuppenblätter eine dunkelgrüne, auf der Unterseite dagegen eine gelbgrüne Färbung. Auch sie besitzen eine Öldrüse. Zur Fruchtzeit im Herbst zeigen sich die für die Gattung Thuja charakteristischen länglichen, oft dicht gedrängt vom Zweig abstehenden, etwa 1 cm großen Zapfen, deren Fruchtschuppen verholzt und braun sind. Die kleinen braunen Samen haben einen Flügelsaum, der ihre Verbreitung erleichtert.

Der im Mittelmeerraum sehr häufige Lebensbaum *Thuja orientalis* hat beiderseits hellgrüne, senkrecht verzweigte Äste und ungeflügelte Samen in meist 2 cm großen dickfleischigen 6fach gehörnten, grünen, blaubereiften Zapfen, die erst nach dem Öffnen verholzen und braun werden. In niedrigwüchsigen Zuchtformen ist auch der orientalische Lebensbaum in unseren Gärten zu sehen.

In West- und Mitteleuropa trifft man häufig einen weiteren Vertreter der Cupressaceen, der dem Lebensbaum sehr ähnlich ist: die *Scheinzypresse (Chamaecyparis lawsoniana).* Sie unterscheidet sich jedoch von ersteren durch den stets überhängenden Gipfeltrieb die rotbraune Borke, die mit weißen Kanten verzierten Schuppenblätter auf der Zweigunterseite und die kugeligen, braun verholzten Zapfen, auf deren Fruchtschuppen jeweils ein kleiner hakenförmiger Fortsatz steht.

Eine weitere Verwechslung, von der Beblätterung und vom Wuchs her, könnte noch mit den Säulenzypressen (Cupressus sempervirens var. pyramidalis) geschehen. Diese haben aber mindestens 3 cm große Zapfen und sind als wärmeliebende Gewächse bei uns kaum je zu sehen.

Die Vermehrung der Lebensbäu-

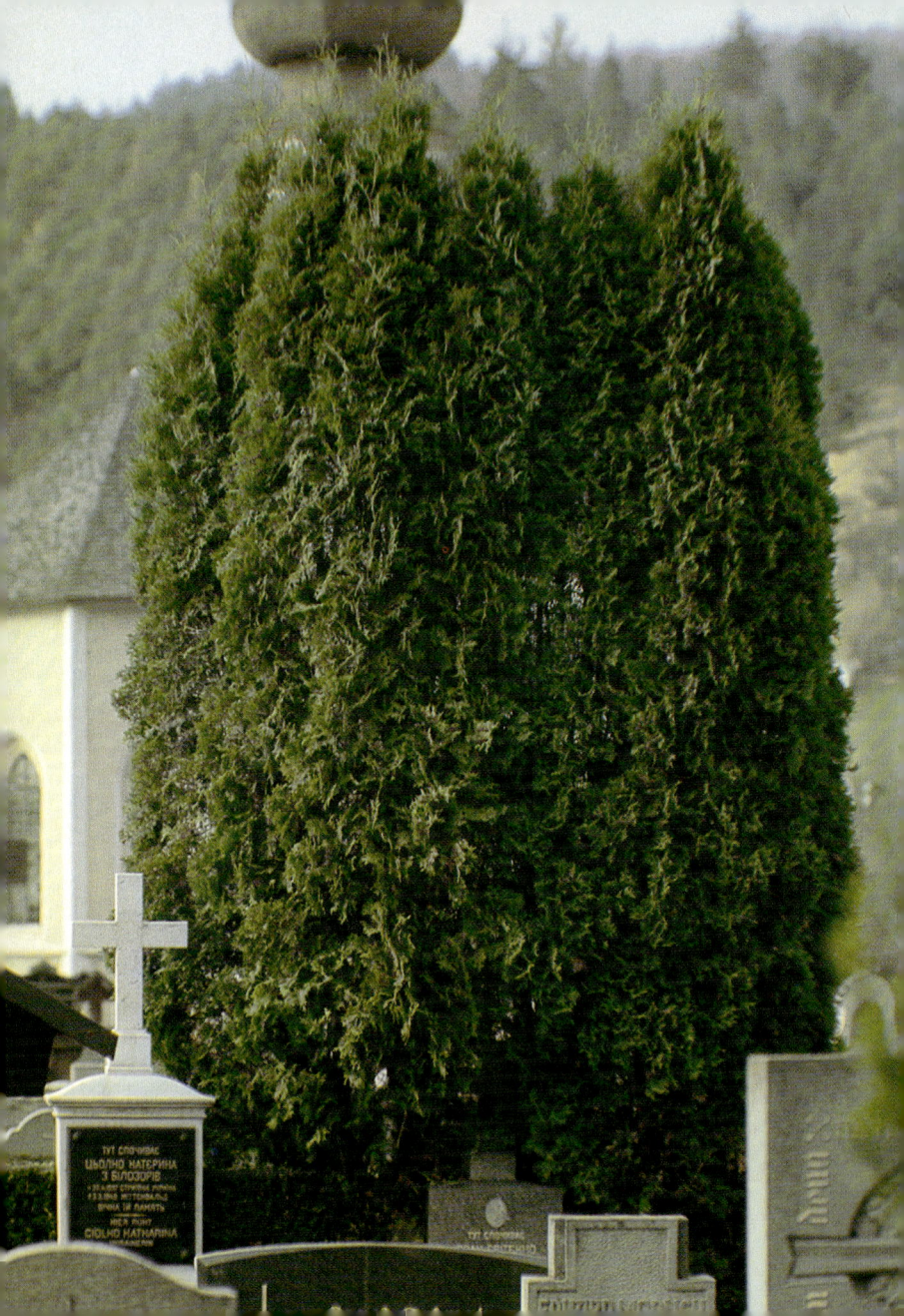

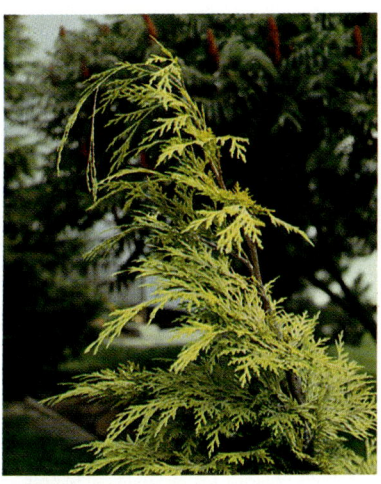 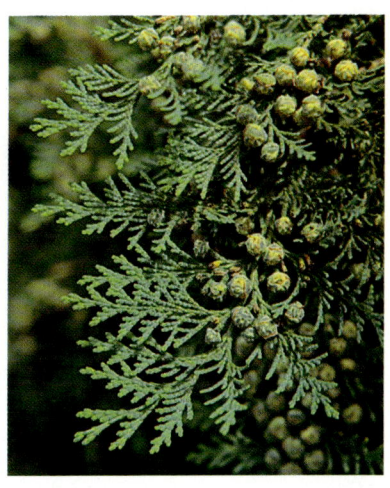

*Männliche und zapfenlose weibliche Lebens-
bäume lassen sich durch ihre starr abstehenden
Jungtriebe (Abb. 6) von ungiftigen Scheinzypressen unterscheiden, deren junge Triebe zunächst schlaff überhängen. (7)*

*Scheinzypressen sind praktisch ungiftig. Die
Schuppen ihrer Zapfen enden in wabenförmig-
vieleckigen Platten, die unreif an den Kanten
verwachsen sind, sodaß die Zapfen rund und
beerenartig aussehen. Auch sie verholzen. (8)*

me wird entweder durch Stockaus-
schläge – daher die Verwendung als
Heckenpflanze – oder durch den
Wind gewährleistet.

Die bei uns wachsenden Lebensbäume stammen ursprünglich aus
dem östlichen Nordamerika (Thuja
occidentalis), aus dem westlichen
Nordamerika (Thuja plicata) und
aus China bzw. Korea (Thuja orientalis). *Thuja plicata* kann über 50 m
hoch werden und ist damit die
größte Lebensbaumart überhaupt.
Von allen drei Arten enthält Thuja
orientalis – soweit bisher bekannt
– die geringsten Thujonmengen.

*Der steile säulenförmige Wuchs der Lebens-
bäume (hier der Abendländische Lebensbaum
Thuja occidentalis) unterstreicht den strengen
feierlichen Charakter von Friedhöfen. (6)*

Trotzdem sind alle Lebensbäume
inklusive ihrer blaugrünen bis gold-
gelben Züchtungen als toxisch zu
bezeichnen.

Interessant ist, daß das Thujon
außer in den Lebensbaumarten
auch in Rainfarnblüten, Salbei-
und Wermutöl enthalten ist. Da
sich Thujon in Alkohol gut löst,
findet es sich auch im Wermutli-
kör. Chronischer Mißbrauch führt
zu schweren psychischen Schäden
und schließlich zur Verblödung!

Von einem weiteren Inhaltstoff des
Lebensbaumes und anderer Zypressengewächse, dem Thujapli-
cin, ist bekannt, daß er stark fungi-
cide Eigenschaften besitzt. Damit
erklärt sich die enorme Haltbarkeit
und Widerstandsfähigkeit des Le-

bensbaumholzes wie auch des Zy-
pressen- und Zedernholzes, das mit
Vorliebe im Altertum für Bauzwek-

ke aller Art genommen wurde. Die
Libanonzeder (Cedrus libani) ist
daher heute schon fast ausgerot-

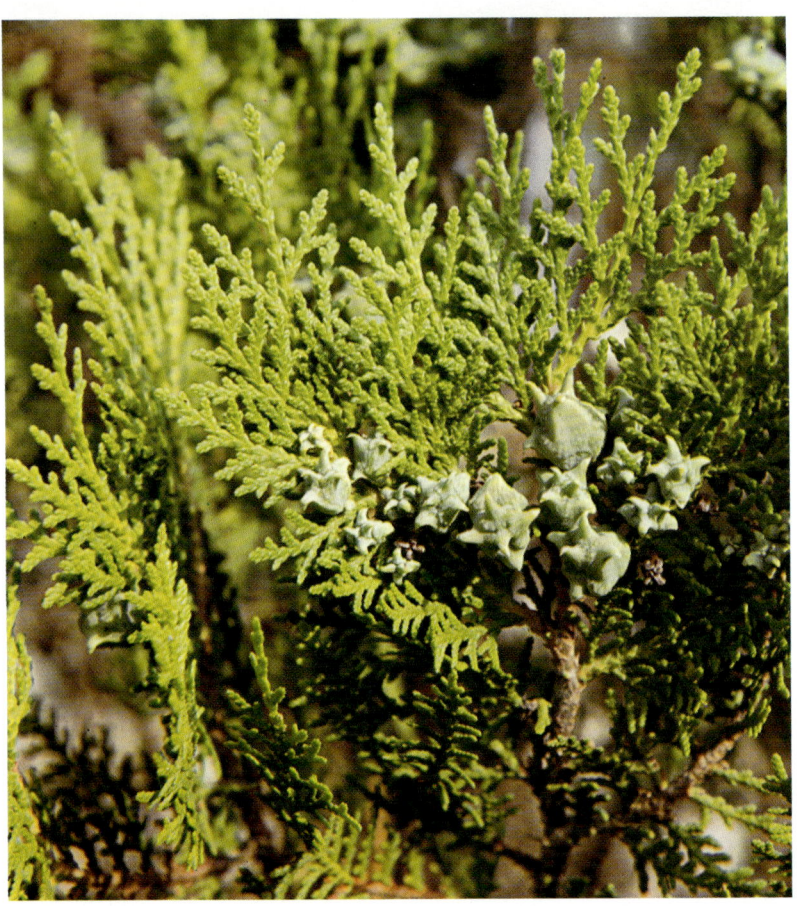

*Helles Grün kennzeichnet den Morgenländischen Lebensbaum (Thuja orientalis). Seine starr
abstehenden Triebe sind zweigweise in einer Ebene angeordnet. Die Spitzen der Zapfenschuppen
sind schon unreif stark nach außen gekrümmt, während die der abendländischen Art flach und
leicht nach innen gebogen sind und so nahezu glatte eiförmige Zapfen bilden. Reif werden die
Zapfen beider Arten braun und holzig und spreizen bei trockenem Wetter ihre Schuppen ab, um die
Samen zu entlassen. (9)*

tet und der Bestand der Atlasze-
der (Cedrus atlantica) im Atlas-
Gebirge durch ständigen Holzdieb-
stahl gefährdet.

☐ **Anwendung in der Heilkunde:** Von
Thuja occidentalis wird aus den frischen, vor der Blüte gesammelten
Zweigen eine Essenz (D_2–D_{12}) bereitet. Sie kommt hauptsächlich bei
akuten und chronischen Formen
der Gicht und des Rheumatismus,
bei Trigeminusneuralgie, chronischer Angina und Gastritis, chronischen Augen- und Ohrenentzün-
dungen u. a. zur Anwendung.

■ **Wirkung, Symptome und Therapie:** *Alle Zypressengewächse enthalten besonders in den Zweigspitzen
ätherische Öle, die chemisch als zyklische Monoterpene anzusprechen
sind. Als sehr giftige Inhaltsstoffe gelten das Sabinen des Sadebaumöles
und das Thujon aus dem Öl des Lebensbaumes. Sie werden leicht von
der unverletzten Haut und noch viel
schneller von den Schleimhäuten des
Magendarmkanals resorbiert. Vom
Körper werden sie durch die Nieren
ausgeschieden, was hier zu schwersten irreversiblen Schäden führt.
Nach der Aufnahme tödlicher Mengen an Sabinen kommt es zu Bewußtlosigkeit und Krämpfen und
nach einem Tag zum Tod durch zentrale Lähmung. Thujon verursacht
tödliche Stoffwechselstörungen, Blutungen im Herzmuskel und lang anhaltende Krämpfe in den Gliedmaßen.
Gelingt es nicht, durch Brechmittel
und Magenspülungen die Resorption
der ätherischen Öle zu verhindern,*

*kann ein Arzt nur noch mildernd ein-
greifen. Nieren- und Leberschädigun-
gen sind kaum zu verhindern.*

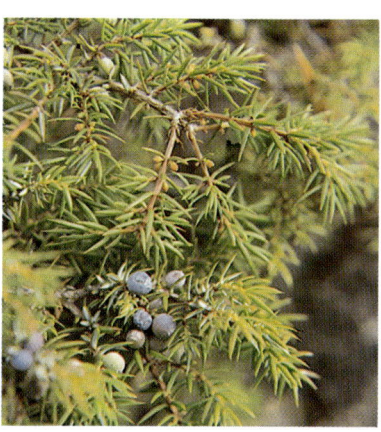

*Weiblicher Zwergwacholder (Juniperus nana),
als Beispiel für die nadelblättrigen Wacholder,
zeigt die dreijährige Entwicklung der Beerenzapfen: Gelbliche spindelförmige Blütenzapfen
im ersten, grüne Beeren im zweiten und blaue
reife Beerenzapfen im dritten Jahr. (10)*

*Durch eine mehr oder weniger flüch-
tige Berührung der giftigen Zypressengewächse werden wohl selten Vergiftungen auftreten. Von ihrer in-
nerlichen, ärztlich nicht kontrollier-
ten Anwendung, besonders als Abortivum, ist jedoch dringend abzura-
ten! Auch bei der Verwendung der
Beerenzapfen von Juniperus communis, den Wacholderbeeren
(Fructus Juniperi), zur Entwässerung
und als Gewürz ist Vorsicht geboten.
Ihre Harze werden z. T. resorbiert, ver-
stopfen die Nierenfilter und können
so Nierenversagen verursachen. Man
sollte darum generell keine harzhal-
tigen Nadelgehölz-Teile essen.*

Eibengewächse *(Taxaceae)*

Eibe *(Taxus baccata L.)*

□ **Bestimmungsmerkmale und Biologie:** Die Gemeine Eibe, Taxus baccata, ist die einzige bei uns heimische Art der Familie Taxaceae, der Eibengewächse.

Das deutsche Wort Eibe läßt sich auf die althochdeutsche Bezeichnung iwa zurückführen, was soviel wie Bogen, Armbrust heißt. Das harte, zähe und biegsame Holz des im alten Germanien häufigen Baumes diente nachweislich schon seit der Steinzeit zur Herstellung von Schießbögen. Auch die Pfeile bestanden oft aus Eibenholz und hatten mit Eibensaft vergiftete Spitzen. Der lateinische Gattungsname Taxus weist ebenfalls auf die giftigen Eigenschaften hin, denn er leitet sich sehr wahrscheinlich von taxare = strafen ab. Man betrachtete den Baum als Sitz der Furien und Abgesandten der Unterwelt.

Die Eibe wächst als immergrüner Baum, der selten höher als 15 Meter wird. Auffällig ist die rötlich geflammte, im Alter zimtbraune Borke, die stark längsrissig ist und in Platten abblättert. Ungewöhnlich für einen Nadelbaum ist seine Wuchsform. Bereits in geringer Höhe verzweigt sich nämlich der Stamm und es sieht so aus, als ob mehrere schwächere Bäume zu einem einzigen starken Stamm zusammengewachsen sind. Da die Eiben ähnlich den Mammutbäumen reichlich Stockausschläge hervorbringen, werden sie gerne als Hecken angepflanzt. Außerdem haben sie die Fähigkeit, fast unbegrenzt aus schlafenden Knospen am Stamm wieder auszutreiben. Alte Stämme tragen so vielfach einen grünen Mantel aus Adventivzweigen.

Tannenähnlich ist die Beblätterung der Zweige. Die 2 bis 3 cm langen und etwa 2 mm breiten spitzen Nadeln sind oberseits dunkelgrün glänzend und unterseits hellgrün. Im Gegensatz zur Tanne haben sie auf der Unterseite keine Wachsstreifen.

Schon im Herbst werden die neuen Blüten in den vorjährigen Blattachseln angelegt. Die männlichen Blütenzapfen bestehen aus schuppigen Blättchen und vielen schildförmigen Staubblättern, die Unmengen gelblichen Pollens hervorbringen. Die weiblichen Blüten stehen einzeln auf kurzen Stielchen und enthalten nur je eine Samenanlage. Diese wächst nach der Befruchtung zu einem braunen Samen heran, der im unteren Teil von einem beerenartigen, fleischigen, saftigen und korallenroten Samenmantel, dem Arillus, umschlossen ist. Diese Besonderheit der Eibe, die als einziger heimischer Nadelbaum keine Zapfen trägt, veranlaßte Linné, ihr den lateinischen Artnamen baccata zu geben, was beerentragend bedeutet.

Männliche Eiben bilden im Herbst zahlreiche kleine unverholzte Zapfen voller Blütenstaub, die im Frühjahr reifen und nach dem Ausstäuben der leichten winzigen Pollenkörner vertrocknen und abfallen. Ähnlich sind die männlichen Blütenstände fast aller Nadelgehölze. Die weichen, flachen, relativ breiten Nadeln der Eiben sind unverwechselbar und stark giftig. (11)

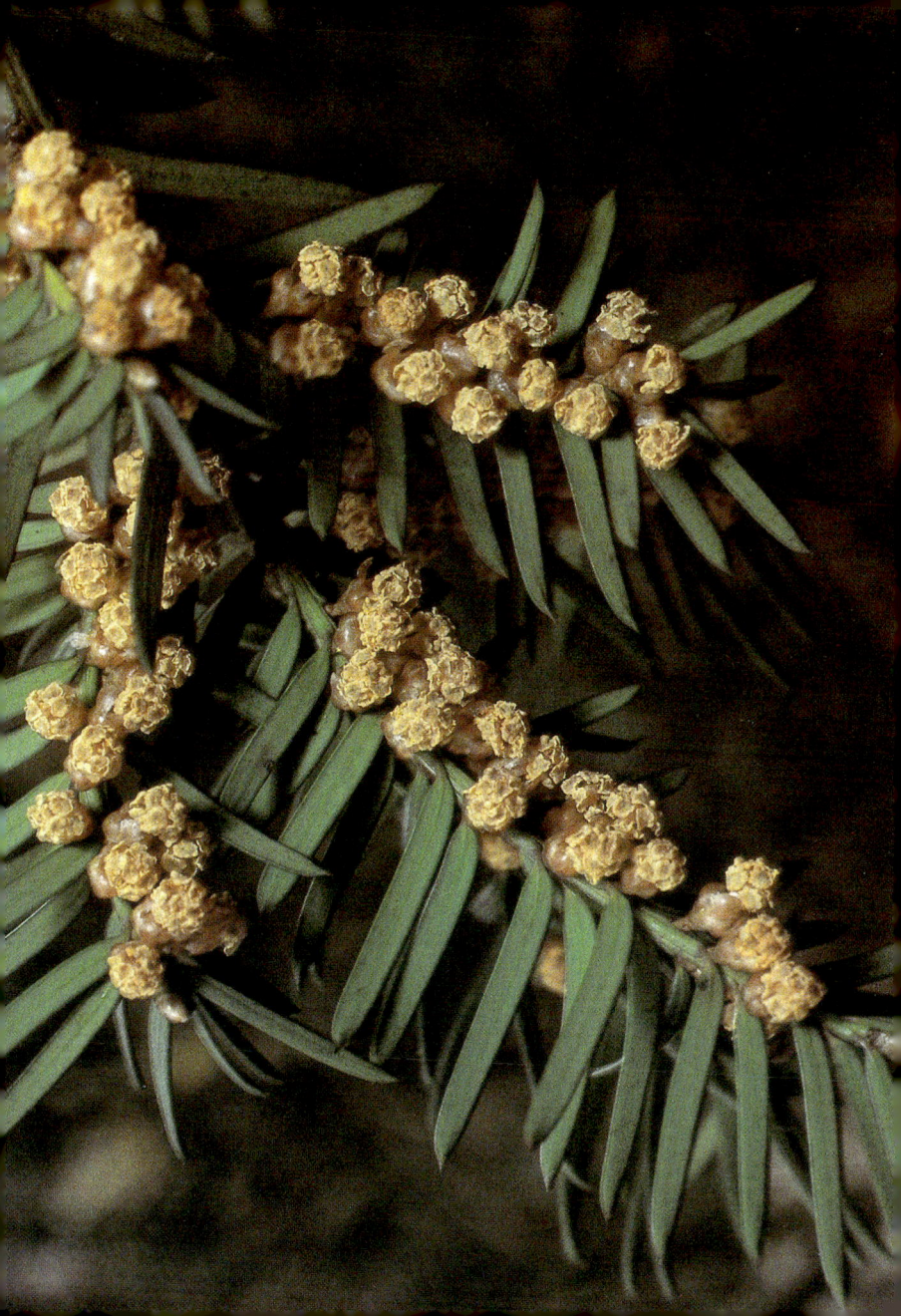

Wie bei allen Nadelgehölze verbreitet der Wind auch bei der Eibe die Pollenkörner, die für diesen

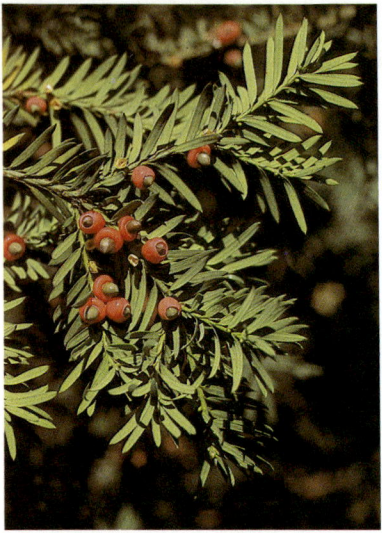

Die giftigen Samen der Eibe (Taxus baccata) sind nicht von Zapfenschuppen umgeben, sondern von einem fleischigen saftigen leuchtend roten Samenmantel (Arillus). Dieser lockt die Vögel zum Verzehr. So werden die unverdaulichen Samen verbreitet. (12)

Zweck sehr klein und leicht sind. Da die Eibe zweihäusig ist, konnte man ermitteln, daß der Pollen zwischen männlicher und weiblicher Pflanze Entfernungen bis zu 30 km zurückgelegt haben muß.
Die Verbreitung des Baumes erfolgt hauptsächlich durch Vögel, die den roten, ungiftigen und süß schmeckenden Arillus verdauen und den keimfähig bleibenden Samen wieder ausscheiden. Die Eibe ist in ihrer natürlichen Verbrei-

tung an die Buchen- und Buchen-Tannen-Wälder gebunden. Dementsprechend findet man sie in montanen Bereichen der Mittelgebirge und der Alpen auf kalkhaltigem Untergrund. An extrem steilen Standorten auf noch unstabilen Böden kann sich die Eibe gegen andere Baumarten durchsetzen. Bei geringerer Hangneigung wird sie von Buche, Tanne und Ahorn unterdrückt, da sie extrem langsam wächst.
Früher war die Eibe in den Wäldern Mitteleuropas ein relativ häufiger Baum. Im Mittelalter war das harte Holz für die Anfertigung von Schießbögen und zum Schnitzen so begehrt, daß jährlich Zehntausende von Stämmen über den Hauptumschlagsplatz in Nürnberg vornehmlich nach England exportiert wurden. Am Ende des 17. Jahrhunderts waren kaum mehr schlagbare Eiben im Alpenraum vorhanden. Um einem drohenden Engpaß zu begegnen, pflanzten viele Burgherren diese Baumart in der Nähe ihrer Herrschaftssitze an, wo ihr häufiges Vorkommen auch heute noch auffällt.
Die mittelalterliche Massenvernichtung und die heutige Zerstörung und Durchforstung naturnaher Wälder haben die Eibe zu einem seltenen Waldbaum gemacht. Das eibenreichste Gebiet in Mitteleuropa ist zur Zeit die Schweiz. Jedoch ist kaum ein Baum älter als 300 Jahre, auch wenn er in Brusthöhe einen Stammumfang von drei und mehr Metern aufweist. Die wenigen noch in Deutschland vorkommenden Eiben stehen unter Naturschutz.

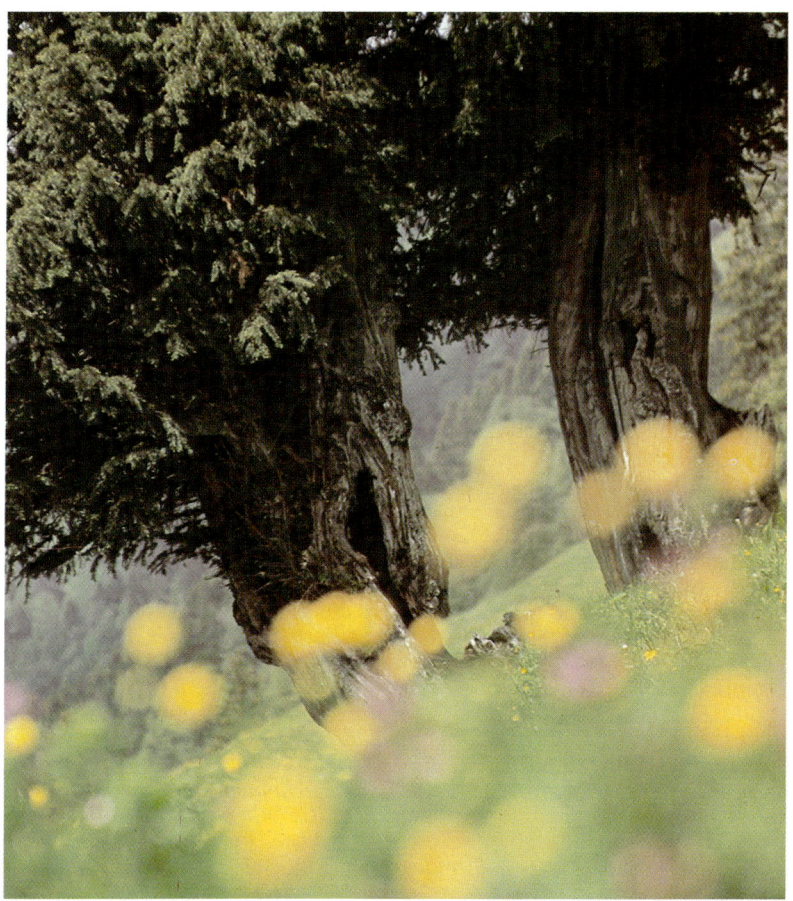

Dies ist der Doppelstamm der möglicherweise ältesten Eibe (Taxus baccata) in Deutschland: Man schätzt sie auf 4000 Jahre. Die beiden Stämme sind offensichtlich stammartig ausgewachsene Seitenteile des vom Blitz gespaltenen und ausgefaulten Hauptstammes. Seine Reste ragen noch ein wenig aus der Trollblumenwiese heraus, auf der er heute wächst.
Treffen diese Vermutungen nicht zu und handelt es sich um gleichzeitig mit dem Hauptstamm gebildete Seitentriebe, ist der Baum nur etwa 700 Jahre alt.
Es ist sehr schwierig und teuer, zuverlässige Altersbestimmungen an solchen Stämmen durchzuführen, ohne die Pflanzen damit umzubringen. (13)

Andererseits werden Eiben schon seit langer Zeit als Ziergehölze in Parks, Gärten und Friedhöfen gepflanzt, so daß die Gefahr der Vergiftung eher größer geworden ist. Besonders Kinder können durch die roten Beeren verführt werden, wobei sie mit dem schmackhaften ungiftigen Arillus den giftigen Samen essen. Fruchtende Eibenzweige werden auch gern als Zimmerschmuck in die Vase gestellt. Dabei kommen Beeren und Nadeln in gefährliche Reichweite von kleinen Kindern.

Seit der Zeit des Barock ist die Eibe ein beliebter Parkbaum. Vor allem ihre reichliche Bildung von Adventivsprossen machte und macht sie noch heute als Heckenpflanze und als Zierbaum beliebt. In Gärten und Parks sieht man einige ausländische Arten. Hingewiesen sei auf *Taxus canadensis* und *Taxus brevifolia* aus Nordamerika, auf *Taxus cuspidata* aus Japan und auf die ebenfalls zu den Taxaceen gehörende *Kalifornische Nußeibe, Torreya californica.* Die zuletzt genannte Art bildet stattliche, bis über 20 m hohe Bäume und trägt dunkelgrüne, über 5 cm lange Nadeln. Die Früchte enthalten bis zu 3 cm große, aromatisch nußähnlich riechende Samen.

Nebenbei sei noch gesagt, daß das Gift der Eibe auf Tiere sehr verschieden wirkt! Haustiere – besonders Pferde und Katzen – reagieren sehr empfindlich. In neuerer Zeit bekannt gewordene Vergiftungsfälle beziehen sich ausschließlich auf Haustiere. Die Bevölkerung kennt offensichtlich die Giftigkeit

der Eibe, so daß Kinder kaum mehr zu Schaden kommen. Drastische Warnungen finden sich auch in alten Kräuterbüchern, wie z. B.: »In Arcadia soll er so giftig seyn / daß auch die jenige / so darunter schlaffen / oder essen / um ihr Leben kommen. Daher werden auch die Gifft Taxica und Toxica genannt/ mit welchen die Pfeil vergifftet werden.«

□ **Anwendung in der Heilkunde:** Die Homöopathie verwendet die aus frischen Nadeln bereitete Essenz bei Gicht, Rheuma, Leberaffektionen, Obstipation, Nieren- und Blasenleiden, Erysipel und pustulöser Dermatitis.

■ **Wirkung, Symptome und Therapie:** *Mit Ausnahme des eßbaren roten Samenmantels enthalten alle Teile des Baumes das Alkaloid Taxin. Es bewirkt nach einer anfänglichen Beschleunigung der Herzfrequenz eine Erschlaffung des Herzmuskels, was schließlich zum Herzstillstand führt. Diese Herzwirksamkeit ist stärker als die von Folia Digitalis. Taxin verursacht auch eine schwere Gastroenteritis mit starken Koliken und Diarrhöen, sowie eine Nierenschädigung. Oft schon nach 1 1/2 Stunden tritt der Tod im Koma ein. Als tödliche Dosis werden für den Menschen 50–100 Nadeln angegeben. Ein Arzt sollte bei einer Eibenvergiftung für die schnelle Entleerung des Magendarmkanals sorgen und vor allem auf den Kreislauf achten. Die naturkundigen Indianer Nordamerikas verwendeten Taxus canadensis gegen Rheumatismus.*

Bedecktsamer (Angiospermae)
Zweikeimblättrige Pflanzen
(Magnoliatae = Dicotyledonae)

Hahnenfußgewächse

(Ranunculaceae)

☐ **Familienübersicht:**Die gattungs- und artenreiche Familie der Hahnenfußgewächse enthält eine ganze Reihe wichtiger Giftpflanzen. Es sind besonders solche, die in Gärten und Parks zu den bekanntesten und dekorativsten Pflanzen gehören, wie z. B. der Rittersporn. Die genaue Kenntnis der Gefahr allein schützt vor einer Vergiftung, die bei einigen Arten im günstigsten Fall vorübergehend die physische Widerstandskraft beeinträchtigt.

Die meisten Hahnenfußgewächse sind Kräuter mit leuchtend gefärbten Blüten. Diese haben drei verschiedene Arten von Blütenhüllblättern: Kelch-, Kron- und Honigblätter. Sie umgeben zahlreiche Staubblätter und viele Fruchtblätter, die zu einer mehrsamigen Balgfrucht oder einsamigen Nußfrüchten auswachsen. Ein weiteres typisches Kennzeichen der Familie sind die zerteilten, wechselstän-

Zu den Giftpflanzen aus der Familie der Ranunculaceen zählen hauptsächlich folgende Arten:

		Wirkstoffe
Buschwindröschen	Anemone nemorosa	
Küchenschelle	Pulsatilla vulgaris	
Leberblümchen	Hepatica nobilis	Protoanemonin
Hahnenfußarten	Ranunculus sp.	
Waldrebe	Clematis vitalba	
Christrose	Hellborus niger	
Akelei	Aquilegia vulgaris	Magnoflorin
Trollblume	Trollius europaeus	
Nieswurz	Helleborus sp.	
Winterling	Eranthis hyemalis	Herzglykoside
Adonisröschen	Adonis vernalis	
Blauer Eisenhut	Aconitum napellus	Diterpenalkaloide
Acker-Rittersporn	Consolida regalis	
Sumpfdotterblume	Caltha palustris	unbekannt
Christophskraut	Actaea spicata	

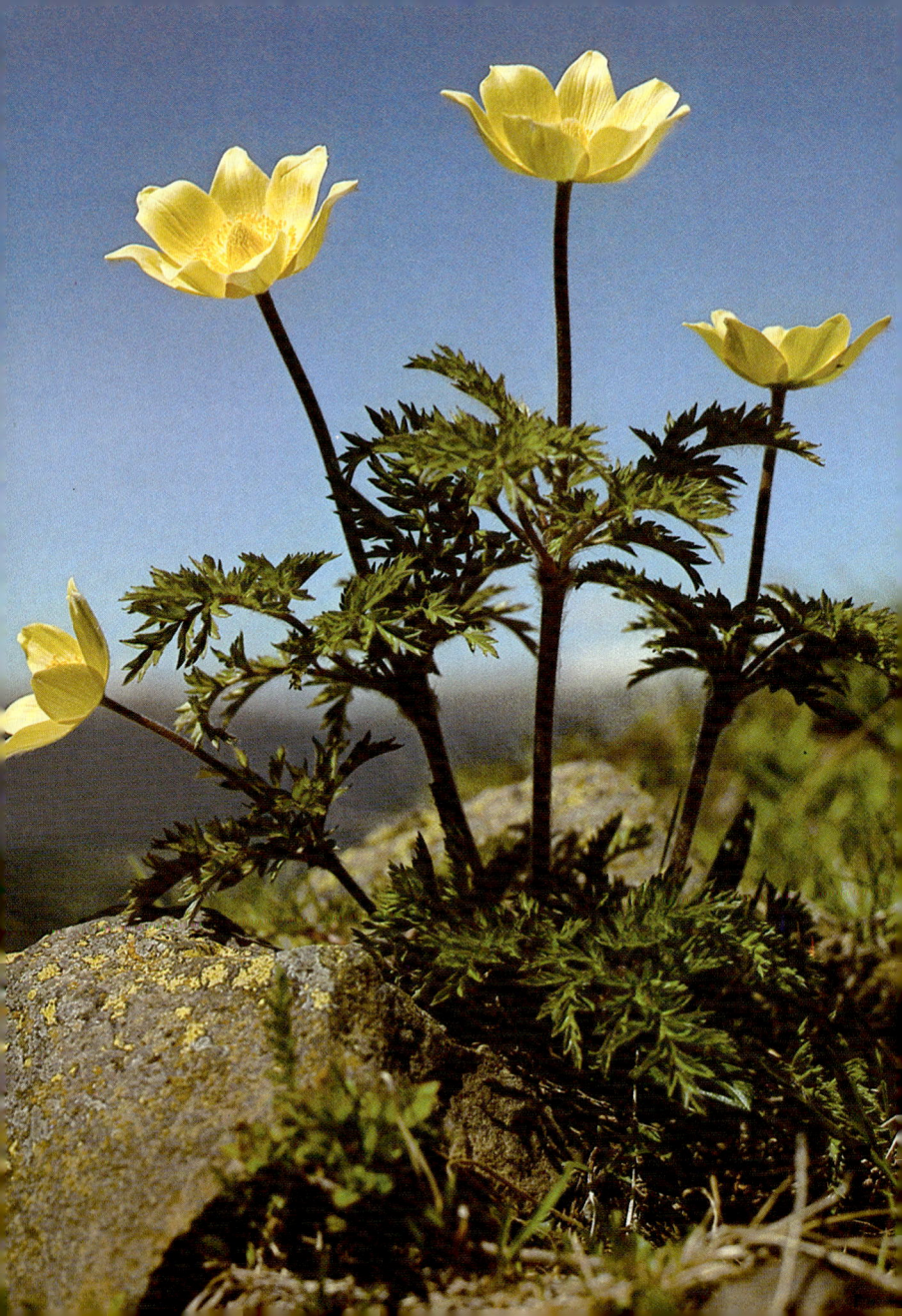

digen Laubblätter. Blatt, Blüte und Frucht weichen bei einigen Hahnenfußgewächsen von der Norm ab, worauf bei der Einzelbesprechung der Arten hingewiesen wird. Betrachtet man die Ranunculaceen unter dem Gesichtspunkt der Wirkstoffe, fällt eine größere Anzahl von Gattungen auf, deren Arten das sog. Protoanemonin enthalten.

■ Protoanemonin als Giftstoff

Windröschen *(Anemone sp.)*
Küchenschelle *(Pulsatilla sp.)*
Leberblümchen *(Hepatica sp.)*

□ **Bestimmungsmerkmale und Biologie:** Der Gattungsname Anemone wird zuerst von Theophrast erwähnt und geht auf das griechische Wort für Wind zurück, da die bald abfallenden Blütenhüllblätter leicht vom Wind verweht werden. Pulsatilla heißt kleine Glocke, womit die Blütengestalt trefflich gekennzeichnet ist. Wegen der Schärfe des Geschmacks wurden Anemone und Pulsatilla früher als Würzmittel verwendet, woran noch der deutsche Name Küchenschelle erinnert. Hepatica heißt übersetzt Leberblümchen. Man verglich nämlich die drei Lappen der Blätter mit denen der Leber. Alle Anemonen überwintern mit Wurzelstöcken. Ihre grundständigen, zerteilten Blätter treiben sie

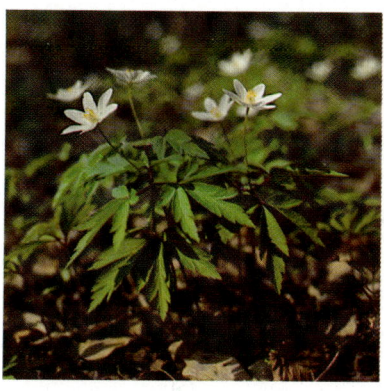

Buschwindröschen (Anemone nemorosa) strecken im zeitigen Frühjahr ihre Blütensterne den Insekten entgegen, bevor die Bäume mit ihrem Blätterdach die Sicht und das Licht versperren. (15)

meist erst nach der Blüte. Der Blütenstengel trägt einen Quirl von drei Blättern, die vor der Blüte die Knospe schützen und darum Hüllblätter, richtiger Hochblätter genannt werden. Beim Leberblümchen ist dieser Hochblattquirl wie ein Kelch dicht unter die Blüte gerutscht. Die Grundblätter sind bei

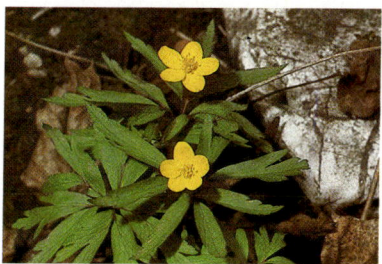

Herrliche Schwefelanemonen (Pulsatilla alpina ssp. apiifolia Scop.) (14)

Das Gelbe Windröschen (Anemone ranunculoides) ist wesentlich seltener als die weißblühende Schwester. (16)

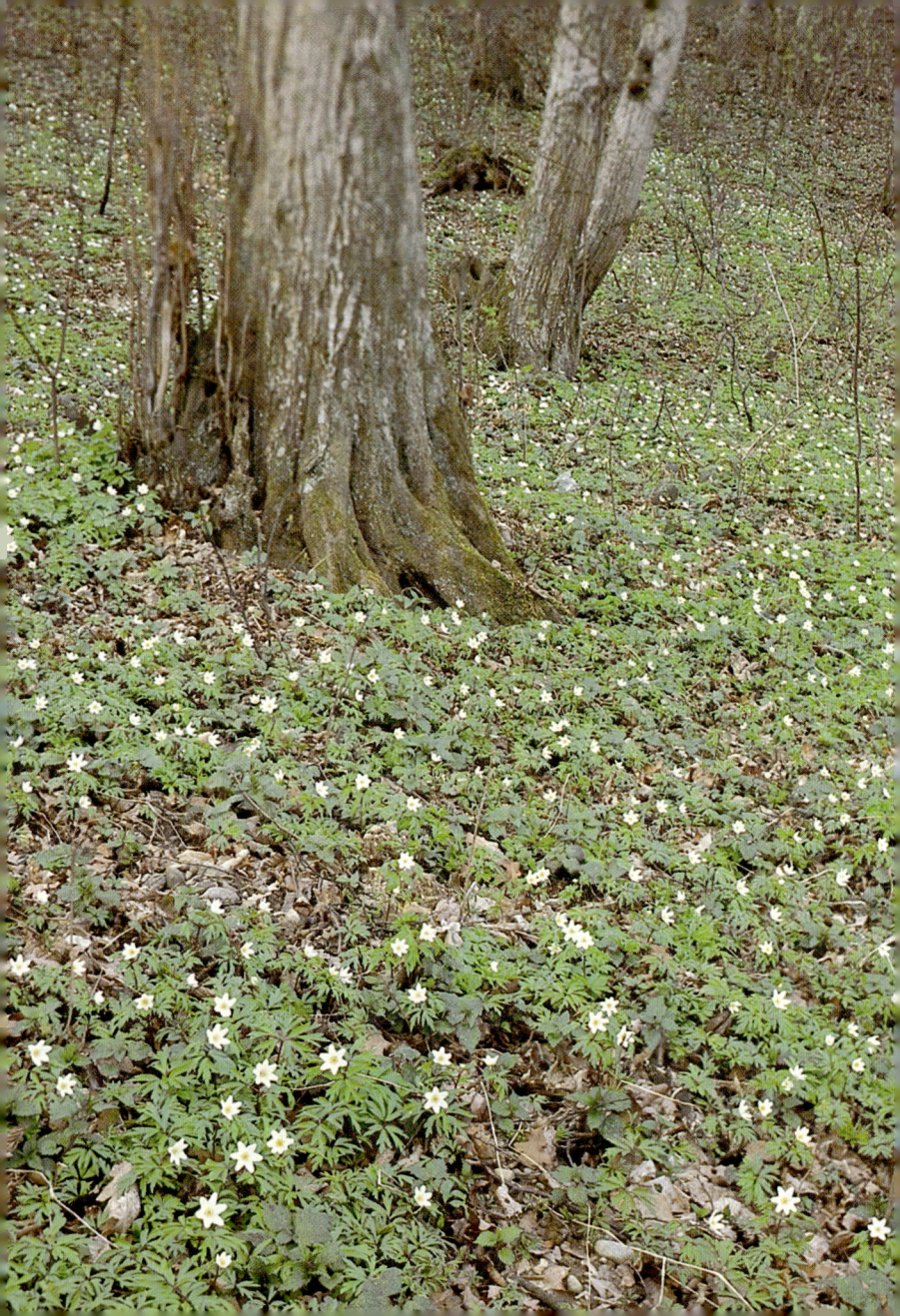

Pulsatilla und Anemone mehr oder
weniger stark zerteilt, bei Hepatica
dreilappig und lederartig, daher oft
überwinternd. Die weiß *(Anemone
nemorosa L. = Buschwindröschen,
Pulsatilla vernalis [L.] Mill. = Früh-
lingsküchenschelle),* gelb *(Anemone
ranunculoides L. = gelbes Windröschen),* rosa, blau *(Hepatica nobilis
Schreb. = Leberblümchen)* oder violett *(Pulsatilla vulgaris Mill. = Gemeine Küchenschelle)* gefärbte Blütenhülle, das Perianth, wird von
Blättern gebildet, aus denen während der weiteren phylogeneti-
schen Entwicklung der Hahnenfußgewächse die Kelchblätter wurden (Gattung Ranunculus). Die
Fruchtknoten reifen zu einsamigen
Nüßchen heran. Bei Buschwindröschen und Leberblümchen sind
sie durch den bleibenden Griffel
kurz geschnäbelt; bei Pulsatilla-
Arten erscheinen sie durch den bis
5 cm sich verlängernden abstehend
behaarten Griffel geschwänzt.

Von der *Gattung Anemone* kennt
man 150 Arten, die fast über die
ganze Welt verbreitet sind. Das
Areal von Anemone nemorosa
reicht von Ostasien über Europa
bis nach Nordamerika. Sie wächst

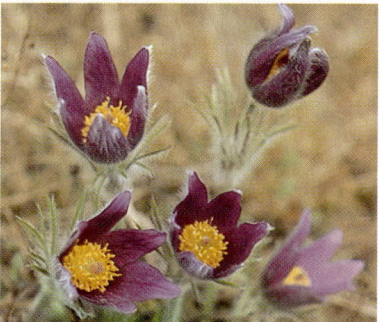

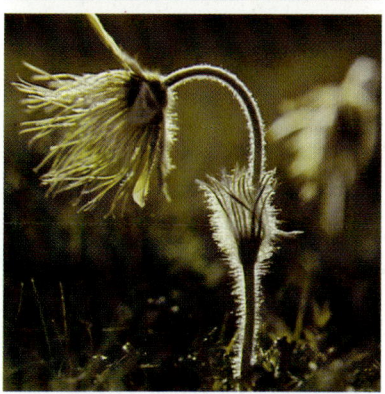

*Buschwindröschen breiten in lichten Laubwäl-
dern ihren Blütenteppich aus. (17)*

*Alpenküchenschelle (Pulsatilla alpina) in der
weißen Form. (18)*
*Die Echte Küchenschelle (Pulsatilla vulgaris)
wächst auf Kurzrasen über Kalk (19)*
*Ein typischer Küchenschellenfruchtstand: Die
Griffel der zahlreichen Fruchtknoten wachsen
zu federig behaarten Flugorganen für die reifen
Nüßchen aus. Hier sind es die der Frühlingskü-
chenschelle. Alle Küchenschellen sind streng
geschützt! (20)*

gesellig an humusreichen Stellen in feuchten Gebüschen, Auwäldern und an Waldrändern. Bemerkenswert ist, daß sich die Blüten bei Schlechtwetterperioden und in der Nacht nach unten neigen und so Staub- und Fruchtblätter vor Nässe schützen. Der reife Fruchtstand ist ebenfalls abwärts gerichtet, so daß die Früchte schnell abfallen können. Anschließend werden sie häufig von Ameisen verschleppt.

Die etwa 30 Arten der *Gattung Pulsatilla* sind in Europa und Asien verbreitet, bevorzugen aber die wärmeren Gebiete. Unsere Küchenschelle zeigt eine deutliche Vorliebe für kalkhaltige steinige Abhänge und Heidewiesen. Hier werden ihre leuchtenden Blüten von Bienen eifrig besucht. Den Nektar, der von umgewandelten Staubblättern abgesondert wird, holen sich auch Ameisen, die aber keine Bestäubung durchführen und somit als Honigräuber gelten. Die Früchte der Küchenschellen werden durch den Wind verbreitet.

Die etwa 5 Arten der *Gattung Hepatica* sind über die ganze Nordhalbkugel verbreitet, wobei sich das

Dichte kupferfarbene Haarpelze schützen Hüll- und Hochblätter der Frühlingsküchenschellen (Pulsatilla vernalis) vor der Kälte. (21)

Leberblümchen (Hepatica nobilis) haben wie Pulsatilla und Anemone zahlreiche Fruchtblätter, die von zahlreichen Staubblättern eng umstanden sind. Bei Hepatica und Anemone wachsen die Griffel nicht aus. (22)

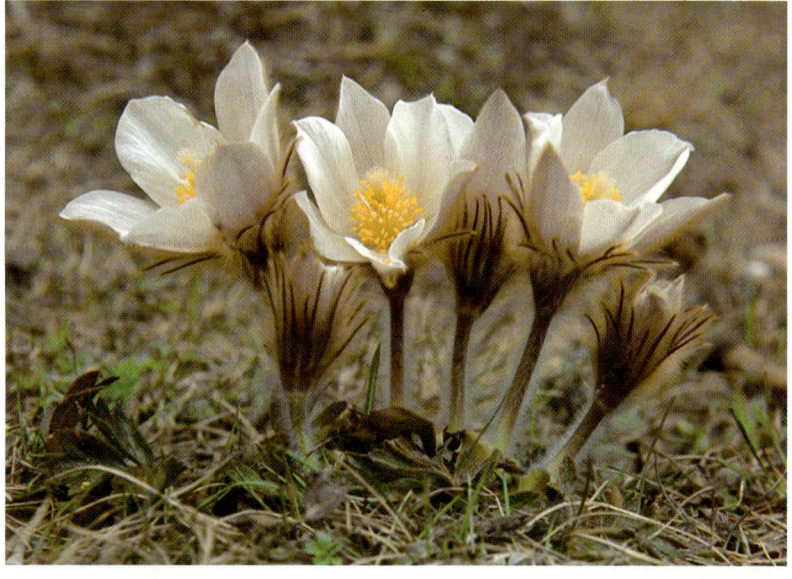

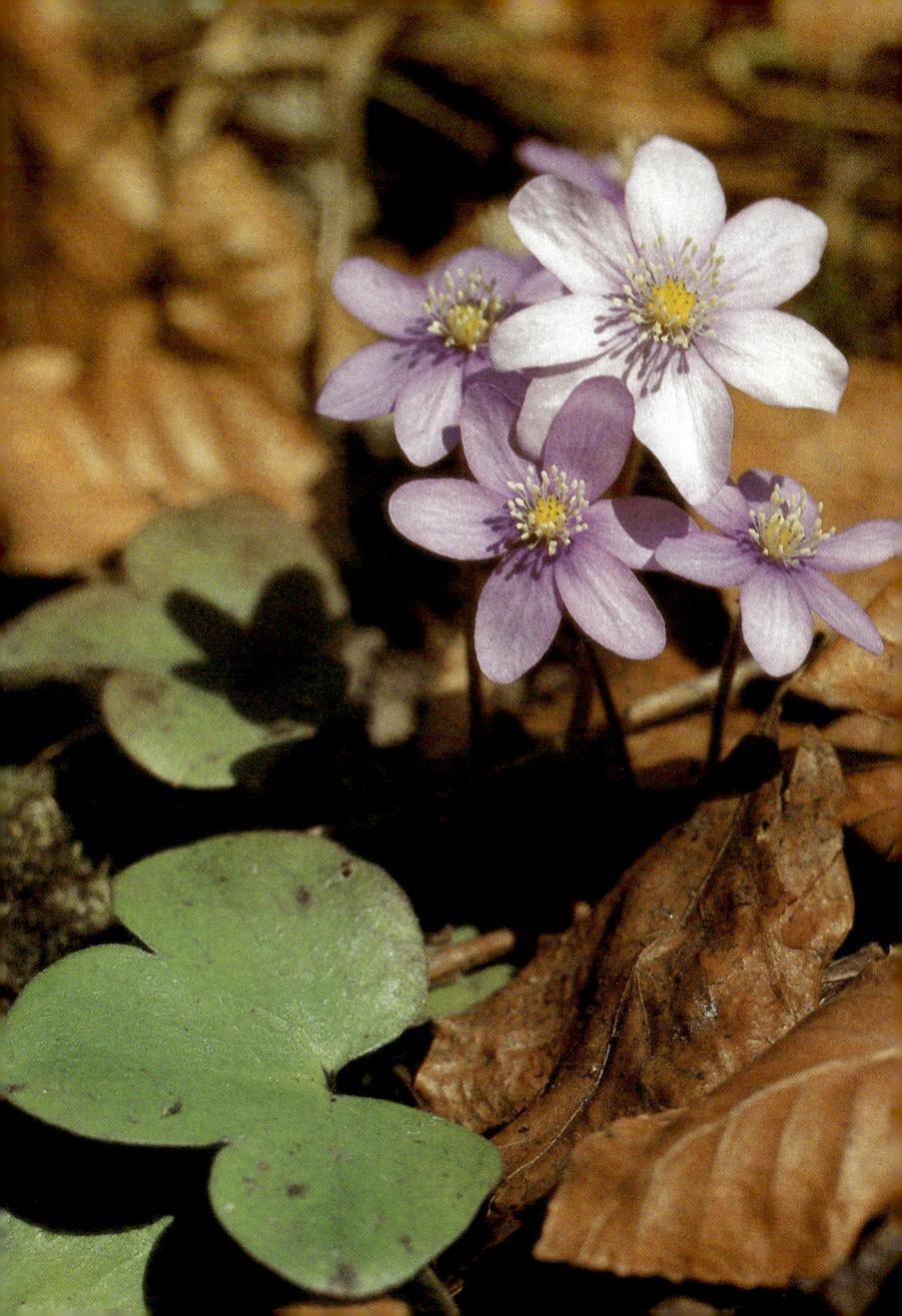

Areal des Leberblümchens mit dem der Gattung deckt. Man findet es bevorzugt auf Kalk- und Lehmböden in Laubwäldern, Hekken und an steinigen Abhängen. Im Gegensatz zur Küchenschelle finden blütensuchende Insekten hier nur Pollen. Interessant ist, daß sich die Länge der Perianthblätter während der etwa 8tägigen Blühzeit fast verdoppelt, was natürlich die anziehende Wirkung auf die Insekten beträchtlich erhöht. Da die reifen Samen ein fleischiges Anhängsel (Elaiosom) haben, das offensichtlich Ameisen besonders gut schmeckt, besorgen diese Insekten auch die Verbreitung der Pflanze.

□ **Anwendung in der Heilkunde:** Die Homöopathie benutzte früher das Buschwindröschen als Heilmittel bei Gastritis, Muskel- und Gelenkrheumatismus, Sterilität u. a. Im Volk diente das frische zerquetschte Kraut zu Umschlägen bei Rheuma und Kopfflechten, was nicht selten zu Hautschädigungen führte.
In der Allopathie galt Pulsatilla früher als Diurctikum, Gicht- und Rheumamittel und fand auch Verwendung bei Grippe, Asthma, Bronchitis und Hautkrankheiten. Die Homöopathie bereitet aus der frischen, zur Blütezeit gesammelten ganzen Pflanze eine Essenz (D_3–D_{12}) mit den Indikationen Infantilismus, Klimakterium, Wehenschwäche, Gastroenteritis, Krampfaderbeschwerden, Muskel- und Gelenkrheumatismus u. a.
Das aus Hepatica hergestellte Herba Hepaticae war einmal offizinell. Als Heilmittel bei Bronchitis und Leberleiden fand die Pflanze in der Allopathie, sowie in der Homöopathie und im Volk Anwendung. In diesem Sinne wird sie heute nur noch ab und zu im Volk benutzt.

Hahnenfußarten *(Ranunculus sp.)*

□ **Bestimmungsmerkmale und Biologie:** Von den vielen bei uns heimischen Hahnenfußarten gelten die folgenden als giftig: *Scharfer Hahnenfuß – Ranunculus acris L., Knollenhahnenfuß – R. bulbosus L., Brennender Hahnenfuß – R. flammula L.,* und *Gifthahnenfuß – R. sceleratus L.*
Die Gattungsbezeichnung Ranunculus ist vom lat. ›rana‹ = Frosch abgeleitet. Linné wählte diesen Namen, da viele Hahnenfußarten in Gemeinschaft von Fröschen in Sümpfen vorkommen. Der deutsche Ausdruck spielt auf die Form der zerschlitzten Blätter an. Mit Ausnahme von sceleratus (lat. = unheilvoll) sind die anderen lateinischen Artnamen als deutsche Übersetzungen gebräuchlich.
Der Scharfe Hahnenfuß: Von einem ausdauernden, verdickten Wurzelstock erhebt sich ein aufrechter, meist reich verzweigter, am Grunde hohler und schwach behaarter Stengel bis zu einer Höhe von 1 Meter. Die grundständigen Laubblätter sind langgestielt und

Häufigster seiner Gattung ist wohl der Scharfe Hahnenfuß (Ranunculus acris). Die Kühe lassen ihn wegen seines brennenden Geschmacks stehen. (23)

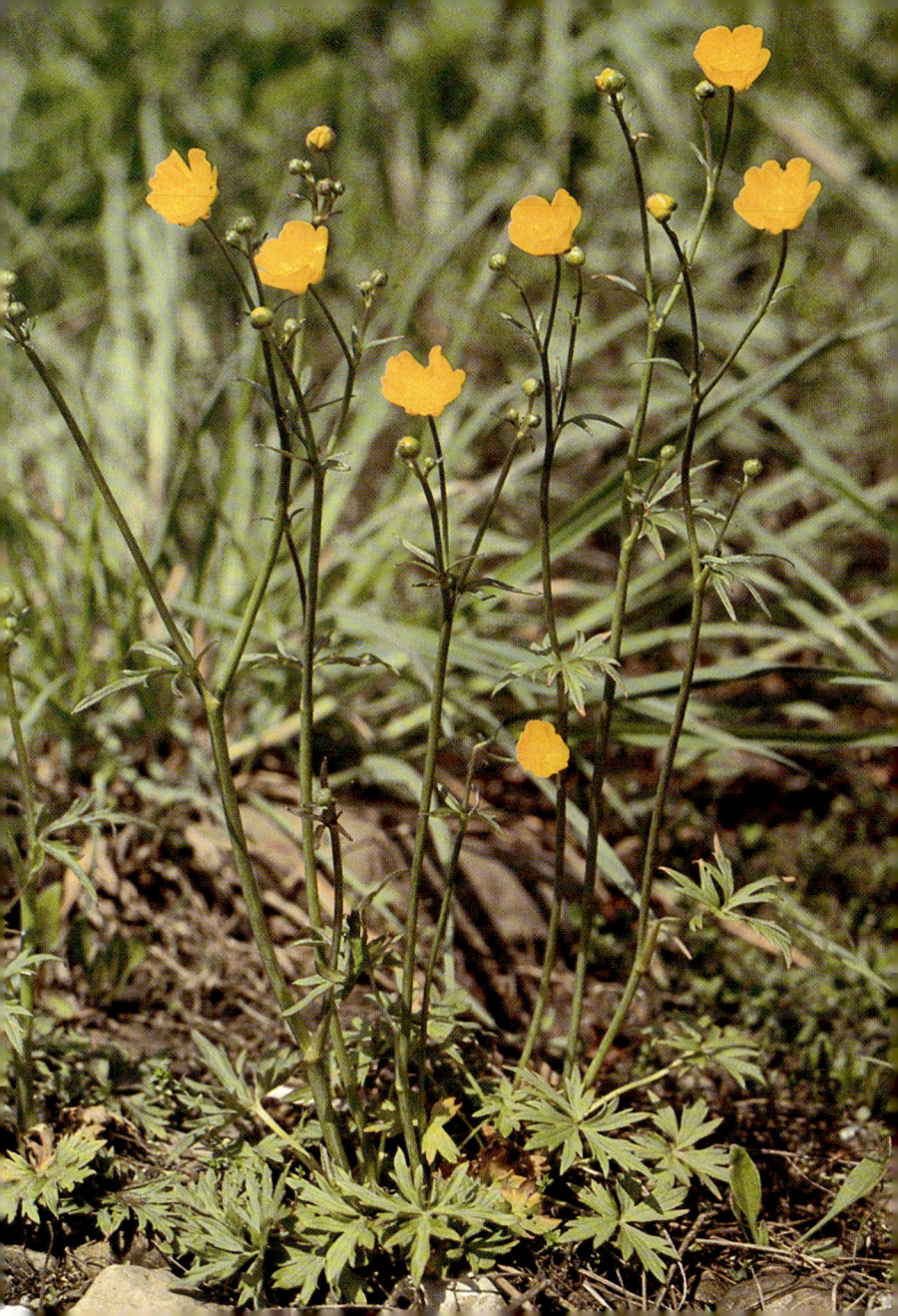

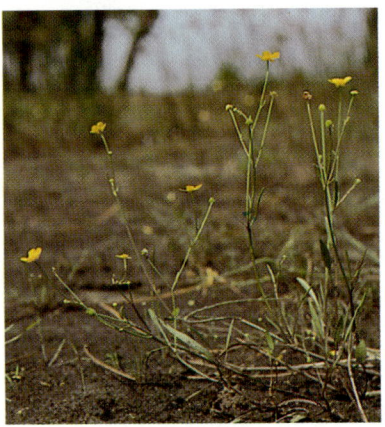

Zungenartig-schmale Blätter geben dem schlammliebenden Brennenden Hahnenfuß (Ranunculus flamula) seinen Namen. (24)

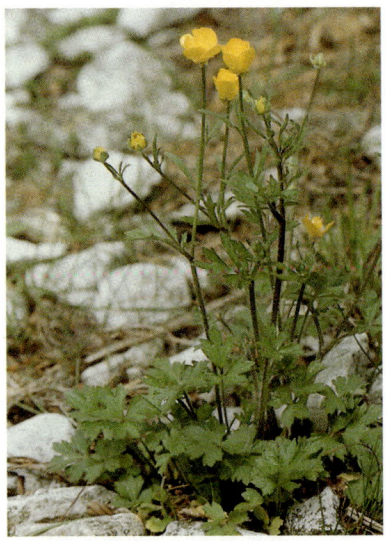

Knollenhahnenfuß (Ranunculus bulbosus) liebt stark kalkige Standorte. (25)

handförmig 5–7fach geteilt. Der Stiel der übrigen ebenso gestalteten Laubblätter wird nach oben immer kürzer. An weichhaarigen Blütenstielen stehen über 2 cm große Blüten. Der Kelch hat fünf eiförmige grüne Blättchen, die kürzer sind als die meist ebenfalls fünf (bis zu 11!) verkehrt eiförmigen, innen fettglänzenden goldgelben Kronblätter. Jedes Blütenblatt trägt am Grunde eine Honigschuppe (Nektarium). Aus den vielen, auf einem kugeligen Blütenboden schraubig angeordneten Fruchtblättern entwickeln sich 3 mm lange linsenförmige einsamige Nüßchen mit leicht gebogenem Schnabel. Der ganze Fruchtstand sieht wie eine Stachelkugel aus.

Der Knollenhahnenfuß: Besondere Kennzeichen dieser im allgemeinen Habitus dem scharfen Hahnenfuß ähnlichen Art sind der an der Basis knollig verdickte Stengel (Name!), die abstehende Behaarung im unteren Stengelteil und die dreizähligen Blätter. Die Blüten werden bis zu 3 cm groß, wobei die behaarten Kelchblätter zurückgeschlagen sind. Die Innenflächen der 4 mm langen Früchtchen sind fein punktiert. Der Schnabel ist kurz und dreieckig.

Der Brennende Hahnenfuß: Als auffälligstes Merkmal des brennenden Hahnenfußes gelten die lanzettlichen bis linealischen, zugespitzten und ganzrandigen Laubblätter, die dem Stengel ansitzen. Die Kelchblätter sind ebenfalls zurückgeschlagen, aber kahl. Die Früchte werden nur 1,5 mm lang. Sie sind eiförmig, an den Seiten feinnetzig und sehr kurz geschnäbelt.

Der Gifthahnenfuß: Er ist der seltenste der hier beschriebenen Arten. Er ist auch abweichend von den anderen einjährig. Seine Größe variiert je nach Standort zwischen 10 cm und 1 m. Der besonders bei großen Exemplaren auffallend dikke Stengel ist hohl und trägt Längsrillen. Die unteren und mittleren Laubblätter entsprechen in der Form den typischen 3–5teiligen Hahnenfußblättern. Die oberen sind dagegen lanzettlich und ungestielt. An vielen Zweigen sitzen kleine, maximal 1 cm große Blüten, deren Kelchblätter zurückgeschlagen sind und bald abfallen, gefolgt von den schwefelgelben Kronblättern. Kennzeichnend für den Gifthahnenfuß sind die im Reifezustand bis zu 1 cm langen zylindrischen Blütenböden, an denen bis zu 100 knapp 1 mm große rundlicheiförmige Nüßchen sitzen, deren Innenflächen schwach quergerunzelt sind.

Je nach Betrachtungsweise (Sammelart, Unterart) entfallen auf die Gattung Ranunculus zwischen 300 und 800 Arten, von denen etwa 70 für Mitteleuropa angegeben werden. Diese hohe Zahl ergibt sich durch die in jüngster Zeit vorgenommene Aufspaltung der vielen Sammelarten.

Die meisten Hahnenfußarten lieben feuchte bis nasse Standorte. Zur Blütezeit sehen daher Feuchtwiesen ganz gelb aus. Ihres Nektars wegen werden die zwittrigen Blüten aller Ranunculus-Arten gerne von Fliegen, Käfern und Soli-

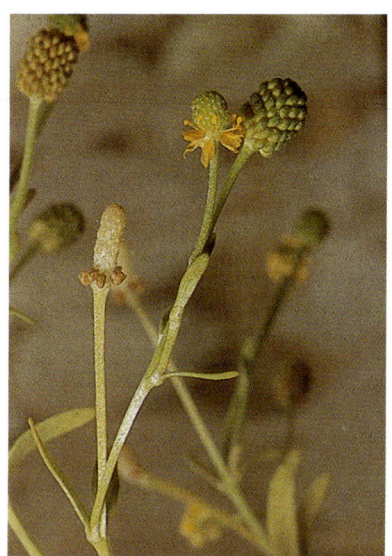

Selten findet man den Gifthahnenfuß (Ranunculus sceleratus). Man kennt ihn sofort an den winzigen Blütenblättern und seinen walzligzylindrischen Fruchtständen. (26)

tärbienen aufgesucht, denen besondere, oft nur im UV-Licht sichtbare Saftmale auf den Blütenblättern den Weg weisen. Die Honigbiene besucht die Hahnenfußblüten höchstens, um Pollen zu sammeln, da der Nektargehalt für ihre Bedürfnisse zu gering ist. Meist besorgt der Wind die Verbreitung der Arten. Während es für die meisten Wiesenpflanzen nicht leicht ist, zur Fruchtreife zu kommen, ohne vorher vom Vieh gefressen zu werden, bleiben Exemplare des Scharfen- und Knollenhahnenfußes unbehelligt. Ihre Giftigkeit auch für das Vieh zeigt sich bald nach dem Verfüttern von frisch geschnittenem, mit Hahnenfuß durchsetztem Gras: Die meisten Tiere bekommen Durchfall. Sogar Fehlgeburten sind als Folgeerscheinungen beschrieben worden. Trockene Hahnenfußpflanzen verlieren ihre Wirkung durch Abbau des Protoanemonins.

□ **Anwendung in der Heilkunde:** Wegen seines besonders hohen Protoanemoningehaltes war Ranunculus sceleratus früher unter der Bezeichnung Herba Ranunculi palustris vel aquatici offizinell. Heute wird von allen Hahnenfußarten nur noch Ranunculus bulbosus in der Homöopathie verwendet. Die aus der frischen blühenden Pflanze bereitete Essenz (D_3–D_6) hat folgende Hauptindikationen: Pleuritis (Brustfellentzündung), Herpes zoster (Gürtelrose), Meningismus (hirnhautentzündungsähnliche Symptome), Brachialgie (Armschmerz), Pemphigus (Blasensucht), Urticaria (Nesselsucht) u. a. Im Volk dient das frische zerquetschte Kraut gegen Warzen, Gelenkrheumatismus, Gicht und Bronchitis.

Waldreben *(Clematis sp.)*

□ **Bestimmungsmerkmale und Biologie:** Da es sich bei den Clematis-Arten zumeist um Kletterpflanzen handelt, die an Bäumen und Mauern emporranken, versteht sich die deutsche Namengebung von selbst. Der lateinische Gattungsname Clematis geht auf das griechische Wort für Ranke zurück, mit dem aber nicht nur die Waldre-ben, sondern ebenso die Ackerwinde, die Osterluzei wie auch das Immergrün gemeint waren.

In Mitteleuropa gedeihen drei Arten: *Clematis vitalba L.* (von lat. vitis = Weinstock und albus = weiß), die *Gemeine Waldrebe, Clematis recta L.,* die *Aufrechte Waldrebe,* und *Clematis alpina (L.) Mill.,* die *Alpenrebe.*

Die Gemeine Waldrebe ist die in Mitteleuropa häufigste Art. Sie ist ein ausdauernder Strauch mit einem kräftigen, knotigen Wurzelstock und kann bis zu 30 m hoch klettern. Der verholzende Stengel wird bis 3 cm dick. Seine jungen Abschnitte sind flaumig behaart. In den Achseln der gegenständigen, unpaar gefiederten, 3–5zähligen Laubblätter entspringen die Blütenstände als reichblütige Trugdolden. Die Einzelbüten haben vier weißfilzige, außen oft grünliche, etwa 1 cm lange Perigonblätter, zahlreiche weiße Staubblätter und viele behaarte Fruchtknoten. Die reifen Früchte sind rotbraun, 4 mm lang und tragen einen 2–3 cm langen, abstehend behaarten, oft gekrümmten Schweif, den ausgewachsenen Griffel. Die vielen Früchte mit ihren federigen Flugorganen verzieren die Gemeine Waldrebe im Herbst mit grauen Wollkugeln.

Ähnliche Blütenrispen, nur noch größer und zu mehreren zu einer aufrechten, endständigen Trugdolde vereinigt, bringt auch die zweite Art, die *Aufrechte Waldrebe,* hervor. Die ebenfalls weißen, gut 1 cm langen Perigonblätter sind kahl, haben aber einen schmalen

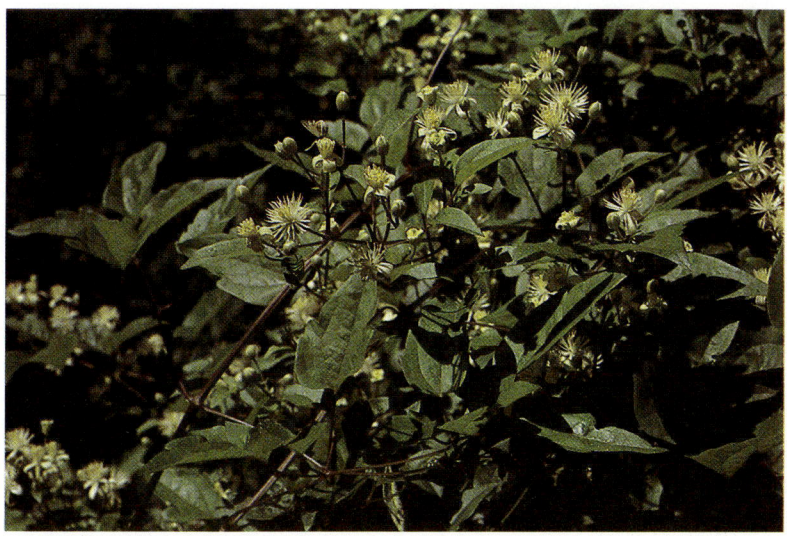

Die Gemeine Waldrebe (Clematis vitalba) fällt auf durch ihre dichten Lianenvorhänge, mit denen sie ganze Waldränder an warmen Stellen überzieht. Die weißen Blüten bestechen mit ihren langen steif abstehenden Staubgefäßen. (27)

filzigen Rand. Zur Reifezeit tragen die hier kahlen Einzelfrüchte auch einen etwa 2 cm langen federig-behaarten Griffel. Im Gegensatz zur Gemeinen Waldrebe rankt diese Pflanze nicht, sondern hat einen starren aufrechten Stengel, den der ausdauernde Wurzelstock jedes Jahr 1 bis 1,5 m hoch neu treibt. Er ist hohl und nur selten verholzt. Die ebenfalls gegenständigen unpaar gefiederten Laubblätter sind auf der Unterseite blaugrün. Die *Alpenrebe*, die dritte mitteleuropäische Art, entspricht dagegen wieder dem Typus der Gattung. Die Alpenrebe gedeiht in den Voralpen und Alpen von 300 bis 2400 m Höhe. In den Blattachseln der auch

hier unpaar gefiederten Laubblätter entspringt aber meist nur je eine Blüte mit vier großen violettblauen Perigonblättern. Im Innern findet sich ein Kranz von 10 bis 20 spatelförmigen Honigblättern, die oft mit Zwischenformen in die Staubblätter übergehen. Die zahlreichen Früchte tragen auch einen behaarten verlängerten Griffel. Während Clematis vitalba und recta keine Honigblätter haben und deshalb nur von pollensammelnden Bienen und Fliegen bestäubt werden können, wird Clematis alpina aufgrund des Nektarangebotes nicht nur von Bienen, sondern ebenso häufig auch von Hummeln und Schmetterlingen besucht und

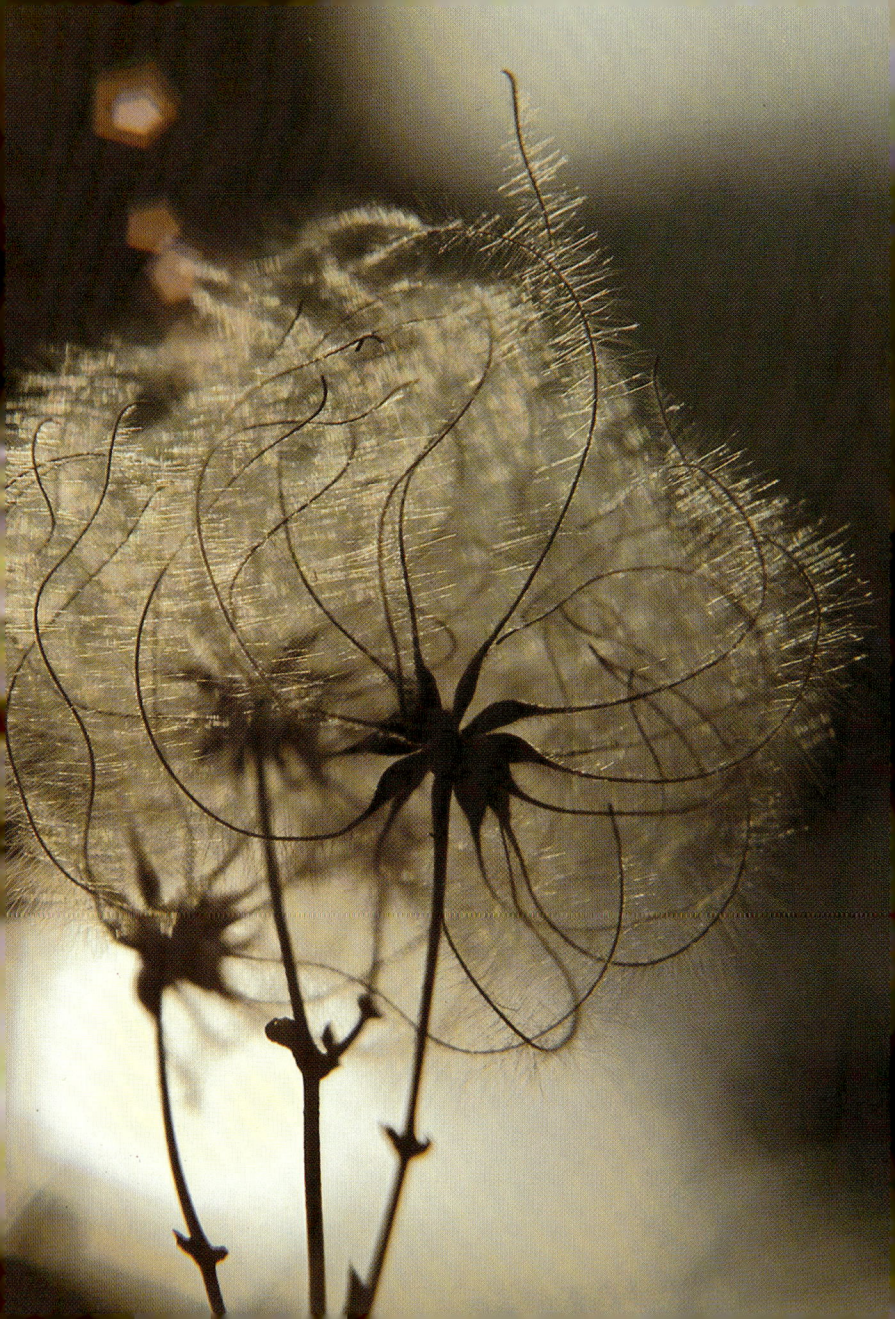

bestäubt. Die Verbreitung aller Clematis-Arten erfolgt mit Hilfe der flugfähigen Schließfrüchte, die sich oft zu mehreren mit ihren federigen Griffeln ineinander verhaken.

Clematis vitalba ist eine der wenigen einheimischen Lianen. Auf einen Berührungsreiz reagieren die Blatt- und Nebenblattstiele mit einer positiven Wachstumskrümmung, was man als Haptotropismus bezeichnet. Die Gemeine Waldrebe gedeiht in feuchten Wäldern, Gebüschen und Hecken, im Voralpenland auch öfter mit Clematis alpina zusammen. Demgegenüber ist Clematis recta eine typische Pflanze trockener Kalkabhänge. Wahrscheinlich stammt sie aus den Steppen Südosteuropas.

Die langen biegsamen Stengel von Clematis vitalba wurden früher gerne zum Korbflechten genommen, während aus dem zähen Bast Seile hergestellt wurden. Beides ließ sich bei der archäologischen Untersuchung von Pfahlbauten nachweisen. Bekannt ist auch, daß sich Bettler mit dem Pflanzensaft der Gemeinen Waldrebe Wunden auf Armen und Beinen beibrachten, um so mehr Mitleid zu erregen. Daher erklärt sich der französische Name der Waldrebe als Bettlerkraut (›herbe aux gueux‹). Eine Zeitlang dienten die getrockneten weißdornähnlich duftenden Blüten sogar als Teesurrogat.

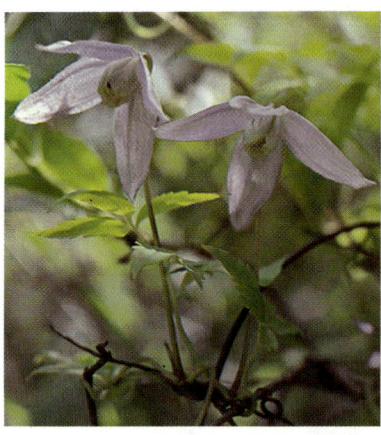

Die Alpenwaldrebe (Clematis alpina) überzieht mit ihren großen Blütensternen Bäume und Sträucher windgeschützter Südhänge der Alpen. (29)

Von den etwa 400 Arten der Gattung Clematis, die über die nördli-

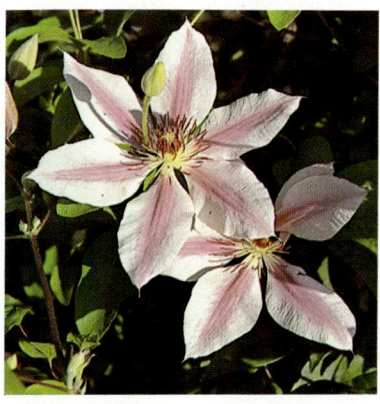

Auch bei Clematis wachsen die Griffel aus. Mit Haarspray verklebt, kann man die Fruchtstände zu attraktiven Wintergestecken verarbeiten. (28)

Groß ist die Zahl der prächtigen Gartenformen von Clematis. Blau, violett, rot, rosa und weiß sind die Farben. Diese großen Blüten messen 12 cm. (30)

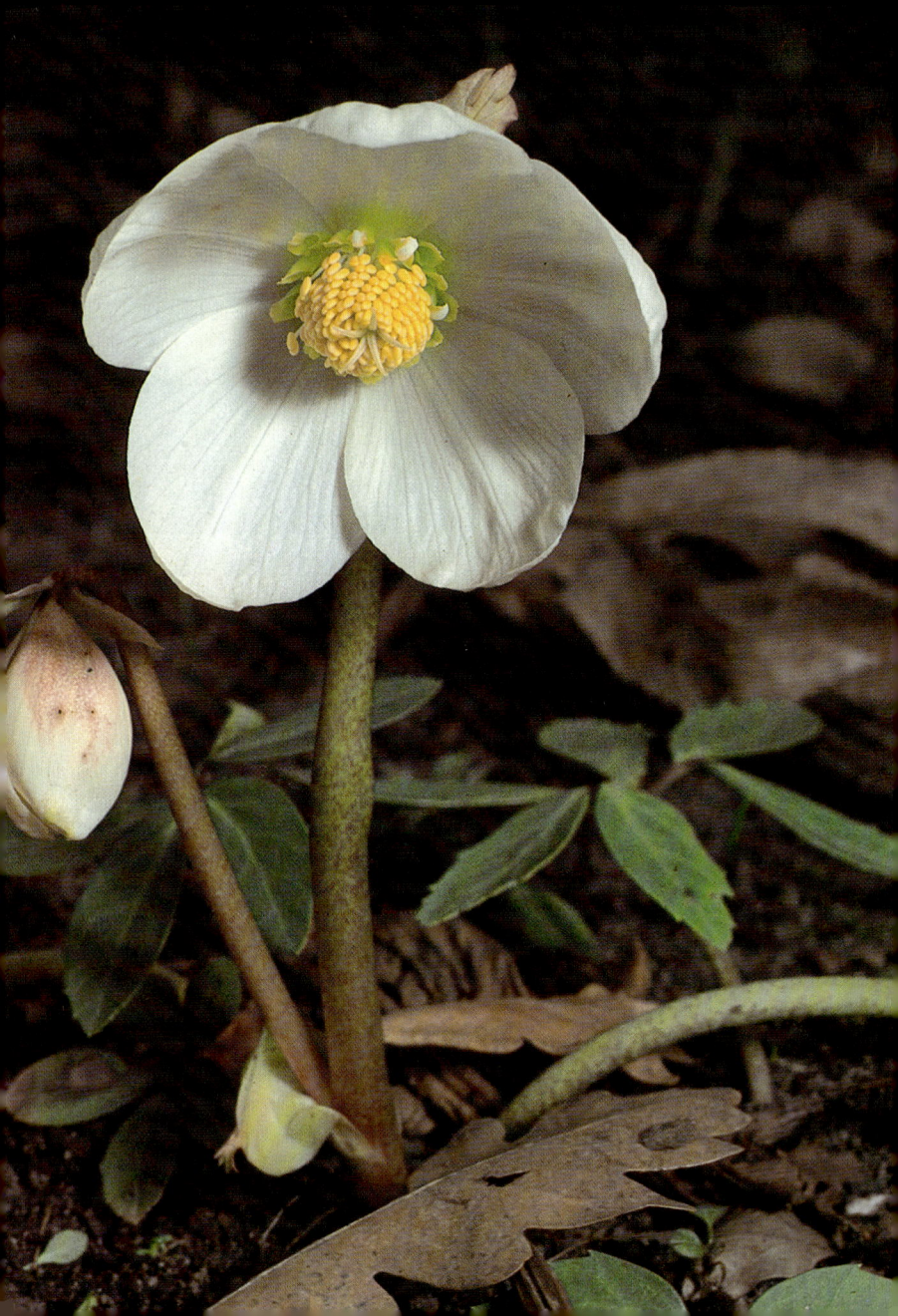

che Halbkugel der Erde verbreitet sind, haben zusätzlich zu den bei uns heimischen etliche Eingang in unsere Gärten gefunden. Besonders beliebt sind die großblütigen, vielfarbigen *Hybriden*, die unter dem Namen *Clematis x jackmannii* (Kreuzung aus *Clematis lanuginosa* und *Clematis viticella*) bekannt sind. Da der Saft all dieser Waldreben die Haut reizt, ist der Gehalt an Protoanemonin sehr wahrscheinlich. Man sollte daher mit diesen attraktiven Kletterpflanzen vorsichtig umgehen.

☐ **Anwendung in der Heilkunde:** In der Allopathie ist die Droge obsolet. Die Homöopathie verwendet die aus frischen Blättern und Blüten von Clematis recta bereitete Essenz (D_2–D_4) gegen chronische Lymphadenitis, Gonorrhoe und juckende Dermatitis. Im Volk wird der Saft von Clematis recta und vitalba äußerlich und innerlich gegen Durchblutungsstörungen (besonders Ulcus cruris) gebraucht. Eine arzneiliche Verwendung von Clematis alpina ist unbekannt.

Christrose *(Helleborus niger L.)*

☐ **Bestimmungsmerkmale und Biologie:** Der Gattungsname Helleborus ist aus griechischen Worten

Sehr selten geworden ist die Christrose (Helleborus niger) in unseren Wäldern. Die leuchtend weißen, oft rot überlaufenen Hüllblätter halten sehr lange. Nektar enthalten die außerhalb der Staubblätter angeordneten trichterförmigen Honigblätter, denen bei den Hahnenfußarten die Blütenblätter mit ihren Honigtaschen entsprechen. (31)

zusammengesetzt und bedeutet wahrscheinlich »ein Gewächs, das durch seinen Genuß tötet«. Allerdings bezog sich dieser Name im alten Griechenland sowohl auf die dort heimische Helleborus cyclophyllus als auch auf die ›weiße Nieswurz‹, den Germer, Veratrum album. Der deutsche Ausdruck ›Nieswurz‹ galt noch im Mittelalter ebenfalls für den Germer und die bei uns vorkommende Christrose Helleborus niger, denn die gepulverten Wurzeln beider Pflanzen dienten als Schnupfpulver zum Niesen (Schneeberger Prise).

Die Christrose ist eine ausdauernde Staude mit kräftigem schwarzem Wurzelstock (Artname!). Die grundständigen, langgestielten und lederigen Laubblätter sind im Umriß nierenförmig bis rund und meist bis zum Grunde in mehrere lanzettliche Abschnitte geteilt. Diese tpyische Blatteilung nennt man ›fußförmig‹. Die 10 cm großen Blüten haben 5 blütenblattartige Hüllblätter, die sich meist überlappen und bis zur Samenreife nicht abfallen. Neben unzähligen Staubblättern finden sich am Blütengrund wie bei vielen Ranunculaceen Honigblätter, die den blütenbesuchenden Insekten Nektar anbieten. Aus 3–8 am Grunde verwachsenen Fruchtknoten entwickeln sich seitlich zusammengedrückte vielsamige Balgfrüchte, die schließlich der Länge nach aufplatzen und die reifen Samen freigeben.

Die ausgebreiteten Blütenblätter der Christrose sind zur Blütezeit von Ende November bis zum April zunächst leuchtend weiß, färben sich aber bei zunehmender Samenreife rosa und schließlich grün. Bei ihrem späten bzw. frühen Blühtermin kann die Christrose allerdings nur mit spärlichem Bienenbesuch rechnen.

Um trotzdem eine Befruchtung zu erreichen, bleiben die Narben über eine sehr lange Zeit belegungsfähig, so daß im Notfall auch der eigene Pollen der schräg oder senkrecht stehenden Blüte auf die Narben gelangen kann (Autogamie).

□ **Anwendung in der Heilkunde:** siehe bei Nieswurz.

■ **Wirkung, Symptome und Therapie:** *Protoanemonin ist ein außerordentlich heftig wirkendes Reizmittel für Haut und Schleimhäute, verliert aber besonders durch Erhitzen rasch seine Wirkung. Die auf Grasflächen wachsenden Hahnenfußarten sind Mitauslöser der sogenannten »Wiesendermatitis«, die häufig nach dem Lagern auf Badewiesen auftreten kann. Auch beim Pflücken von Wiesensträußen verspüren empfindliche Menschen die Wirkung des Giftes. Das resorbierte Gift führt zu Störungen im Nervensystem, die den Wirkungen von Narcotica und Ganglienblockern ähneln: Zunächst zentrale Erregung, dann Lähmungserscheinungen bis zur Atemlähmung. Als zweite Wirkung werden Reizungen der Niere beobachtet. Wie bei allen die Niere angreifenden Ätzmitteln wird zunächst durch Schädigung der rückresorbierenden Zellen in den Nierenkanäl-chen die Harnmenge vermehrt (Polyurie). Werden die Kapillaren der Nierenkapseln zerstört, kommen Blut und Eiweiß in den Urin (Hämaturie und Albuminurie). Durch die folgenden entzündlichen Vorgänge werden die Nierenkanälchen verengt und die Harnmenge stark verringert (Oligurie). Sind sie ganz verstopft (Anurie), kommt es zum Tod durch Harnvergiftung (Urämie).*

Spezifische Gegenmittel (Antidote) sind nicht bekannt. Wird die Vergiftung erkannt, bevor das Gift resorbiert ist, kann man mit Magenspülungen, der Einnahme von Haferschleim und Glaubersalzlösung die Pflanzenteile rasch aus dem Magen-Darm-Trakt entfernen. Anschließend kann man die Reizungen von Magen und Darm mit Antacida, Schleimen und anderen geeigneten Mitteln behandeln. Es ist in jedem Fall Sache eines Arztes, wenn ernstere Symptome auftreten.

■ **Herzglykoside als Giftstoffe**

Nieswurz *(Helleborus viridis L. u. H. foetidus L.)*

□ **Bestimmungsmerkmale und Biologie:** Während die Christrose nur Protoanemonin enthält, findet sich bei ihren nächsten Verwandten das Herzglykosid Hellebrin. So gilt *Helleborus viridis L., Grüne Nieswurz* oder Bärenfuß genannt, als alte Medizinalpflanze und wurde folglich in Mitteleuropa weit verbreitet. Die meist nur zwei grundständigen Blätter überwintern im Gegensatz zu den beiden anderen Arten nicht. An den verzweigten Stengeln ent-

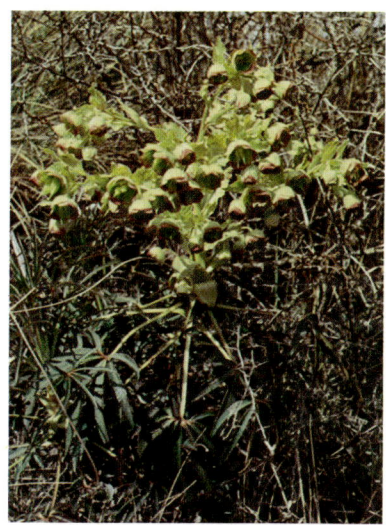 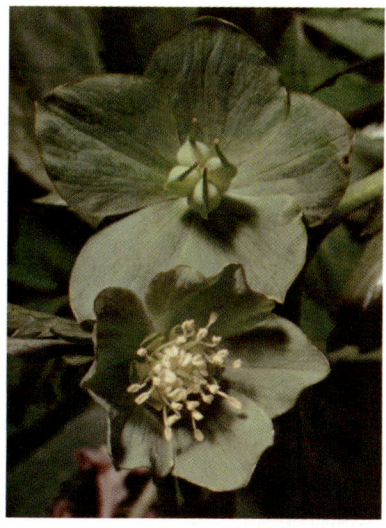

Trockene, warme, steinige Kalkhänge liebt die Stinkende Nieswurz (Helleborus foetidus). Ameisen schleppen die Samen in ihren geschütz- ten Bau, der dann von den wintergrünen Blät- tern der Pflanze beschattet wird. Die Hüllblätter sind glockig und haben einen roten Rand. (32)

Die Blüten der Grünen Nieswurz (Helleborus viridis) sind von grünen Hüllblättern umgeben, die nach dem Verblühen nicht abfallen, son- dern weiterwachsen und auch die reifen Balg- früchte noch umstehen. Lichte Wälder mit nähr- stoffreichem Humus und Kalkuntergrund sind ihr Standort. (33)

wickeln sich von Februar bis Mai oft mehrere nickende, grüne, aus- gebreitete, 4–6 cm große Blüten. Die oberen Stengelblätter sind nor- malerweise gezähnt und geteilt.

Die *Stinkende Nieswurz – Helleborus foetidus L.* – ist die dritte bei uns vorkommende Art. Sie unterschei- det sich von den beiden anderen durch ihre verholzten Stengel, die oben ganzrandige ovale Blätter tra- gen, und ihren unangenehmen Ge- ruch. Ebenfalls im Frühling er- scheinen an jedem Stengel meh- rere hängende Blüten. Die Blüten- blätter sind grün gefärbt mit einem rotbraunen Rand und nicht ausge- breitet, wie bei den meisten ande- ren Arten, sondern glockenförmig zusammenneigend. Daher messen ihre Blüten nur 1–2 cm im Durch- messer.

Helleborus gehört zu den Hahnen- fußgewächsen, deren erster Peri- anthkreis 5 Kelchblätter umfaßt, die zum Schauapparat geworden sind. Die Perianthblätter des zwei- ten Kreises sind reduziert und zu kurzen röhrenförmigen Honigblät- tern (Nektarien) umgewandelt. Sie ziehen Bienen, Fliegen, Käfer und Ameisen an, die dann zur Pollenübertragung zur Verfügung stehen. Sind die Balgfrüchte reif, erfolgt die Verbreitung der Samen hauptsächlich durch Ameisen (Myrmekochorie). An den Samen befindet sich nämlich ein fett- und eiweißreiches fleischiges Anhängsel, das Elaiosom, das von Ameisen gerne verzehrt wird. Besonders Helleborus foetidus wächst daher fast immer an Ameisenstraßen oder in der Nähe von Ameisennestern.

Unsere einheimischen Nieswurzarten sind typische Kalkpflanzen. Ihre bevorzugten Standorte sind montane Buchen- und Tannenwälder. Während Helleborus foetidus und viridis in Deutschland noch häufiger sind, rechnet man Helleborus niger bei uns zu den gefährdeten Pflanzenarten, die vor allem durch Ausreißen und Ausgraben extrem selten geworden und deshalb streng geschützt sind.

Insgesamt kennt man aus Europa und Westasien 22 Helleborus-Arten, von denen besonders diejenigen mit violettem Perianth gerne als Gartenpflanzen genommen werden, z.B. die *Purpurrote Nieswurz, H. abchasicus,* oder die *Violette Nieswurz H. purpurascens (= H. dumetorum ssp. atrorubens).* Darüber hinaus sieht man in Gärten auch gezüchtete *Hybriden* mit violett gesprenkelten Perianthblättern.

☐ **Anwendung in der Heilkunde:** In der Antike war die Nieswurz hochberühmt als Heilmittel bei Geisteskrankheiten. Horaz schlug sogar vor, den Geizhälsen große Mengen von Nieswurz zu verabreichen. Er bezweifelte aber, daß die vorhan-

denen Pflanzen dazu überhaupt ausreichten. In Deutschland galt der pulverisierte Wurzelstock der Christrose als die Medizin schlechthin bei Narrheit, Wahnsinn, Raserei, Hypochondrie, Schwindel, Schlagflüssen, Wassersucht und Engbrüstigkeit, auch bei Krätze und anderen Hautkrankheiten. Da die Droge Hellebrin enthielt, das in der Christrose fehlt, wurden sicher auch Wurzelstöcke anderer Arten zu ihrer Herstellung verwendet. Wegen des schwankenden Glykosidgehaltes zeigte die Droge eine unzuverlässige Wirkung. Heute gilt das reine Hellebrin als gut verträgliches Herzmittel vor allem bei Insuffizienz des rechten Herzens und bei tachykardischen Dekompensationszuständen. Für die früher übliche Verwendung als Emeticum, Drasticum, Anthelminthicum und Lokalanästheticum gibt es heute bessere und harmlosere Präparate. In der Homöopathie wird besonders die Urtinktur (auch D_1–D_4) aus dem getrockneten Wurzelstock bei allgemeiner Kreislaufschwäche, Meningitis, Stauungsbronchitis, Nephritis, Epilepsie u.a. empfohlen. Interessant ist, daß das Aglykon des Hellebrins, das Hellebrigenin, in nahezu identischer Struktur als Abwehrsekret in den Hautdrüsen von Kröten gefunden wurde.

Winterling *(Eranthis hyemalis [L.] Salisb.)*

☐ **Bestimmungsmerkmale und Biologie:** Der zeitige Blühtermin dieser Pflanze ergab sowohl den deut-

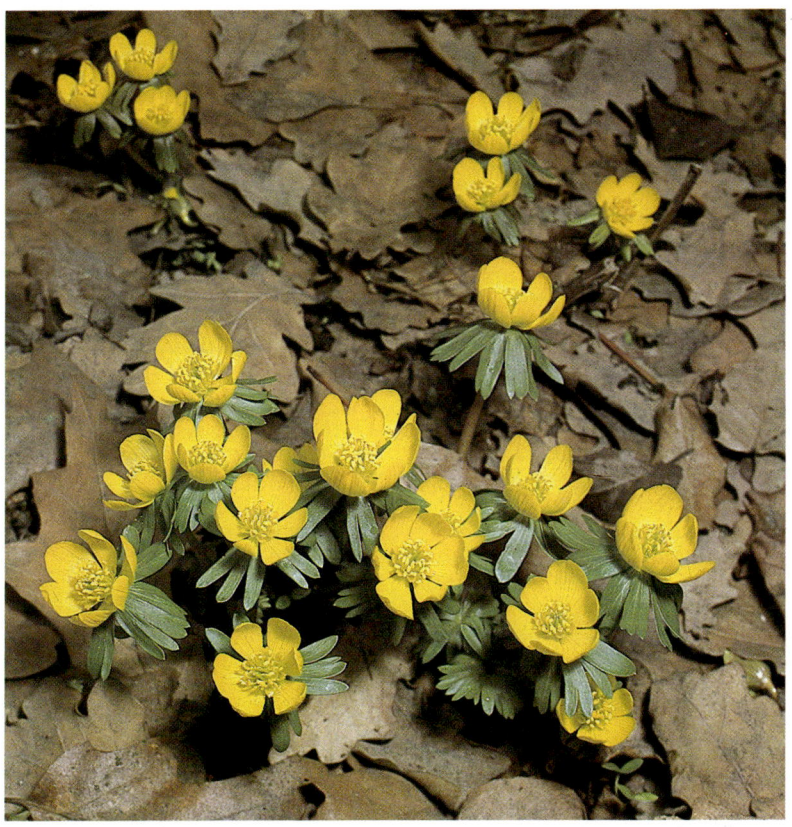

Die Blüten des Winterlings (Eranthis hyemalis) stehen mit gefärbten Hüllblättern über einem Hochblattquirl wie die der Anemonen. Mit den Christrosen hat er die Balgfrüchte und die röhrigen Honigblätter gemeinsam. Als zeitiger Frühlingsblüher ist er beliebt in unseren Gärten. (34)

schen, als auch den aus griechischen Worten zusammengesetzten lateinischen Gattungsnamen Eranthis.

Wie die Christrose hat auch der *Winterling* einen Wurzelstock, der jedoch durch Anschwellen des Hypokotyls (Sproßabschnitt unterhalb der Keimblätter) knollig verdickt ist. Von ihm aus erhebt sich ein einziger grün bis rotbraun gefärbter Stengel bis zu einer Höhe von 15 cm. An seinem oberen Ende umstehen drei handförmig zerschlitzte Laubblätter eine einzige endständige goldgelbe Blüte. Sie besteht aus meist 6 Blütenhüllblättern, 6 schmal-trichterförmigen Honigblättern, zahlreichen Staubgefäßen und 4–8 freien Fruchtknoten. In jeder braunen quergestreiften Balgfrucht befinden sich mehrere braune Samen.

8 Arten umfaßt die Gattung Eranthis, die von Südeuropa bis nach Ostasien verbreitet ist. Unsere »einheimische« Art hat ihre ursprüngliche Heimat in Südeuropa, ist aber als beliebte Gartenpflanze in ganz Europa und Nordamerika weit verbreitet und stellenweise verwildert. Da sich die Blütenhüllblätter jeden Abend über den Staubgefäßen schließen, verdoppelt sich ihre Länge wie beim Leberblümchen während der Blütezeit. Normalerweise werden die Blüten durch Bienen bestäubt, können aber auch spontane Selbstbestäubung vornehmen, was bei der frühen Blütezeit – oft schon im Januar – für das Weiterbestehen der Art wichtig ist.

☐ **Anwendung in der Heilkunde:** Eine Verwendung in der Medizin ist bislang nicht erfolgt.

Adonisröschen *(Adonis sp.)*

☐ **Bestimmungsmerkmale und Biologie:** In Ovids Metamorphosen ist nachzulesen, daß Venus ihren Liebling Adonis, der durch einen vom eifersüchtigen Mars geschickten Eber getötet wurde, in die blutrote Blume Adonium verwandelte. Alle drei bei uns heimischen Adonis-Arten sind giftig. In besonderem Maße gilt das für das

Frühlings-Adonisröschen (Adonis vernalis).

Es ist eine ausdauernde Pflanze, deren kräftiger schwarz-brauner Wurzelstock zeitig im Frühjahr sterile und fertile Sprosse treibt. Die aufrechten Stengel tragen an der Basis Schuppen, sind längs gerieft und häufig verzweigt. An ihnen sitzen dicht gedrängt die 2–4fach gefiederten Laubblätter, deren Spreite in schmal-linealische Zipfel aufgelöst ist. Über breit-eiförmigen Kelchblättern bilden 10–20 leuchtend gelbe Kronblätter ein Rad, das nicht selten 7 cm im Durchmesser mißt. Zahlreiche gelbe Staubblätter umstehen den zylindrisch verlängerten Blütenboden, an dem sich viele Fruchtknoten befinden. Die bauchigen, behaarten Früchte sind hakenförmig geschnäbelt und enthalten je einen Samen.

Zur Gattung Adonis rechnet man 20 Arten, die in Nordafrika, Europa und im außertropischen Asien zu Hause sind. Viele davon haben ihrer dekorativen Blüten wegen Eingang in unsere Gärten gefunden. Adonis vernalis ist eine charakteristische Pflanze für ursprüngliche

Das hier in natürlicher Größe dargestellte Frühlingsteufelsauge (Adonis vernalis) ist eine gesellig wachsende Pflanze der trockenen kalkreichen Steppen. Da solche Standorte bei uns recht selten sind, fehlt sie in Deutschland über weite Strecken. Ihr Gift ist dem des Fingerhutes in der Wirkung sehr ähnlich, hat aber weniger Nebenwirkungen. Darum nimmt die Verwendung als Arzneipflanze ständig zu. Trotz der Ähnlichkeit mit den Anemonen und Küchenschellen sind die Adonisröschen, wie die Teufelsaugen auch genannt werden, an ihren echten Kelch- und Blütenblättern leicht von letzteren zu unterscheiden. (35)

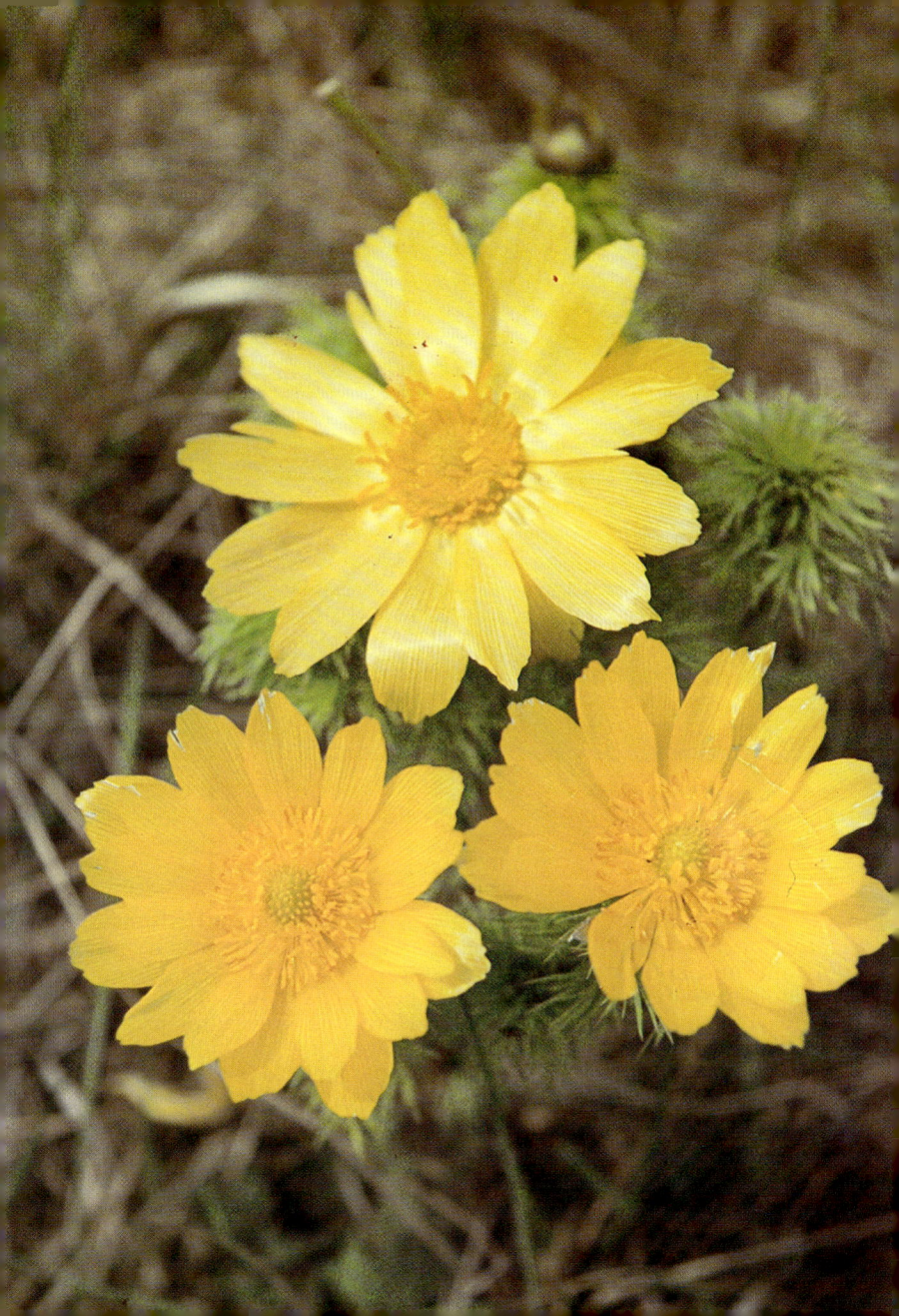

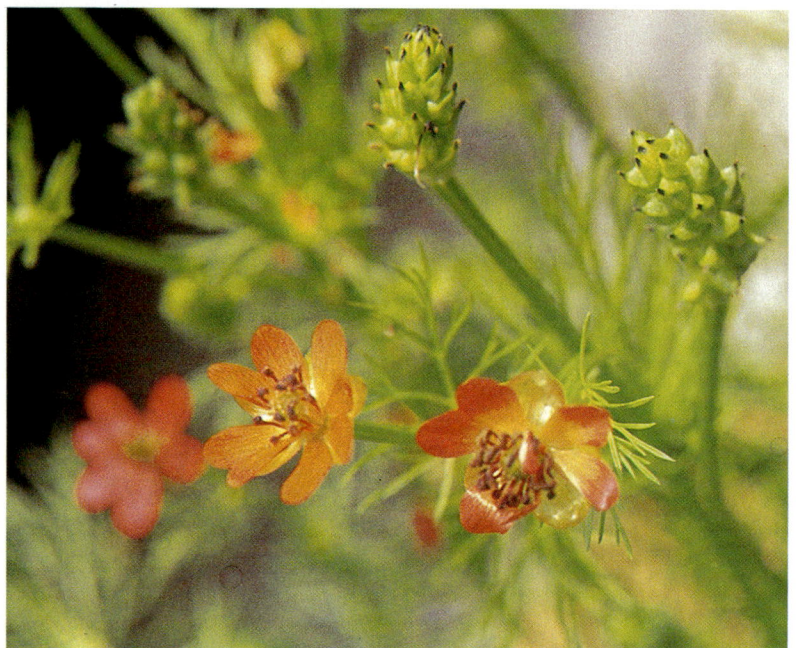

Zu den typischen, aber seltenen Unkräutern der Getreidefelder in steppenartig warmen Gegenden gehört das Sommerteufelsauge (Adonis aestivalis). Durch den Einsatz von Herbiziden und durch maschinelle Entfernung der Unkrautsamen aus Saatgetreide wird es bald ganz verschwinden. (36)

Trocken- und Steppenrasen auf trockenen, meist kalkreichen Lehm- und Lößböden. Durch die ständig fortschreitende Einengung ihres Lebensraumes ist sie sehr selten geworden und an den wenigen bekannten Standorten vollkommen geschützt.

Da das Adonisröschen keine Honigblätter besitzt, wird es von pollensammelnden Bienen, Fliegen und Käfern besucht. Die Früchte werden von Ameisen verschleppt.

□ **Anwendung in der Heilkunde:** Seiner Herzglykoside wegen sind Herba oder Radix Adonidis offizinell und kommen in kombinierten Herz- und Kreislaufpräparaten zur Anwendung. Auch die Homöopathie kennt Adonis als Herzmittel. Die Vorteile der Adonis-Droge im Vergleich mit Digitalis liegen in einer schnelleren, aber weniger nachhaltigen Wirkung, wodurch auch bei längerer Anwendung keine Akkumulation zu befürchten ist.

■ **Wirkung, Symptome und Therapie:** *In allen Organen einiger Nieswurzarten sowie des Winterlings finden sich Herzglykoside aus der Reihe der Bufadienolide. Da die größte Konzentration im für Kinder nicht greifbaren Wurzelstock liegt, ist die Vergiftungsgefahr relativ gering. Beim Adonisröschen handelt es sich um Herzglykoside der Cardenolid-Reihe, zu der auch die Inhaltsstoffe des Fingerhutes gehören. Sie finden sich in der gesamten Pflanze, allerdings nur bis maximal 0,25 %. Ernste Vergiftungen sind daher auch im Hinblick auf die Seltenheit dieser Pflanzen kaum zu erwarten. Typische Reaktionen auf die Inhaltsstoffe sind Erbrechen, Koliken und Unregelmäßigkeiten des Pulses, eventuell auch Atemnot. Bei Herzglykosiden sind vorbeugende Maßnahmen – außer absoluter Ruhe, um das Herz zu schonen – kaum durchzuführen. Der Arzt kann mit Sedativa eine zentrale Beruhigung erzielen und gegen die vagalen Herzsymptome Atropin zur Anwendung bringen. Nach nicht tödlichen Vergiftungen erholt sich das Herz nur langsam und macht lang dauernde Beaufsichtigung und Schonung nötig.*

■ Magnoflorin als Giftstoff

Akelei *(Aquilegia sp.)*

□ **Bestimmungsmerkmale und Biologie:** Der deutsche und der lateinische Name leiten sich von aquila, dem Adler, ab, da die für die Blüte charakteristischen Honigblätter wie der Schnabel oder die Krallen eines Raubvogels gekrümmt sind.

Die *Gemeine Akelei (Aquilegia vulgaris)* ist eine ausdauernde, 40–60 cm hoch werdende Staude, die alljährlich aus einem kräftigen Wurzelstock mehrere meist verzweigte Stengel und ein- oder zweifach ge-

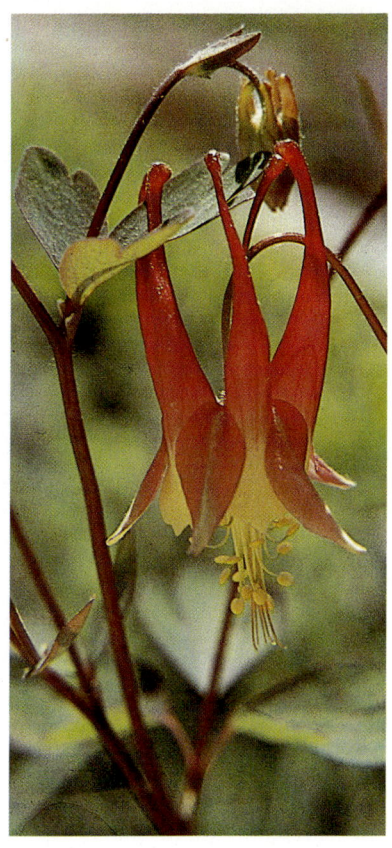

Herrliche Züchtungen der Akelei haben die Gärtner heute anzubieten. Von vielblütig-kleinblütigen bis zu leuchtenden Großformen mit überlangen hakigen Honigblättern geht das Programm. (37)

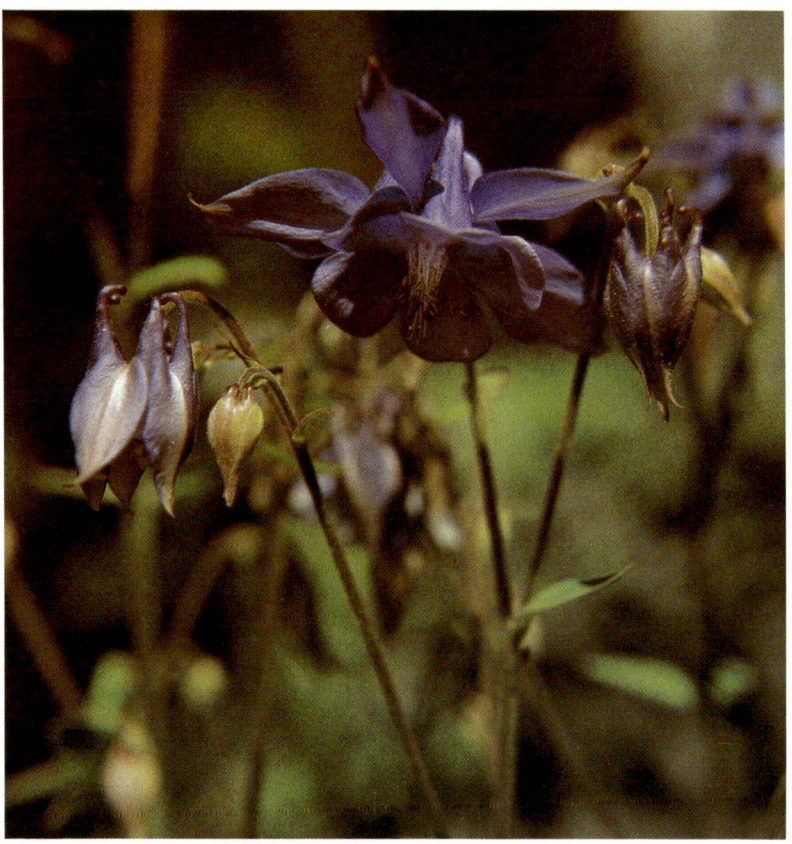

Die Gemeine Akelei (Aquilegia vulgaris) mit ihren blauen Blüten ist selten geworden. Ihre Standorte, halbschattige warme Kalkhänge, sind durch Aufforstung und intensivierte landwirtschaftliche Nutzung stark eingeengt. Gartenfreunde haben ihre Dezimierung beschleunigt, wie bei vielen anderen attraktiven Wildpflanzen. (38)

fiederte Grundblätter hervorbringt. Im Aussehen ähneln die Stengelblätter den Grundblättern. Nur sind sie kleiner und die Anzahl der Fiederblättchen wird immer mehr reduziert, bis schließlich die obersten Blätter nur noch eine, oft dreilappige, Spreite aufweisen. Die bis zu 10 Blüten eines Stengels sind lang gestielt und erreichen nicht selten einen Durchmesser von 5 cm. Fünf blau, rosa oder weiß gefärbte, breit-eiförmige Blütenhüll-blätter wechseln ab mit ebenfalls fünf kapuzenförmigen Honigblät-tern, deren hakige einwärts gebo-gene Sporne sich über der nicken-den Blüte zusammenneigen. Die meist fünf von Drüsenhaaren be-setzten langgeschnäbelten Frucht-knoten sind von Büscheln gelber Staubblätter umgeben. In den Balg-früchten entwickeln sich glänzend schwarze, ovale Samen.

In der nördlichen gemäßigten Zone gibt es etwa 60 Akelei-Arten. Das Areal unserer einheimischen Art reicht von Mitteleuropa und Nord-afrika bis nach China. Hier wächst sie zerstreut in kraut- und gras-reichen Eichen- und Buchen-mischwäldern auf nährstoffreichen Lehmböden. Als bestäubendes In-sekt kommt nur die Gartenhum-mel in Frage, denn nur sie hat ei-nen Rüssel, der lang genug ist, den Nektar zu erreichen, der am Grund der Sporne der Honigblätter ausge-schieden wird. Kurzrüsselige Hum-meln beißen den Sporn von außen an und holen sich den Nektar, ohne dabei die Blüte zu bestäuben. Ist das Loch vorhanden, finden sich auch bald Bienen ein, die »Nach-lese« halten.

□ **Anwendung in der Heilkunde:** Früher wurden alle Teile der Pflanze als Heilmittel gegen Skor-but und Gelbsucht und bei Leber- und Gallenleiden benutzt. Der scharfe Saft der Blätter sollte Wun-den heilen und man glaubte, daß die Pflanze junge Paare vor bösem Zauber bewahrt. Da Akeleien in farbenfreudigen Sorten zu den be-liebtesten Gartenblumen gehören, ist eine Vergiftung besonders von Kleinkindern, die noch alles in den Mund nehmen, durchaus möglich.

Trollblume *(Trollius europaeus L.)*

□ **Bestimmungsmerkmale und Bio-logie:** Der Name der Trollblume geht wahrscheinlich auf den deut-schen Begriff des Runden, Kugeli-gen zurück, der als trulleus = run-des Gefäß latinisiert wurde und so den Gattungsnamen ergab.

Die *Trollblume* ist eine ausdau-ernde, etwa 60 cm hoch werdende Pflanze mit meist unverzweigtem Stengel und einer endständigen Blüte. Ihre grundständig lang ge-stielten und am Stengel sitzenden handförmig geteilten Laubblätter haben tief lappig-gesägte Zipfel. Die zitronengelben Blüten errei-chen 3 cm im Durchmesser, wobei sich die kreisrunden Blütenhüll-blätter kugelförmig zusammennei-gen. Im Inneren finden sich 5–10 Honigblätter, zahlreiche Staubge-fäße und Fruchtknoten. Die kurz-geschnäbelten Balgfrüchte enthal-ten viele schwarz glänzende Sa-men. Die Hauptblütezeit ist im Mai.

Die Gattung Trollius umfaßt 25 auf der Nordhalbkugel verbreitete Ar-ten, die feuchte, moorige Wiesen in Bergregionen bevorzugen. Die großen schwach duftenden Blüten werden häufig von Fliegen, Bienen und kleinen Käfern besucht, nicht nur wegen des Nektars, sondern auch zum Schutz vor Regen oder der Kälte der Nacht.

Trollblumen sind auch beliebte

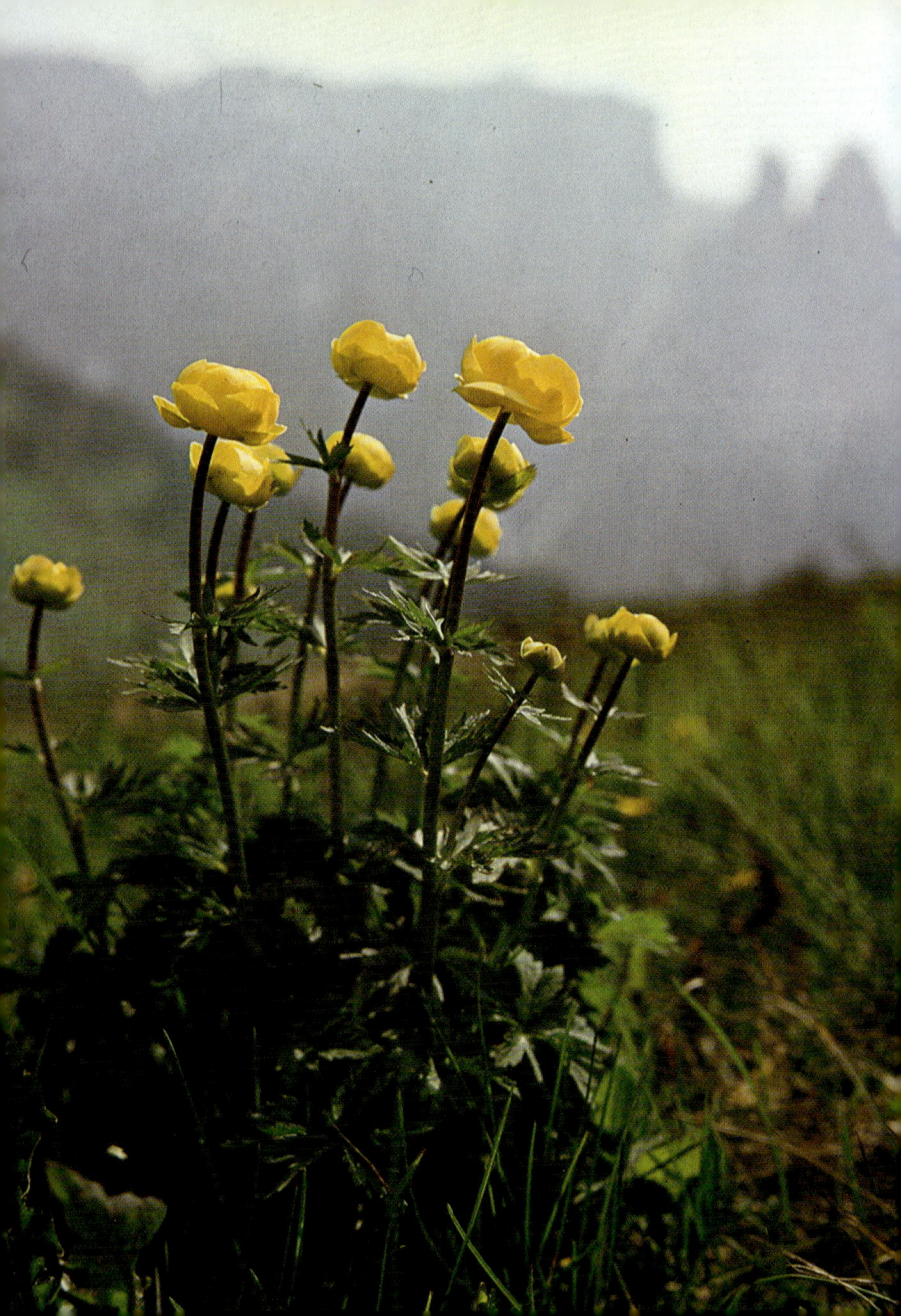

und dekorative Gartenpflanzen. Allerdings brauchen sie einen feuchten Boden und viel Sonne. Diese Voraussetzungen sind in unseren Gärten nur selten gegeben. Auch aus diesen Gründen ist es unsinnig, Freilandpflanzen auszugraben, zumal die Trollblume unter Naturschutz steht.

□ **Anwendung in der Heilkunde:** Eine arzneiliche Verwendung ist nicht bekannt.

■ **Wirkung, Symptome und Therapie:** *Mehrere Vertreter der Gattungen Aquilegia und Trollius gelten als schwach giftig. Das Hauptalkaloid Magnoflorin und bei der Akelei noch zusätzlich ein Blausäure abspaltendes Glycosid sind nur in geringen Mengen vorhanden. Die Wirkung dieser Giftstoffe ist ähnlich der des Protoanemonins. Im Vordergrund stehen Reizungen der Haut, was zu Rötung, Schwellung und Blasenbildung führen kann. Die empfindliche Reaktion der Schleimhäute zeigt sich in einer Gastroenteritis, die unter Umständen mit blutigen Diarrhöen und starken Koliken verbunden ist. Es wurden auch schon eine Steigerung der Körpertemperatur und Kreislaufstörungen beobachtet. Äußerlich helfen Antiallergika und innerlich Magenspülungen und Kohlegaben.*

Trollblumen (Trollius europaeus) sind vom Mittelgebirge bis hinauf zu feucht-nährstoffreichen Alpenmatten einzeln oder in dichten Beständen anzutreffen. Werden die Wiesen regelmäßig gedüngt oder entwässert, verschwinden sie rasch. (39)

■ Diterpenalkaloide als Giftstoffe

Eisenhut *(Aconitum sp.)*

□ **Bestimmungsmerkmale und Biologie:** Der Gattungsname Aconitum bedeutet im Griechischen Ohne Staub, d. h. eine Pflanze, die auf nacktem Felsen wächst. Von den für Mitteleuropa angegebenen fünf Arten wollen wir uns hier auf den *Blauen Eisenhut, Aconitum napellus L.,* und den *Gelben Eisenhut, Aconitum lycoctonum L. (= A. vulparia Rchb.),* beschränken. Die anderen drei Arten, der *Hahnenfußblättrige (A. ranunculifolium), Rispige (A. paniculatum)* und *Bunte Eisenhut (A. variegatum)* kommen als Vergiftungsursache kaum in Frage, da sie entweder sehr selten sind (die ersten beiden), oder unauffällig in dichtem Weidengebüsch an Bachläufen im Voralpenland gedeihen (die dritte Art).

Napellus ist eine lateinische Verkleinerungsform von napus die Rübe; die Wurzeln sehen nämlich wie kleine schwarze Rüben aus. Vulparia kommt von vulpes der Fuchs. Genauso wie der früher gültige Artname lycoctonum (wolftötend) soll damit angedeutet werden, daß das Gift der Pflanze ehemals dazu diente, Wölfe und Füchse zu vergiften. Die deutsche Bezeichnung Eisenhut spielt auf die Blütenform besonders der blaublühenden Arten an.

Der Blaue Eisenhut treibt jedes Jahr aus einer schwarzbraunen, rübenförmigen, fleischigen Wurzelknolle

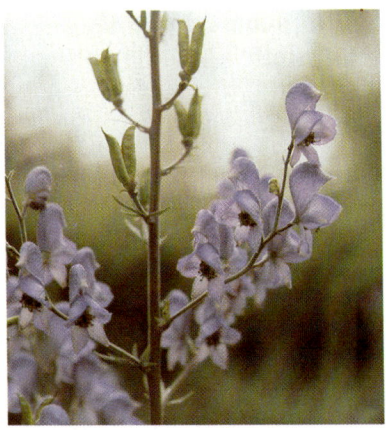

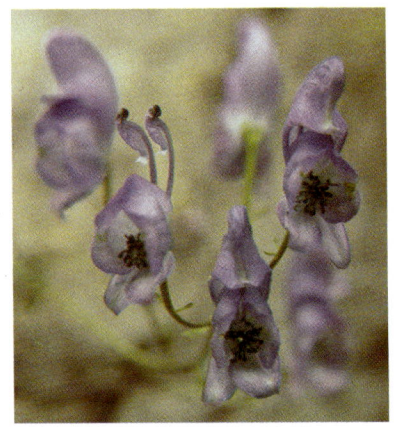

Am Ende der Blütezeit sind die Blütenstände des Rispigen Eisenhutes (Aconitum paniculatum) stark verzweigt. An schattigen Standorten sind die Blüten hellviolettblau. Jede hinterläßt 2–3 hülsenartige Balgfrüchte mit scheibenförmig – vieleckigen Samen. Ähnliche Früchte und Samen haben auch Akelei und Rittersporn. (40)

Charakteristisch für die Eisenhüte sind ihre langgestielten Honigblätter, die weit in den Helm hinaufragen. Hier wurde an einer Blüte des Bunten Eisenhutes (Aconitum variegatum) der hochgewölbte Helm entfernt. Man versteht, daß nur langrüsselige Hummeln dort Nektar sammeln können. (41)

einen bis eineinhalb Meter hohen, meist einfachen und unbehaarten aufrechten Stengel. An ihm stehen dicht gedrängt alternierend die großen, dunkelgrünen Laubblätter, die tief eingeschnitten sind und so drei mehrspaltige Teile aufweisen. Nach oben zu werden die Laubblätter immer kleiner, bis sie schließlich nur mehr Deckblättchen sind, in deren Achseln die großen Blüten entspringen. Sie bilden einen dichten bis lockeren, wenig verzweigten, traubigen Blütenstand. Der Schauapparat der Blüte wird von fünf blauvioletten Kelchblättern gebildet, deren oberstes, der Helm, meist breiter als hoch ist. Die eigentlichen Blütenblätter sind zu Nektarien (Honigblätter) mit

leicht gekrümmtem Sporn umgestaltet, die zwischen den Kelchblättern verborgen sind. Zur Reifezeit bilden sich 3 bis 5 kapselähnliche Teilfrüchte, sogenannte Balgkapseln, die 10 bis 14 kantige, schmal geflügelte braune Samen enthalten. In neueren systematischen Aufstellungen wird diese Eisenhut-Art auch als Aconitum compactum bezeichnet, zu deren Artengruppe insgesamt vier Sepzies gezählt wer-

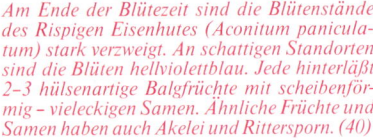

Die stahlblaue Farbe seiner Blüten und das oberste helmförmige Hochblatt gaben ihm den Namen. Der Blaue Eisenhut (Aconitum napellus) wächst bevorzugt an den Plätzen der Almweiden, wo das Vieh lagert und wiederkäut, denn er liebt die vom Kuhmist saftigen Standorte. Das Vieh kennt seine Giftigkeit und läßt ihn stehen. (42)

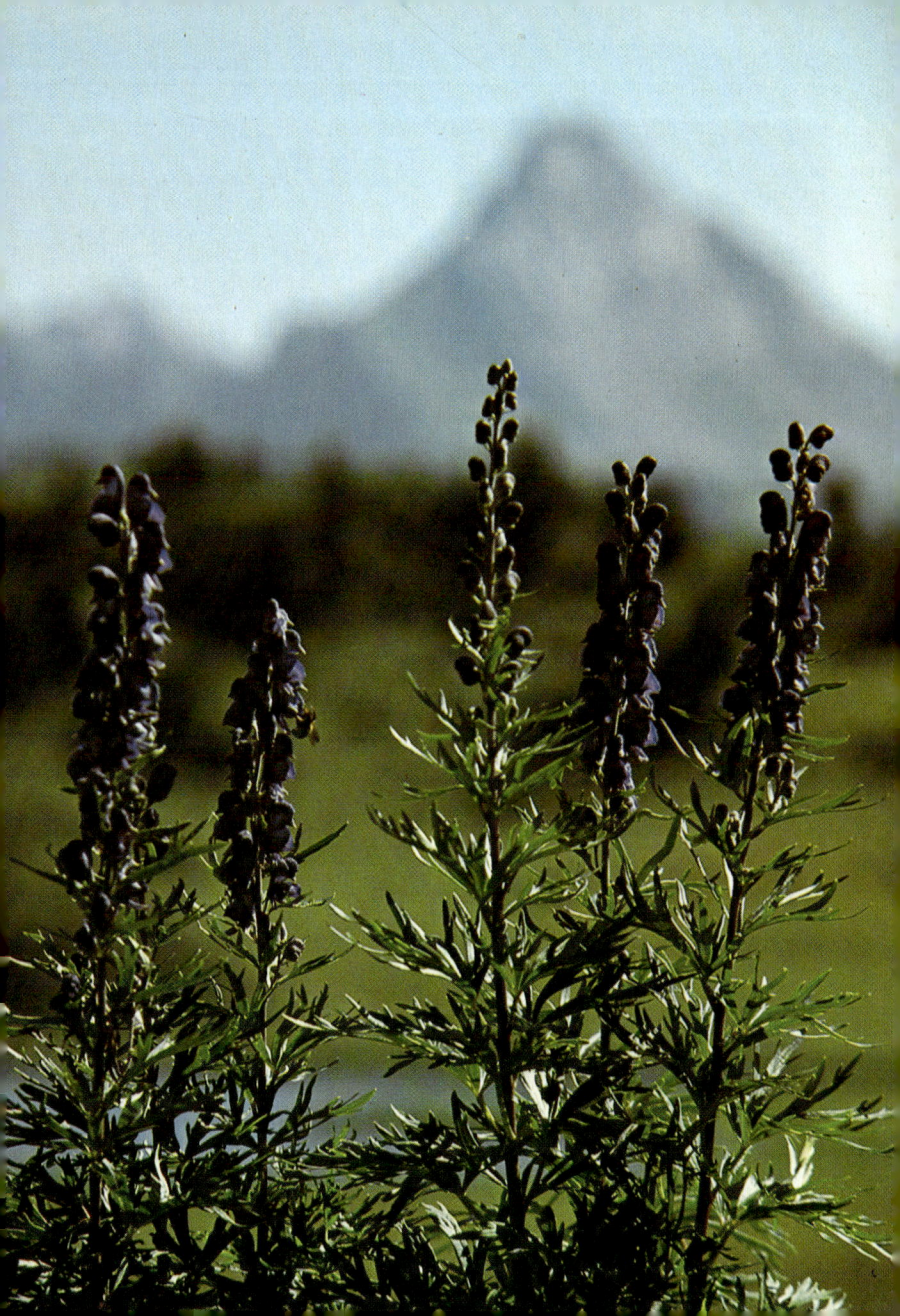

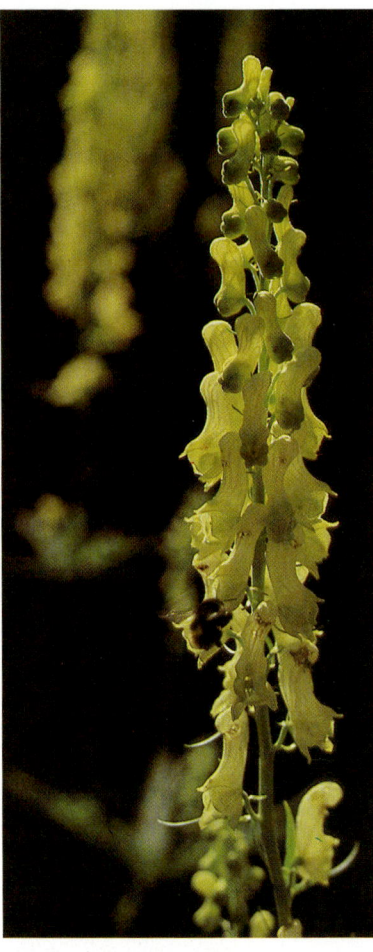

Tiefschattige feuchte Schluchtwälder sind der bevorzugte Standort dieser prächtigen reich- und dichtblütigen alpinen Unterart des Gelben Eisenhutes (Aconitum lycoctonum). Seine Blütentrauben sind hervorragende Motive für brillante Gegenlichtaufnahmen. (43)

den, die z. T. auch untereinander bastardieren.

Der Gelbe Eisenhut wird meist nicht so hoch wie der Blaue Eisenhut. Auch ist sein Wurzelstock nicht knollig verdickt, sondern reichlich verzweigt. Der aufrechte Stengel ist unten spärlich, oben dichter behaart. Die Laubblätter sind hellgrün und in 5 bis 7 rhomboide Abschnitte handförmig geteilt. Ihre Ränder und Nerven auf der Unterseite sind behaart. Am Ende des Stieles entwickelt sich eine einfache oder ästige Blütentraube. Die blaßgelben Blüten entspringen in den Achseln lazettlicher Tragblätter. Der walzliche Blütenhelm ist durchschnittlich dreimal so hoch wie breit und birgt die Nektarien, deren Sporn schneckenhausartig eingerollt ist. In den 1,5 cm langen kahlen Balgkapseln finden sich stumpf dreikantige schwärzliche Samen.

Zur Gattung Aconitum gehören etwa 100 Arten, die sich auf die gemäßigte und kalte Zone der Nordhalbkugel verteilen. Die meisten Arten gedeihen im Himalaya und in China. Für Aconitum napellus wird als Verbreitungsgebiet Europa von Skandinavien bis zu den Alpen angegeben. In dieses Areal teilen sich aber viele Lokalrassen und Unterarten. Während die Eisenhüte der Napellus-Gruppe feucht-schattige Standorte auf Urgestein bevorzugen, wächst der Gelbe Eisenhut auf Kalk in Schluchtwäldern. Alle Aconitum-Arten sind ausgeprägte Hummelblumen, denn nur langrüsselige Hummeln kommen an den in den

Honigblättern verborgenen Nektar heran. Es ist daher kein Wunder, wenn die Verbreitungsgebiete der Eisenhutarten mit denen der bestäubenden Hummeln übereinstimmen. Die Eisenhutblüten sind proterandrisch, d. h. die Staubbeutel entwickeln sich zuerst und stellen sich an den Eingang der Blüte. Erst einige Zeit später werden die Narben belegungsfähig und biegen sich aus dem Helm herab. Da die Blütenrispen der Eisenhutarten immer von unten nach oben aufblühen und die Hummeln die Blütenstände ebenfalls von unten nach oben nach Nektar absuchen, gelangt der mitgebrachte Fremdpollen auf die Narben und die Hummel verläßt die Pflanze mit Pollen neu beladen. Aufgrund ihres schmalen geflügelten Saumes können die reifen Samen durch den Wind gut verbreitet werden.

Die Giftigkeit des Eisenhutes war bereits im Altertum bekannt. So diente der Saft des indischen *Aconitum ferox* zum Vergiften von Pfeilen. Auch sollen Verbrecher mit Eisenhutextrakt hingerichtet worden sein.

☐ **Anwendung in der Heilkunde:** Die Medizin kannte Tubera Aconiti plv. und Tinctura Aconiti als schmerzstillendes Mittel bei Neuralgien, chronischen Gelenkerkrankungen, Pericarditis, Pleuritis u. a. Wegen der Unsicherheit der Dosierung weicht man heute auf reines Aconitin-Nitrat aus, von dem aber nicht mehr als 1/2 mg pro Tag gegeben werden dürfen. Des weiteren verwendet man heute bei Trigeminusneuralgie die 3%ige Aconitinsalbe, die in die Haut eingerieben wird. Auf die Benützung als Herzmittel verzichtet man heute weitgehend zugunsten harmloserer Pharmaka.

In der Homöopathie wird aus der frischen zu Beginn der Blüte gesammelten Pflanze eine Tinktur hergestellt (D_3–D_{10}), die bei Grippe, Neuralgien allgemein und Trigeminusneuralgie im besonderen, sowie Ischias, akuter Bronchitis, Stenocardie und Pericarditis empfohlen wird. Im Volk schließlich gab es lange Zeit die äußerliche Anwendung gegen Kopfläuse, was vielfach zu Vergiftungen geführt hat.

Rittersporn *(Consolida regalis S. F. Gray, Delphinium sp.)*

☐ **Bestimmungsmerkmale und Biologie:** In Delphinium steckt der griechische Name Delphin. In der Gestalt der noch geschlossenen Blüte glaubte man einige Ähnlichkeit mit dem Delphin zu finden. Für die deutsche Namengebung war der lange Blütensporn ausschlaggebend. Von den vier bei uns vorkommenden Delphinium-Arten soll hier nur der häufige *Feldrittersporn, Consolida regalis* S. F. GRAY (früher *Delphinium consolida*), besprochen werden. Consolida kommt vom lateinischen befestigen und nimmt Bezug auf die Eigenschaft. Wunden zu heilen. *Der Acker- oder Feld-Rittersporn* ist ein einjähriges Kraut, das selten höher als einen halben Meter wird.

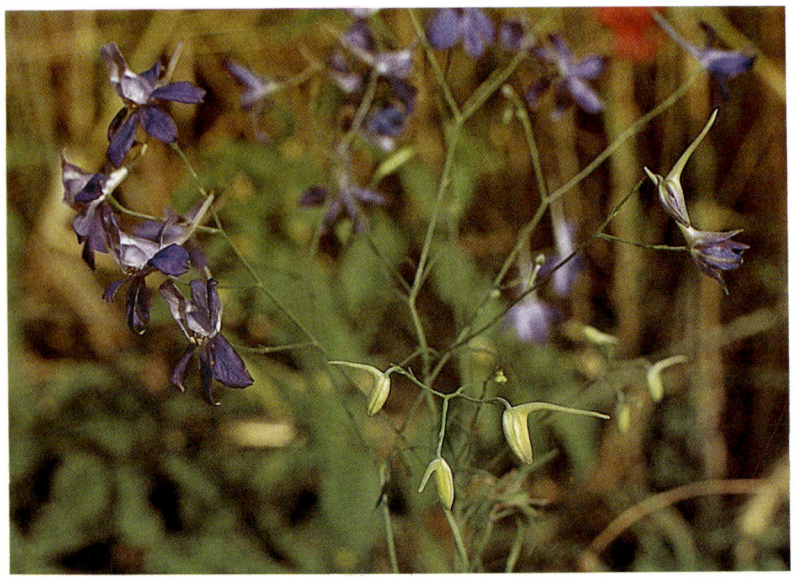

Wie das Sommerteufelsauge ist auch der Ackerrittersporn (Consolida regalis) kein verbreitetes Getreideunkraut mehr. Nur in Futtergetreidefeldern findet man ihn zusammen mit Ackerwinde, Kamille, Kornblumen, Senf, Hedrich und Klatschmohn gelegentlich noch in Massen. Seine delphin-förmig geschwungenen Knospen gaben den alten Gattungsnamen Delphinium, von der man ihn heute aus systematischen Gründen abgetrennt hat. (44)

An dem stark verzweigten, meist sehr kurzwollig behaarten Stengel stehen die dreizähligen, doppelt- bis dreifach geteilten, in lange schmale Zipfel auslaufenden Laubblätter. Die blau-violetten, selten auch einmal weißen Blüten, bilden lockere mehrmals verästelte Trauben. 1,5 cm lange Blütenblätter umstehen die zwei zu einer dreilappigen Platte verwachsenen Honigblätter. Ihre Sporne sind im Sporn des obersten Perigonblattes verborgen. Der eine Fruchtknoten reift zu einer Balgkapsel heran und ent-

hält viele, rauh beschuppte, dunkelbraune Samen.
Das Verbreitungsgebiet der Gattung Delphinium (inklusive Consolida), zu der etwa 250 Arten zählen, entspricht dem der Gattung Aconitum. Consolida regalis kommt als Ackerunkraut in ganz Europa bis zum Ural vor. Bei den in Gärten häufigen Rittersporn-pflanzen handelt es sich entweder um den einjährigen Delphinium ajacis aus dem Mittelmeerraum oder um den mehrjährigen, in vielen Kultursorten gezüchteten *Ho-*

hen Rittersporn, *Delphinium elatum.* Beide Arten haben einen höheren Gehalt an Aconitinen, was zu eisenhutähnlichen Vergiftungen führen kann. Der Vergiftungsverlauf ist wegen der geringeren Giftmenge deutlich schwächer als beim Eisenhut.

☐ **Anwendung in der Heilkunde:** Aufgüsse einer ganzen blühenden Ritterspornpflanze waren früher ein beliebtes Diureticum und Anthelminticum. Heute wird Consolida regalis – wie auch die anderen Ritterspornarten – pharmazeutisch nicht mehr benutzt.

Es gibt kaum Gärten ohne Rittersporn (Delphinium sp.). Er ist wohl aus dem in südlichen Gebirgen heimischen Hohen Rittersporn (Delphinium elatum) gezüchtet worden. Durch Bastardisierung entstehen vielfältige Varianten in der Farbe der Hüll- und Honigblätter. (45)

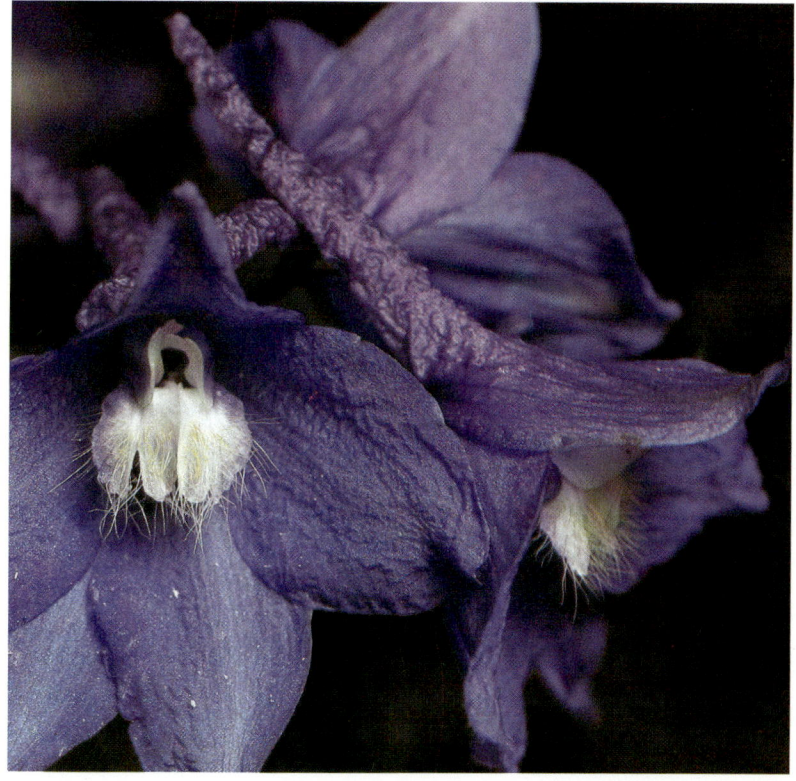

■ **Wirkung, Symptome und Therapie:** *Besonders in den Knollen des blauen Eisenhuts finden sich die Wirkstoffe in Mengen von 0,2 bis 3 %. Aconitin ist eines der stärksten Pflanzengifte, die man kennt. Seine Dosis letalis für den Menschen wird mit 3 bis 6 mg angegeben. Bereits die unverletzte Haut nimmt die Toxine auf, noch besser natürlich die Schleimhäute. Wenige Minuten nach der Einnahme kommt es zu Brennen im Mund und Kriebeln in Fingern und Zehen, von Schweißausbrüchen, Erbrechen, heftigen Diarrhöen und Koliken begleitet. Der Herzschlag wird langsamer und die Körpertemperatur sinkt. Nach letalen Dosen erfolgt der Tod durch primäre Kreislauflähmung, irreversiblen Herzstillstand und Atemlähmung.*
Solange Atmung und Kreislauf erhalten bleiben, besteht Hoffnung. Als erste Maßnahmen gelten Flüssigkeitszufuhr und Magenspülungen mit Kaliumpermanganat. Der Arzt kann gegen die Kreislaufstörungen Herzmittel, eventuell auch Strophantin i. v. verabreichen. Bei starker Bradycardie hilft Atropin.

■ Bisher nicht identifizierte Giftstoffe

Die beiden folgenden Hahnenfußgewächse sind zwar als schwach giftig bekannt, aber ihr eigentlicher Wirkstoff ist bisher nicht gefunden worden. Man weiß nur, daß sie weder Protoanemonin noch Magnoflorin oder Herzglycoside enthalten.

Sumpfdotterblume
(Caltha palustris L.)

□ **Bestimmungsmerkmale und Biologie:** Der lateinische Gattungsname Caltha wurde von den Römern einer gelb blühenden Blume gegeben, wobei man aber nicht weiß, ob sie damit auch die Sumpfdotterblume gemeint hatten. Palustris weist genau wie die deutsche Bezeichnung auf den bevorzugten Standort der Pflanze hin. Von einem kräftigen, vielköpfigen Wurzelstock erheben sich bis 60 cm lang werdende, hohle, reich verzweigte und mehrblütige Stengel. Auffallend sind die großen, lang gestielten, dunkelgrünen, herzförmigen Laubblätter, die fettig glänzen. Nach oben zu werden die stengelständigen Laubblätter immer kleiner und ihr Stiel immer kürzer. Fünf oder mehr dottergelbe Blütenhüllblätter umstehen zahlreiche Staubgefäße. Aus den 5–8 Fruchtknoten entwickeln sich mehrsamige, kurz geschnäbelte Balgfrüchte, die sternförmig ausgebreitet sind.
Die *Sumpfdotterblume* findet sich in ganz Europa, Asien und Nordamerika. Sie gehört zu der Artengruppe, die auf der Nordhalbkugel verbreitet ist. Der andere Teil der 20 Arten findet sich im südlichen außertropischen Florenreich. Bestäubt werden die bei Sonnenschein weit ausgebreiteten Blüten von Fliegen, Bienen, Hummeln und Käfern, die den in zwei flachen Vertiefungen beiderseits des Fruchtknotens reichlich abgesonderten Nektar holen. Die Verbrei-

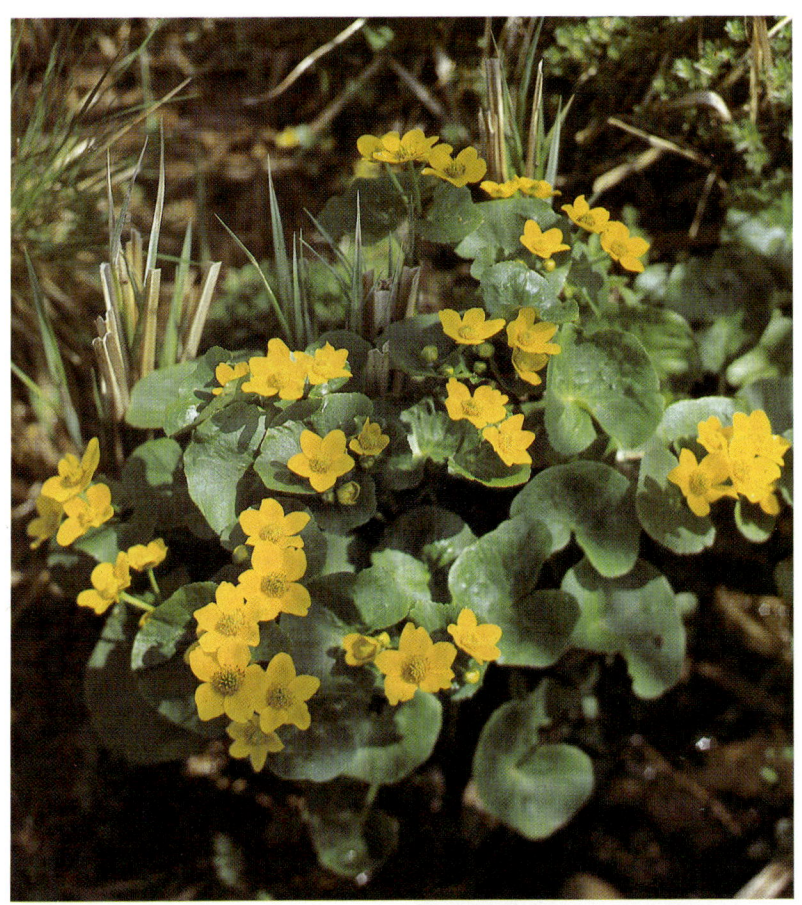

Sumpfdotterblumen (Caltha palustris) strotzen vor Saft und Kraft an ihren natürlichen sonnigen, schlammigen Standorten. In der Vase halten sie allerdings meist nicht lange. (46)

tung der Pflanze geschieht durch die Samen, die auf dem Wasser schwimmen. In manchen Gegenden werden die jungen Laubblätter als Salat gegessen, was wegen des unbekannten Giftstoffes kaum zu empfehlen ist. Früher wurden auch die Blütenknospen in Essig eingelegt und als Ersatz für Kapern verwendet, sowie eine etwas hell ge-

ratene Butter mit dem gelben
Farbstoff der Blütenblätter nach-
gefärbt.

□ **Anwendung in der Heilkunde:**
Eine Verwendung als Arznei ist
nicht bekannt.

Christophskraut *(Actaea spicata L.)*

□ **Bestimmungsmerkmale und Biologie:** Für Actaea diente Linné die
Fabel von dem in einen Hirsch verwandelten Actaeon als Vorbild.
Linné fügte hinzu, die Beeren dieser Pflanze seien für den Essenden
ebenso gefährlich wie seine eigenen Hunde für den verwandelten
Actaeon, die ihn schließlich zerris-
sen. Spicata heißt auf deutsch ährig
als Bezeichnung für die Form des
Blütenstandes.
Aus einem kräftigen, schwarzbrau-

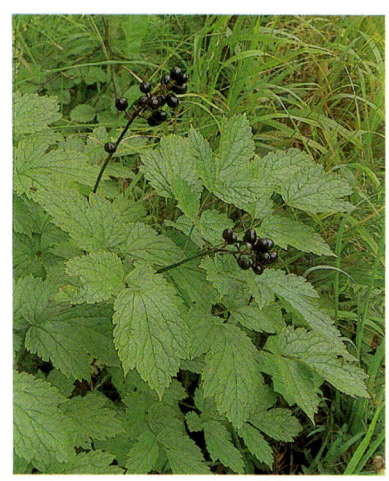

*Beeren als Früchte sind bei den Hahnenfußge-
wächsen dem Christophskraut (Actaea spicata)
vorbehalten. (48)*

nen Wurzelstock entwickelt sich
eine halbmeterhohe Staude. An
dem aufrechten, kahlen Stengel
stehen große, langgestielte, dreizählig gefiederte Laubblätter. In
den Blattachseln und am Stengel-
ende wachsen dicht gedrängte Blütentrauben. Jede Einzelblüte hat
4-6 hinfällige weiße Kelch- und
Kronblätter und zahlreiche weiß
bis blaßviolett gefärbte lange
Staubblätter, die einen birnförmi-
gen Fruchtknoten umstehen. Er
entwickelt sich zu einer im reifen
Zustand glänzend schwarzen eiförmigen, vielsamigen etwa 1 cm großen Beere.
Das *Christophskraut* hat seinen Namen vermutlich nach dem heiligen
Christoph, der als Patron der
Schatzgräber gilt. Typische Standorte sind die feuchten und schatti-

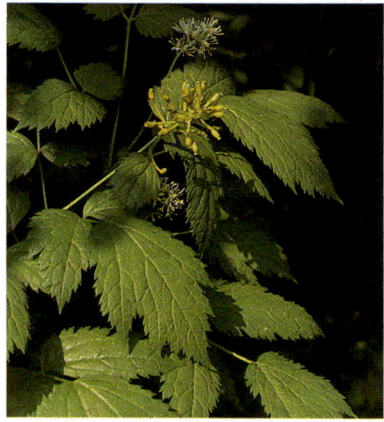

*Versteckt im schattigen Gebüsch steht das Chri-
stophskraut (Actaea spicata) mit seinen pinse-
ligen Blüten. (47)*

gen Laubwälder der Mittelgebirge. Actaea-Blüten haben keine Nektarien. Da die Blütenhüllblätter leicht abfallen, locken statt dessen die vielen weißen Staubgefäße Insekten an. Die Ausbildung von Beeren ist für Ranunculaceen ungewöhnlich. Wie viele Beerenpflanzen wird auch das Christophskraut durch Vögel verbreitet.

Ob der nachgewiesene Gehalt an cytostatisch wirkender trans-Aconitinsäure für die belegte schwache Giftwirkung verantwortlich ist, bleibt offen.

☐ **Anwendung in der Heilkunde:** Das früher medizinisch verwendete Christophskraut ist heute obsolet.

Mohngewächse *(Papaveraceae)*

☐ **Familienübersicht:** Einjährige oder ausdauernde Kräuter mit oder ohne Milchsaft finden sich in der Familie der Mohngewächse. Die Laubblätter sind wechselständig, einfach oder geteilt. Die zwittrigen Blüten sind radiär oder zygomorph (mit einer Symmetrieachse) gestaltet. Ihre zwei Kelchblätter fallen meist frühzeitig ab. Normalerweise umstehen vier Kronblätter vier oder zahlreiche Staubblätter und einen oberständigen mehrfächerigen Fruchtknoten. Die Narben der Griffel sind oft zu einer Scheibe verwachsen. Als Frucht entsteht bei fast allen Arten eine Kapsel, die viele ölhaltige Samen enthält. Die Arten mit zygomorphen Blüten werden heute meist als Erdrauchgewächse (Fumariaceae) zusammengefaßt.

Mohn *(Papaver sp.)*

☐ **Bestimmungsmerkmale und Biologie:** Papaver ist zusammengesetzt aus papa – Kinderbrei – und verum – echt, da schon im alten Rom der Saft speziell dieser Pflanze Kinderspeisen beigemischt wurde, um die Jüngsten zum Einschlafen zu bringen. Die Spenderpflanze erhielt somit den Namen Papaver. Das deutsche Wort Mohn entstand auf eine ähnliche Weise wie beim Schöllkraut. Zugrunde liegt hier mekon, der griechische Name der Pflanze. Von den Papaver-Arten sollen hier nur zwei näher besprochen werden: der *Schlafmohn (Papaver somniferum L.)* und der *Klatschmohn (P. rhoeas L.)*. *Schlafmohn* ist eine einjährige Pflanze. Ihrer Pfahlwurzel entspringt ein runder, nur wenig verzweigter, kahler, blaugrün bereifter Stengel von 1 m Höhe. Die länglicheiförmigen, am Rande gekerbten oder gesägten Laubblätter sind im unteren Stengelbereich kurz gestielt, oben dagegen mit stengelumfassender Spreite. An langen, oft abstehend behaarten Blütenstielen entwickelt sich je eine 10 cm große Blüte. Ihre zwei Kelchblätter fallen ab, wenn sich die vier violetten oder weißen Kronblätter entfalten. Über ihrem dunkelviolett gefärbten Grund um-

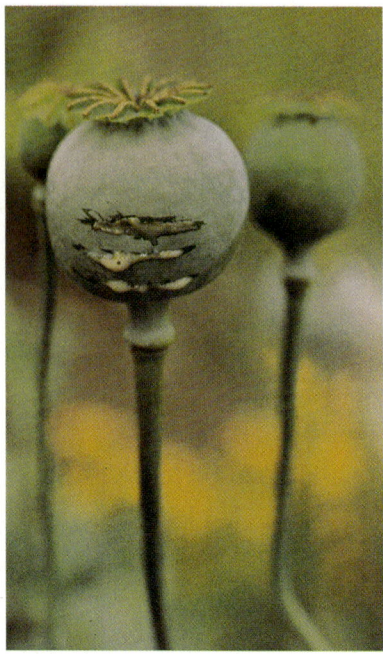

Der Milchsaft, der nach dem Anritzen unreifer Kapseln einer Schlafmohnrasse ausfließt, trocknet zu etwa 50 mg Rohopium. Es enthält neben etwa 40 anderen Alkaloiden das schmerzstillende, suchterregende Morphin, das hustenreizstillende Codein und das krampflösende Papaverin. (49).

Opiumgewinnung gezüchteten Formen, denn deren Kapseln öffnen sich nicht mehr.

Der Artname von *Papaver rhoeas, dem Klatschmohn,* geht auf Dioscorides zurück, der einen griechischen Mohn ›mekon rhoeas‹ nannte. Der Klatschmohn wird meist nur 90 cm hoch. Seine vielen abstehend behaarten Stiele steigen bogig empor.

An ihnen sitzen länglich-lanzettliche, fiederspaltige, stark behaarte Laubblätter. In den Blattwinkeln entstehen lange, ebenfalls behaarte Blütenstiele, die leuchtend rote, bis 10 cm messende Blüten tragen. Die zwei borstig behaarten Kelchblätter fallen schnell ab. Der Blütenblattgrund trägt einen tiefschwarzen, oft hell berandeten Fleck. Viele dunkle Staubblätter umgeben einen verkehrt-eiförmigen Fruchtknoten mit kegelförmiger Narbenscheibe. Zur Reifezeit enthält die 2 cm lange Kapsel unzählige nierenförmige dunkelbraune Samen. Beide Mohnarten enthalten in allen Organen mit Ausnahme der Samen einen gelblich-weißen Milchsaft.

Etwa 100 Arten rechnet man zur Gattung Papaver. Die meisten davon sind im Mittelmeergebiet heimisch. Unter ihnen findet sich auch die wahrscheinliche Stammpflanze des kultivierten Schlafmohns: *Papaver setigerum* DC (heute als ssp. von P. somniferum geführt).

Sie unterscheidet sich von erste-

stehen zahlreiche blaugrüne Staubblätter einen aus mehreren Fruchtblättern verwachsenen Fruchtknoten. Seine der Fruchtblattanzahl entsprechende Zahl an Narben ist zu einer Scheibe verwachsen. Die kugelige, bis 5 cm große Kapselfrucht enthält sehr viele winzige nierenförmige Samen. Diese sind bei sich öffnenden Kapseln braun, bleiben aber weiß bei den für die

Schlafmohn (Papaver somniferum) ist eine uralte Kulturpflanze, die für verschiedene Zwecke in zahlreichen Formen gezüchtet wurde. (50)

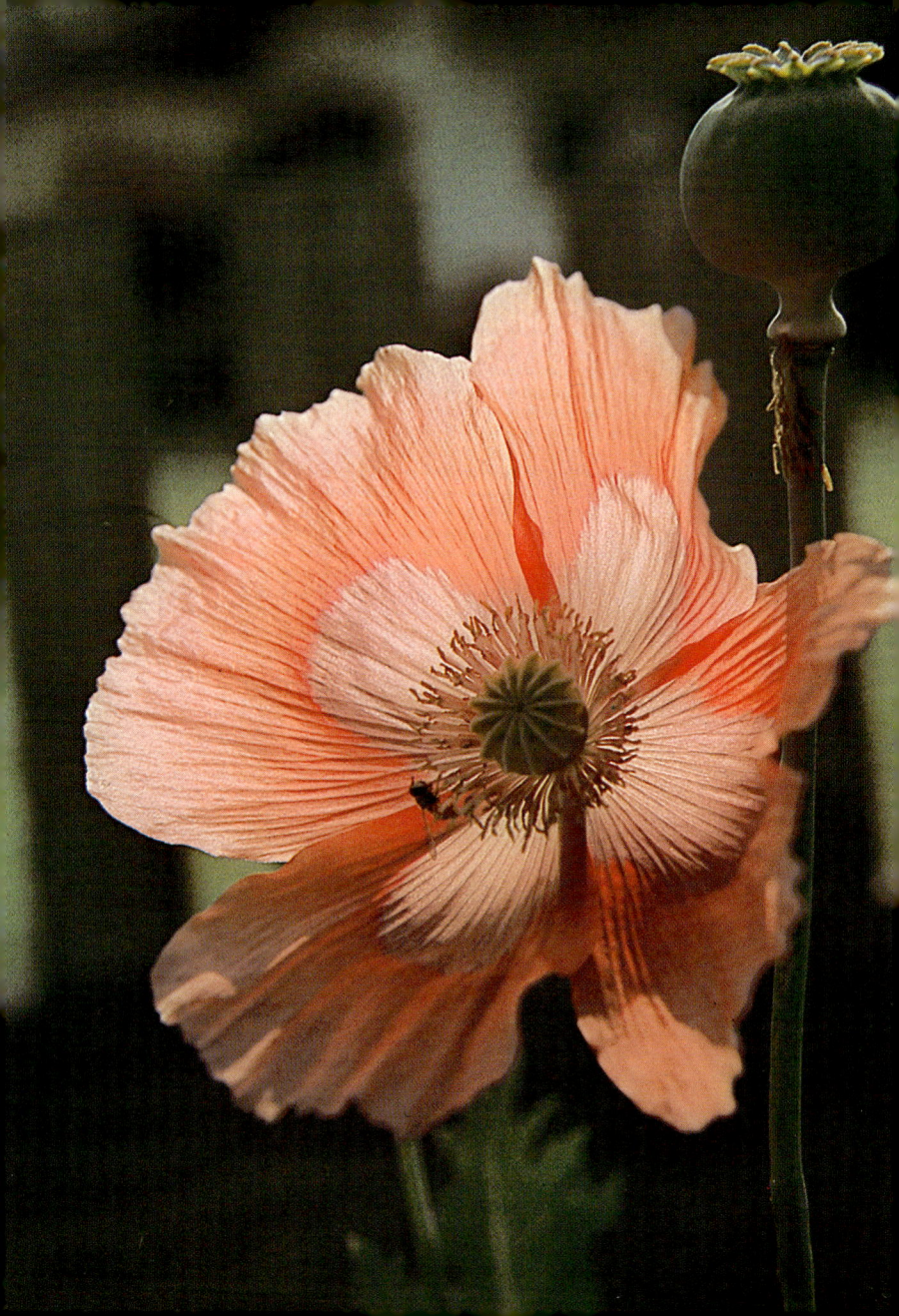

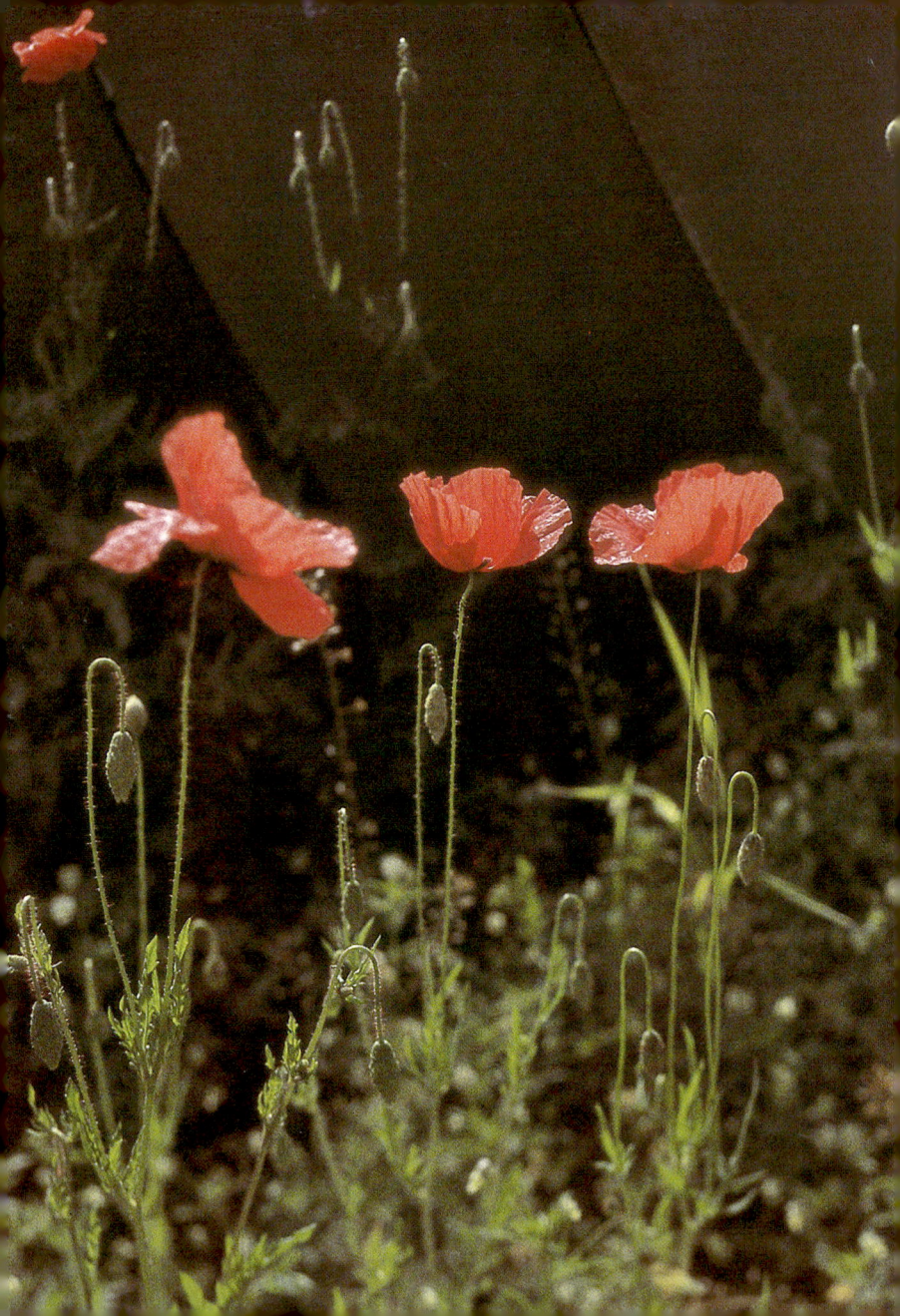

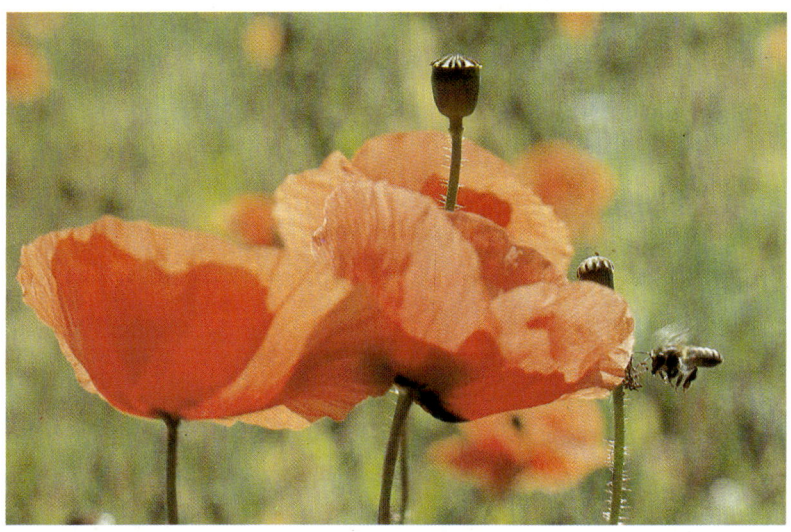

Klatschmohn (Papaver rhoeas) gehört zu den beliebtesten Objekten der Hobby-Fotografen. Bei einem Wettbewerb waren unter rund 6000 Einsendungen etwa 1500 Mohnbilder! Auch wir müssen ihn zweimal zeigen mit seinen leuchtend-roten hinfälligen Blütenblättern, den pfeifenkopfförmigen Kapseln, den steif abstehenden Haaren am Stengel, den nickenden Knospen und den Bienen, die seinen Blütenstaub sammeln. (51 u. 52)

rem nur durch Merkmale, die für den Menschen wichtig waren, wie z. B. die großen kugeligen Kapseln. Anbau und Verwendung des Mohns als Nahrungsmittel ist durch viele archäologische Funde belegt. In vielen europäischen Ländern werden noch heute Mohnsamen als Würze zu Backwaren und Speisen und Mohnöl als Speiseöl verwendet.

Die Blüten aller Mohnarten sind reine Pollenlieferanten ohne Duft und Nektar. Obwohl die Staubbeutel schon vor der Öffnung der Blüte aufspringen und somit die Selbstbestäubung unvermeidlich ist, bilden sich die Samen erst nach einer Fremdbestäubung aus. Im Ultraviolettlicht sichtbare Saftmale am Grund der Blütenblätter und der bequeme Landeplatz auf der Narbenscheibe locken eine Vielzahl blütenbestäubender Insekten an. Die reifen Samen werden vom Wind aus dem bei der reifen Kapsel vorhandenen Lochkranz unter der Narbenscheibe herausgeschüttelt.

Neben einer Reihe groß- und kleinblütiger, rot, orange und gelbblühender Arten aus dem Mittelmeerraum haben die verschiedenen Unterarten des *Alpenmohns, P. alpinum,* mit ihren orange, gelb oder weiß gefärbten Blütenblättern

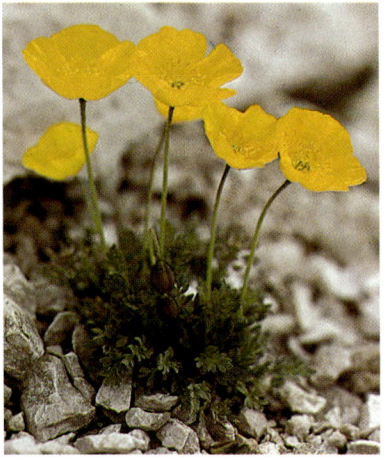

Die gelben und weißen Formen des Alpenmohns (hier Papaver alpinum ssp. sendtneri) mit ihren schwarz behaarten Knospen sind nicht weniger dekorativ als Klatschmohn, aber wesentlich seltener. Alle Mohnarten mögen kargen, steinigen, lockeren Boden, in dem sie rasch keimen, und wo sie kaum Konkurrenz von mehrjährigen Pflanzen bekommen. (53)

Eingang in unsere Gärten gefunden. Ernsthafte Vergiftungen sind auch bei Kindern kaum zu befürchten.

□ **Anwendung in der Heilkunde:** Opiumpräparate werden gebraucht nach Darmoperationen zum Ruhigstellen der Darmmuskulatur, zur Behandlung von Diarrhöen, Gallenstein-, Nierenstein- und Blasenkoliken, bei Krampfhusten und bestimmten Depressionszuständen. Morphin allein kommt wegen der Suchtgefahr nur im äußersten Notfall zur Beseitigung schwerster Schmerzzustände zur Anwendung.

Kombiniert mit Scopolamin dient es auch als Beruhigungsmittel.
Die Homöopathie verwendet Opium (D_4 und höher) bei Nervenschmerzen, Asthma, Reizhusten, Erbrechen, Koliken, Depressionszuständen u.v.m.
Opium bzw. Morphium oder das daraus hergestellte Heroin gelten seit altersher als Rauschmittel. Diese Anwendung führt bei Opium langsam, bei Heroin sehr schnell zur Sucht, die mit einem zunehmenden Verfall der körperlichen und geistigen Kräfte einhergeht. Entziehungskuren scheitern zumeist an der Labilität der Patienten.
Papaver rhoeas schließlich fand früher einmal in der Heilkunde Anwendung als hustenlinderndes Mittel, ist aber schon lange nicht mehr im Gebrauch.

Schöllkraut *(Chelidonium maius L.)*

□ **Bestimmungsmerkmale und Biologie:** In Chelidonium steckt das griechische Wort für Schwalbe. Nach Plinius soll das damit zusammenhängen, daß diese Pflanze bei Ankunft der Schwalben anfange zu blühen und dahinwelke, wenn sie wieder wegziehen. Der Artname maius – groß – galt früher als Unterscheidung zu Chelidonium minus, das wir heute unter dem Namen Ranunculus ficaria oder Ficaria verna (Feigwurz, Scharbockskraut) kennen. Die deutsche Bezeichnung hat sich aus dem lateinischen Gattungsnamen über Scheliwurz und Schellwurz bis

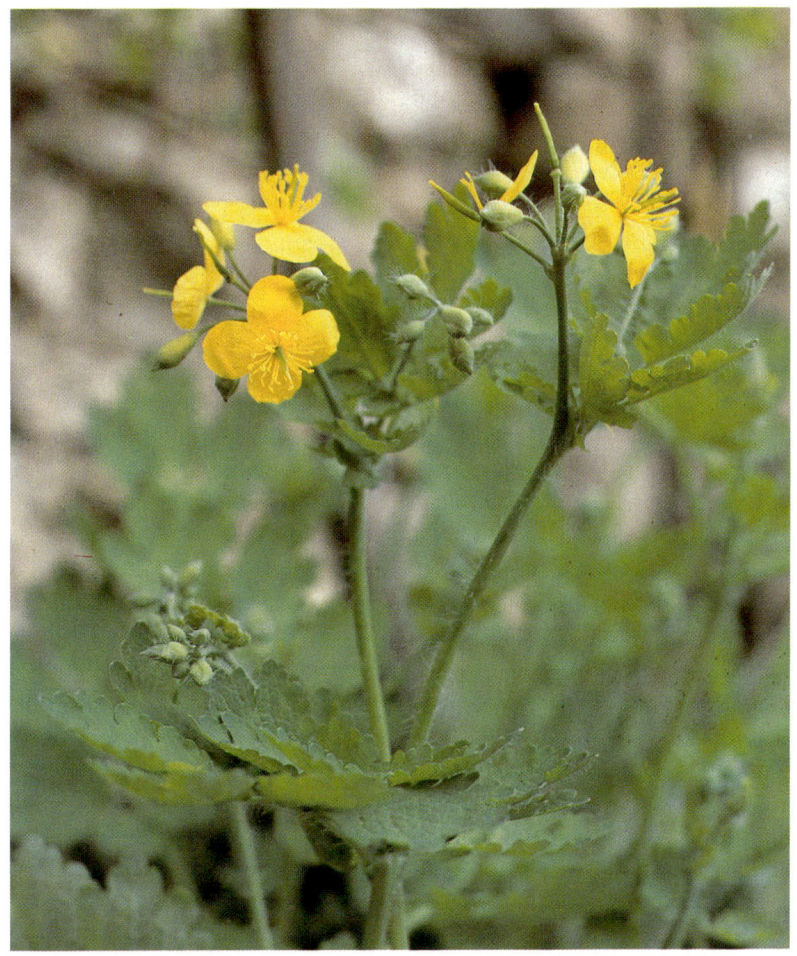

Schöllkraut (Chelidonium maius) hat mit Mohn auf den ersten Blick wenig Ähnlichkeit, doch die 4 hinfälligen Blütenblätter, die zahlreichen Staubgefäße, die rundlich-zerteilten Blätter und die steif abstehenden Haare von Blatt und Stengel sind deutliche Anhaltspunkte. Der Milchsaft ist hier gelb. Auch ist die Frucht eine aus 2 Fruchtblättern verwachsene Schote, die mit Klappen aufspringt, und keine Streukapsel wie beim Mohn.
Schöllkraut wächst gern an hellen, aber geschützten Standorten auf nährstoffreichem, lockerem, feuchtem Grund an Zäunen, Mauern, Ställen und in lichten Hecken (54)

zum heutigen ›Schöllkraut‹ entwik-
kelt.

Das Schöllkraut treibt jedes Jahr aus
einem ausdauernden, ästigen Wurzelstock bis zu 1 m hohe, mehrfach
verzweigte Stengel. Sie sind abstehend behaart und scheiden bei Verletzungen den in der ganzen Pflanze vorhandenen charakteristischen
orangegelben Milchsaft aus. Die
Einzelblättchen der einfach gefiederten, wechselständigen Laubblätter haben einen buchtig gekerbten
Rand. Ihre Oberseite ist hellgrün
und kahl, wogegen die Unterseite
blaugrün, bereift und zerstreut behaart ist. Oft schon im April entwickeln sich die leuchtend goldgelben, 2 cm großen, radiären Blüten
in lockeren langgestielten Dolden.
Die zwei Kelch- und vier Kronblätter fallen leicht ab. Viele goldgelbe
Staubblätter umstehen einen linealischen Fruchtknoten, der zu einer
5 cm langen schotenförmigen Kapsel auswächst. Zur Reifezeit öffnet sie sich mit zwei Klappen vom
Grunde ab und entläßt viele eiförmige, netzgrubige, schwarze, 1 mm
große Samen. Zur Gattung Chelidonium zählt nur die eine Art, deren Verbreitungsgebiet nach Ein-
schleppen in Nordamerika die ganze Nordhalbkugel der Erde umfaßt.
Häufig findet sie sich als Kulturfolger auf nährstoffreichen und stick-
stoffhaltigen Böden an Wegrändern und auf Schuttplätzen. Die
Samen werden oft durch Ameisen
verbreitet, die sie ihres fleischigen
Anhängsels wegen gerne eintragen.

☐ **Anwendung in der Heilkunde:**
Herba und Radix Chelidonii sind
offizinell und werden in Präparaten für Gallen- und Lebererkran-
kungen sowie als Antineuralgicum
und Spasmolyticum verwendet.
Aus dem frischen nach der Blüte gesammelten Wurzelstock wird
in der Homöopathie eine Essenz
(D_2–D_8) hergestellt, die u. a. bei Le-
beraffektationen, Gastroenteritris,
Neuralgien und Muskelrheuma
hilft. Die im Volk verbreitete Anwendung gegen Warzen beruht
wahrscheinlich darauf, daß Cheli-
donin auch ein schwaches Mitosegift ist.

Der Lerchensporn
(Corydalis cava L.)

☐ **Bestimmungsmerkmale und Biologie:** Der lateinische Gattungsname und davon abgeleitet auch
der deutsche beziehen sich auf den
griechischen Ausdruck für den Vo-
gel die Schopflerche. Damit soll die
Gestalt des Blütenspornes gekennzeichnet werden.
Jedes Jahr treibt die Pflanze aus
einer tief im Boden liegenden, etwa
walnußgroßen Knolle einen fleischigen, grün bis rotbraun gefärbten Stengel bis in eine Höhe von
35 cm über dem Erdboden. Am
Stengel entspringen zwei gestielte,
blaugrün gefärbte, kahle Laubblätter, deren Blattspreite 2–3fach geteilt ist. 2–3 cm lange, trübrot oder
gelblich weiß gefärbte Blüten bilden eine reichblütige, endständige
Blütentraube. Alle Einzelblüten
stehen waagrecht ab. Ihre zwei äußeren Kronblätter bilden Ober-
und Unterlippe. Nur das obere Blü-

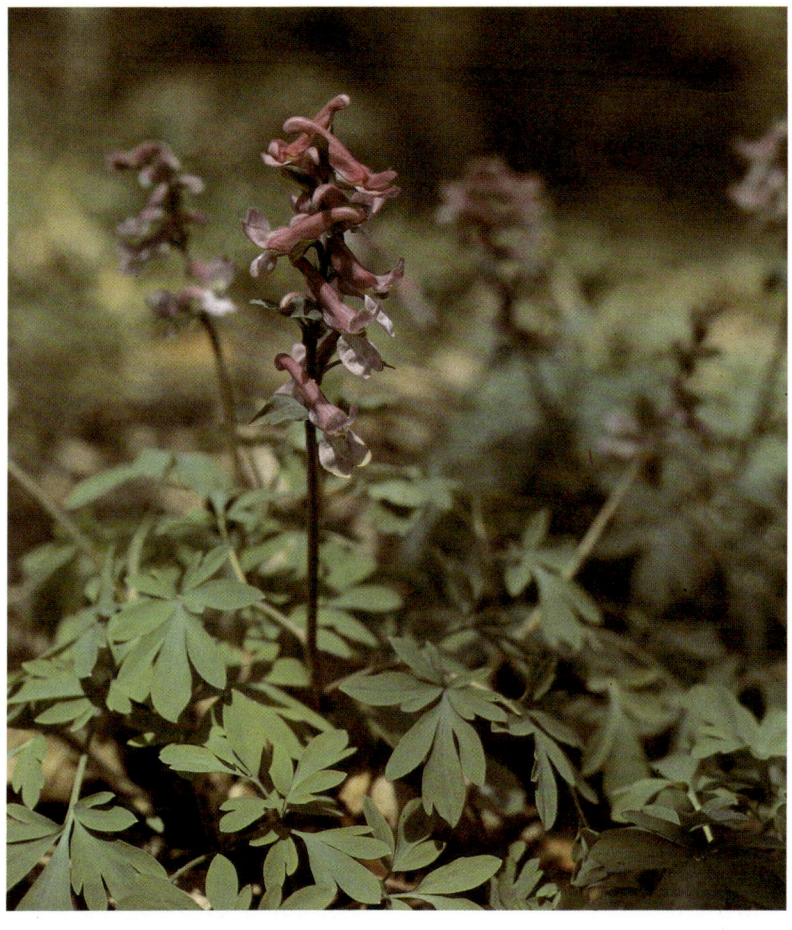

Die einheimischen Arten der Gattung Lerchensporn (Corydalis) blühen normalerweise rot, doch sind weißblütige Farbmutanten nicht selten. Arten, die stets weiß oder gelb blühen, sind bei uns eingeschleppt, jedoch inzwischen fester Bestandteil unserer Flora geworden. Sie wachsen gern als Mauerbewuchs in Gärten und an ähnlichen besonnten Standorten.
Besonders giftig ist die unterirdisch wachsende Knolle des hier abgebildeten Hohlen Lerchensporns (C. cava). Sie wächst auf der einen Seite ständig weiter und fault von der anderen Seite her aus, so daß sie oft einer auf die Seite gestellten Schüssel gleicht. (55)

tenblatt hat einen Sporn, in den die gemeinsame Verlängerung der oberen Staubblätter hineinreicht und Nektar absondert. Die beiden seitlichen Kronblätter umschließen Staubblätter und Narbe kapuzenförmig. Nach der Befruchtung entstehen gestielte, etwa 2 cm lange, blaßgrüne Schoten, die viele 3 mm breite, schwarze, kugelrunde Samen enthalten. Alle Samen besitzen ein fleischiges Anhängsel (Elaiosom).

Die Gattung Corydalis umfaßt ungefähr 100 Arten, die in Europa und Asien beheimatet sind. In Mitteleuropa kommen 9 Arten vor. Der hier besprochene *Hohle Lerchensporn* ist ein typischer Frühjahrsblüher, den man gesellig in Buchen- und Eichenwäldern, in lichtem Gebüsch und in Hecken findet. Er bevorzugt nährstoffreiche Lehmböden. Seinen Artnamen ›cava‹ hat er daher, weil seine knollig verdickte unterirdische Hauptachse im gleichen Maß wie sie vorne weiterwächst rückwärts abstirbt. Dabei wird sie hohl. Noch im letzten Jahrhundert nannte man die Pflanze danach Hohlwurz.

Von den anderen Arten ist nur noch der *Gelbe Lerchensporn (C. lutea)* weiter bekannt. Er ist eine beliebte Gartenstaude, die auch stellenweise verwildert.

□ **Anwendung in der Heilkunde:** Die Knolle des Hohlen Lerchensporns war als Radix Aristolochiae cavae offizinell und diente als Anthelminthicum und Emmenagogum. Die Droge ist heute obsolet.

Tränendes Herz
(Dicentra spectabilis [L.] LEM.)

□ **Bestimmungsmerkmale und Biologie:** Dicentra kommt aus dem Griechischen und bedeutet Doppelsporn. Die zwei äußeren Kronblätter tragen nämlich je einen kleinen Sporn. Spectabilis heißt ansehnlich. Der deutsche Name nimmt Bezug auf die Blütengestalt. *Dicentra* wächst als buschige etwa 1 m hoch werdende und ebenso weit ausladende Staude. Ihre Stengel sind rötlich gefärbt und hohl, weswegen sie leicht knicken. An ihnen stehen lang gestielte doppelt oder mehrfach dreizählige Laubblätter, die sich zeitig im Frühjahr mit dem Stengel von dem unterirdischen Wurzelstock ins Freie schieben. An den unter der Last der Blüten herabhängenden Zweigen hängen viele rosarot gefärbte stattliche Blüten und bilden eine einseitswendige Traube. Die Blüten entspringen mit ihren dünnen Stielen in den Achseln von Trag- und Vorblättern. Die zwei Kelchblätter fallen früh ab. Die zwei äußeren Kronblätter bilden die Form eines Herzens und überdecken die zwei kleineren inneren, die sich kapuzenförmig über den Staubgefäßen und dem fadenförmigen Griffel schließen. Als Frucht entwickelt sich eine zweiklappige vielsamige Kapsel. Die 20 Arten der Gattung Dicentra gedeihen in Ost-Asien und Nordamerika. Von ihnen gelangte die wohl schönste (D. spectabilis) erst im 19. Jahrhundert in unsere Gärten. Ihre Heimat liegt in Nordchina und Japan. Dort

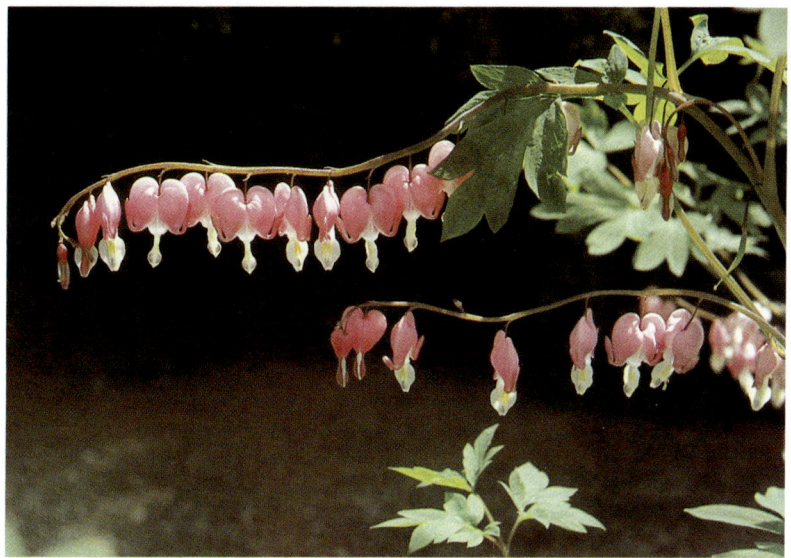

Die schönste von den 20 Arten der Gattung Dicentra ist wohl das Tränende Herz (Dicentra spectabilis) mit seinen symmetrischen leuchtend rot-weißen Blüten. Kinder basteln daraus Hasen, Löffel oder Kutschen, je nach Phantasie und Fertigkeit. (56)

wächst sie als Halbschattenpflanze in lichten Wäldern. Ihre oberirdischen Organe sind recht frostempfindlich. Da nur langrüsselige Hummeln den Nektar aus den beiden Spornen holen können, kommen sie allein als Bestäuber in Betracht. Bemerkenswert ist noch die zweiseitige Symmetrie der Blüten, eine Tatsache, die bei Blütenpflanzen sehr selten vorkommt.

Untersuchungen ergaben, daß die Wurzeln einen Alkaloidgehalt von 0,76%, das Kraut dagegen nur von 0,17% aufweisen. Die Verhältnisse liegen damit ähnlich wie beim Lerchensporn. Daß mit diesen Pflanzen noch keine ernsten Vergiftungen aufgetreten sind, liegt wahrscheinlich daran, daß sich die giftigen unterirdischen Organe besonders für Kinder außerhalb der Reichweite befinden. Trotzdem ist Vorsicht geboten. Seit kurzem trifft man in Gärten und Anlagen eine weitere Art der Gattung: die *Herzblume, D. formosa.* Sie hat farnartig fein gefiederte, silbergraue Blätter und schmalherzförmige dunkelrote Blüten. Sie sind kleiner als die des tränenden Herzens und stehen mehr einzeln. Ihre Blütezeit dauert von Juni bis Oktober, während das tränende Herz nur im April und Mai blüht.

□ **Anwendung in der Heilkunde:** Eine Verwendung als Arznei ist nicht bekannt.

Goldmohn
(Eschscholzia californica Cham.)

□ **Bestimmungsmerkmale und Biologie:** Entdeckt, beschrieben und benannt wurde diese Pflanze von dem Dichter Adelbert von Chamisso, der 1815 an einer Weltumseglung teilnahm. Den Gattungsnamen bildete er nach dem gleich-

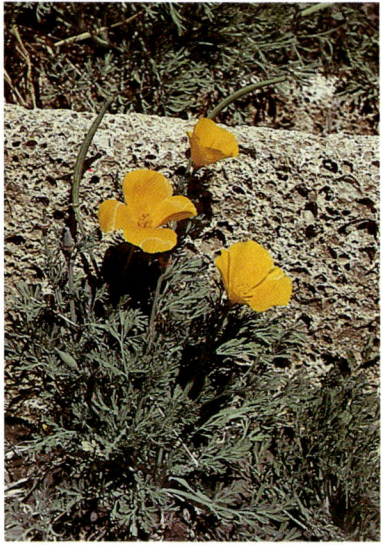

Goldmohn (Eschscholtzia californica) hat wieder mohnartig große Blütenblätter, aber Schoten als Früchte. Die Knospen sind von 2 oben spitz zulaufenden Kelchblättern verschlossen. Sie gaben der Pflanze den auch gebräuchlichen Namen Schlafmützchen. (57)

falls mitfahrenden Zoologen Eschscholtz. Californica deutet auf die Heimat in Nordamerika hin. Die leuchtenden Blüten ergaben im Deutschen den Namen Goldmohn. *Eschscholzia* ist bei uns einjährig. Ihre Blütenstengel werden 30 bis 60 cm hoch. Sie sind dicht mit blaugrünen, mehrmals in schmale linealische Abschnitte unterteilten Laubblättern bedeckt. Die zwei Kelchblätter sind zu einem spitzen Häubchen verwachsen (daher auch die Namen Schlafmützchen und Kappenmohn), das beim Entfalten der vier leuchtend orange-gelb gefärbten glänzenden Kronblätter abgeworfen wird. Als Frucht entsteht eine fast 10 cm lange, schmale, gerippte Schote, die mit zwei Klappen aufspringt und viele kleine dunkelbraune Samen entläßt. Vom Juni bis zum Oktober dauert die Blütezeit.

Die Gattung umfaßt etwa 120 Arten. In ihrer Heimat Kalifornien gedeihen sie an Wegrändern und auf Ödland. Als Zierpflanze, die auch gelegentlich verwildert, tritt sie bei uns seit dem letzten Jahrhundert auf. Im Gegensatz zu unserem einheimischen Mohn schließen sich die Blüten bei trübem Wetter. Bestäubt wird sie von Bienen, denen die Saftmale der dunklen Blütenmitte den Weg zum Nektar weisen. Die Verbreitung der kleinen Samen geschieht durch den Wind. Der Alkaloidgehalt der Wurzel ist mit 2,7 % beachtlich. Das Kraut enthält nur 0,06 bis 0,29 %. Darüberhinaus besitzt die Pflanze Substanzen, die in größerer Menge Blausäure abspalten!

In dem warmen Klima Kaliforniens überziehen die Goldmohn-Arten im Frühling die Landstriche von der Küste bis hinauf ins Gebirge mit einem leuchtenden Blütenteppich. Die Farben reichen von weiß über gelb bis feuerrot. Der Eindruck der Millionen bei Sonnenschein weit geöffneten Blüten muß so beeindruckend sein, daß die ersten weißen Siedler den Ausdruck »land of fire« prägten. Die milden Winter des pazifischen Nordamerika ermöglichen den Goldmohnarten, als Staude zu wachsen. Lange Pfahlwurzeln helfen den Pflanzen, ungünstige Jahreszeiten zu überdauern.

☐ **Anwendung in der Heilkunde:** Eine Verwendung als Arnei ist nicht bekannt.

■ **Mohn-Alkaloide, Wirkung Symptome und Therapie:** *Im Milchsaft von Mohn und Schöllkraut und in den unterirdischen Organen von Lerchensporn, Tränendem Herz und Kalifornischem Mohn finden sich verschiedene Alkaloide, von denen das Protopin allen gemeinsam ist. Darüberhinaus besitzt jede Art oder Gattung ihre typischen Alkaloide: Schlafmohn: Morphin; Klatschmohn: Rhoeadin; Schöllkraut: Chelerythrin; Lerchensporn und Tränendes Herz: Bulbocapnin und weitere; Kalifornischer Mohn: Eschscholzin. In der Wirkung lassen sich zwei Gruppen erkennen: Die Opium-Alkaloide, besonders Morphin, führen zu einer Rötung des Gesichtes, zu Schwindelgefühl, Benommenheit und allgemeiner Erschlaffung, die tiefes Koma zur Folge hat. Abschwächung der Herztätigkeit und schwere Atemschädigung führen zum Tod. Magenspülungen nützen nur direkt nach der Gifteinnahme. Wichtig ist künstliche Atmung und Kreislaufunterstützung. Als Antidot gilt Naloxon. Auf die anderen Alkaloide reagiert der Körper meist sehr schnell mit Erbrechen. Die Giftwirkung würde mit einer Gastroenteritis und heftigen Diarrhöen einhergehen und nach Krämpfen zu einer zentralen Lähmung führen. Der Arzt kann diesen Symptomen mit entsprechenden Pharmaka entgegentreten.*

Hanfgewächse *(Moraceae)*

☐ **Familienübersicht:** Zu den Hanfgewächsen gehören krautige Pflanzen, die meist einjährig sind und aufrecht wachsen (Hanf) oder klettern (Hopfen). Ihre Laubblätter sind handförmig geteilt. Die Pflanzen sind eingeschlechtlich, die weiblichen Exemplare meist kräftiger als die männlichen. Die Blüten sind sehr klein und oft in Blütenständen zusammengefaßt. Die männlichen Blüten sind gestielt und haben 5 Staubgefäße, die weiblichen sitzen und sind von ungeteilten Blütenhüllen umgeben. Aus dem mit zwei Narben versehenen Fruchtknoten entsteht eine trockene Schließfrucht.

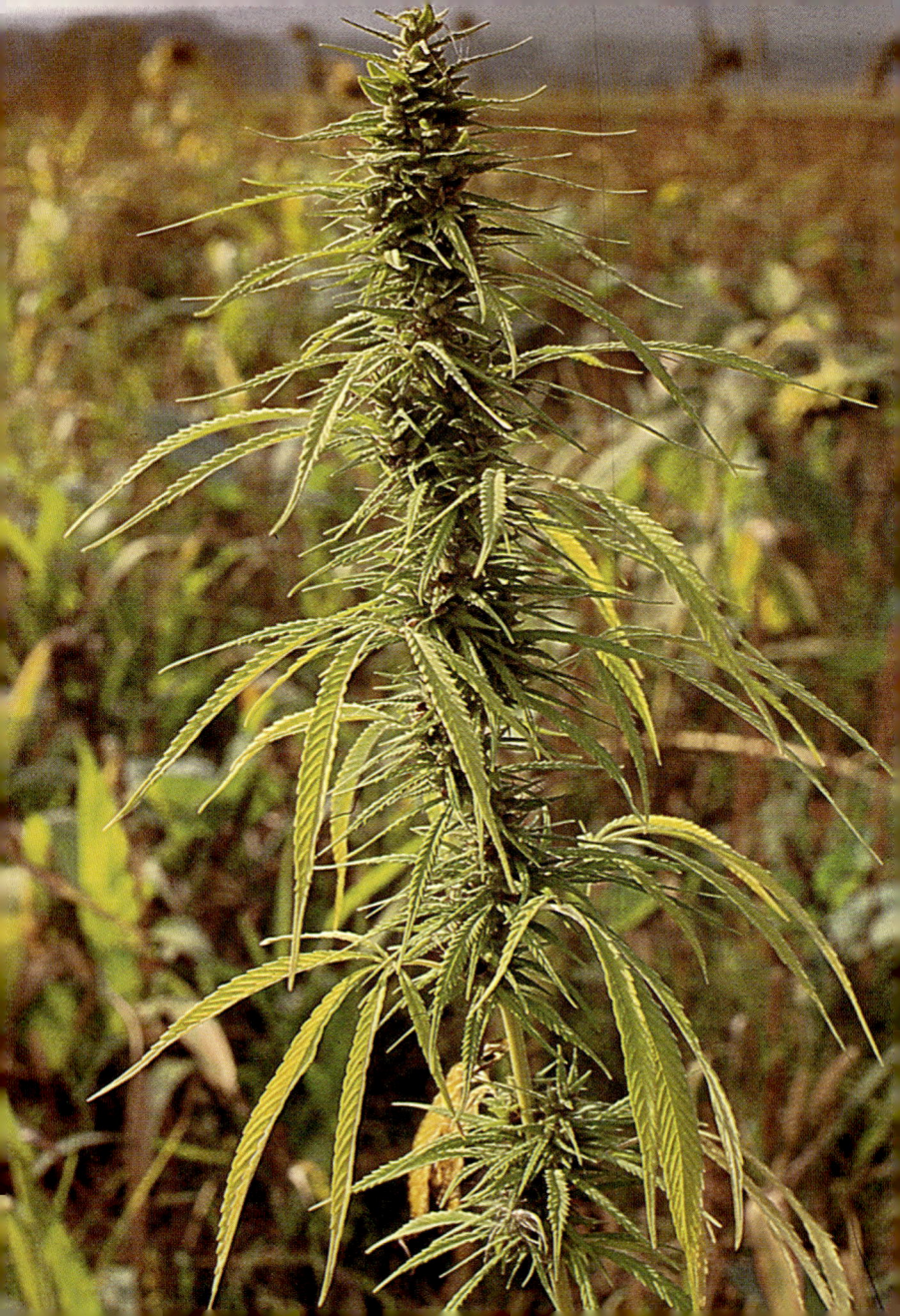

Indischer Hanf *(Cannabis sativa L.)*

☐ **Bestimmungsmerkmale und Biologie:** *Der Hanf* ist eine einjährige Pflanze, die je nach den klimatischen Bedingungen des Wuchsortes zwischen 30 cm und 2 ½ m Höhe erreicht. Charakteristisch sind die gegenständigen, lang gestielten, handförmig 5–9 zählig geteilten Laubblätter. Ihre lanzettförmigen, beiderseits verschmälerten Abschnitte haben einen grob gesägten Rand. Der Hanf ist meist zweihäusig. Bei den kleineren männlichen, wie auch bei den größeren weiblichen Pflanzen entspringen die seitenständigen, rispenartigen Blütenstände in den Achseln schuppenartiger Blätter. Die unscheinbaren grünlichen Blüten stehen sehr dicht. Die männlichen Blüten weisen fünf Staubblätter auf, die zwischen fünf weißlichgrünen Blütenhüllblättern heraushängen. Die Blütenhülle der weiblichen Blüten ist zu unscheinbaren Resten reduziert. Der zweigeteilte Fruchtknoten verbirgt sich in einem behaarten, kapuzenförmigen Vorblatt, aus dem oben zwei große Narben hervorragen. Nach der Bestäubung durch den Wind bilden sich als Früchte 3–5 mm große Nüsse, die einen ölig-fleischigen Samen enthalten.

Die Heimat des Hanfs liegt wahrscheinlich im südwestlichen Asien und Indien, wo er wegen seiner Bastfasern und ölreichen Früchte schon seit dem 9. Jahrhundert vor Christus kultiviert wurde. Erst nach Christi Geburt wurde er auch in Europa bekannt. Aus den Bastfasern speziell der männlichen Pflanzen stellt man sehr haltbare Seile und Taue her. Durch Pressen oder Extraktion der Früchte gewinnt man das Hanföl, das als Nahrungsmittel wie auch zur Herstellung von Firnissen dient. Die getrockneten Fruchtstände sind als Vogelfutter weit verbreitet. Über die medizinische Verwendung schreibt Adam Lonicer 1679: »Der Safft vom Kraut in die Ohren gethan / tödtet die Würm oder anders / so darinnen ist . . . Nimb Nußläuffelsafft ein Loth / wilder Salbeysafft ein halb Loth / Rautensafft drey Quintlin / Isopsafft drey Loth / Hanffkrautsafft vier Loth /misch untereinander / und nimb darvon ein halb Loth / misch darunter ein halb Quintlin Mumia / Zuckercandit ein halb Loth / Rosenzucker ein Quintlin / mach einen Tranck darauß / den trincke Abends / so du schlaffen gehen willst / und laß dich wol zudecken / das benimpt alle Feuchtigkeit im Menschen / darvon sich die Pestilenz erheben kan.« Heute findet wegen der Suchtgefahr keine medizinale Verwendung mehr statt. In Indien – wo auch die Ursprünge für die Worte Hanf und Cannabis zu suchen sind – galt das Harz der Blätter schon seit langer Zeit als beliebtes Berauschungsmittel. Man gewinnt es aus den sehr kräftigen weiblichen Exemplaren einer spe-

Weibliche Hanfpflanzen überragen die männlichen beträchtlich. Ihre schmalzipfeligen fünfteiligen Blätter und die zahlreichen Blütenknäuel in den Blattachseln geben dem Indischen Hanf (Canabis sativa var. indica) sein charakteristisches Aussehen. (58)

ziell dafür gezüchteten Hanfsorte (Cannabis sativa var. indica = C. indica). Das in Drüsenhaaren der Laubblätter nur der weiblichen Pflanze sezernierte Harz bezeichnet man bei uns als Haschisch und in Amerika nach dem Ausdruck des Herstellerlandes Mexiko als Marihuana. In dem frisch gewonnenen Harz wird der Anteil des rauscherzeugenden Tetrahydrocannabinol (THC) durch Destillation erhöht. Das so erhaltene rote Haschisch-Öl wird mit Tabak vermischt und geraucht, wobei das leicht flüchtige THC in den Rauch übergeht und so dreimal stärker wirkt, als wenn es vom Magendarmtrakt aus resorbiert wird. Die Ursachen, die in Europa und Amerika zum Haschisch-Verbot geführt haben, liegen in der Zunahme der Gewaltverbrechen nach Haschischgenuß und in der psychischen Gefährdung besonders junger Menschen. Für sie gilt Haschisch als Einstiegsdroge und Vorstufe für Heroin.

□ **Anwendung in der Heilkunde:** Eine Verwendung als Arznei ist bei uns nicht mehr erlaubt.

Rosengewächse *(Rosaceae)*

□ **Familienübersicht:** Die Familie der Rosengewächse umfaßt ausdauernde Bäume, Sträucher oder Stauden mit wechselständigen, einfachen oder zusammengesetzten Laubblättern. Manche Arten haben Sproßdornen oder Stacheln. Nebenblätter sind meist vorhanden.

■ **Wirkung, Symptome und Therapie:** *Das Harz besonders der weiblichen Hanfpflanze enthält zwei wichtige Inhaltsstoffe, die durch chemische Vorgänge während der Reifung ineinander umwandelbar sind: die für eine medizinale Verwendung wertvolle Cannabidiolsäure (Beruhigungsmittel) und eine Mischung isomerer Tetrahydrocannabinole, die für die Rauschwirkung verantwortlich sind. Haschisch erzeugt durch zentrale Wirkung Euphorie, Sinnestäuschungen ohne völlige Aufhebung des Bewußtseins und die Beseitigung von Schmerzempfindungen. Intensität und Dauer dieses Rauschzustandes sind sehr von der Qualität der Droge und von der körperlichen und geistigen Lage des Haschischrauchers abhängig. Im weiteren Verlauf des Rausches kommt es oft zu unangenehmen Halluzinationen, Verfolgungsideen und schließlich zu einem narkoseähnlichen Schlaf. Tödliche Vergiftungsfälle sind selten. Allerdings führt längerer Mißbrauch zu körperlichem und geistigem Verfall. Ärztlich kontrollierte Entziehungskuren können bei vorhandener Willensstärke des Patienten von der Droge befreien.*

Die Blüten sind radiär gebaut, meist zwittrig und stehen einzeln oder mit mehreren zusammen. Normalerweise bestehen sie aus fünf Kelchblättern, fünf Kronblättern, einem bis zahlreichen Staubgefäßen und einem bis zahlreichen Fruchtblättern. Die Gestalt der Frucht ist sehr vielfältig (z.B. Steinfrucht, Sammelfrucht, Kapsel). Über 2000 Arten sind von der ganzen Welt bekannt.

Aus der Vielzahl der Rosengewächse, die in Blättern und Samen Prunasin enthalten – dazu gehören auch *Felsenbirne (Amelanchier) Zierquitte (Chaenomeles), Quitte (Cydonia)* und *Vogelbeere (Sorbus)* –, werden hier nur zwei Arten näher besprochen, deren Giftigkeit

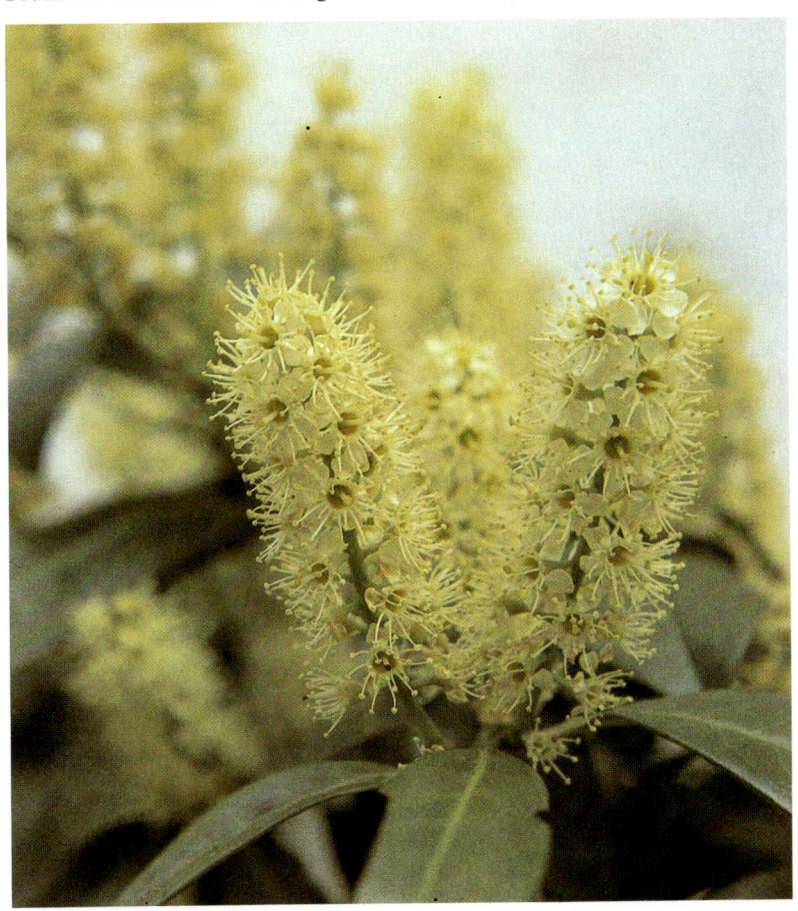

Kirschlorbeer (Prunus laurocerasus) enthält nur im Fleisch seiner Steinfrüchte kein Blausäure abspaltendes Glycosid. Da er als immergrüner Strauch immer häufiger angepflanzt wird, nimmt auch die Zahl der Vergiftungsfälle zu. (59)

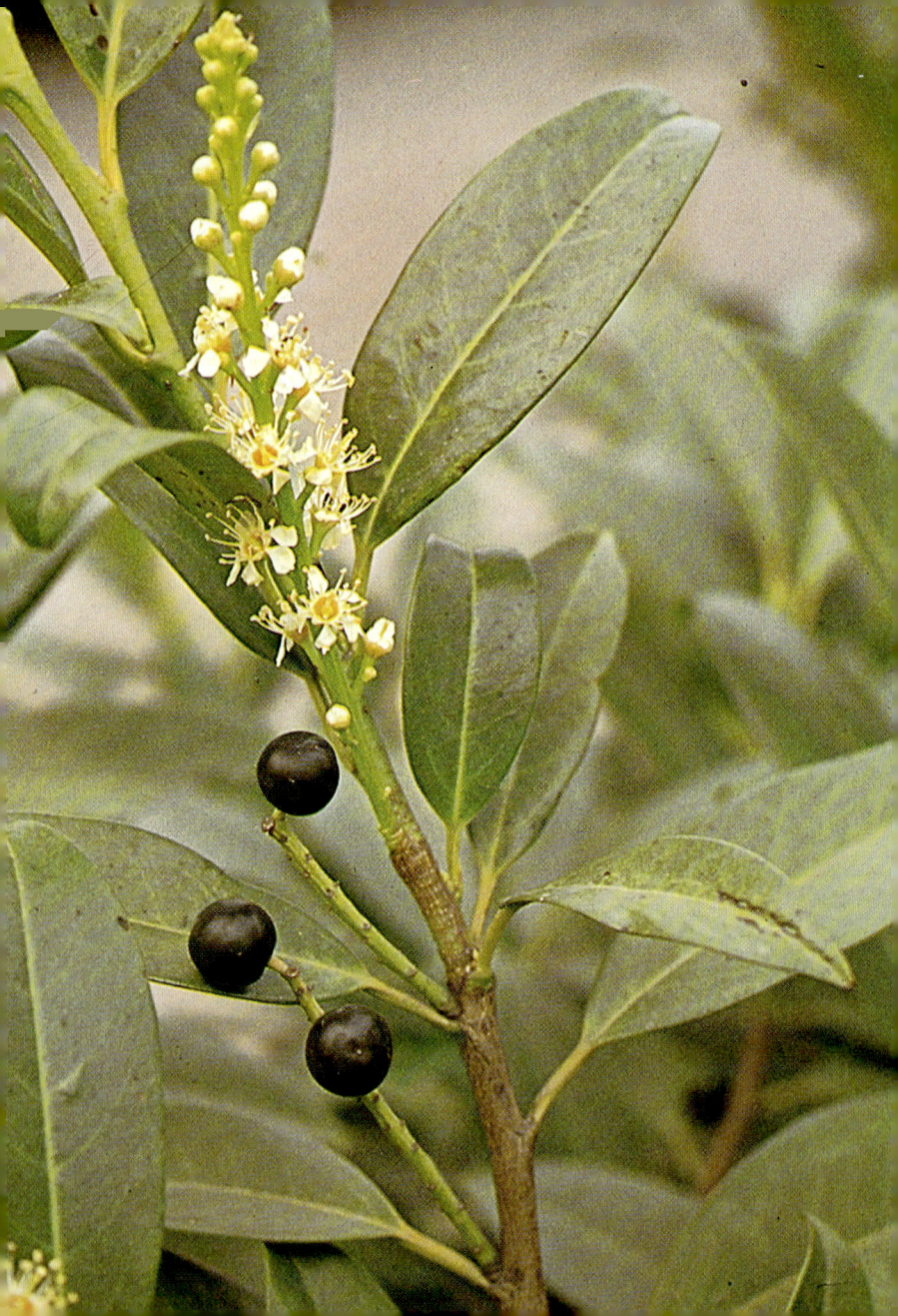

kaum bekannt ist, denen man aber sehr häufig in Anlagen und Gärten und an Kinderspielplätzen begegnet: der Kirschlorbeer und die Zwergmispel oder Contoneaster.

Kirschlorbeer
(Prunus laurocerasus L.)

☐ **Bestimmungsmerkmale und Biologie:** Der Name »Kirschlorbeer« beschreibt im Deutschen ebenso anschaulich das Aussehen dieser Rosacee, wie es aus dem lateinischen Artnamen hervorgeht: ein lorbeerblättriges Gewächs, das als Früchte schwarze Kirschen trägt. Von Nordpersien stammend, wurde dieser Strauch schon früh nach Mitteleuropa gebracht und seither häufig angepflanzt.
Der Kirschlorbeer hat immergrüne, lederige, glänzende Blätter, die stets ganzrandig sind. Mit ihrer breit-lanzettlichen Form erinnern sie an Lorbeerblätter. Ein untrügliches Kennzeichen des Kirschlorbeers ist der Geruch nach Bittermandelöl, der beim Zerreiben der Blätter entsteht. Im Mai schmückt sich der Strauch mit vielen leuchtend weißen und duftenden, aufrecht vom Zweig abstehenden Blütenrispen, die sich z. T. im September nochmals entwickeln. Im August/September reifen die zunächst grünen, dann grünbraun und schließlich schwarz werdenden haselnußgroßen Früchte, die

Wenn der Sommer kühl ist, blüht Kirschlorbeer während der Fruchtreife mit lockerblütigen Trauben ein zweites Mal. Die Sommerkühle empfindet er als Winter, warme Herbsttage danach als Frühling. (60)

wie die echten Kirschen einen Steinkern enthalten – und eßbar sind! Der Stein enthält wie bei allen Steinobstarten (Kirsche, Pflaume, Pfirsich u. a.) größere Mengen cyanogener Glykoside, die jedoch im Verdauungstrakt des Menschen nicht freigesetzt werden, wenn der Stein unzerkaut verschluckt wurde. Die Heimat des Kirschlorbeers liegt zwischen Persien, Transkaukasien, Schwarzem Meer und Serbien. Zusammen mit Ilex aquifolium und Rhododendron ponticum wächst er im Unterholz feucht schattiger Buchenwälder. Alleinstehende Bäume zeigen einen ebenmäßigen Pyramidenwuchs und werden etwa 7 m hoch. Die Verbreitung erfolgt durch Vögel (besonders Amseln) und Stockausschläge. Diese Eigenschaft macht man sich bei der Anlage von Hecken zunutze.

☐ **Anwendung in der Heilkunde:** Der Kirschlorbeer bzw. das aus den Blättern destillierte Öl wird seit dem 18. Jahrhundert medizinisch als Zusatz zu Hustenmitteln verwendet. Wichtig ist dabei die entkrampfende Wirkung, die bei Keuchhusten und Asthma Linderung bringt. In manchen homöopathischen Mitteln gegen Heiserkeit, Husten, aber auch gegen Herzschwäche und Koliken ist noch die frische Blattessenz enthalten.

Zwergmispel *(Cotoneaster sp.)*

☐ **Bestimmungsmerkmale und Biologie:** Der Name Cotoneaster leitet sich vom lateinischen cotonea =

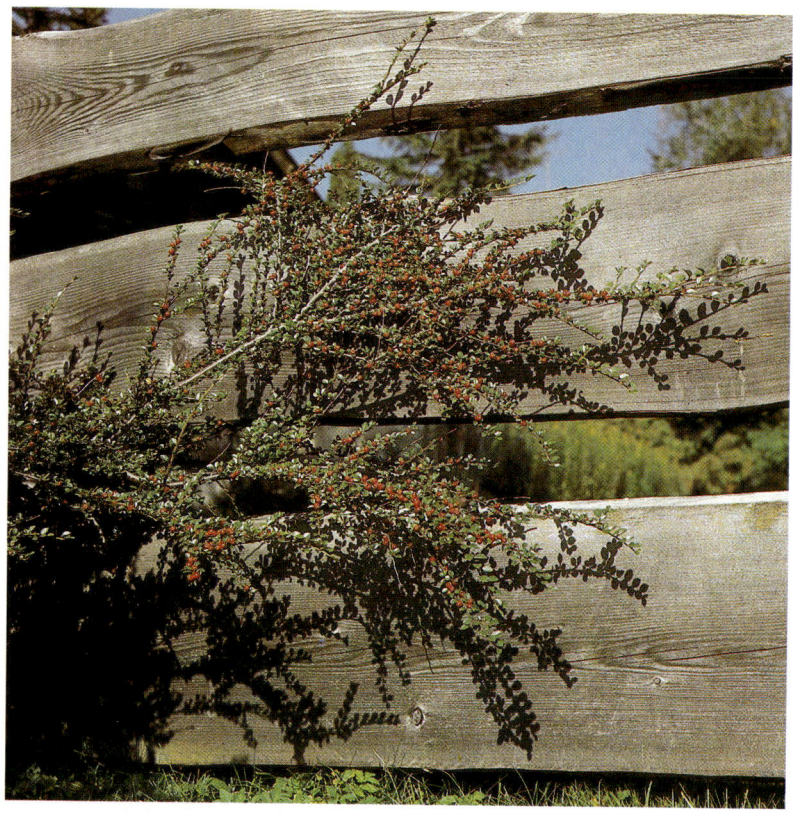

Mit ihren sparrig abstehenden Zweigen und den dichtstehenden Blättern können Zwergmispeln nicht nur bodendeckend eingesetzt werden, sondern wie hier Contoneaster horizontalis Zäune und Mauern leicht und luftig abdecken, ohne daran zu verwurzeln. Sie lassen sich radikal beschneiden und treiben immer wieder reichlich aus. (61)

Quittenbaum ab. Während hier die Ähnlichkeit der Fruchtgestalt mit Quitten den Ausschlag gab, waren die Vorbilder für die deutsche Bezeichnung die Mispeln.

Die *Zwergmispeln* sind kleine aufrechte oder niederliegende, meist reich verzweigte Sträucher mit einfachen ganzrandigen Laubblättern. Manche Arten sind wintergrün. Die kleinen, zwittrigen Blüten entwickeln sich an kurzen Seitentrieben. Sie haben fünf Kelchblätter und ebenso viele weiß oder rötlich gefärbte Kronblätter. 20 Staubgefäße umstehen 2–5 Fruchtblätter, die zu einer roten, seltener schwarzen, mehligen, beerenartigen Scheinfrucht heranwachsen.

Die Gattung weist etwa 21 Arten auf, die in den Gebirgen Europas, Nordafrikas und Asiens vorkommen. Am artenreichsten ist der Himalaya, der auch die Heimat der in unseren Gärten angepflanzten Zierarten ist: *C. microphyllus,* ein niederliegender, sparrig verästelter Strauch mit kleinen, ledrigen, immergrünen Blättern, der in Herbst und Winter mit roten kugeligen Früchten reich besetzt ist; *C. horizontalis,* niederliegend mit waagrecht ausgebreiteten, zweizeilig verzweigten Asten, sommergrün und ebenfalls mit roten Früchten; *C. salicifolius* hat längliche, auf der Oberseite dunkelgrüne, strukturierte, kahle Laubblätter und weiße Blüten bzw. rote Früchte in dichten Trugdolden.

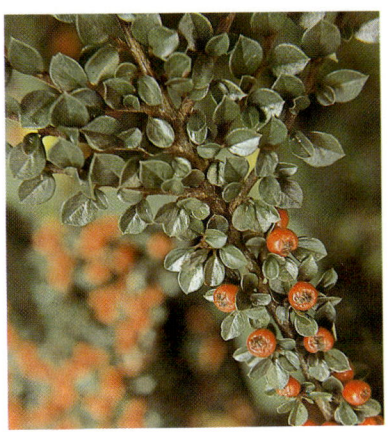

Kleinblättrige Zwergmispel (Cotoneaster microphyllus). (62)

Eine beliebte Art für den Steingarten und zur Begrünung von Abhängen ist *C. dammeri.* Er erhebt sich kaum höher als 30 cm über den Boden. Seine meterlangen Äste wachsen bogig und treiben bei Erdkontakt sofort neue Wurzeln. Zwischen den immergrünen Blättern verschwinden die kleinen weißen Blüten fast. Im Herbst leuchten die scharlachroten Beeren. Wie nahezu alle Cotoneaster-Arten ist auch er winterhart und industriefest. Diese Eigenschaft macht alle Zwergmispeln für die Begrünung von Straßenrändern und Autobahnmittelstreifen wertvoll. Ihrer Herkunft entsprechend sind diese Sträucher extrem klimatolerant. Sie gedeihen bei sibirischer Kälte genauso gut wie bei afrikanischer Gluthitze.

Erwähnt werden soll noch der mit der Zwergmispel nah verwandte *Feuerdorn (Pyracantha coccinea),* ein immergrüner, bis zwei Meter hoher sparrig verästelter Dornstrauch, der im Herbst mit seinen üppigen, aus orangeroten kugelrunden Scheinfrüchten bestehenden Trugdolden äußerst dekorativ wirkt. Seine Heimat zieht sich vom Mittelmeergebiet bis nach Vorderasien. Auch er enthält Prunasin.

□ **Anwendung in der Heilkunde:** Eine Verwendung als Arznei ist nicht bekannt.

■ **Wirkung, Symptome und Therapie einer Vergiftung mit Blausäure abspaltenden Glycosiden:** *Bisher sind zwei cyanogene Glykoside bekannt: das nur in Samen vorkom-*

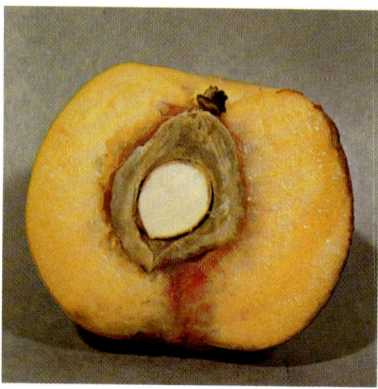

Die Samen der meisten Rosengewächse enthalten wie die des Pfirsich (Prunus persicus) mehr oder weniger große Mengen Blausäure abspaltender Glycoside. (63)

mende Amygdalin und das in allen Pflanzenteilen, nur nicht im Samen auftretende Prunasin. Eine Blausäure-Abspaltung wird durch das ebenfalls in der Pflanze enthaltene Enzym Emulsin oder durch verdünnte Säuren, wie z.B. Salzsäure im Magen des Menschen ermöglicht. Blausäure greift einerseits die lebenswichtigen Atmungsfermente an, so daß es zu Erstickungserscheinungen kommt, und bewirkt andererseits eine Lähmung des Zentralnervensystems, speziell des Atemzentrums. Zunächst kommt es zu Brennen im Mund, Übelkeit, Erbrechen und Herzklopfen. Die Atmung geht schneller, um anschließend in der Frequenz stark abzunehmen. Bei immer stärker werdendem Schwächegefühl schwindet schließlich das Bewußtsein und unter Krämpfen tritt der Tod ein. Ein solcher Vergiftungsverlauf folgt der Aufnahme der tödlichen Dosis von 50–60 mg Blausäure bei Erwachsenen (bei Kindern etwa 6–10 mg). Die größte Blausäuremenge liefert mit ca. 1 mg eine bittere Mandel. Demnach müssen größere Pflanzenmengen aufgenommen werden, ehe es zu einer ernsten Vergiftung kommt. Die erste Gegenmaßnahme ist die möglichst schnelle Entleerung des Magens und bei leichteren Vergiftungen das Einatmen von Amylnitrit.

Nicht nur die Samen des Mandelbaumes enthalten das giftige Amygdalin. Es ist auch in anderen Steinfruchtsamen (Kirsche, Pfirsich, Pflaume) und in den Samen von Apfel und Birne enthalten. Man sollte also nie größere Mengen dieser Samen essen oder gar zerkaut verschlucken!

Zu warnen ist vor amygdalinhaltigen, z.B. aus Aprikosenkernen hergestellten Anti-Krebs-Präparaten mit dem harmlos klingenden Namen »Vitamin B 17«!

Schmetterlingsblütler

(Fabaceae = Leguminosae)

□ **Familienübersicht:** Die Schmetterlingsblütler haben Bäume, Sträucher und Kräuter hervorgebracht. Viele Arten haben an ihren Wurzeln Knöllchen, die stickstoffbindende Bakterien beherbergen. Die Laubblätter sind gefiedert, oft mit Ranken versehen oder wie z.B. bei Lupine und Klee gefingert. Der

Zu den Giftpflanzen aus der Familie der Fabaceen zählen folgende Arten:		
Goldregen	Laburnum anagyroides	
Blasenstrauch	Colutea arborescens	
Erbsenstrauch	Caragana arborescens	Alkaloid
Deutscher Ginster	Genista germanica	Cytisin
Färber-Ginster	Genista tinctoria	
Besenginster	Sarothamnus scoparius	Alkaloid
Lupine	Lupinus sp.	Spartein
Robinie	Robinia pseudoacacia	
Bohne	Phaseolus sp.	Toxalbumine
Glyzinie (= Glycine)	Wisteria sinensis	Glykosid, Lectine

Blattgrund hat normalerweise zwei Nebenblättchen. Die Blüten sind meist zu seiten- oder endständigen traubigen Blütenständen zusammengefaßt. Die bekannten Schmetterlingsblüten sind zygomorph gebaut. Sie haben einen fünfblättrigen, häufig verwachsenen Kelch und fünf Kronblätter, von denen das obere große Fahne, die zwei seitlichen Flügel und die restlichen zwei oft teilweise verwachsenen Schiffchen genannt werden. In diesem Schiffchen befinden sich 10 meist zu einer Röhre verwachsene Staubblätter, die Griffel und Fruchtknoten umschließen. Das einzige vorhandene Fruchtblatt entwickelt sich zu einer vielsamigen Hülse.

■ Cytisin als Giftstoff

Goldregen
(Laburnum anagyroides Med.)

□ **Bestimmungsmerkmale und Biologie:** Während der deutsche Name

Goldregen auf die prachtvollen Blütentrauben anspielt, geht »Laburnum« auf die lateinische Bezeichnung für Splintholz zurück, das gerade bei diesem Strauch besonders hart ist. Die Ähnlichkeit mit dem mediterranen Schmetterlingsblütler Anagyris foetida (Stinkstrauch) führte zum Artnamen anagyroides.

Goldregen wächst normalerweise als Strauch und wird dabei etwa 5–7 m hoch. Als Baum kann er sogar 15 m erreichen. Kennzeichnend sind seine hellgrauen Äste, an denen dunkelgrüne, anfangs aufrechte, später oft überhängende Zweige entspringen. Die Form der wechselständigen, langstieligen Laubblätter trug der Pflanze auch den Namen Kleebaum ein. Auf der Unterseite sind die eiförmigen Einzelblättchen angedrückt behaart, während ihre Oberseite kahl ist. Zur Blütezeit im Mai leuchtet der Strauch schon von weitem mit seinen reichblütigen, bis zu 30 cm lang werdenden hängenden Blütentrauben. Die goldgelben, 2 cm großen

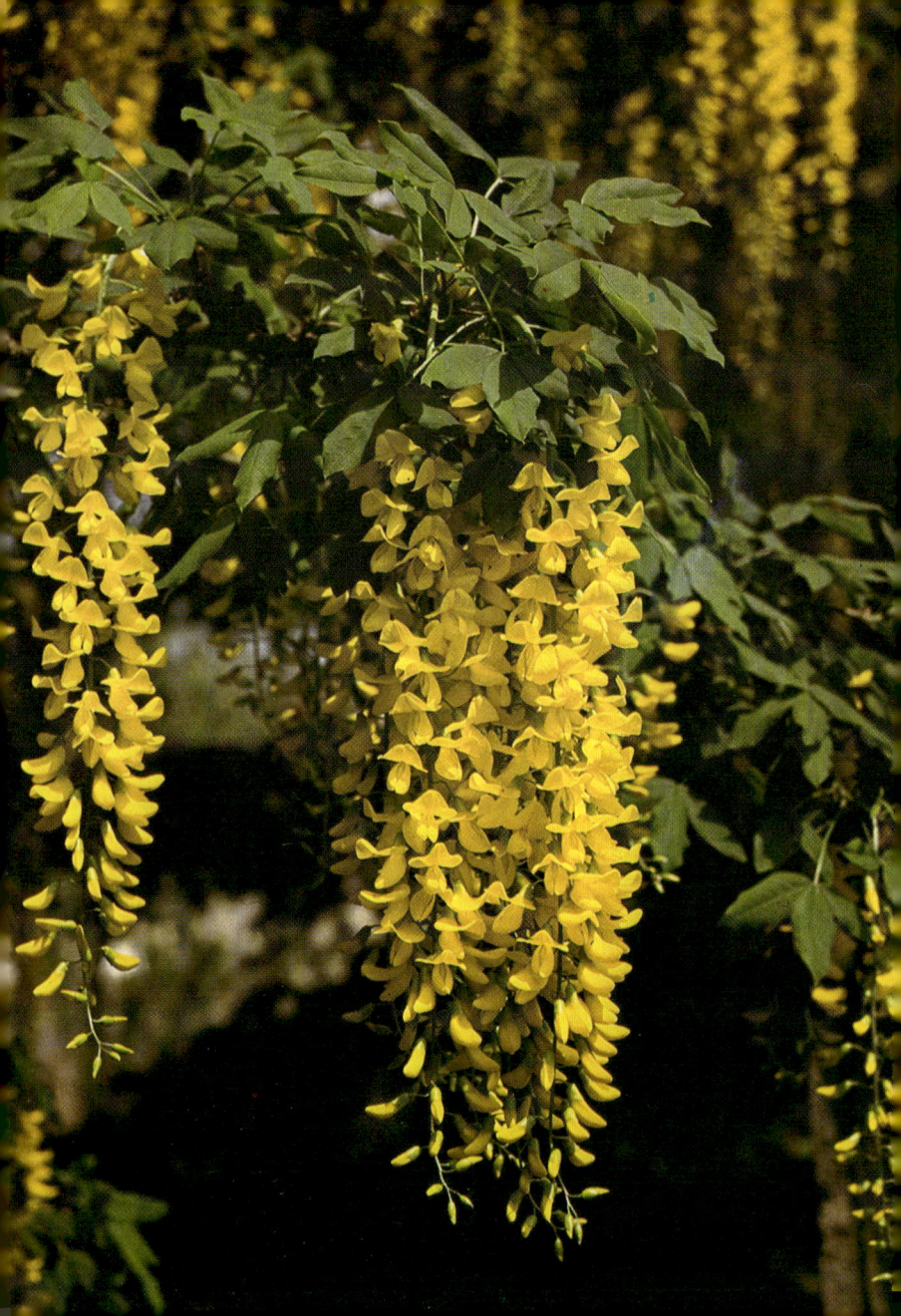

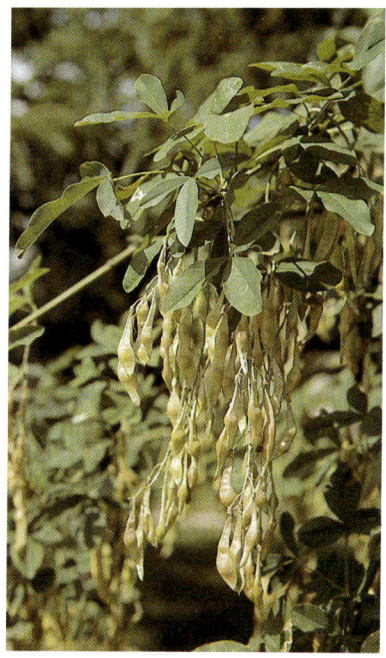
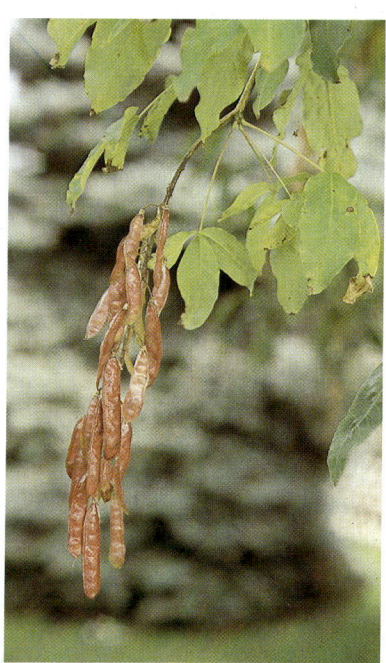

Jedes Jahr kommen wieder Vergiftungen mit den Samen der in Gärten häufigen Goldregen-Arten vor. Wegen des hohen Cytisin-Gehaltes sind 15–20 Samen für einen Erwachsenen tödlich! Blühend (Abb. 64 S. 90) sind die Arten kaum zu unterscheiden. Früchte, junge Triebe und Blattnerven vom Gemeinen Goldregen (Laburnum anagyroides), Abb. 65, sind seidig behaart, außerdem reifen nur wenige Samen in der dadurch knotigen grüngelben Hülse. Der Alpengoldregen (Laburnum alpinum), Abb. 66, ist praktisch unbehaart und hat glänzende, gleichmäßig gebaute, rot überlaufene Hülsen. (64 bis 66)

Schmetterlingsblüten sitzen in einem glockigen behaarten Kelch, der kurz gestielt ist. Im Herbst entwickelt sich eine 5–8 cm lange, flach-holperige, seidenhaarige Hülse, deren obere Naht scharfkantig ist. Pro Hülse entwickeln sich 2–5 dunkelbraune, bohnenförmige Samen, die beim Spreizen der Hülsenhälften herausfallen.

Die Heimat des Goldregens liegt in den Kalkgebieten der Südalpen und zieht sich von dort östlich bis Bulgarien und im Westen bis Lothringen. Am natürlichen Standort findet er sich meist in Gesellschaft von Blasenstrauch, Hopfenbuche (Ostrya carpinifolia) und Perückenstrauch (Cotinus coggygria) in Flaumeichen-Buschwäldern. Etwa seit dem 16. Jahrhundert wird der attraktive Strauch, der zudem noch winterhart ist, in Mitteleuropa kultiviert. Allerdings ist der Goldregen unserer Gärten meist der Bastard von *Laburnum anagyroides* und *Laburnum alpinum*. Er trägt den Namen *Laburnum x wateri*. Von seinen Stammeltern unterscheidet er sich in der extremen Länge seiner Blütentrauben, in seinem kräftigen Wuchs und der Laub- und Zweigbehaarung. Eine andere Hybride, x Laburnocytisus adamii (Pfropfhybride), ist eine Kreuzung zwischen Laburnum anagyroides und Cytisus purpureus, dem Purpurzwergginster dem sie ihre gelbroten Blüten verdankt. Biologisch interessant ist, daß die Blütentrauben des Goldregens zunächst aufrecht wachsen, sich dann aber senken, wobei sich die Blütenstiele so drehen, daß die Fahne der Schmetterlingsblüten wieder nach oben kommt. Die Verbreitung der Samen besorgen entweder der Wind oder häufiger noch Tiere wie Kaninchen, Vögel u.a., die gegen das Gift immun sind.

Die Ähnlichkeit der Cytisinwirkung mit der des Nicotins erklärt die Verwendung von Goldregenblättern als Tabakersatz in früheren Zeiten. Darauf gründet sich auch die Ansicht, Cytisin wäre ein Rauschgift. Verwandte Arten des Goldregens dienen in Mittel- und Südamerika zur Erzeugung von Halluzinationen. Besonders in Südeuropa war Laburnum-Holz wegen seiner Härte und schönen Maserung begehrt. Außer für Armbrustbögen wurde es daher auch zu Musikinstrumenten und anderen Zierholzgegenständen verarbeitet. Das gleiche gilt für den Blasenstrauch, dessen hartes Holz sich besonders gut für Drechslerarbeiten eignet. Aus der faserigen Rinde wurden früher Stricke und Bänder hergestellt, die z. B. in Südeuropa zum Anbinden von Weinstöcken dienten.

□ **Anwendung in der Heilkunde:** Früher war Extractum Cytisi als Brech- und Abführmittel gebräuchlich. Auch bei Neuralgien und Asthma und als blutdrucksteigerndes Pharmakon wurde der Goldregen in der Allopathie verwendet. In der Homöopathie wird noch manchmal die aus frischen Blättern und Blüten bereitete Essenz (D_4) gegen Depressionen, Krämpfe und Magen-Darm-Spasmen gebraucht.

Blasenstrauch
(Colutea arborescens Lam.)

□ **Bestimmungsmerkmale und Biologie:** Theophrast schuf den Begriff Colutea, den er vom griechischen Wort für verstümmeln ableitete. Veranlassung dazu soll die Beobachtung gewesen sein, daß abgebrochene im Gegensatz zu abgeschnittenen Stämmen zugrunde gehen. Anschaulicher ist die deutsche Benennung Blasenstrauch, für die die auffallende Fruchtform Pate stand. Arborescens heißt baumähnlich.

Der Blasenstrauch wird als reich verzeigter Strauch durchschnittlich nur 2–3 m hoch. Alternierend entspringen an hellgrünen Zweigen über 10 cm lange, 7–13teilige, unpaar gefiederte, meist kahle Laubblätter. Die Einzelblättchen sind breitelliptisch gestaltet und an der Spitze ausgerandet.

Die blattachselständigen Blütenstände tragen beim Blasenstrauch 2–8 nickende hellgelbe Blüten, deren große Fahne rotbraun gezeichnet ist. Die gestielten Fruchtknoten wandeln sich im Herbst zu nickenden, blasenförmig aufgetriebenen, bis 8 cm langen und 3 cm breiten, zugespitzten Hülsen. Ihre pergamentartig durchscheinende Haut verwittert im Laufe des Winters und gibt so den Weg frei für die oft in mehreren Reihen stehenden sehr kleinen schwarzen Samen.

Das natürliche Vorkommen des Blasenstrauches liegt rings um das Mittelmeer. Da seine Blätter trotz ihres unangenehm bitteren Geschmackes gern von Ziegen und Schafen gefressen werden, wurde diese Pflanze schon zur Zeit der Antike als Viehfutter angebaut.

□ **Anwendung in der Heilkunde:** Eine Verwendung als Arznei ist nicht bekannt.

Erbsenstrauch
(Caragana arborescens L.)

□ **Bestimmungsmerkmale und Biologie:** Caragana bedeutet in der Tartarei, der Heimat des Erbsenstrauches, schwarzes Ohr. Damit meint man eine Fuchsart, der man häufig dort begegnet, wo auch diese Pflanze gedeiht. Der deutsche Name bezieht sich auf die erbsenähnlichen Früchte.

Der Erbsenstrauch ist ein 3–4 m ho-

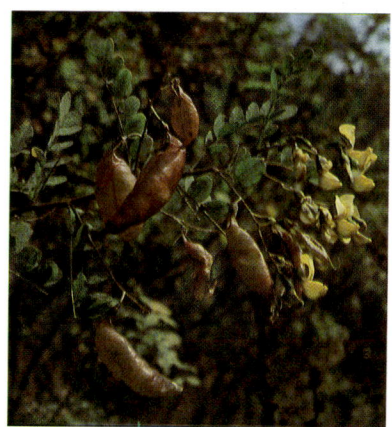

Blasig aufgetriebene Hülsen kennzeichnen den Blasenstrauch (Colutea arborescens). (67)

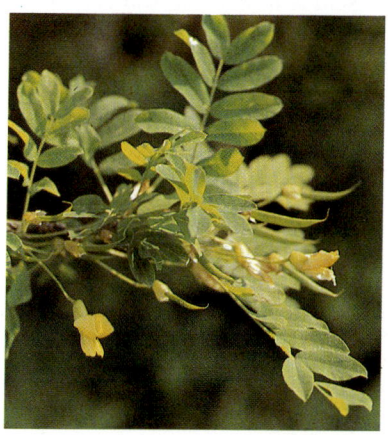

Hellgrüne Blätter und erbsengleiche Früchte weisen diese Pflanze eindeutig als Erbsenstrauch (Caragana arborescens) aus (68)

her Strauch. An Kurztrieben stehen 5 cm lange, paarig gefiederte Laubblätter (meist 5 Paare), deren

Spindeln bei einigen Zuchtformen verdornen. Die Fiederblättchen sind elliptisch, stachelspitzig und beiderseits schwach behaart. An 3–5 cm langen Stielen entwickeln sich wenige, oft auch nur eine einzige 2 cm große, goldgelbe Blüte. Im Gegensatz zu Laburnum sind die Kronblätter lang genagelt, und die Fahne ist nicht abgerundet, sondern zugespitzt. Auch die Hülse ist anders gestaltet: stielrund, stachelspitzig und vielsamig. Im Herbst ist der Strauch für Kinder recht anziehend. Wie beim Springkraut stehen die reifen Hülsen unter einer inneren Spannung, die sich bei einer leichten Berührung löst. Die Hülsen springen mit hörbarem Knacken auf, wobei sich die beiden Hülsen wie Korkenzieher drehen und dabei die Samen wegschleudern. Das macht natürlich viel Spaß, birgt aber auch die Gefahr einer Vergiftung.

Die Gattung Caragana ist mit 55 Arten in Mittel- und Ostasien vertreten.

Der Erbsenstrauch selbst stammt aus dem östlichen Sibirien und der Mandschurei. Etwa seit 1750 findet man ihn in Gärten ganz Europas.

□ **Anwendung in der Heilkunde:** Eine Verwendung als Arznei ist nicht bekannt.

Deutscher Ginster
(Genista germanica L.)
Färber-Ginster
(Genista tinctoria L.):

□ **Bestimmungsmerkmale und Biologie:** Die Worte Ginster und Genista besagen eigentlich nichts anderes als Strauch, denn sie leiten sich vom keltischen gen ab.

Beide Ginsterarten wachsen als Rutensträucher, d.h. ihre aufstrebenden Zweige entspringen alle nahe dem Erdboden. Die Blätter sind auf eine einzige kleine einfache Spreite reduziert und zeigen beim Färber-Ginster noch zwei linealische Nebenblätter.

An den Zweigen entwickeln sich goldgelbe Schmetterlingsblüten. Bei beiden Genista-Arten stehen die Blüten dicht gedrängt in endständigen längeren Trauben. *Genista tinctoria* hat behaarte junge Triebe und Hülsen, während *Genista germanica* keine Behaarung aufweist und darüber hinaus am Stengel reichlich Kurztriebdornen hat. Die typische Hülsenfrucht springt im Herbst an Bauch- und Rückennaht auf und entläßt mehrere dunkelbraune, seitlich zusammengedrückte Samen.

Der *Deutsche Ginster* kommt zerstreut in Heiden, Eichen- und Kiefernwäldern vor und zeigt eine Bodenversauerung an. Demgegenüber tritt der *Färberginster* relativ häufig auf kalkarmen und kalkreichen Böden auf. Er ist ein Wechselfeuchtigkeitsanzeiger. Als Weideunkraut kann er sehr lästig werden und ist nur schwer zu beseitigen, da seine Wurzeln über 1 Meter tief in den Boden eindringen. Beide Ginsterarten sind fast nie als Gartenpflanzen zu sehen.

In allen atlantisch beeinflußten Gebieten Europas erscheint mengenmäßig oft überlegen noch eine weitere Ginsterart, der *Stechginster,*

Ulex europaeus, der wie die Genista-Arten Cytisin enthält. Seinen Namen hat er von seinen vielen kleinen einfachen, pfriemlich ausgezogenen und daher stechenden Blättern. Stellenweise ist er in Deutschland eingebürgert.

Als Zierstrauch gedeiht auch in wärmeren Lagen bei uns der *Spanische-* oder *Binsenginster, Spartium junceum.* Er hat runde, blaugrüne, bis 3 m hohe Rutenäste, die fast blattlos sind und über 2 cm große duftende Blüten tragen. Seine Heimat ist das Mittelmeergebiet. Spartium-Samen enthalten bis zu 2% Cytisin.

□ **Anwendung in der Heilkunde:** Herba cum Floribus Genistae tinctoriae waren früher ein gebräuchliches Diureticum und Laxans. Heute ist auch in der Homöopathie diese Droge obsolet.

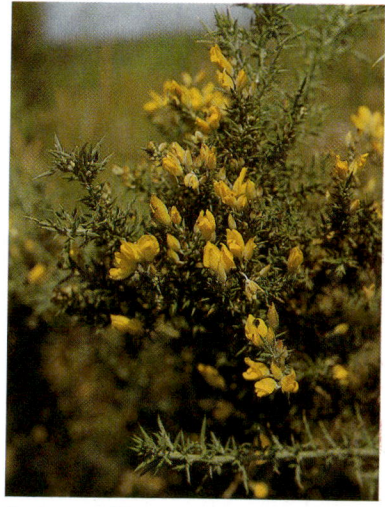

Stechginster (Ulex europaeus) hat seine Blätter zu dornigen Nadeln umgewandelt, wahrscheinlich als Gegenmaßnahme gegen die Überweidung durch Schafe und Ziegen in seiner kargen Heimat. (70)

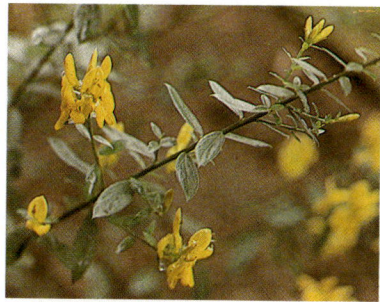

Deutscher Ginster (Genista germanica) und der abgebildete Färberginster (Genista tinctoria) gehören zu unseren kleinen Ginstersträuchen in trockenen Heiden und Wäldern. Die bei Schmetterlingsblütlern meist großen gefiederten oder gefingerten Blätter sind zu kleinen einfachen Blättern reduziert. (69)

■ **Wirkung, Symptome und Therapie:** *Cytisin ist wie Nicotin ein Ganglienblocker. Es wirkt speziell auf das verlängerte Rückenmark zuerst erregend, dann lähmend. Zusätzlich wird der Blutdruck durch periphere Gefäßverengung und Entleerung der Blutspeicher erheblich gesteigert. Dem kann das blutdrucksenkende Cholin nicht entgegenwirken.*

Schon nach Aufnahme von drei Goldregensamen zeigen sich Übelkeit, oft stundenlanges, manchmal blutiges Erbrechen, starker Speichelfluß und Leibschmerzen. Werden drei und mehr Hülsen gegessen, kommt es zu Kollapserscheinungen, Tachykardie, Bewußtlosigkeit und Muskelzuckun-

gen, begleitet von kaltem Schweiß, Durst und Halluzinationen.

Auch das Zerkauen der wie Süßholz schmeckenden Wurzel des Goldregens soll bereits zu schweren Vergiftungen geführt haben. In der Literatur werden etliche Fälle beschrieben, bei denen vor allem Kinder durch zentrale Atemlähmung gestorben sind. Da der Goldregen der häufigste und zugleich giftigste der hier beschriebenen drei Sträucher ist, beziehen sich diese Schilderungen fast ausnahmslos auf ihn.

Als letale Dosis gelten für Erwachsene 3–4 Hülsen bzw. 15–20 Samen. Mit 3 % enthalten die Goldregen-Samen die höchste Konzentration. In

den Blättern und Blüten liegt der Gehalt bei 0,2 %. Ähnliche Werte wurden auch beim Blasenstrauch festgestellt, während der Cytisingehalt von Erbsenstrauch und Ginster 0,3 % kaum übersteigt.

Wegen spontanen Erbrechens besteht nur bei größeren Mengen die Gefahr der Resorption mit ihren lebensgefährdenden Symptomen. Gegen die Parasympathicuswirkung kann vom Arzt Atropin gegeben werden. Gegen Krämpfe werden kurzwirkende Barbiturate oder Akineton empfohlen. Sollte es zur Atemlähmung kommen, kann nur mit künstlicher Beatmung versucht werden, das Leben zu retten.

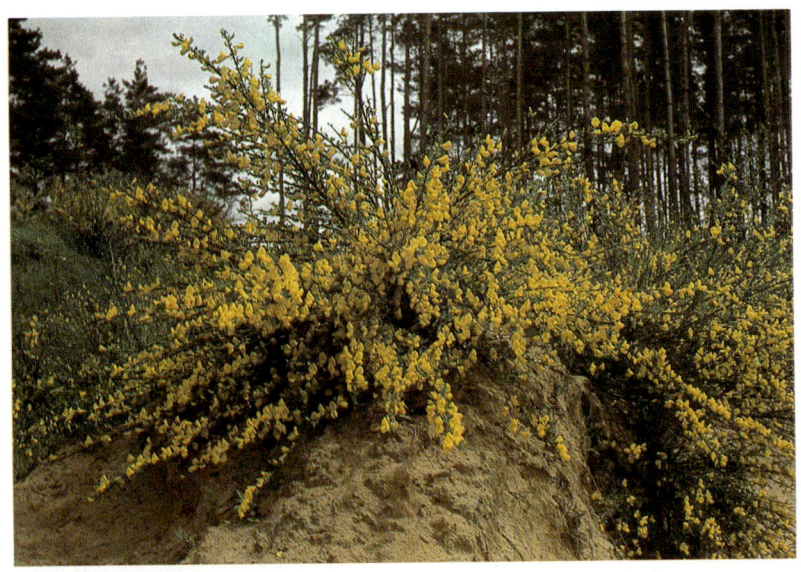

Besenginster (Sarothamnus scoparius) liebt saure, trockene Sandböden. Er ist sehr frostempfindlich und friert in kalten Wintern regelmäßig ab. (71)

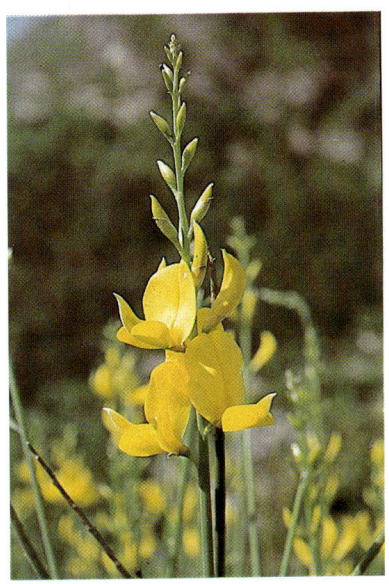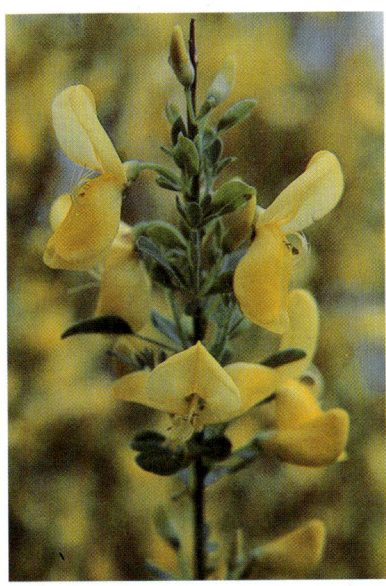

Binsenginster (Spartium junceum, links) und Besenginster (Sarothamnus scoparius, rechts) haben nur noch während des Austreibens kleine Blättchen, die in ihrer Heimat rasch abfallen. Die Photosynthese übernehmen die Stengel, die beim Binsenginster rund und beim Besenginster kantig sind.

Deutlich wird hier der Aufbau der Schmetterlingsblüte: Die nach oben gestellte Fahne, die seitlich abstehenden Flügel, das geschwungene Schiffchen, aus dem beim Besenginster die gekrümmten Staubfadenenden und der aufgerollte Griffel herausschauen. (72 u. 73)

■ Spartein als Giftstoff

Besenginster *(Sarothamnus scoparius) [L.] Wimmer ex Koch)*

□ **Bestimmungsmerkmale und Biologie:** Die Verwendung der Sarothamnus-Zweige als Besen hat wohl Pate gestanden, sowohl bei der deutschen Bezeichnung (Besenginster), als auch bei dem griechischen Gattungs- und dem lateinischen Artnamen.
Besenginster ist gut kenntlich an den kahlen, grünen und gerillten Zweigen und den einzeln stehenden großen Blüten mit aufgerolltem Griffel. An den über 2 m aufstrebenden Rutenzweigen sind die unteren Blätter dreizählig gefingert. Die oberen bestehen nur noch aus einem Fiederblättchen, das bald abfällt. Im Herbst reifen die schwarzen, 5 cm langen und 1 cm breiten flachen Hülsen, die am Rand behaart sind.
Die Verbreitung des Besenginsters ist bei uns durch den Menschen

sehr gefördert worden. Seine ursprüngliche Heimat ist das westliche Mittelmeergebiet. Man kann das noch heute daran erkennen, daß Sarothamnus in kälteren Wintern regelmäßig abfriert. Die Einbürgerung dürfte besonders mit der Imkerei zusammenhängen, denn die großen gelben Blüten bergen viel Nektar. Da der Besenginster ein Tiefwurzler und besonders Stickstoffsammler ist, wird er auch forstlich als Rohboden-Pionier, Bodenbereiter und Bodenfestiger eingesetzt. Biologisch bemerkenswert ist, daß die Samen häufig von Ameisen verbreitet werden und erst ab einer bestimmten hohen Lichtmenge keimen. Sie können daher jahrzehntelang im Boden liegen, ohne ihre Keimfähigkeit einzubüßen. Der Besenginster wächst besonders gut auf kalkarmen Böden, z. B. in Heide- und Sandgebieten. In seiner Wildform oder in einer der vielen Züchtungen hat der Besenginster auch schon lange Eingang in unsere Gärten gefunden.

□ **Anwendung in der Heilkunde:** Die Gesamtdroge von Sarothamnus dient als Kreislaufmittel und wird auch gegen Herz-Arrhythmien eingesetzt. Die Droge soll klinisch besonders günstig wirken, da sich weder toxische Nebenwirkungen noch Kumulation zeigen. Als Diureticum und Wehenmittel zur Einleitung der Geburt benützt man allerdings nicht die Gesamtdroge, sondern das Spartein allein. Ebenfalls gegen Erkrankungen des Herzmuskels und der Herznerven dient

die aus frischen Blüten gewonnene Essenz (D$_1$–D$_2$) in der Homöopathie.

Lupine *(Lupinus sp.)*

□ **Bestimmungsmerkmale und Biologie:** Der lateinische Name und die in manchen Gegenden Deutschlands gebräuchliche Benennung Wolfsbohne beziehen sich auf die Bitterkeit der Samen. Die Lupinen sind Kräuter mit tiefgehender knöllchenbesetzter Wurzel. Die lang gestielten Laubblätter sind gefingert und bestehen aus 5–10 ganzrandigen Abschnitten. Am Ende des Stengels entwickeln sich große aufrechte Blütentrauben. Die Kronblätter der Blüten sind meist verschieden gefärbt. Flügel und geschnäbeltes Schiffchen sind miteinander verbunden. Die Blüten enthalten keinen Nektar. Aus den Fruchtknoten entstehen große lederige Hülsen, die zwischen den Samen eingeschnürt und mit schwammigen Querwänden versehen sind. Wie die ganze Pflanze sind auch die Früchte seidig behaart.
Die grünen Samen der *Gelben (L. luteus)* und *Weißen Lupine (L. albus)* sind giftig. Alle anderen Lupinenarten, auch die Gartenformen, enthalten nur geringe Spartein-Mengen. Seit dem Altertum sind die genannten und an-

Groß ist die Zahl der Farbvarianten von Lupinen. Sie werden als Futterpflanzen und zur Gründüngung angebaut. An ihren Wurzeln tragen sie reichlich Knöllchen mit Bakterien, die Luftstickstoff zu binden in der Lage sind. (74)

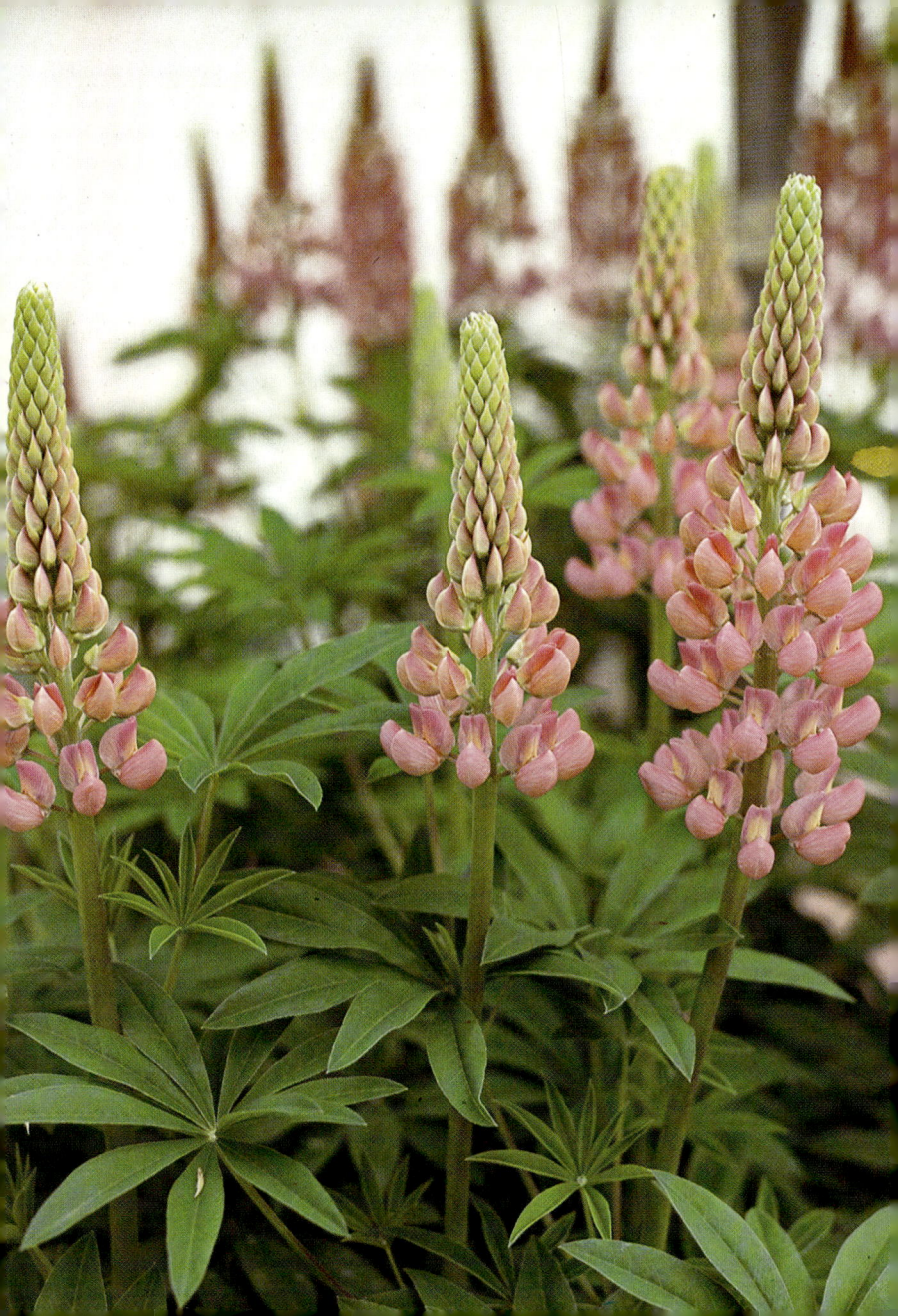

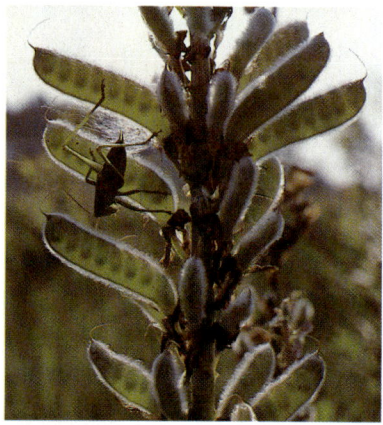

Seidig behaart und mit gedrehtem Griffelrest endend, die Lupinenfrüchte (Lupinus sp.). Besenginster hat sehr ähnliche Früchte. Beide enthalten giftige Samen. (75)

dere Arten in Kultur. Sie dienen nicht nur der Gründüngung. Samen und ganze Pflanzen ergeben für Schafe und Fische ein ausgezeichnetes Futter. Wenn Tiere allerdings bittere, also alkaloidhaltige Lupinen fressen, bekommen sie starke Leberschmerzen. Diese Erkrankung ist unter dem Namen Lupinose bekannt. Nach Entbitterung lassen sich die Pflanzenteile auch für den Menschen nutzbar machen: Aus den faserhaltigen Pflanzenstengeln lassen sich Seile und Papier herstellen; alle Teile enthalten das Lupinenöl, das als Speiseöl in manchen Ländern hohes Ansehen genießt. Aus ihm läßt sich auch Margarine herstellen. Als weitere Verwendungsmöglichkeiten werden Klebstoff, Kaffee-Ersatz und Schnaps genannt!

Die 100 Arten der Gattung verteilen sich auf Europa und Nordamerika. Einige amerikanische Arten wachsen als Halbsträucher und Sträucher. Sie haben bisher keinen Eingang in unsere Gärten gefunden.

□ **Anwendung in der Heilkunde:** Eine medizinische Verwendung fand bisher nicht statt.

■ **Wirkung, Symptome und Therapie:** *Im Besenginster ist der Hauptwirkstoff das l-Spartein (= Lupinidin), das im reifen Samen bis zu 1%, im Blatt und Zweig zu 0,2–0,8% enthalten ist.*
Die Gesamtwirkung des Besenginsters bei oraler Zufuhr umfaßt eine Beeinflussung des Kreislaufs, beginnend mit einer Verstärkung der Koronardurchblutung, was bei tödlichen Dosen auch zum Kollaps führen kann, und darüber hinaus eine Steigerung der Diurese und eine Erregung des Darms und des Uterus. Diese Erscheinungen beruhen auf der in geringen Mengen erregenden, bei größeren Dosen lähmenden Wirkung des Sparteins auf die glatte Muskulatur.
Wie bei allen Vergiftungen gilt als vorbeugende erste Maßnahme die möglichst schnelle Entfernung der aufgenommenen Pflanzenteile aus dem Verdauungstrakt. Ist die Resorption der Giftstoffe bereits erfolgt, können vom Arzt je nach auftretenden Schädigungen Kreislaufmittel, Atemanaleptica und bei Krämpfen Hypnotica zur Anwendung kommen. Spezifische Antidote gegen Spartein sind nicht bekannt.

■ Toxalbumine als Giftstoffe

Robinie *(Robinia pseudoacacia L.)*

□ **Bestimmungsmerkmale und Biologie:** Im berühmten Jardin des Plantes in Paris wurde die Robinie zum ersten Mal in Europa aus Samen gezogen. Zu Ehren des damaligen Direktors Jean Robin schuf Linné den lateinischen Gattungsnamen. Wegen ihrer Ähnlichkeit mit den subtropischen Akazien Afrikas erhielt sie den Artnamen pseudoacacia, was im deutschen Sprachgebrauch zu Scheinakazie oder einfach Akazie geführt hat. *Die Robinie* ist ein stattlicher Baum. Er verzweigt sich meist schon in einer Höhe von 1 m und wird über 25 m hoch. Mit einer langen Pfahlwurzel ist er im Boden verankert. Wie bei vielen anderen Hülsenfrüchtlern entwickeln sich an den oberflächlichen Wurzeln reichliche Knöllchen. Die Borke des meterdick werdenden Stammes ist hellgrau bis dunkelbraun und im Alter stark längsrissig. Die sparrigen, zickzackförmigen Äste bilden eine rundliche lockere Krone, die nur wenig Schatten wirft. Zweige wie Blätter sind anfangs angedrückt behaart, verkahlen aber rasch. Bis 30 cm lang werden die unpaar gefiederten Laubblätter deren 9–21 eiförmig-elliptische, abgerundete Fiederblättchen kurz gestielt sind. Im Unterteil der Krone wachsen die Nebenblätter zu etwa 2 cm großen rotbraunen Dornen aus. Erst im Mai entwickeln sich an beblätterten Kurztrieben 20 cm lang hängende Blütentrauben, die einen starken Duft verbreiten. Die weißen Schmetterlingsblüten tragen auf jeder Fahnenmitte einen grünen Fleck. Ab und zu sieht man auch gelblich oder blaßrosa gefärbte Blüten. Im Herbst reifen die 10 cm langen, abgeflachten, lederbraunen Hülsen, deren Haut pergamentartig und glatt ist. Sie bleiben nicht selten bis zum nächsten Frühjahr am Baum hängen. Erst dann können die pro Hülse herangereiften 4–10 Samen verbreitet werden.

In ihrer Heimat Nord- und Mittelamerika gehören zu der Gattung etwa 10 Arten, von denen nur Robinia pseudoacacia in Europa eingebürgert ist. Die Verbreitung erfolgt hauptsächlich durch Tiere, die die Hülsen fressen, wobei die hartschaligen Samen keimfähig bleiben. Von den vielen biologisch interessanten Dingen sei hier nur noch auf die Schlafbewegung der Laubblätter hingewiesen. Osmotische Turgorschwankungen ermöglichen ein Herunterklappen der Blätter in der Nacht, wie auch ein Aufrichten der Blätter am Tag je nach Lichteinfall und -stärke. Es gibt wohl nur wenige Baumarten, die so vielseitig verwendet werden können wie die Robinie. Sie ist nämlich nicht nur eine Zierde jeden Gartens. Durch ihr besonderes Wurzelwerk (Pfahl- und Flachwurzeln) wird sie sowohl in Südeuropa wie auch an der Nordseeküste mit großem Erfolg zur Befestigung von Flugsand und Stranddünen eingesetzt. Die reichlichen Stockausschläge und Wur-

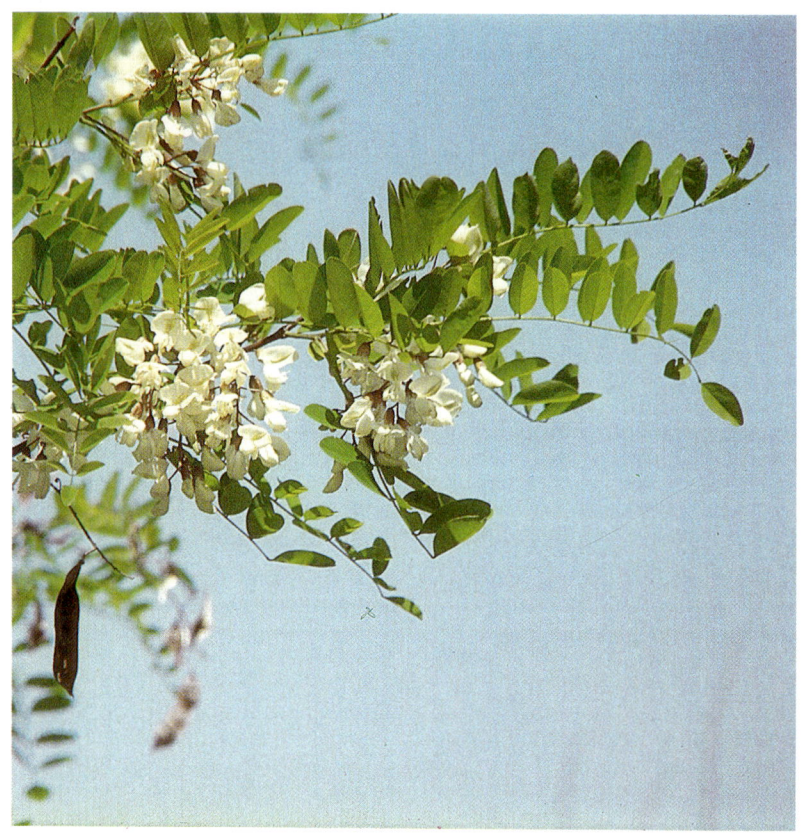

Vielfältig ist die Verwendung der Robinien (Robinia pseudoacacia), die auch Scheinakazie genannt wird. Sie ist ein robuster Alleebaum, bildet undurchdringliche Hecken, hat ein gut konserviertes Holz von großer Härte und Elastizität, das sich vorzüglich für Tief- und Bergbau, aber auch für Drechslerarbeiten eignet. Die gerbstoffreiche Rinde wird in der Lederherstellung benützt, die ungifti-gen scharfschmeckenden Blüten als Gewürz. Entbitterte und entfettete Samen sind ein gutes Kraftfutter. (76)

zelschößlinge machen die Robinie für Heckenanlagen sehr geeignet. Durch Nebenblattdornen und die zickzackartig wachsenden Zweige wird eine solche Hecke undurch-dringlich. Da die Robinie sehr schnell wächst (pro Jahr erreichen die Ausschläge zwischen 2 und 5 m!), ist sie auch bei Aufforstungen, bei der Befestigung von Bahndämmen und als Alleebaum sehr beliebt. Ältere Exemplare leiden häufig unter Pilzbefall. Meist ist es der Schwefelporling (Laetiporus sulphureus), ein gefährlicher Parasit, der auch Obstbäume befällt. Die zählebige Robinie kann den Pilzbefall häufig bis zu 10 Jahren aushalten. Dann aber ist ihr vom Pilz zersetzter Holzkörper dem nächsten Sturm nicht mehr gewachsen. Aus Sicherheitsgründen – auch wegen der Gesundheit der anderen Bäume – wird der befallene Baum bald gefällt.

Daß man sie häufig in Städten sieht, hat folgende Bewandnis: Sie besitzt eine dicke, unbenetzbare Blatt-Cuticula, die sie gegenüber Rauch und Abgasen viel toleranter macht als die meisten unserer einheimischen Baumarten. Im Holz der Robinie findet sich ein Flavonderivat, das Robinetin. Es wirkt vor allem gegen Fäulnis und Insektenfraß. Diese Eigenschaften machen das Holz für den Tief- und Wasserbau und für die Verwendung als Grubenholz in Bergwerken sehr wertvoll. Die Härte und Elastizität des Holzes schätzt man für Schreiner- und Drechslerarbeiten. Zum Gerben benutzte man die gerbstoffreiche Rinde und zum Färben den gelben Farbstoff des Holzes. Da die Blüten frei von Toxalbuminen sind, können sie unbeschadet zum Würzen genommen werden. Die entbitterten und entfetteten Samen dienen zur Kraftfutter- und sogar zur Mehlbereitung. Diese vielseitige Verwendbarkeit erklärt wohl, warum die Robinie im Gegensatz zu anderen

ausländischen Baumarten so häufig bei uns anzutreffen ist.

□ **Anwendung in der Heilkunde:** Früher einmal war die Robinreiche Bastschicht der Scheinakazie als ein süß schmeckendes, stärkendes und gelind abführendes Heilmittel im Gespräch. Die Homöopathie bereitet aus der frischen Rinde junger Zweige eine Essenz (D_2–D_4) mit der Indikation Hyperacidität, Sodbrennen und Migräne.

Feuerbohne
(Phaseolus coccineus L.)
Gartenbohne *(Ph. vulgaris L.)*

□ **Bestimmungsmerkmale und Biologie:** Die Namen Bohne und Phaseolus gibt es in Europa schon seit dem Altertum. Oft wurden sie allgemein für rankende Pflanzen

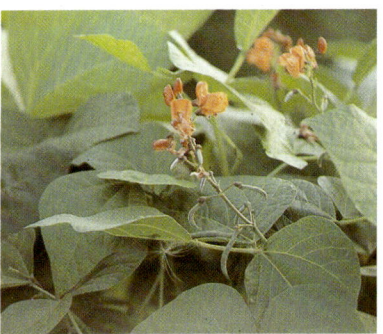

Bohnen gehören zu den verbreitetsten Nahrungsmitteln der Erde. Daß Bohnensamen aller Arten roh gegessen zu schweren Vergiftungen führen können, ist jedoch wenig bekannt. Die Abbildung zeigt die Stangen- oder Feuerbohne (Phaseolus coccineus). (77)

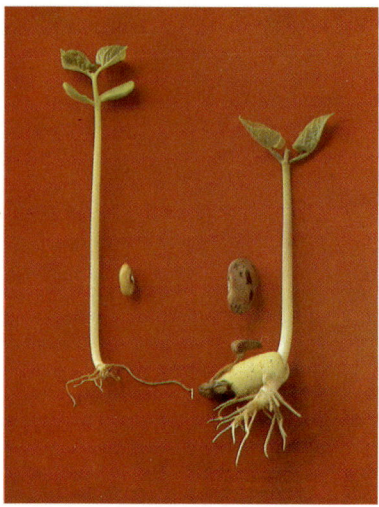

Bei der Keimung der Gartenbohne (Phaseolus vulgaris), links, streckt sich das Stengelstück zwischen Wurzel und Keimblattansatz (Hypokotyl) stark und hebt so die Keimblätter über den Boden (epigäische Keimung). Die Feuerbohne (Phaseolus coccineus, rechts) streckt dagegen den Teil zwischen Keim- und Primärblättern (Epikotyl). Die Keimblätter bleiben im Boden (hypogäische Keimung). (78)

verwendet. Als nach der Entdekkung Amerikas die neue, rankende und eßbare Hülsen hervorbringende Pflanze nach Europa kam, wurde der alte Name kurzerhand auf sie übertragen.

Die Bohnen sind 1–2jährig und haben knollig verdickte Wurzeln. Die gerillten, jung behaarten Stengel winden bis in eine Höhe von 7 m! Alternierend stehen an ihnen die lang gestielten kurz behaarten Laubblätter, die aus drei Blättchen bestehen. Bis zu 30 cm lang werden die lockeren Blütenstände.

Ihre 10–20 gestielten Blüten entspringen in den Achseln von Tragblättern. Die Fahne der 3 cm großen Blüten, die bei der Feuerbohne leuchtend rot oder weiß und bei der Gartenbohne gelblichweiß oder blaßlila gefärbt sind, ist zurückgeschlagen, die Flügel sind kurz und breit und das Schiffchen ist spiralig eingerollt. Pro Blütenstand entstehen meist nur 6–10 etwa 15 cm lang und 2 cm breit werdende Hülsen, fälschlich oft Schoten genannt, die bei der Feuerbohne behaart bzw. später rauh und bei der Gartenbohne glatt sind. Jede Frucht enthält 3–5 glatte, oft marmorierte, bis über 2 cm lange Samen.

Die Heimat *beider Bohnenarten* liegt in den subtropischen Bereichen von Mittel- und Südamerika. Daher sind sie auch sehr frostempfindlich. Während die Gartenbohne, aus der man inzwischen viele Kultursorten gezüchtet hat, sich meist selbst bestäubt, werden die Pollen der Feuerbohne normalerweise von Hummeln, seltener von Bienen übertragen. Der Grund hierfür liegt wahrscheinlich in der roten Blütenfarbe, die von Bienen nicht wahrgenommen und als Futterquelle erkannt werden kann.

Interessant ist, daß die Blätter der Bohnenarten – besonders auffällig die der Feuerbohne – Schlafbewegungen ausführen. Dabei senken sich die drei Einzelblättchen am Abend in ihren Gelenken und heben sich am Morgen wieder. Der Auslöser dieser nyktinastischen Bewegungen ist die empfangene Lichtmenge bzw. eine Temperaturänderung.

☐ **Anwendung in der Heilkunde:** Bohnenschalen werden als Diureticum verwendet. Vor Dauergebrauch als reiner Bohnenschalentee wird wegen der enthaltenen Lectine gewarnt.

■ **Wirkung, Symptome und Therapie:** *Die Giftigkeit der Arten beruht auf dem Gehalt an toxischen Eiweißkörpern, sog. Toxalbuminen. In der Rinde, in Hülsen, Samen und Blättern, nicht dagegen in der Blüte finden sich zwei Substanzen, die man Robin und Phasin nennt.*
Ernsthafte Vergiftungen sind bei der Robinie selten, weshalb man sie auch als schwachgiftig bezeichnet. Nach den vorliegenden Berichten führen erst größere Mengen zu den nachfolgend angeführten Symptomen: Bei Kindern riefen 4 Hülsen der Robinie nach einer Stunde Leibschmerzen, Erbrechen, Blähungskoliken und ZNS-Reizungen mit den Folgen Schwindel, Müdigkeit, Temperaturanstieg und weite Pupillen hervor. Nach dem Kauen der Robinienrinde kam es auch zu Krämpfen und Schlafsucht. Schwerer verläuft eine Vergiftung nach dem Genuß roher, reifer Bohnen (Phasin wird durch Kochen zerstört!) Sehr schnell kommt es zu Leibschmerzen, schwer stillbarem Erbrechen und blutigem Durchfall. Temperaturerhöhung und Kollaps sind auch öfter beobachtet worden. Das Erbrechen verhindert die Resorption größerer Giftmengen. Da viel Magensäure erbrochen wird, kann Essen die Magennerven beruhigen und den Zustand bedeutend bessern. Eine gezielte Behandlung ernsterer Symptome obliegt dem Arzt.

■ Wistarin und Lectine als Giftstoffe

Glyzinie (= Glycine)
(Wisteria sinensis [Sims] Sweet)

☐ **Bestimmungsmerkmale und Biologie:** Caspar Wistar, zu Beginn des letzten Jahrhunderts Professor der Anatomie und Präsident der amerikanischen naturforschenden Gesellschaft, stand Pate für die Gattung Wisteria. Sinensis deutet auf das Ursprungsland China. Der bei uns gebräuchliche deutsche Name Glyzinie beruht auf der heute nicht mehr gültigen linnéischen systematischen Zuteilung zur Gattung Glycine, zu der heute noch die Sojabohne zählt.
Mit 20 m erreicht auch die *Glyzinie* eine stattliche Höhe. Sie wächst allerdings nicht als Baum, sondern als Holzliane. Ihre jungen Zweige und Laubblätter zeigen eine seidige Behaarung, die sich später verliert. Die unpaar gefiederten dunkelgrünen Laubblätter setzen sich aus 7–11 zugespitzt elliptischen, etwa 7 cm langen Fiederblättchen zusammen und erreichen eine Länge von 30 cm. Der neben dem Namen Glyzinie gebräuchliche Ausdruck »Blauregen« bezieht sich auf die üppigen Blütentrauben. Ihre großen, bei warmem Wetter stark duftenden Einzelblüten leuchten in einem hellen Blauviolett und entwickeln sich bereits vor dem Austrieb der Blätter. Oft folgt im Frühherbst desselben Jahres noch eine zweite Blüte. Im Gegensatz zur Robinie öffnen sich hier

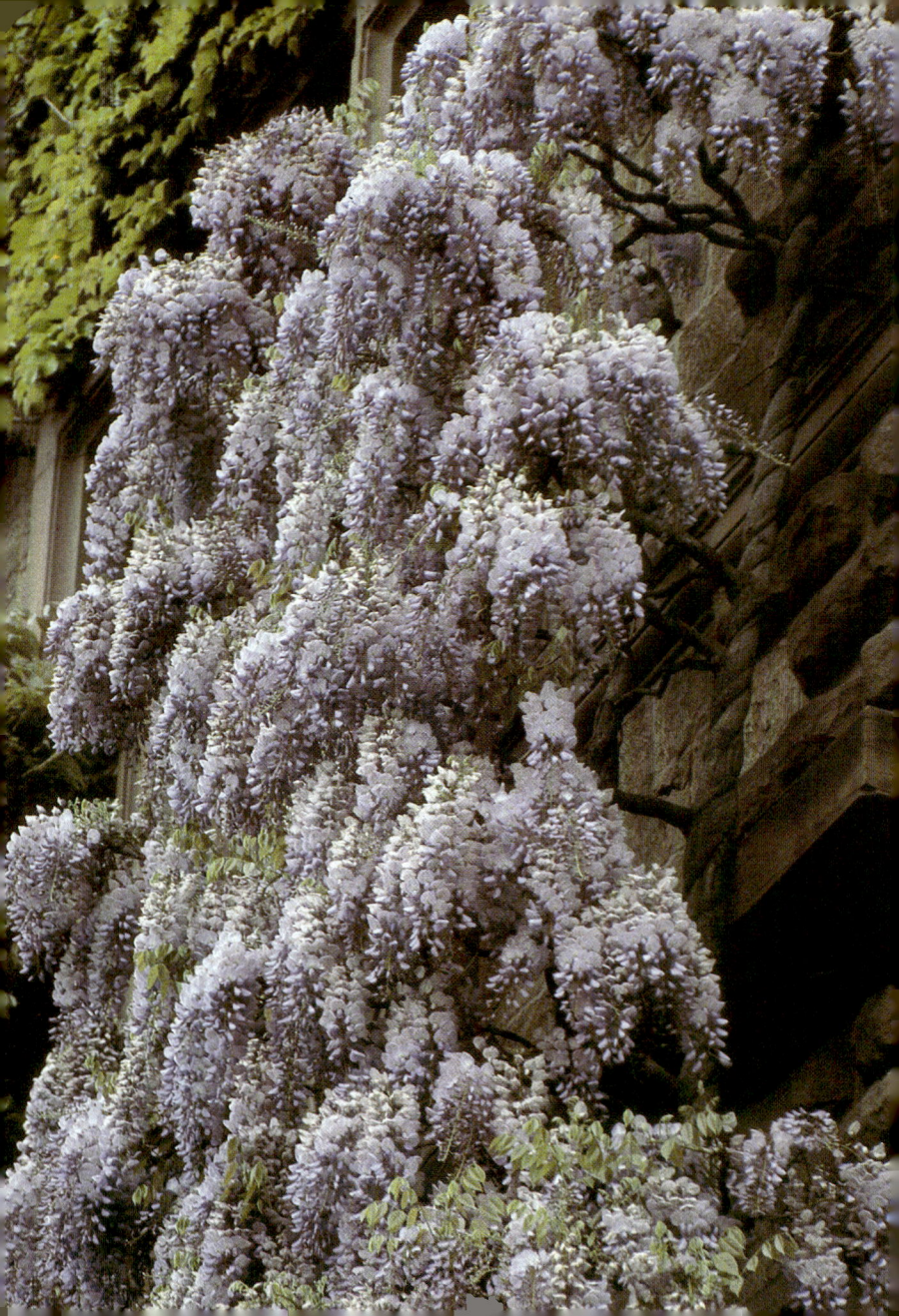

alle Blüten einer Traube gleichzeitig. Aus den gestielten Fruchtknoten entstehen behaarte, lederige, 6 cm lange Hülsen, die viele Samen enthalten.

Die 6 Arten der Gattung Wisteria verteilen sich auf China, Japan und Nordamerika. In Europa wird fast nur Wisteria sinensis kultiviert, wobei man nicht genau weiß, ob es sich bei dieser Art nicht um eine Kreuzung handelt. Da nicht nur die

Glyzinien (Wisteria sinensis) sind besonders prächtig in der Blüte, weil sich fast alle Blüten einer Traube gleichzeitig öffnen. Für Hausbesitzer und -Bewohner hat die Schönheit solcher lebender Fassaden allerdings oft auch Nachteile. So kommen eher Mäuse und Ungeziefer ins Haus und der Putz kann faulen. Bei guter Bausubstanz überwiegen jedoch meist die klimatischen Vorteile eines Fassadenbewuchses. (79 u. 80)

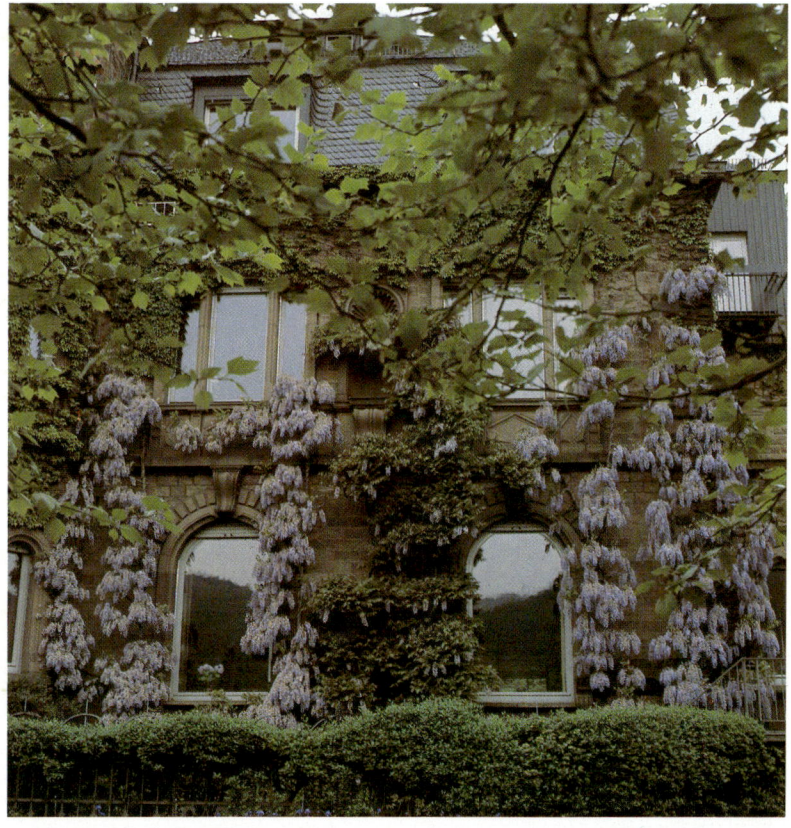

Blüten Nektar produzieren, sondern auch an den Nerven auf der Unterseite junger Blättchen reichlich Zuckersaft ausgeschieden wird, beschränkt sich der Besuch von Ameisen, Bienen, Wespen und Fliegen nicht nur auf die Blütezeit. Die Glyzine fruchtet in Mitteleuropa nur selten. Das beruht darauf, daß sie zum einen für den eigenen Pollen unempfänglich ist (Selbststerilität), und zum anderen viele Kulturformen unfruchtbar sind. Die Glyzine besitzt bei uns nur einen Schmuckwert. Da sie zu den Baumwürgern gehört (wie z. B. auch Feigenarten), können große Exemplare, die bis zu 40 m² beschatten, Bäumen und Häusern gefährlich werden.

□ **Anwendung in der Heilkunde:** Eine Verwendung als Arznei ist nicht bekannt.

■ **Wirkung, Symptome und Therapie bei Wistarin-Vergiftungen:** *In der Glyzine vermutet man ein chemisch noch nicht näher erforschtes Glykosid, dem man den Namen Wistarin gegeben hat. Die höchsten Konzentrationen scheinen wie bei der Robinie in der Rinde erreicht zu sein. Es wird berichtet, daß das Lutschen der süß schmeckenden Zweige bald zu Brechdurchfall führt.*
Wie Bohnen und andere Fabaceen enthält die gesamte Pflanze auch toxische Proteine, sog. Lectine, die u. a. für die Giftigkeit der Samen verantwortlich gemacht werden.

Sumachgewächse

(Anacardiaceae)

□ **Familienübersicht:** Zu den Sumachgewächsen gehören wärmeliebende Bäume und Sträucher. Charakteristisch für diese Pflanzen ist ein Harz- oder Milchsaft, der in allen Organen vorhanden ist. Die Laubblätter sind bei den meisten Arten gefiedert. Die kleinen, fünfzähligen Blüten sind zu Blütenständen zusammengefaßt. Aus den einsamigen Fruchtknoten entwickeln sich Steinfrüchte.
Zu den Anacardiaceen gehören weltweit etwa 600 Arten. Es sind durchwegs Holzpflanzen, die sich mit wenigen Ausnahmen in Gebieten mit tropischem oder subtropischem Klima finden. Darunter sind auch bei uns bekannte Arten wie der Cashew-Nuß-Baum (Anacardium occidentale), der Mangobaum (Mangifera indica) und die echte Pistazie (Pistacia vera).

Gifteu *(Toxicodendron radicans L., Toxicodendron quercifolium Michx.,* **alter Sammelname:** *Rhus toxicodendron L.)*

□ **Bestimmungsmerkmale und Biologie:** Toxicodendron bedeutet Giftbaum. Zur Gattung gehören mehrere, in Nordamerika vorkommende Arten, die früher als Rhus toxicodendron bezeichnet wurden.

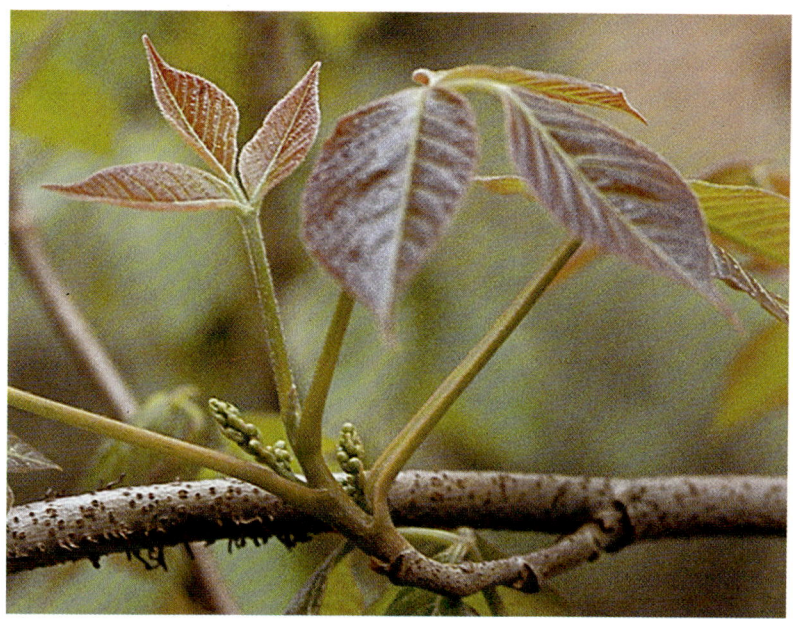

Giftsumach (Toxicodendron sp.) wird vorwiegend in der Homöopathie arzneilich eingesetzt. Er wächst efeuartig mit Haftwurzeln und rankenden Zweigen und heißt darum auch Giftefeu. In Gärten ist er bei uns selten anzutreffen. (81)

Die beiden, den deutschen Namen Giftefeu rechtfertigenden Arten unterscheiden sich nur geringförmig in der Gestalt der Blätter und der Farbe der reifen Früchte. Radicans deutet auf Haftwurzeln hin, während quercifolium eichenblättrig heißt. Damit sind aber nicht unsere europäischen gebuchteten Eichenblätter, sondern die eiförmig gestalteten mancher nordamerikanischer Eichen gemeint.

Der *Giftefeu* kann wie unser europäischer Efeu klettern, hat aber auch die Möglichkeit, mit bogig aufsteigenden oder niederliegenden Ästen als Strauch zu wachsen. Auf der lichtabgewandten Seite der grau berindeten Stengel entstehen gruppenweise Haftwurzeln, mit denen er sich an Gegenständen seiner Umgebung anklammert. Die dreizähligen Laubblätter stehen mit ihren 8 bis 14 cm langen Stielen alternierend am Stengel. Ihre länglichen bis gestreckt-herzförmigen Einzelblättchen sind zumeist zugespitzt und ganzrandig. Im jugendlichen Zustand haben sie eine weinrote Färbung, mit der die gelbgrünen Blattnerven kontrastieren. Ausgewachsen sind sie dunkelgrün

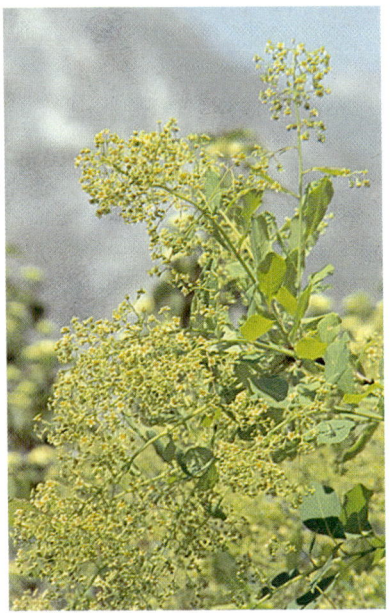

Der Perückenstrauch (Cotinus coggygria) hat seine Heimat in den Hangwäldern der Südalpen und bildet dort mit Goldregen und Eichen dichte Bestände. (82)

gefärbt. Ihre Oberseite ist zerstreut behaart. In den Blattachseln entstehen im Juni lockere, eingeschlechtliche Blütenrispen mit 5 mm großen weißlichgrünen Blüten. Im Herbst reifen die erbsengroßen, kugeligen, gelblichen, steinfruchtartigen Früchte. Typisch für den Giftefeu ist der gelblich-weiße Milchsaft, der sich an der Luft schwarz färbt.

Die Heimat des Giftefeus liegt im zentralen und östlichen Nordamerika. Zur Arzneigewinnung ist er in Europa angepflanzt worden und

stellenweise verwildert. Seine Vielgestaltigkeit erschwert das rechtzeitige Erkennen. Da in Amerika Unfälle häufig vorkommen, hat man versucht, den Giftefeu durch Verbrennen zu dezimieren. Der toxische Milchsaft kondensierte aber an jedem entstehenden Asche- oder Rußteilchen und wurde so über ein großes Gebiet verbreitet. Bei vielen dort lebenden Menschen trat infolgedessen die charakteristische Rhus-Dermatitis auf.

□ **Anwendung in der Heilkunde:** Der Giftefeu wird in der Allopathie nicht mehr verwendet. Sehr wichtig ist er dagegen für die Homöopathie. Sie bereitet aus den frischen Blättern eine Essenz (D_4–D_{12}), deren Hauptindikationen Muskel- und Gelenkrheumatismus, Hexenschuß und Neuralgien, besonders Ischias, sind.

Essigbaum *(Rhus typhina L.)*
Perückenstrauch
(Cotinus coggygria Scop.)

□ **Bestimmungsmerkmale und Biologie:** Erwähnt werden sollen noch zwei Vertreter der Anacardiaceen, die sich häufig in unseren Gärten finden: der *Essigbaum (Rhus typhina L.)* und der *Perückenstrauch (Cotinus coggygria Scop.).* Beide Arten scheiden beim Anritzen einen weißen Milchsaft aus. Er gilt jedoch als nahezu ungiftig, obwohl manche Menschen auch darauf empfindlich reagieren. Unverwechselbar für den *Essigbaum* sind seine großen, unpaarig gefiederten Blätter mit mindestens 11 lanzettli-

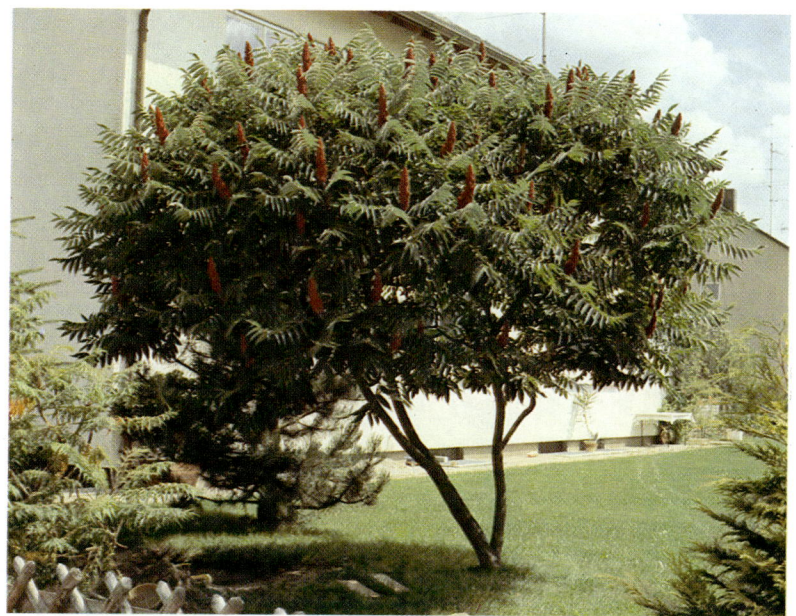

Essigbäume (Rhus thyphina) sind dagegen in Gärten häufig. Sie geben lichten Schatten und haben eine ansprechende Wuchsform. Ihre zahlreichen, kaum ausrottbaren Wurzelschößlinge sind weniger beliebt. (83)

chen, gezähnten Einzelblättchen. Die dichten, rotbraun beschuppten Blütenrispen ähneln einem Rohrkolben, was dem Baum seinen lateinischen Namen typhina eintrug. Äste und Blätter sind dicht behaart und ähneln damit einem Hirschgeweih im Bast. Die Heimat des Essigbaumes liegt im östlichen Nordamerika, wo er Lichtungen, Waldränder und Straßenränder mit einem fast undurchdringlichen Dickicht bewächst.

Die Indianer nutzten diese Pflanze und einige verwandte Arten recht vielfältig. So bereiteten sie aus den Früchten ein Limonaden-ähnliches erfrischendes Getränk. Die an Gerbstoffen reiche Rinde und die Blätter waren beim Gerben von Leder unerläßlich. Die abgekochte innere Rinde lieferte eine hellgelbe Farbe, die zu künstlerischen Zwecken, zum Färben von Stoffen und zur Kriegsbemalung diente. Schließlich wurden die abgekochten Blüten noch zur Behandlung von Magenschmerzen verwendet. Der Milchsaft des in China vorkommenden Lacksumach (Rhus

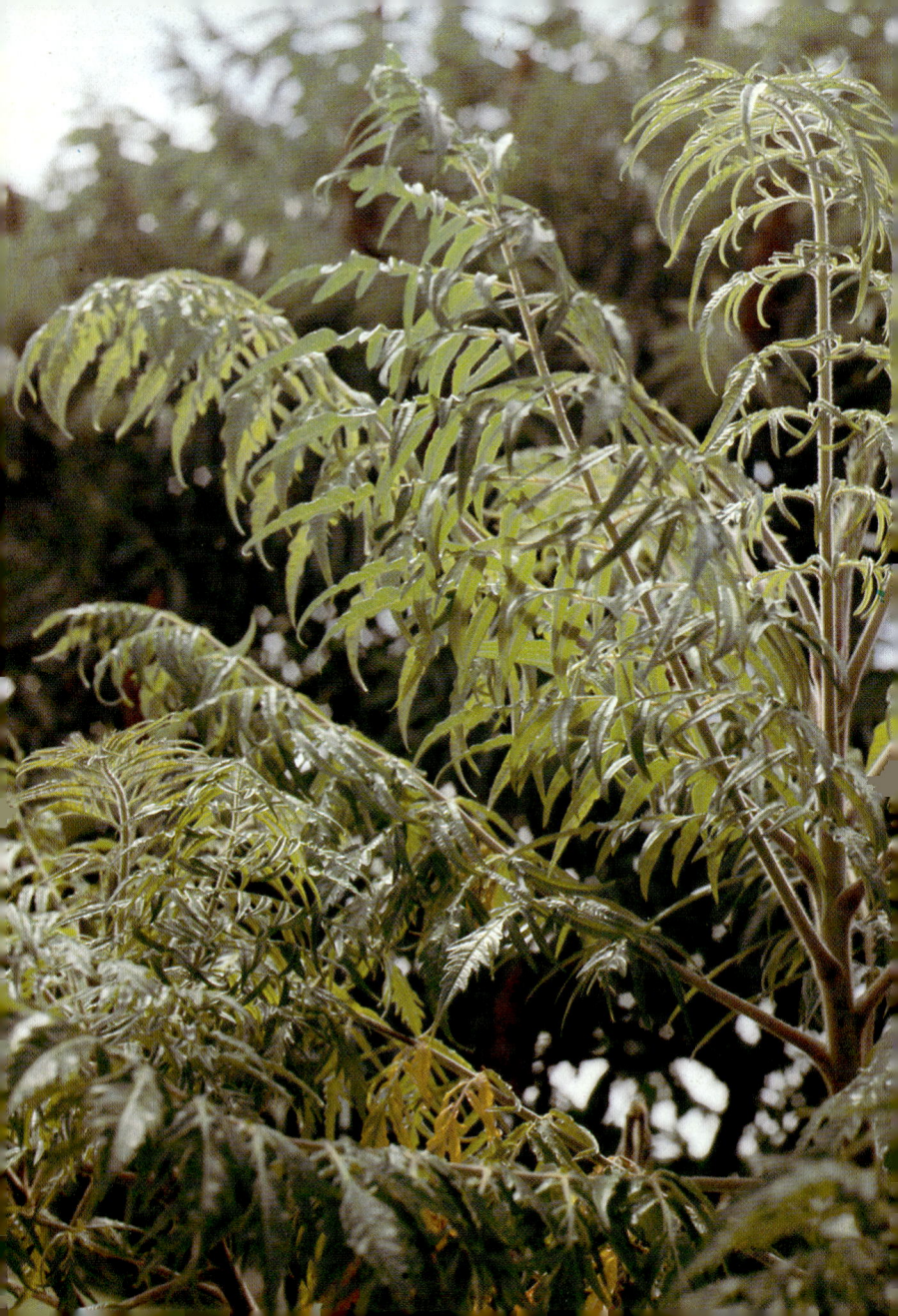

verniciflua) bildet die Grundlage für die bekannten Holzlacke. So behandelte Möbel und Instrumente können bei Berührung zu Hautentzündungen führen.

Der *Perückenstrauch* zeichnet sich durch seine lang gestielten rundlichen Laubblätter und seine reich verzweigten Blütenrispen aus. Nur wenige der kleinen gelben Blütchen entwickeln sich zu braunen Früchten. Die Stiele der abgefallenen nicht befruchteten Blüten verlängern sich, wobei sie sich rot färben und lange violette Haare ausbilden. Diese dekorativen Fruchtstände führten zum deutschen Namen.

□ **Anwendung in der Heilkunde:** Eine Verwendung als Arznei ist bei uns nicht bekannt.

■ **Giftstoffe, Wirkung, Symptome und Therapie:** *Die Art, die hier besondere Beachtung verdient, ist der Giftefeu. Sein Milchsaft enthält einen Giftstoff, der früher als Toxicodendrol bezeichnet wurde. Heute weiß man, daß es sich dabei um mehrere Substanzen mit toxischer Wirkung handelt. Den Hauptbestandteil nennt man Urushiol. Daneben kommen noch Cardol und Anacardsäure vor. Weitere Inhaltsstoffe aller Sumach-Arten sind Gerbstoffe.*
Die typische Wirkung des Giftefeus

Bizarr-graphische Strukturen kennzeichnen Blätter und Knospen der Essigbäume (hier Rhus typhina laciniata). Die Herbstfärbung ist unerreicht vielfarbig. Die samtene Behaarung führt nach Berührung leicht zu unangenehmen allergischen Reaktionen. (84)

ist eine schwere Dermatitis. Sie entsteht nach dem Schema einer Allergie. Nach dem ersten Kontakt mit der Pflanze rötet sich die Haut nur lokal, wobei die befallenen Hautstellen stark jucken. Nach weiteren Berührungen breitet sich die Rötung der Haut auf den ganzen Körper aus. Der Juckreiz steigt ins Unerträgliche und Blasen bilden sich. Sekundärinfektionen nach Aufgehen der Blasen können zu Blutvergiftung und damit zum Tod führen. Gelangt der Milchsaft in die Augen, sind schwerste Entzündungen von Binde- und Hornhaut die Folge. Das kann durch Hornhauttrübung zu Erblindung führen. Das Essen der Blätter erzeugt keine Immunität gegen den Hautkontakt, sondern greift die empfindlichen Schleimhäute des Magen-Darm-Traktes an, was Koliken und blutige Diarrhöen und u. U. sogar den Tod nach sich ziehen kann.
Die erste Maßnahme ist die möglichst schnelle Entfernung des Giftstoffes von der Haut. Dabei soll die befallene Stelle sofort gründlich mit Seife gewaschen oder gleich mit Alkohol, Äther oder Chloroform behandelt werden, um die Giftstoffe zu lösen. Beim Betupfen besteht die Gefahr, daß das Gift durch den Tupfer auf bisher unbefallene Hautstellen verbreitet wird. Der Arzt kann gegen den Juckreiz Puder mit Zinkoxid anwenden und die befallenen Hautstellen vor Druck und Reibung schützen. Salben oder Umschläge mit essigsaurer Tonerde verschlimmern die Beschwerden.
Nach dem akuten Stadium beschleunigen Ichthyolsalben den Heilungsprozeß.

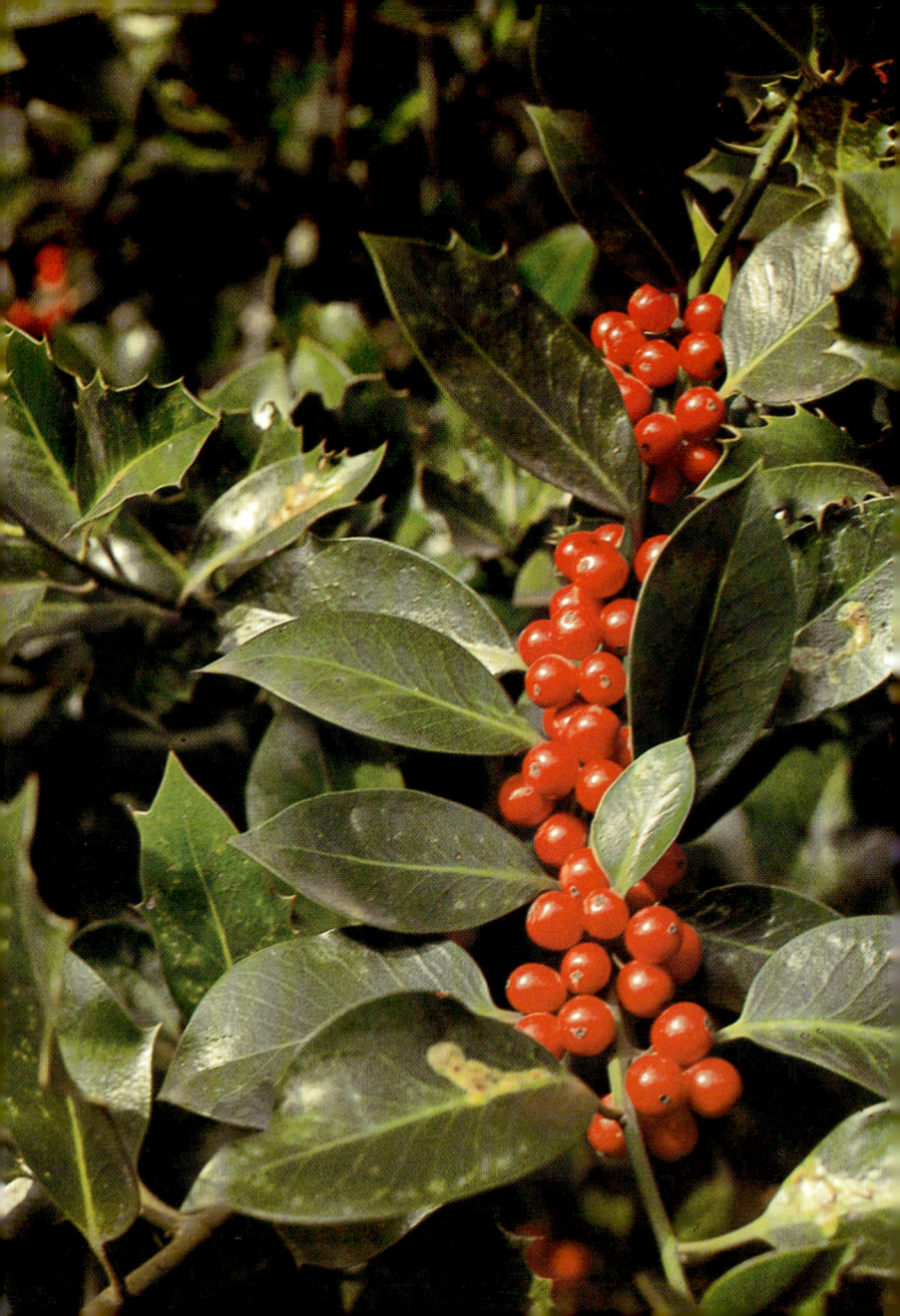

Stechpalmengewächse

(Aquifoliaceae)

□ **Familienübersicht:** Alle Stechpalmen sind Holzpflanzen. Sie haben wechselständige, ungeteilte Blätter, die oft Stachelspitzen aufweisen. Viele Arten sind immergrün. Die regelmäßig gebauten, meist zwittrigen Blüten finden sich in armblütigen, blattachselständigen Blütenständen. Sie haben 4–5 Kelch-, Kron- und Staubblätter und drei- bis vielfächerige Fruchtknoten, aus denen sich mehrsamige Steinfrüchte entwickeln. Die Familie umfaßt 440 Arten, die kosmopolitisch verbreitet sind. Zentren sind mit 112 Arten China und mit 75 Arten Brasilien.

Stechpalme *(Ilex aquifolium L.)*

□ **Bestimmungsmerkmale und Biologie:** Die Stechpalme, Stechhülse oder Stecheiche weist schon im Namen auf die stachelspitzig gezähnten Blätter hin, auf die sich auch der Artname aquifolium (= scharfblättrig) bezieht. Der lateinische Gattungsname Ilex soll auf Plinius zurückgehen, der diesen Baum als Abart von Quercus ilex (= Steineiche im Mittelmeerraum) aufgefaßt hat.
Beste Kennzeichen der *Stechpalme* sind ihre immergrünen, ledrigen, glänzenden, am welligen Rand stachelspitzig gezähnten Blätter. Bei

Stechpalmen (Ilex aquifolium) stehen unter strengem Naturschutz. (85)

alten Bäumen sind allerdings oft die Blattstacheln reduziert, ja es können sich sogar ganzrandige, eiförmige Blätter ausbilden. Die weiß bis rosa gefärbten, relativ kleinen Blüten erscheinen im Mai in den Blattachseln in Form mehrblütiger Trugdolden. Aus den Fruchtknoten entstehen zum Oktober auf den weiblichen Bäumen korallenrot leuchtende, erbsengroße Steinfrüchte, die 4–5 Samen enthalten und giftig sind!
Die Stechpalme ist der einzige Vertreter der Aquifoliaceen in Mitteleuropa.
In Europa zeigt sie eine ausgesprochen atlantische Verbreitung. Das Gesamtareal reicht über Nordafrika und Westasien bis China. Da die Stechpalme nur bei wintermildem Klima gut gedeiht, ist sie in Deutschland nicht überall vorhanden. Häufig war sie zumindest früher im Rheinland, in Westfalen und Schleswig-Holstein. Da sie aber zu Schmuckzwecken in Massen exportiert wurde, ist sie heute selten und steht unter Naturschutz.
Die Stechpalme gedeiht als Unterholz vornehmlich in Buchenwäldern. Man findet sie aber auch in montanen Fichtenwäldern. Außer der Wildform werden im Gartenbau über 400 Zuchtformen, oft mit panaschierten Blättern, verwendet. Die Stechpalme wächst bis zum 50. Jahr sehr schnell und erreicht dabei eine Höhe bis zu 10 Metern. Im weiteren Leben nimmt der Baum nur noch langsam an Höhe und Umfang zu.
Ilex wird über 300 Jahre alt. Solche Exemplare erreichen über 20 m

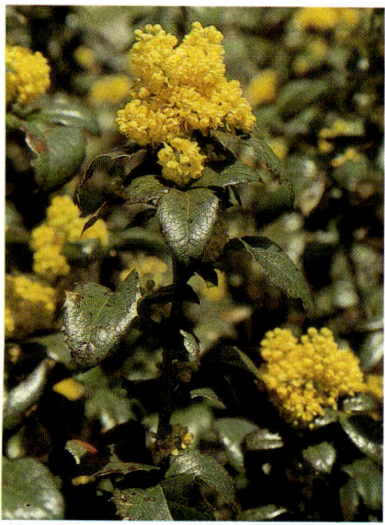

Mahonien (Mahonia aquifolium) sind mit den Berberitzen verwandt und leicht giftig. Sie werden oft mit Ilex verwechselt. (86)

Höhe bei einem Stammumfang von gut 3 m! Biologisch interessant ist es, daß die Stechpalme unvollkommen zweihäusig ist. Dabei enthalten die männlichen und weiblichen Blüten noch reduzierte Organe des jeweils anderen Geschlechts. Es kommt daher öfter mal vor, daß sich auf weiblichen Bäumen ohne Fremdbestäubung Früchte entwickeln. Die Verbreitung der Art erfolgt z. T. durch Vögel, die die Beeren fressen und den Samen unverdaut wieder ausscheiden, häufiger jedoch durch Stockausschläge.

Ilexzweige mit roten Beeren fanden früher häufig in der Kranzbinderei Verwendung und zur Ausschmückung als frisches Grün zu Weihnachten und am Palmsonntag (heute noch in Frankreich und England). Darüber hinaus wurden aus dem festen Holz Spazierstöcke, Dachsparren und Werkzeugstiele gefertigt. Auch zu Intarsienarbeiten nahm man das Holz gerne.

□ **Anwendung in der Heilkunde:** In der Medizin wurden früher die Blätter als Herba Ilicis bei Wechselfieber, als Diureticum bei Gicht- und Steinleiden und gegen Koliken und Durchfall benutzt. Heute findet sich nur noch ab und zu die Essenz frischer Blätter in homöopathischen Mitteln. Nach der Volksmedizin helfen besonders unbestachelte Blätter gegen Gelbsucht, mit Zucker eingekochte Früchte gegen Seitenstechen und frische Beeren als Spezificum gegen Epilepsie.

Nebenbei sei bemerkt, daß die Blätter von 20 verschiedenen südamerikanischen Ilex-Arten durch ihren Gehalt an Theobromin und Coffein als Grundlage des anregenden Mate-Tees dienen.

Verwechslung möglich mit Mahonie (*Mahonia aquifolium*): Sehr junge Stechpalmen, die in diesem Stadium allerdings noch keine Früchte tragen, kann man mit einer in unseren Anlagen ebenfalls häufigen Pflanze verwechseln, mit der *Mahonie*. Die Blätter dieses nie zum Baum auswachsenden Strauches sind auch stachelspitzig gezähnt und glänzend dunkelgrün, aber nicht so starr wie die von Ilex. Außerdem bringt die Mahonie zum

Unterschied leuchtend gelbe Blütentrauben hervor und trägt im
Herbst viele schlehenähnliche,
blau-bereifte Beeren. Die *Mahonie*
ist praktisch harmlos. Das in ihr
enthaltene Alkaloid Berberin wirkt
erst hochkonzentriert wie die Inhaltsstoffe der Stechpalme.
Die Mahonie stammt aus Nordamerika, wo sie ähnlich der Stechpalme im Unterwuchs von Laubwäldern gedeiht. Trotzdem verträgt
sie auch direkte Sonnenbestrah-
lung. Ihre Blätter nehmen dann
eine dunkelgrüne bis rötliche Färbung an. Dasselbe Aussehen zeigen sie auch im Winter.
Die Mahonie gehört systematisch
in die Familie der Berberitzenge-
wächse. 1850 gelang im Elsaß die
Züchtung eines Bastards zwischen
der Mahonie und der Berberitze.
Diese Pflanze – *Mahoberberis neu-
bertii*, wird bis zu 2 m hoch und ist
wie die Mahonie immergrün. Ihre
Blätter sehen denen der amerikanischen Roteiche sehr ähnlich, ihre
stachelspitzigen Zähne sind also
sehr groß und zahlenmäßig vermindert. Obwohl diese Pflanze ein
Gattungsbastard ist, bildet Mahoberberis Blüten und fruchtet sogar
gelegentlich! Das ist insofern erstaunlich, da solche Bastarde in der
Regel steril bleiben. Ihre Vermehrung ist normalerweise nur durch
Stecklinge oder Ableger möglich.
Das schon genannte Alkaloid Berberin ist auch in vielen Berberitze-
Arten enthalten. Ihr deutscher
Name *Sauerdorn* rührt von den
sauer schmeckenden roten Beeren
und von den Nebenblattdornen
her. Berberitzen gehören wie die

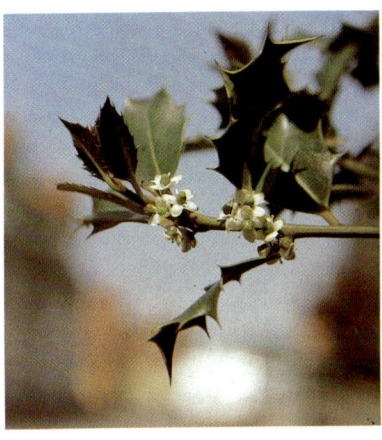

*Ilex ist zweihäusig. Die Staubgefäße der weibli-
chen Blüten im Bild sind steril. (87)*

Mahonien zu den häufigsten Gartenpflanzen, da sie mit nahezu jedem Boden zufrieden sind und
Schatten wie Sonne vertragen.
Auch für die Anlage von Hecken
sind sie gut geeignet.

■ **Wirkung, Symptome und Therapie:** *In den Blättern der Stechpalme
finden sich Triterpene (Ursolsäure)
und Polyphenole (u. a. Rutin = Ili-
xanthin) neben geringen Mengen an
Theobromin. Da auch die für Kinder
verlockenden roten Beeren geringe
Mengen der Wirkstoffe enthalten,
sind Vergiftungen nicht allzu selten.
Nach der Aufnahme einer größeren
Portion kommt es zu einer Gastroenteritis mit Erbrechen und heftigen
Diarrhöen. Um eine Resorption der
Giftstoffe zu unterbinden, ist eine
schnelle Entleerung des Magen-
Darm-Traktes angezeigt. Der Arzt
kann zusätzlich Antidiarrhoica anwenden.*

Spindelbaumgewächse

(Celastraceae)

☐ **Familienübersicht:** Bäume, Sträucher und holzige Kletterpflanzen sind in den Spindelbaumgewächsen zusammengefaßt. Sie besitzen einfache, meist gegenständige Blätter und zwittrige, seltener eingeschlechtliche Blüten. Diese sind häufig klein und grünlich gefärbt. 4–5 Kelch-, Kron- und Staubblätter umstehen einen 2–5fächerigen Fruchtknoten, der dem zu einer Scheibe umgebildeten Blütenboden (Diskus) aufsitzt. In der Mitte der Blüte steht ein kurzer Griffel. Kapseln, Steinfrüchte oder Beeren entstehen im Herbst und enthalten Samen mit einem saftigen, oft lebhaft gefärbten Samenmantel (Arillus). Die Familie umfaßt etwa 45

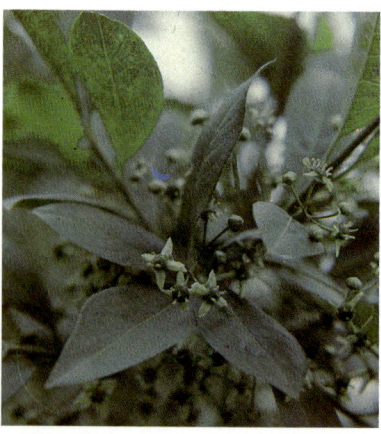

Unscheinbar die Blüten des Pfaffenhütchens (Euonymus europaea). Man kennt sie am scheibenförmig verbreiterten Blütenboden. (88)

Gattungen, von denen Euonymus mit 220 Arten von den Tropen bis in die gemäßigten Zonen der Erde verbreitet ist.

Pfaffenhütchen
(Euonymus europaeus L.)

☐ **Bestimmungsmerkmale und Biologie:** Der Gattungsname ist aus dem griechischen eu = gut und onoma = Namen zusammengesetzt, also eine Pflanze, die gut ist in Bezug auf die in ihr vermuteten Heilkräfte. Da sie aber nur schädliche Eigenschaften hat, muß man wohl die Namengebung ironisch verstehen. Die Form der reifen Früchte stand bei der deutschen Benennung Pate. Da man aus dem Holz Spindeln herstellte, nannte man die Pflanze auch Spindelstrauch.

Das *Pfaffenhütchen* ist ein bis 6 m hoch werdender Strauch mit sparrigen Ästen. Die jungen Zweige sind grün, abgerundet vierkantig und bisweilen geflügelt. 10 cm lang und 3 cm breit sind die länglichlanzettlichen gestielten Laubblätter. Ihr Rand ist fein gekerbt. Bevor die Blätter im Herbst abgeworfen werden, zeigen sie eine prächtige Herbstfärbung. In blattachselständigen wenigblütigen Trugdolden entwickeln sich die gestielten Blüten. Ihre meist 4 Kelchblätter sind sehr klein. Die vier grünlichweißen Kronblätter werden etwa 5 mm lang. Auf Lücke zu ihnen stehen die vier Staubgefäße. Der 4–5blättrige Fruchtknoten ist in den Diskus eingesenkt. Die karminrote abge-

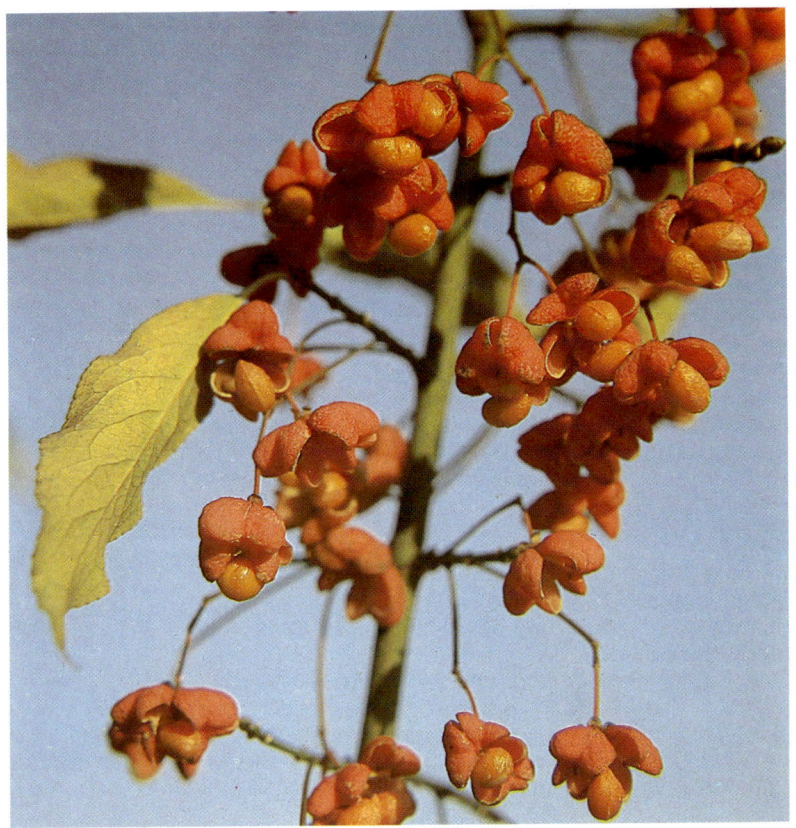

Die vierteiligen Früchte gaben den Namen: Pfaffenhütchen (Euonymus europaea). Ihr Ziegelrot wird unterstrichen durch das saftige Orange des fleischigen Samenmantels (Arillus). (89)

rundet kantige Kapsel zeigt beim Aufplatzen die vom orangeroten Samenmantel umgebenen großen Samen.
Man begegnet der Pflanze häufig in Hecken, an Waldrändern und in Auwäldern. Mit ihrem dichten Wurzelwerk kann sie sich in steini- gen, sandigen oder reinen Lehm- böden verankern. Ihr Verbreitungs- gebiet umfaßt ganz Europa, Westsibirien und Kleinasien bis hin zum Kaukasus. Die Bestäubung der Blüten besorgen hauptsächlich Mücken, Fliegen und Ameisen, die den frei auf der Diskusscheibe ab-

gesonderten Nektar holen. Das Pfaffenhütchen verbreitet sich sowohl durch Wurzelschößlinge wie auch durch die Samen, die von etlichen Vögeln gefressen werden. Mehrere Jahre mit Frost sind die Vorbedingung, damit die Samen keimen.

Auf das Alkaloid führt man die insektizide Wirkung der Samen zurück. Früher wurden sie gepulvert und gegen Läuse und Krätzemilben verwendet. Mehr Bedeutung besaß das gelbe zähe Holz, das zu Drechslerarbeiten verwendet wurde. Fleischspieße, Pfeifenrohr und Zahnstocher werden in manchen Gegenden noch heute daraus hergestellt. Die weiche, gleichmäßige Holzkohle ergibt eine ausgezeichnete Zeichenkohle.

In unseren Parks begegnet man hin und wieder auch einigen anderen Euonymus-Arten, so z. B. dem chinesischen *E. alatus* mit starken Korkleisten an den Ästen, dem als Bodendecker verwendeten japanischen *E. fortunei* oder dem auch aus Japan stammenden *E. sachalinensis* mit seinen langstieligen, großen, dunkelroten Früchten.

□ **Anwendung in der Heilkunde:** Eine Verwendung als Arznei ist nicht bekannt.

■ **Wirkung, Symptome und Therapie:** *In allen Organen der Pflanze, besonders jedoch im prächtig gefärbten Samen, findet sich das Polyester-Alkaloid Evonin neben geringen Mengen des Herzgiftes Evonosid (Cardenolide). Erst nach einer Latenzzeit von 15 Stunden treten im Magen-Darm-Kanal heftige örtliche Reizungen auf, die zu starken Koliken und blutigen Diarrhöen führen. Nach Resorption des Giftes steigt die Körpertemperatur. Es kommt zu Kurzatmigkeit, zu Kreislaufstörungen und Kollapserscheinungen oder Krämpfen des ganzen Körpers. Charakteristisch für die Phase der Rekonvaleszenz nach einer nicht tödlichen Vergiftung ist ein vorübergehendes Anschwellen der Leber und eine Eiweißausscheidung im Harn infolge einer Nierenreizung. Mit medizinischer Kohle kann der Übertritt der Giftstoffe in den Körper vermindert werden. Ernste Symptome sind vom Arzt mit entsprechenden Medikamenten zu behandeln.*

Wolfsmilchgewächse

(Euphorbiaceae)

□ **Familienübersicht:** Zu den Wolfsmilchgewächsen zählen sehr verschieden gestaltete Pflanzen. Sie können Kräuter, Sträucher oder Bäume sein, manche sehen sogar aus wie Kakteen. Die meisten Arten besitzen einen Milchsaft, der

bei Verletzungen austritt. An den Sprossen finden sich wechselständige, einfache, manchmal auch handförmig geteilte Laubblätter. Die Blüten sind radiär gebaut und fast immer eingeschlechtlich. Meist befinden sich beide Blütenarten auf einer Pflanze, bei eini-

Christusdorn (Euphorbia milii). (90)

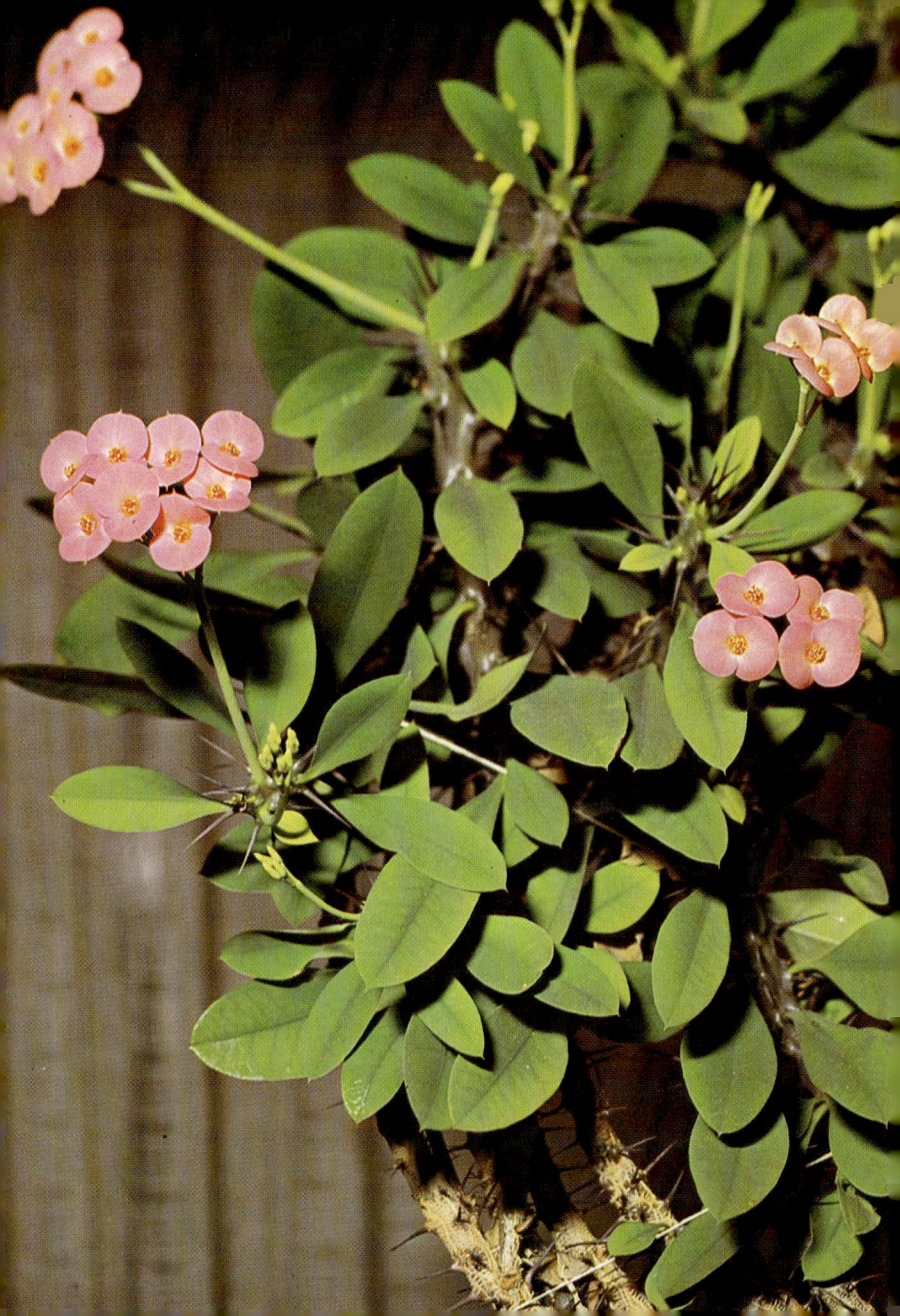

Zu den Giftpflanzen aus dieser Familie zählen folgende Arten:		
Wunderbaum Kroton, Wunderstrauch	Ricinus communis Croton sp., Codiaeum	Toxalbumine
Wolfsmilcharten	Euphorbia sp.	Triterpene im Milchsaft

gen Arten auch räumlich getrennt auf verschiedenen Pflanzen. Die Blüten sind oft klein und bilden dichte Doldentrauben. Viele Arten täuschen Zwitterblüten vor, wobei aber mehrere männliche Blüten mit je nur einem Staubblatt eine weibliche Blüte mit ihrem dreifächerigen Fruchtknoten umgeben (Cyathium). An Stelle der stark reduzierten oder fehlenden Blütenhüllblätter übernehmen besonders gefärbte Vor- oder Hüll- oder Hochblätter die Aufgabe des Schauapparates. Der Nektar wird in speziellen Honigdrüsen erzeugt. Als Frucht entsteht gewöhnlich eine Kapsel, die in drei Teile zerfällt. Jeder Teil enthält einen Samen. Zur Familie der Wolfsmilchgewächse rechnet man etwa 290 Gattungen mit insgesamt über 7500 Arten!

■ Toxalbumine als Giftstoffe

Wunderbaum
(Ricinus communis L.)

□ **Bestimmungsmerkmale und Biologie:** Der Name Ricinus geht wahrscheinlich auf das hebräische Wort für rundlich zurück, womit die Form der Früchte beschrieben wurde. Communis bedeutet allgemein verbreitet. Die im Deutschen auch gebräuchliche Bezeichnung Wunderbaum spricht für die vielseitige Verwendbarkeit des aus den Samen gewonnenen Öles.
Rizinus wächst in Mitteleuropa als einjähriges Kraut, wobei er bis zu 4 m hoch werden kann. Je weiter man nach Süden kommt, desto höher und ausdauernder wird er. So kennt man aus den Tropen baumförmige Exemplare mit Höhen von 13 m. Das auffälligste Merkmal dieser Pflanze stellen ihre Laubblätter dar. Ihre lang gestielte Spreite teilt sich handförmig in 5–11 eiländliche, gezähnte Lappen. Ein solches Blatt kann einen Durchmesser von 1 m erreichen. Obwohl endständig, ist die Blütenrispe meist zwischen übergipfelnden Seitensprossen verborgen. Im unteren Bereich der Rispe finden sich büschelig gehäuft die männlichen Blüten, die zahlreiche verzweigte blaßgelbe Staubgefäße hervorbringen, während sich im oberen Teil die weiblichen Blüten mit ihren je drei roten zweispaltigen Griffeln befinden. Der dreifächerige Fruchtknoten entwickelt sich zu einer kugeligen, weich bestachelten Kapsel, in der sich die charakteristischen 1–2 cm großen, ovalen, dunkelbraun marmorierten Samen befinden (s. Abb. 260). Ricinus ist eine monotypische Gattung, d. h. zu ihr gehört nur eine

Art. Als Heimat des Wunderbaumes gilt das tropische Afrika.
Diese Angabe ist heute nur noch
schwer zu überprüfen, denn Ricinus wird in vielen Teilen der Welt
als Ölpflanze angebaut und findet
sich in diesen Gebieten auch verwildert. Die Hauptproduzenten für
Rizinusöl sind zur Zeit Brasilien
und Indien. Bei Ricinus über-
nimmt der Wind die Aufgabe der
Bestäubung, wobei seine Wirkung
durch die besonders gestalteten
Staubgefäße unterstützt wird. Ein-
zigartig im Bereich der höheren
Pflanzen sind nämlich an den An-
theren besondere einseitig verdickte Zellreihen, die bei Berührung
die reife Anthere zum Platzen bringen und dadurch den Pollen fort-
schleudern. Die natürliche Verbreitung der Rizinus-Samen geschieht
durch Ameisen, die die Pflanze oh-
nehin häufig besuchen. Sie besitzt
an Stengel und Blättern kleine An-
schwellungen, in denen sich Leitbündel befinden, die nach außen
Nektar abscheiden (extraflorale
Nektarien). Die Rizinus-Samen haben an einem Ende ein kleines fleischiges Anhängsel, die Caruncula,
die von Ameisen gerne verzehrt
wird. Dabei schleppen sie die ganzen, trotz ihrer Größe sehr leichten
Samen fort.

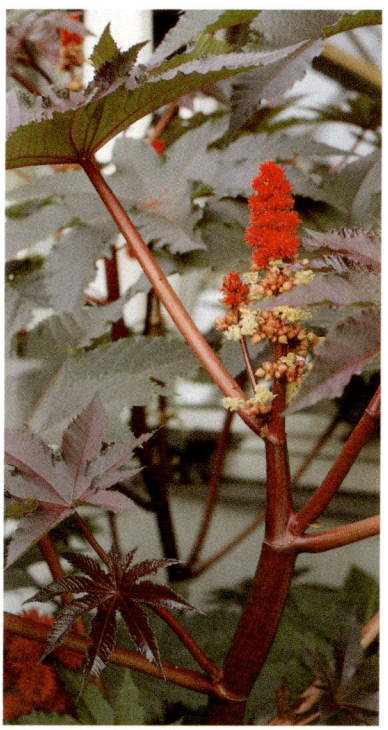

*Der Rizinus (Ricinus communis) besticht mit
Blattfarbe und -form und deren Kontrast zu
seinen gelben männlichen (unten) und roten
weiblichen Blütenständen. (91)*

☐ **Anwendung in der Heilkunde:** Die
reifen Samen des Wunderbaumes
sind als Semen Ricini offizinell.
Aus ihnen wird das Rizinusöl
durch Auspressen gewonnen. Die
Preßrückstände enthalten die giftigen Bestandteile Ricin und Ricinin
neben großen Mengen an Eiweiß,
weshalb sie als Düngemittel ge-
schätzt sind. Das fette Öl, das einen
unangenehmen hinterher kratzen-
den Geschmack hat, dient in der
Medizin schon seit langem als
mildes Abführmittel, das sich auch
bei chronischen Diarrhöen als heil-
sam erwiesen hat, bei hartnäckigen
Verstopfungen allerdings nicht

hilft. Darüber hinaus dient das Öl zur Herstellung von Kosmetika, Farben, Lacken und Kunststoffen. Wegen seiner hohen Viskosität, Kältebeständigkeit und Unlöslichkeit in Benzin wird es auch mit großem Erfolg als Schmieröl in Motoren und Maschinen verwenden. Im Volk verbreitet war früher die Benutzung des Öles als Haarwuchsmittel. Die das Ricin enthaltenden Preßrückstände wurden zur Herstellung von Ratten- und Mäusegiften verwendet. 1962 erst wurde Ricin als Kampfstoff (Atemgift) patentiert! Seit 1972 ist bekannt, daß Ricin die Proteinsynthese in den Zellen verhindert und so in geringen Dosen ein Tumorwachstum unterdrücken kann.

Kroton-Arten *(Croton spec.)*

□ **Bestimmungsmerkmale und Biologie:** Die Tropen sind die Heimat der Kroton-Arten. Pharmazeutisch wichtig sind besonders der *Kaskarillabaum (C. eleuteria)* von den Antillen und der *Krotonölbaum (C. tiglium)*, der von Westafrika über Süd-Asien bis zu den Sundainseln verbreitet ist. Beide Pflanzen wachsen baumartig. Die unter dem Namen Kroton bei uns weit verbreitete Zimmerpflanze, der *Wunderstrauch*, wird heute einer eigenen Gattung zugerechnet: *Codiaeum variegatum*. Vom Krotonölbaum ist bekannt, daß seine Samen, aber auch die Blätter äußerst toxisch wirkende Eiweißstoffe enthalten, die in geringeren Konzentrationen auch in den nächst verwandten Arten auftreten.

Das typische Kennzeichen des *Wunderstrauches* sind seine gut 20 cm langen gelappten Laubblätter, die leuchtende gelbe, rote, grüne und braune Farbtöne aufweisen. Die unscheinbaren grünlichen Blüten sind in aufrecht stehenden Rispen zusammengefaßt. In unseren Wohnungen kommt die Pflanze nur selten zur Fruchtbildung. Die Heimat ist Malaysia.

□ **Anwendung in der Heilkunde:** Croton eleuteria liefert Duftstoffe und kräftigende Mittel und C. tiglium Crotonöl, ein starkes Abführmittel – 20 Tropfen davon sind bereits tödlich!

■ **Wirkung, Symptome und Therapie:** *Besonders aus den Samen von Ricinus und Croton konnte man toxische Eiweißstoffe isolieren. Alle Toxalbumine widerstehen den Verdauungsenzymen und können im Darm leicht resorbiert werden. Nach Übelkeit und Schwindelanfällen zeigen sich Darmkrämpfe und schwere Diarrhöen. Neben allen Symptomen einer Gastroenteritis kommt es durch die Ausscheidung des chemisch nicht veränderten Giftes zur Nierenentzündung mit den Folgen der Gelbsucht und einer zunehmenden Harnvergiftung. Außerdem ist Ricin ein Blutagglutin, das die roten Blutkörperchen schnell zur Verklebung bringt. Die Folge sind Trombosen. Nach 48 Stunden kann durch Kreislaufkollaps der Tod eintreten. Die tödliche Dosis für Erwachsene (0,25 mg Ricin) ist schon in einem einzigen Samen enthalten!*

Neben Magenspülungen und Gaben von Aktivkohle ist z. B. bei einer Ricinus-Vergiftung für den behandelnden Arzt das Wichtigste die ständige Harnkontrolle. Reichliche Flüssigkeitsgaben können einer Nierenentzündung entgegenwirken.

Kräftig gezeichnet und gelb bis rot gefärbt sind die lackartig glänzenden, unzerteilten bis lappigen Blätter der Croton- und Codiaeum-Arten. Sie sind beliebte Zimmerpflanzen, die aber selten zum Blühen kommen. Der helle Milchsaft enthält stark hautreizende Terpene und die Blätter ebenfalls die in den Samen wirksamen giftigen Eiweißstoffe. (92)

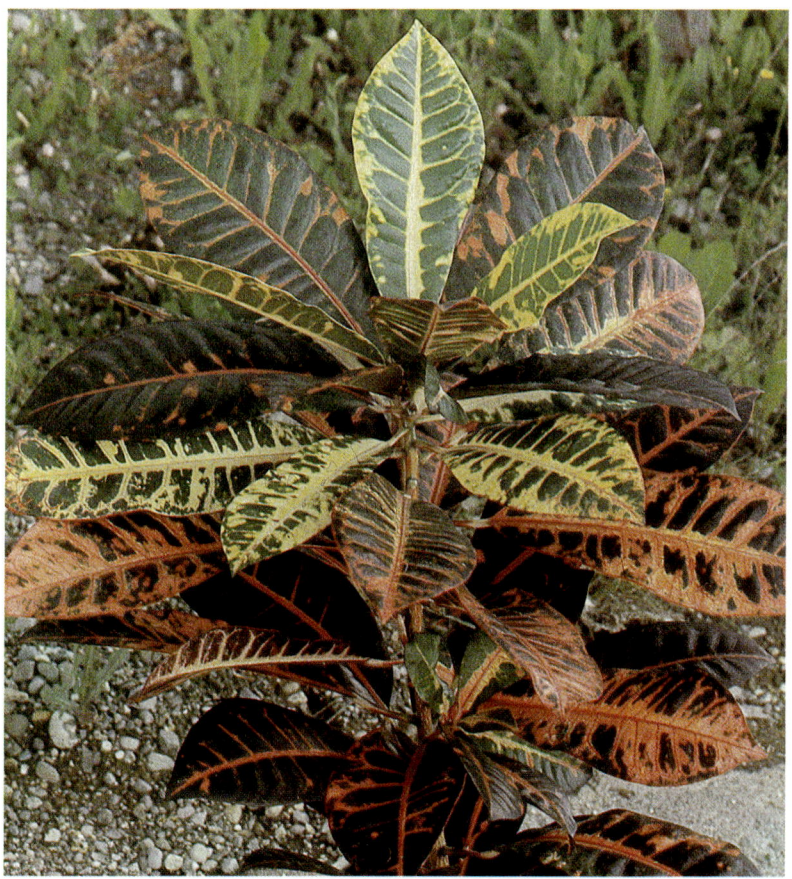

■ Triterpene als Giftstoffe

Wolfsmilch *(Euphorbia sp.)*

□ **Bestimmungsmerkmale und Biologie:** Der Gattungsname Euphorbia wird von Plinius überliefert und entstand zu Ehren von Euphorbos, dem Leibarzt von König Juba von Mauretanien. Der allen Arten gemeinsame scharf schmeckende Milchsaft ist wahrscheinlich der Ursprung für den deutschen Namen Wolfsmilch.

Zypressenwolfsmilch (Euphorbia cyparissias) ist sehr verbreitet auf warmem trockenem Grund. Ihre Blütenstände täuschen Doppeldolden der Doldengewächse vor, doch weist der nach dem Abreißen ausfließende Milchsaft sie als Wolfsmilchgewächse aus. (93)

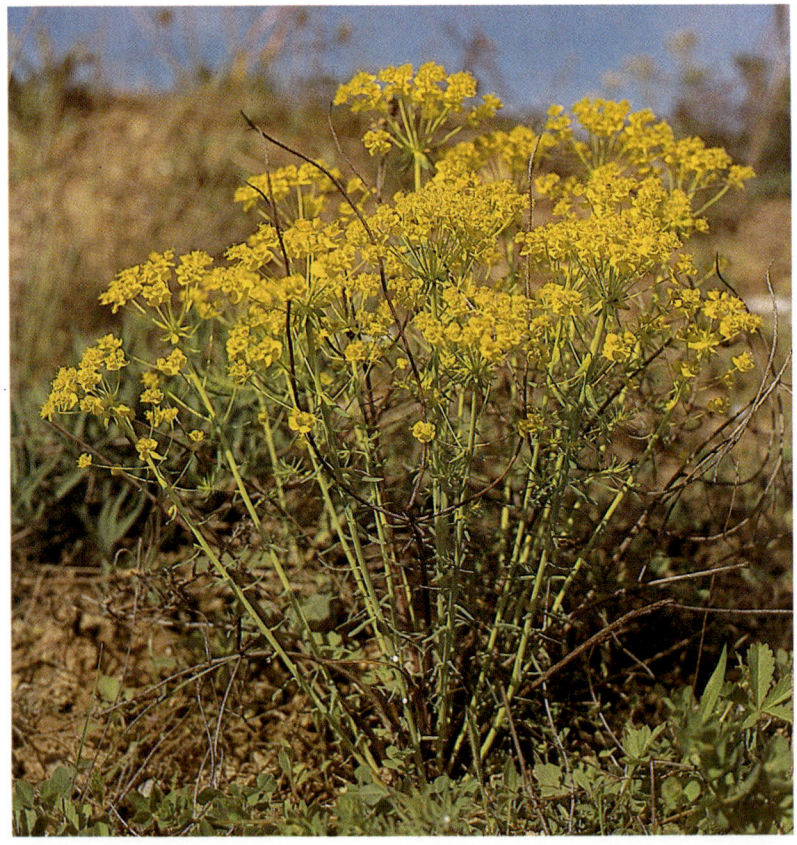

Von den vielen bei uns wild wachsenden Wolfsmilcharten ist wohl
die *Zypressenwolfsmilch (Euphorbia
cyparissias L.)* die häufigste und bekannteste. Sie soll stellvertretend
für alle anderen näher besprochen
werden.
Aus einem dicken, Ausläufer trei-
benden Wurzelstock entspringen
15–50 cm hohe, verzweigte, kahle
Sprosse, die unten spärlich und
nach oben hin zunehmend dicht
beblättert sind. Die lanzettlichen
weichen Laubblätter sind etwa
2 cm lang, aber nur 2 mm breit. Am
Ende des Sprosses entsteht zur
Blütezeit ein Kranz aus den Laubblättern gleich gestalteten Hüllblättern (bei anderen Arten oft stark
verbreitert), aus dessen Mitte die
10 bis 15 Strahlen einer Trugdolde
entspringen. An der Spitze jeden
Strahles umstehen zwei rautenför-
mige Hüllchenblätter die eigentlichen »Blüten«. Sie bestehen jeweils aus einer zur Seite geneigten weiblichen Blüte mit einem
dreifächerigen Fruchtknoten und
drei Narben und mehreren männlichen Blüten, die nur je ein
Staubgefäß besitzen. Jeder dieser
Kleinstblütenstände – Cyathien genannt – wird von vier wachsgelben
zweihörnigen Honigdrüsen umgeben. Zur Reifezeit im Juni/Juli
und oft noch ein zweites Mal im
September sind die oberen Laubblätter rötlich verfärbt, und die
Fruchtkapseln entlassen ihre 2 mm
großen, eiförmigen, grauen Samen.
Zur Gattung Euphorbia gehören
etwa 680 Arten, die fast über die
ganze Erde verbreitet sind. Für
Mitteleuropa werden 43 Arten an-

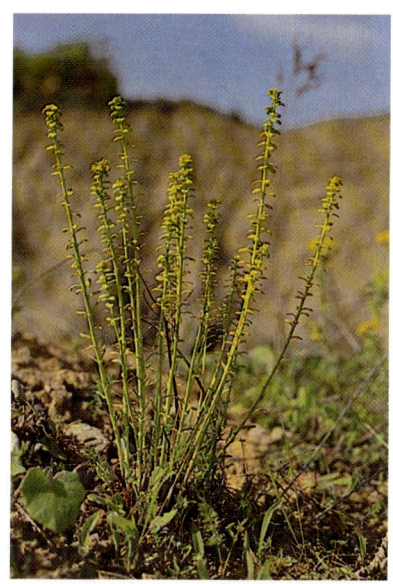

*Auch dies sind Zypressenwolfsmilchpflanzen.
Sie sind vom Erbsenrostpilz (Uromyces pisi) befallen. Das verändert ihren Wuchs. (94)*

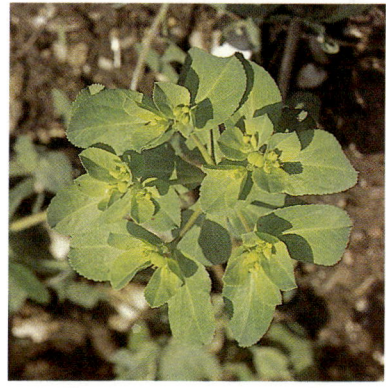

*Die Sonnenwolfsmilch (Euphorbia helioscco-
pia) täuscht mit ihren Blättern eine Riesen-
blüte vor. (95)*

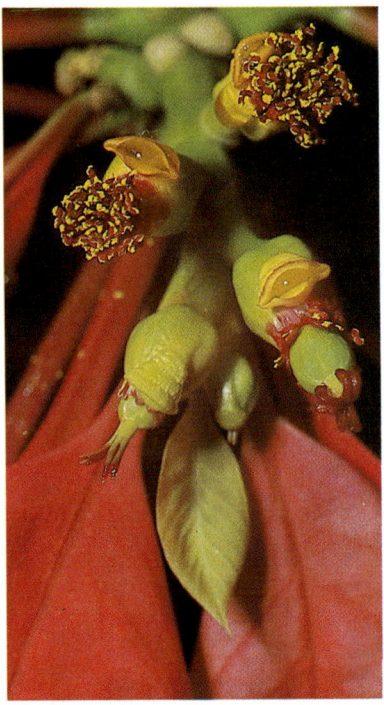

Der Weihnachtsstern (Euphorbia pulcherrima) färbt seine oberen Stengelblätter rot. Die Honigblätter hat er zu reich gefüllten Nektarbechern umgestaltet. Jeder Teilblütenstand (Cyathien) besteht aus einer weiblichen Blüte, die von vielen männlichen umgeben ist. (96)

gegeben, von denen allerdings viele aus dem Mittelmeerraum bei uns eingeschleppt sind. Unter den tropischen, besonders attraktiven Wolfsmilcharten ist der *Weihnachtsstern (Euphorbia pulcherrima)* oder *Poinsettia* aus dem tropischen Amerika als Topfpflanze sehr beliebt. Seine obersten Laubblätter sind zur Blütezeit leuchtend

rot gefärbt, wodurch eine besonders große Blüte vorgetäuscht wird. Diese Pflanze gilt neuerdings als harmlos.

Ebenfalls als Topfpflanze weit verbreitet ist der *Christusdorn (Euphorbia milii)* aus Madagaskar. Sein besonderes Kennzeichen ist eine Stammsukkulenz, d. h. sein Stamm ist ähnlich wie bei den meisten Kakteen zu einem Wasserspeicher umgebildet. *Euphorbia fulgens* aus Mexiko ist eine beliebte Schnittpflanze. Ihre schlanken rutenförmigen Äste tragen in den Blattachseln leuchtend rote oder weiße Blüten.

Viele Euphorbia-Arten finden sich als Ziergewächse in Gärten und Parks. Eine sehr auffällige Erscheinung unter ihnen ist die *Kreuzblättrige Wolfsmilch (Euphorbia lathyris L.)* aus dem Mittelmeergebiet, die von Gärtnereien als Mittel gegen Wühlmäuse empfohlen wird.

□ **Anwendung in der Heilkunde:** Im Volk gilt der eingedickte Milchsaft der Zypressenwolfsmilch als Brech- und Abführmittel, was als Hauptursache für Vergiftungen in Frage kommt. Der Milchsaft anderer Arten, z.B. von der *Sonnenwolfsmilch (Euphorbia helioscopia)*, ist als blasenziehendes Mittel im Gebrauch.

■ **Wirkung, Symptome und Therapie:** *Der Milchsaft der Euphorbia-Arten enthält das Triterpengemisch Euphorbon, das in der chemischen Struktur auf ein Steroidgerüst zurückgeht.*
Der scharf schmeckende Milchsaft

der Euphorbia-Arten hat eine starke örtliche Reizwirkung. Auf der Außenhaut kommt es zu Blasenbildung und Nekrosen, auf den Schleimhäuten zu schwerwiegenden Zerstörungen des Gewebes, was im Bereich des Auges zu Blindheit führen kann. Innerlich erzeugt der Milchsaft Erbrechen, Magenschmerzen und heftige Diarrhöen. Nach einer großen aufgenommenen Menge kann sogar der Tod eintreten nach Kreislaufschädigung, Kollapserscheinungen und Lähmungen. Die Prognose einer resorptiven Vergiftung wird als sehr ernst bezeichnet.

Gegen die Reizung der Magen-Darm-Wände bei einer Euphorbia-Vergiftung helfen Mucilaginosa. Allen weiteren Symptomen kann der Arzt mit entsprechenden Pharmaka begegnen.

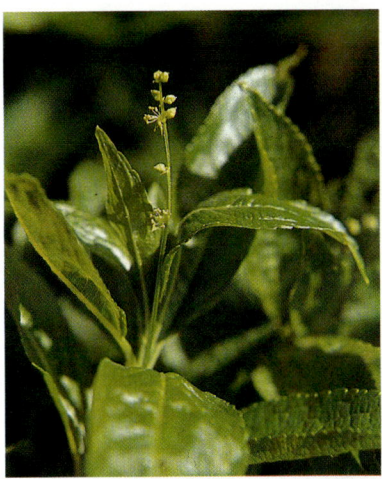

Die Bingelkräuter (hier Mercurialis perennis) sind zweihäusig. Ihre männlichen Blüten sind unscheinbar. (97)

■ Blausäure abspaltende Glykoside als Giftstoffe

Bingelkraut *(Mercurialis sp.)*

Erwähnt werden sollen noch die *Bingelkräuter (Mercurialis annua* und *M. perennis),* unscheinbare früh blühende Wolfsmilchgewächse ohne Milchsaft. In ihren Wurzeln finden sich Blausäure abspaltende Glykoside, wogegen das frische Kraut praktisch ungiftig ist.

□ **Anwendung in der Heilkunde:** Früher benutzte man den Wurzelpreßsaft als gutes Diureticum und Anthelminticum.

■ **Wirkung, Symptome und Therapie:** Siehe »Rosengewächse« (Seite 87).

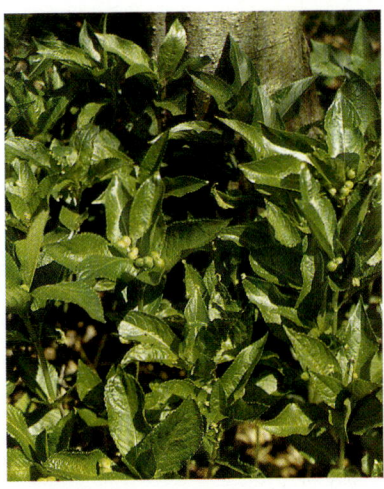

Weibliche Bingelkräuter tragen über den schopfig zusammengezogenen Blättern mehrere warzige zweiteilige Fruchtknoten. (98)

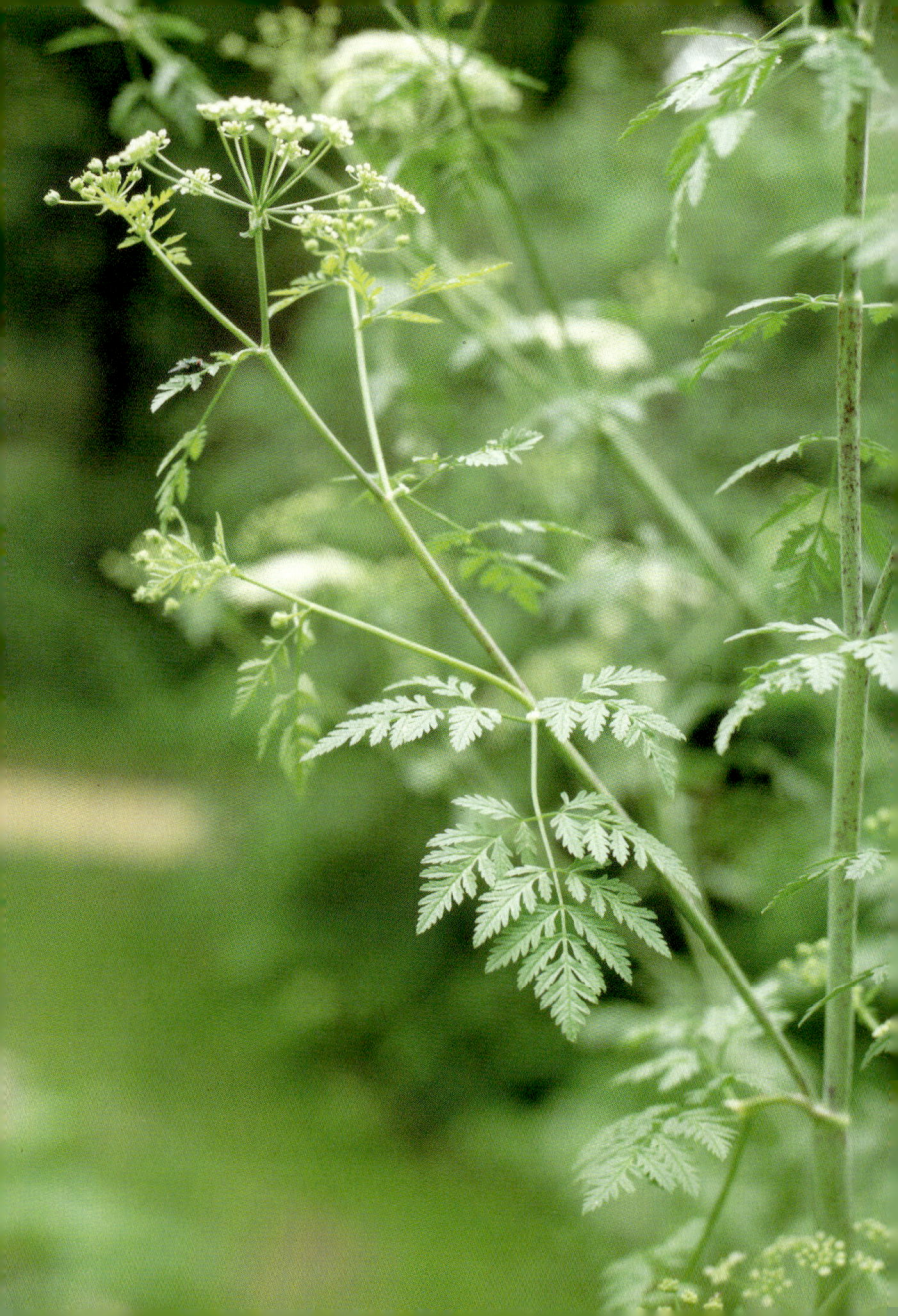

Doldengewächse

(Apiaceae = Umbelliferae)

☐ **Familienübersicht:** Bei den Doldengewächsen handelt es sich um Kräuter oder Stauden, deren wechselständige Laubblätter meist mehrfach fiederschnittig sind, d. h. ihre Blattspreite ist nach Art eines Fiederblattes in einzelne Abschnitte aufgelöst, die aber alle noch zusammenhängen. Die Blätter sitzen einem hohlen, gerillten und durch deutliche Knoten gegliederten Stengel oft mit einem scheidigen Blattstiel an. Die Blüten stehen in zusammengesetzten Dolden am Ende des Stengels oder eines Seitenzweiges. Am Grunde der Dolden finden sich häufig sog. Hüllblätter, am Grunde der Döldchen Hüllchenblätter. Die Blüten sind klein, fünfzählig und zwittrig. Aus den zwei Fruchtblättern entsteht eine Spaltfrucht, deren zwei Teile mehr oder weniger fest zusammenhängen. Ihre Oberfläche ist meist mit je fünf Längsrippen versehen. Etwa 2200 Arten der Doldengewächse sind über die ganze Welt verbreitet.

■ Alkaloide als Giftstoffe

Gefleckter Schierling
(Conium maculatum L.)

☐ **Bestimmungsmerkmale und Biologie:** Im Namen Conium steckt

Der Gefleckte Schierling (Conium maculatum) ist leicht mit verschiedenen anderen Doldengewächsen zu verwechseln. (99)

das griechische Wort für Kreisel. Nach dem Genuß der Pflanze dreht man sich wie ein Kreisel. Maculatum heißt gefleckt. Im Deutschen spricht man auch vom gefleckten Schierling, wobei der Ausdruck Schierling wahrscheinlich aus dem nordischen Sprachraum stammt und Mist bedeutet als Hinweis auf den unangenehmen Geruch der Pflanze.

Conium ist einjährig und erhebt sich von einer weißen spindelförmigen Wurzel bis in eine Höhe von $2\frac{1}{2}$ m! Der Stengel ist hohl, kahl und von einem bläulichen Reif überzogen. Oft sind am unteren Stengelteil rote Flecken vorhanden (Name!). Die dunkelgrünen, weichen, kahlen Laubblätter sind 2–4fach fiederspaltig und im Umriß dreieckig. Ihre unteren Abschnitte sind scharf gesägt, die oberen eiförmig. 10–15strahlig sind die flachen Dolden. Sie haben Hüll-und Hüllchenblätter. Mit nur 1 mm langen Kronblättern sind die weißlichen Einzelblüten wie bei vielen Doldengewächsen sehr klein. Im Spätsommer entwickeln sich eirunde Früchte, die auf ihrer Oberfläche wellig-gekerbte Hautrippen aufweisen. Dieses Aussehen hat schon öfter zu Verwechslungen mit den ähnlich gestalteten Früchten von Anis (Pimpinella anisum) oder Fenchel (Foeniculum vulgare) geführt. Zur Gattung Conium gehören zwei Arten. Während die eine nur in Süd-Afrika vorkommt, ist die andere – Conium maculatum – inzwischen weltweit verbreitet. Ihre ursprüngliche Heimat ist Europa und West-Asien. Von hier aus wurde

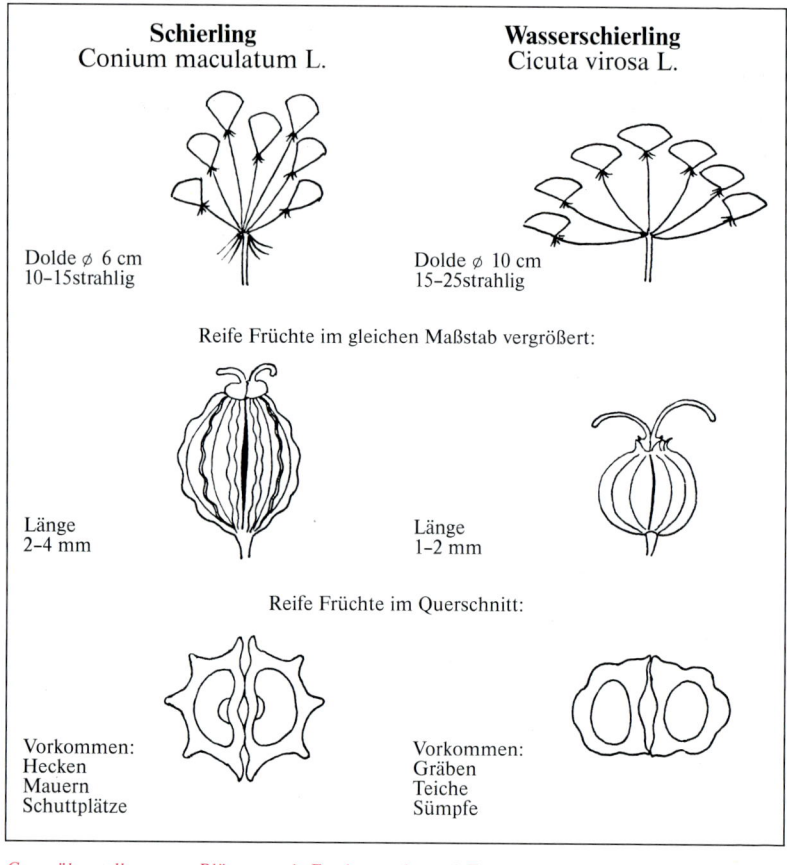

Schierling
Conium maculatum L.

Wasserschierling
Cicuta virosa L.

Dolde ⌀ 6 cm
10–15strahlig

Dolde ⌀ 10 cm
15–25strahlig

Reife Früchte im gleichen Maßstab vergrößert:

Länge
2–4 mm

Länge
1–2 mm

Reife Früchte im Querschnitt:

Vorkommen:
Hecken
Mauern
Schuttplätze

Vorkommen:
Gräben
Teiche
Sümpfe

Gegenüberstellung von Blütenstand, Fruchtansicht und Fruchtquerschnitt von Wasserschierling (rechts) und geflecktem Schierling. (Vgl. auch S. 136). (100)

sie als Arzneipflanze in die anderen Kontinente gebracht, wo sie verwilderte. Der gefleckte Schierling wächst – mit einer Vorliebe für klimatisch warme Gegenden – an Zäunen, Wegen und Ackerrändern, in Unkrautfluren und auf Schuttplätzen. Sein Vorkommen ist ein Anzeichen für einen hohen Lehm- und Stickstoffgehalt des Bodens. Die Früchte verbreitet der Wind.

□ **Anwendung in der Heilkunde:**
Siehe Seite 138.

■ Wirkung, Symptome und Therapie: *In allen Teilen einer Schierlingspflanze finden sich Alkaloide, von denen das Coniin das bekannteste ist. Es wird sehr schnell von der unverletzten Haut und den Schleimhäuten aufgenommen, so daß es schon nach kurzer Zeit zu Brennen im Mund, Speichelfluß und heftigem Erbrechen kommt. Nach tödlichen Mengen steigt eine Lähmung von den Füßen an aufwärts, bis nach etwa einer halben Stunde der Tod durch Atemlähmung eintritt. Bei tödlichen Dosen kommt meist jede Hilfe zu spät. Bei geringeren Mengen kann der Arzt versuchen, einer Lähmung des Atemzentrums durch künstliche Atmung zu begegnen.*

Die Blütentriebe des nur in Norddeutschland häufigeren Wasserschierlings (Cicuta virosa) tragen typische Doppeldolden, denen Hüllblätter an den Doldenhauptstrahlen fehlen. Die Döldchen haben aber Hüllchenblätter. Alle Teile der Schierlinge sind außerordentlich giftig und wurden nicht nur im Altertum zu Hinrichtungen verwendet. (101)

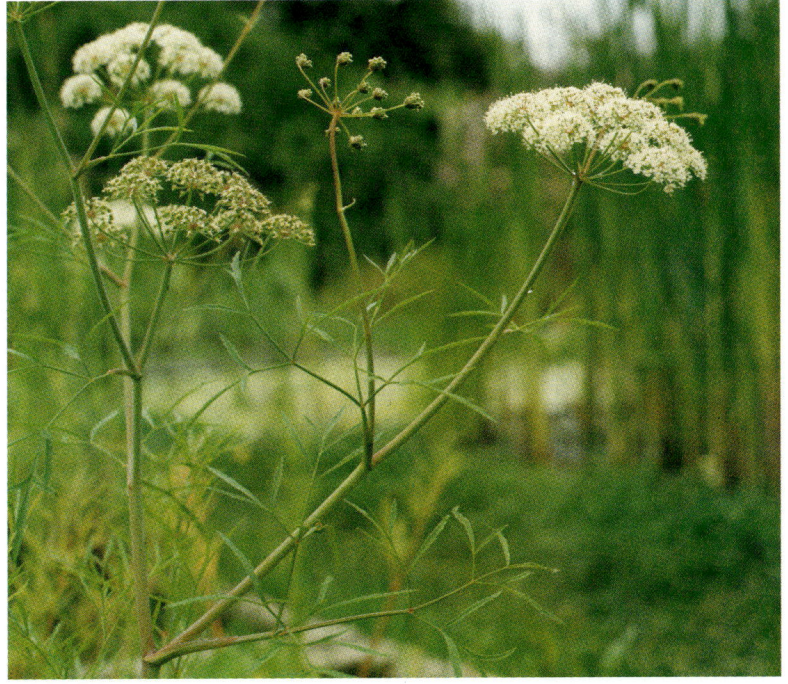

■ Polyacetylene als Giftstoffe

Wasserschierling *(Cicuta virosa L.)*

□ **Bestimmungsmerkmale und Biologie:** Mit dem griechischen Cicuta drückte Linné aus, daß der Stengel dieses Gewächses hohl ist. Virosus heißt giftig. Nach seinem Wuchsort bekam er bei uns den Namen *Wasserschierling.*

Cicuta treibt von einer ausdauernden, knollenartig verdickten, gestauchten Grundachse, die außen geringelt und mit dünnen Wurzeln besetzt und innen durch markige Querwände in mehrere hohle Kammern unterteilt ist, verzweigte Stengel bis in 1½ m Höhe. Sie sind hohl und auf ihrer Außenseite fein gerillt. An ihnen stehen große lang gestielte grasgrüne Laubblätter, deren Spreite 2–3fach fiederspaltig ist. Ihre Einzelabschnitte sind länglichlanzettlich und scharf, oft doppelt gesägt. Die Laubblattstiele sitzen oft mit hautrandigen Scheiden dem Stengel an. Die end- oder achselständigen stark gewölbten Dolden haben 15–25 Strahlen, keine Hülle, aber zahlreiche Hüllchenblätter. Die Einzelblüten sind wie beim gefleckten Schierling klein und weiß, die reife Frucht aber breit-eiförmig, braungelb mit dunkelbraunen Streifen. Die dicke Grundachse wurde mit Sellerie- und Pastinakwurzeln verwechselt. Bei Verletzung tritt aus ihr aber ein gelber, schnell dunkel werdender, harzigaromatisch bis süßlich riechender Saft aus.

Die Gattung Cicuta umfaßt drei Arten, die in den klimatisch gemäßigten Gebieten der Nordhalbkugel vorkommen. Cicuta virosa ist in Europa und Asien beheimatet und findet sich zerstreut in Großseggen-Verlandungs-Beständen an Altwassern und Weihern. Nährstoffreiche und flach überschwemmte Schlammböden werden bevorzugt. Interessant ist, daß die zuerst ausgewachsenen Blütendolden zwittrige Blüten enthalten, die danach kommenden nur noch am Rand zwittrige, sonst männliche, und die zuletzt aufblühenden nur noch männliche Büten aufweisen. Die reifen Früchte werden vom Wasser verbreitet und brauchen meist mehrere Jahre zur Keimung.

□ **Anwendung in der Heilkunde:** Siehe Seite 138.

Hundspetersilie
(Aethusa cynapium L.)

□ **Bestimmungsmerkmale und Biologie:** Aethusa leitet sich vom griechischen Wort für brennen ab, als Hinweis auf den scharfen Geschmack. Cynapium ergibt übersetzt den deutschen Namen Hundspetersilie, also eine schlechte, unbrauchbare Petersilie. *Hundspetersilie* ist einjährig. Von einer dünnen weißlichen Wurzel erhebt sich ein flachrinnig bis kantiger, nicht selten schmutzig-violett überlaufener, oft bläulich bereifter Stengel bis in eine Höhe von 1 m. Die dunkelgrünen, frisch stark glänzenden Laubblätter sind 2–3fach fiederschnittig mit eiförmigen, ganzran-

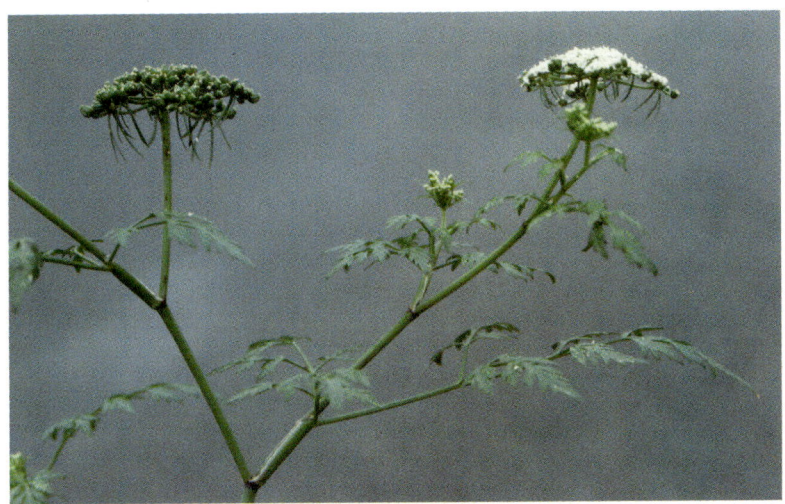

Hundspetersilie (Aethusa cynapium) ist im nichtblühenden Zustand nur am Geruch von glattblätt-
riger Gartenpetersilie zu unterscheiden. In den letzten Jahren kamen Verwechslungen mit Wilder
Möhre vor. Man sollte sich daher die langen, einseitig herabhängenden Hüllchenblätter gut
einprägen, die blühende und fruchtende Pflanzen unverwechselbar machen. (102)

digen Abschnitten. An der Basis der Blattstiele befinden sich kurze Scheiden mit breiten weißlichen Hauträndern. Die Dolden haben 15–20 ungleich lange Strahlen. Eine Hülle fehlt. Die wenigen Hüllchenblätter hängen einseitig auf der Außenseite der Döldchen herab, deren Blüten 1 mm lange verkehrt-herzförmige weiße Kronblätter aufweisen. Die reife Frucht ist breit-eiförmig und hat breite Haupttrippen. Sie ist strohgelb gefärbt mit rotbraunen Striemen.

Die Gattung Aethusa hat nur die eine hier beschriebene Art, die in Europa, West-Asien und eingeschleppt in Nord-Amerika wächst.

Sie findet sich ziemlich häufig in Acker-Unkrautfluren, auf Schuttplätzen, an Zäunen und Waldrändern. Ihre Wurzeln reichen bis in eine Tiefe von über 60 cm. Da die Blätter von Hundspetersilie und echter Petersilie sehr ähnlich sind, hat man, um Verwechslungen zu vermeiden, eine krausblättrige Petersilie gezüchtet. Da diese Kultursorte aber nach einiger Zeit wieder normale Blätter hervorbringt, hilft dann als gutes Unterscheidungsmerkmal nur noch der Geruch: Aethusa widerlich, entfernt an Knoblauch erinnernd, Gartenpetersilie (Petroselinum crispum) stark würzig. Wenn beide Pflanzen

Wasserfenchel	**Hundspetersilie**
Oenanthe aquatica L.	Aethusa cynapium L.

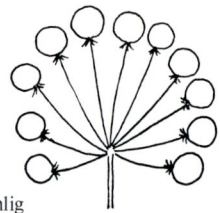

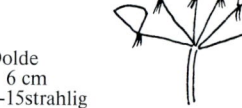

Dolde
⌀ 10 cm
8–12strahlig

Dolde
⌀ 6 cm
6–15strahlig

Reife Früchte im gleichen Maßstab wie S. 132 vergrößert:

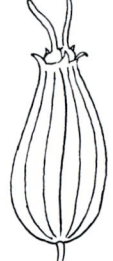

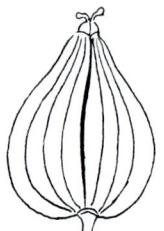

Länge
4 mm

Länge
2–5 mm

Reife Früchte im Querschnitt:

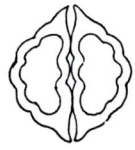

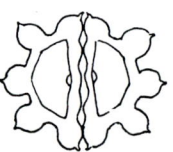

Vorkommen:
Bachufer
Weiher

Vorkommen:
Gebüsche
Waldrand
Schuttplätze

Gegenüberstellung von Blütenstand, Fruchtansicht und Fruchtquerschnitt von Wasserfenchel (links) und Hundspetersilie (vgl. auch S. 132). (103)

blühen, ist die Unterscheidung wieder sehr leicht: Aethusa blüht weiß, Petroselinum gelbgrün.

☐ **Anwendung in der Heilkunde:** Siehe Seite 138.

Wasserfenchel
(Oenanthe aquatica L.)

☐ **Bestimmungsmerkmale und Biologie:** Der Ausdruck Oenanthe ist von Plinius überliefert, der damit eine Blume bezeichnete, die wie die Blüten des Weinstockes duftet. Fraglich erscheint, ob Plinius damit unseren Wasserfenchel meinte.

Wasserfenchel ist 1–2jährig. Aus einer karottenförmigen schwammigen Grundachse entspringt ein 1½ m hoch werdender, sparrigästiger, hohler, stielrunder, gerillter Stengel. Die grasgrünen Laubblätter sind 2–5fach fiederschnittig. Ihre Blattspreite ist bei den untergetauchten Wasserblättern in linealische Zipfel aufgelöst, bei den Luftblättern mit kleinen eiförmigen ganzrandigen Abschnitten versehen. Mit breithautrandigen Scheiden sitzen die oberen Blätter dem Stengel an. Die Dolden haben 8–12 Strahlen. Eine Hülle fehlt. Die Hüllchenblätter sind zahlreich. Die mittleren Blüten einer Dolde sind meist unfruchtbar. Die Kronblätter sind weiß, etwa 1 mm lang und breit verkehrt-herzförmig. Die verhältnismäßig großen, bis 5 mm langen Früchte sind eiförmig länglich und gelbbraun gefärbt. Zur Gattung Oenanthe rechnet man weltweit – mit Ausnahme von Süd-Amerika und Australien – etwa

Wasserfenchel (Oenanthe aquatica) hat seinen Wurzelstock tief im schlammigen Grund mooriger Tümpel. Von dort treibt er stark verzweigte, den Kerbeln ähnliche Sprosse über die Wasserfläche. Unter der Wasserfläche sind die Stengel armdick aufgebläht. (104)

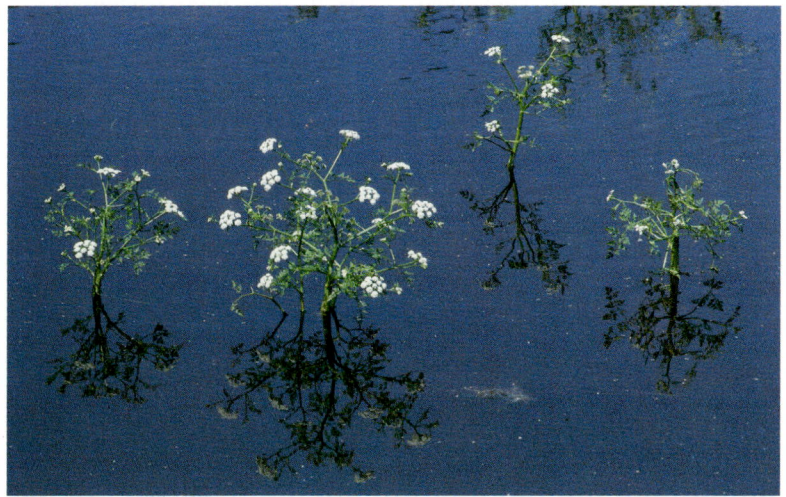

30 Arten. Oenanthe aquatica ist in Europa, West-Asien und eingeschleppt auch in Nord-Amerika verbreitet. Sie wächst in Verlandungs-Beständen an Altwassern und Weihern. In flachen, sich stark erwärmenden Gewässern tritt die Art in manchen Jahren massenweise auf. Dazu tragen nicht nur ihre schwimmfähigen von Wasservögeln verbreiteten Samen bei, sondern auch ihre Eigenart, Ausläufer zu bilden. Bei einer Wassertiefe bis zu einem halben Meter schwillt der untere Stengelteil armdick an, wobei ein schwammiges Parenchym einen großen zentralen Luftraum einschließt. Diese Besonderheit befähigt die Pflanze, ihren fast 2 Meter hohen Stengel leicht senkrecht zu halten, da der Auftrieb des Wassers stabilisierend wirkt.

□ **Anwendung in der Heilkunde:** Siehe nächste Spalte.

■ **Wirkung, Symptome und Therapie:** *Die größten Konzentrationen der Polyacetylene (= Polyine) finden sich in den Wurzeln bzw. beim Wasserschierling in der gekammerten Grundachse. Cicutoxin ist ein Krampfgift, das oft schon nach einer halben Stunde den ersten heftigen Krampfanfall verursacht. Die alle 15 Minuten auftretenden Anfälle schwächen den Körper völlig, so daß bald der Tod durch Ersticken eintritt. Gegen die Krämpfe gelten Thiobarbiturate als erprobtes Gegenmittel.*
Meist nicht tödlich verlaufen die Vergiftungen mit Wasserfenchel (Oenanthotoxin) und Hundspetersi-

lie (Aethusin). Trotzdem können beim ersteren Krampfanfälle und bei letzterer Lähmungen auftreten. Die Verwechslung von Hundspetersilie mit Wilder Möhre zur Herstellung von Wildmöhrensuppe führte allerdings in den vergangenen Jahren zu einigen schweren Vergiftungen.

□ **Anwendung der genannten Doldengewächse in der Heilkunde:** *Beide Schierlinge* waren bereits im Altertum als Heil- und Giftpflanzen bekannt, wobei man aber die zwei Arten nicht deutlich auseinander hielt. Da *Conium* im Gegensatz zu *Cicuta* im Mittelmeerraum relativ häufig vorkommt, diente wohl ausschließlich er zur Herstellung des berüchtigten Gifttrankes wie auch für Arzneien. Nach einem alten Kräuterbuch wurde »Cicuta maior, der Wüterich« therapeutisch folgendermaßen gebraucht: »Der Saame also grün gestossen/den Saft darauß gelassen/und um die Augen gestrichen/benimmt den Fluß/und macht ein klar Gesicht. Ein Pflaster von dem Saft gemacht/auf den Gebrechen gelegt/kühlet dasselbige/und setzet den Schmertzen. Wundscherling und Zeitlosen in Wein gesotten mit Oel vermischt/ist gut wider das Gicht der Hände und Füsse. – Wundschirlingswasser: Die beste Zeit seiner Brennung ist/das Kraut mit dem Stengel mitten im Mayen zu Wasser gebrandt. Das Wasser ist gut so ein Mensch ein Flieg eingeschluckt hat/Morgens nüchtern getruncken/sie wird außgetrieben. Das Wasser dient auch für die Brüche/und Schmertzen der Kinder/Tücher darinnen genetzt/und darüber gelegt ...« Noch bis in unser Jahrhundert wurde *Conium maculatum* als Herba oder Extractum Conii als allopathische Medizin geführt. Anwendungsbereiche waren Erkrankungen der Atmungsorgane, krampfartige Zustände innerer Organe, Trigeminusneuralgie, Angina pectoris, Zahn- und Magenschmerzen, Wundstarrkrampf und vieles mehr. Für diese Indikationen stehen heute bessere und harmlosere Präparate zur Verfügung, deren Wirkungskraft beim Lagern nicht wie bei Conium abnimmt, weshalb die Droge heute in der Allopathie verlassen ist. Dies gilt auch für die übrigen drei Arten. Alle vier Doldengewächse werden aber noch heute in der Ho-

möopathie benutzt. Die Essenz aus dem frischen blühenden Kraut von Conium (D_3–D_{12}) wird bei Rückenmarksdegeneration, Muskelkrämpfen, Krampfhusten, Tumoren u. a. empfohlen. Die aus dem frischen Wurzelstock von Cicuta bereitete Tinktur (D_4–D_6) kommt bei Epilepsie, Hirnhautentzündung, Schluckauf, Muskelkrämpfen u. a. zur Anwendung. Der frische Wurzelstock von *Oenanthe crocata* (nicht Oe. aquatica) wird zu einer Tinktur ($\emptyset$–D_2) verarbeitet, die bei epileptischen Anfällen, Delirien und Schwindelgefühlen helfen soll. Die Essenz der frischen blühenden Aethusapflanze (D_2–D_3) ist gut bei Brechdurchfall von Kindern und Pylorospasmus von Säuglingen.

Kreuzblütler

(Brassicaceae = Cruciferae)

☐ **Familienübersicht:** Alle Kreuzblütler sind ein- oder mehrjährige Kräuter. Sie haben wechselständige Blätter mit einfacher, fiederteiliger oder gefingerter Spreite. Nebenblätter sind meist vorhanden. Zahlreiche, normalerweise kleine Blüten stehen in traubigen Blütenständen zusammen. In ihrem Aufbau variieren die Blüten kaum. Vier Kelch- und vier Kronblätter umgeben 6 Staubblätter und einen zweifächerigen Fruchtknoten. Die Frucht ist vielsamig und wird nach ihrem Länge-Breite-Verhältnis als Schote oder Schötchen bezeichnet. Die etwa 3000 Ar-

ten, die sich auf 350 Gattungen verteilen, sind über die ganze Welt verbreitet, zeigen jedoch einen Schwerpunkt in der gemäßigten Zone der Nordhalbkugel.

Goldlack
(Cheiranthus cheiri [L.] Cr.)

☐ **Bestimmungsmerkmale und Biologie:** Der Gattungsname Cheiranthus und der Artname sind aus den griechischen Worten für Hand und Blüte zusammengesetzt. Damit ist gemeint, daß man diese Pflanze wegen ihrer schönen, angenehm riechenden Blätter gerne in der Hand hält.
Die Pflanze hat einen 20–60 cm hohen, aufrechten, verholzten Stengel, an dem steife, schmal-

lanzettliche, ganzrandige Laubblätter stehen. Sie sind dicht mit Gabelhaaren besetzt, die der Blattoberfläche anliegen. Die stark duftenden, über 2 cm großen Blüten bilden dichte endständige Trauben. Über den vier behaarten Kelchblättern befinden sich vier große Kronblätter, die bei der Wildpflanze gelb und bei Gartenformen gelbbraun bis braunviolett gefärbt sind. 6 Staubblätter umstehen den einen Fruchtknoten, der zu einer 4–9 cm langen, aufrecht abstehenden, anliegend behaarten Schote auswächst. Sie springt zur Reife mit zwei Klappen auf und entläßt viele etwa 3 mm große scheibenförmige Samen. Sie haben einen breit geflügelten Rand, der die Windverbreitung begünstigt.
Die Heimat des Goldlacks liegt im Mittelmeergebiet. Er wurde schon früh als Gartenschmuck und Arzneipflanze in Mitteleuropa kultiviert, wo er auch gelegentlich verwildert. Man begegnet ihm dann an alten Stadt- und Burgmauern in den Mauerfugen oder auf steinigen nährstoffreichen Böden z. B. in der Nähe von Schuttplätzen. Die Bestäubung erfolgt durch Bienen und Hummeln, die durch den Duft angelockt werden.

☐ **Anwendung in der Heilkunde:** Im Volk dient der Goldlack als Herz- und Abführmittel und soll auch bei Leberbeschwerden und Gelbsucht helfen.

Schöterich *(Erysimum sp.)*

Dem lateinischen Gattungsnamen liegt das griechische Wort für retten zugrunde, womit auf die heilsamen Wirkungen hingewiesen wird. Einige verwandte Arten des Goldlacks (*Acker-Schöterich – Erysimum cheiranthoides* und *Bleicher Schöterich – E. crepidifolium*) enthalten ebenfalls Herzglykoside und haben sich z. B. für Gänse als giftig erwiesen. Beliebte Standorte für diese Pflanzen sind ebenfalls Schuttplätze. Die Gattung Erysimum ist mit 125 Arten vorwiegend im Mittelmeergebiet und im pazifischen Bereich Nordamerikas verbreitet.

■ **Wirkung, Symptome und Therapie:** *Das Vorkommen von Herzglycosiden (Cardenolide) ist bei den Kreuzblütlern auf die Gattungen Cheiranthus und Erysimum beschränkt. Die herzaktiven Stoffe kommen in allen Teilen der Pflanzen vor, erreichen aber im Samen besonders hohe Konzentrationen. Es ist eine ganze Reihe von Cardenoliden erforscht worden (z. B. Cheirosid, Cheirotoxin, Erysimotoxin), deren Zusammensetzung in den Pflanzen wechselt. Nach der Einnahme größerer Mengen kann es zu schweren Symptomen kommen, die denen einer Fingerhut-Vergiftung ähneln. Neben Erbrechen und Übelkeit besteht vor allem die Gefahr von Herzrhythmusstörungen, was sich bei bereits vorhandener Herzschwäche ungünstig auswirken kann. Da es kaum möglich ist, die Reaktionen am Herzen aufzuheben, ist die sehr schnelle Entleerung des Magens und des Darmes dringend erforderlich.*

Goldlack (Cheiranthus cheiri) (105)

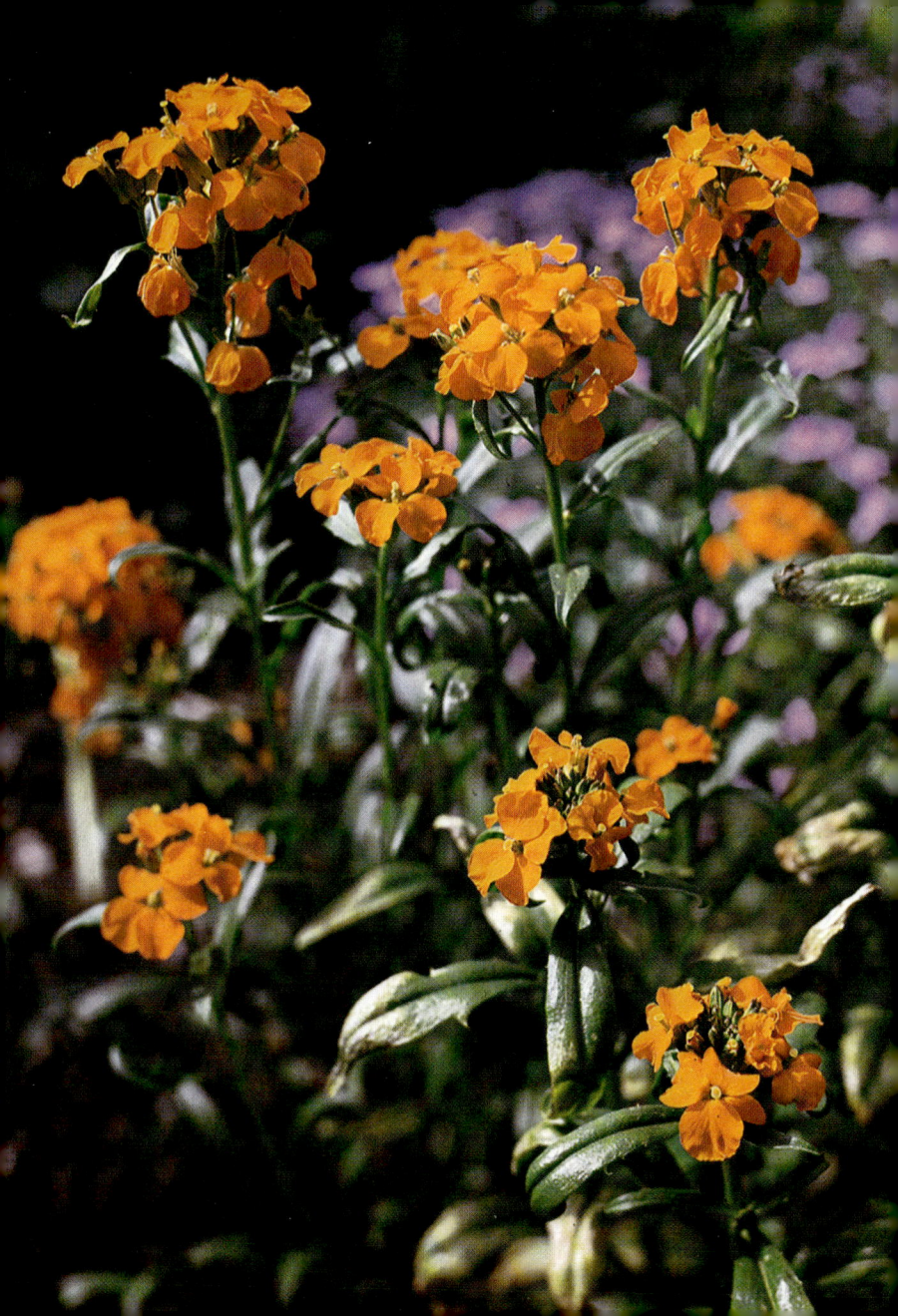

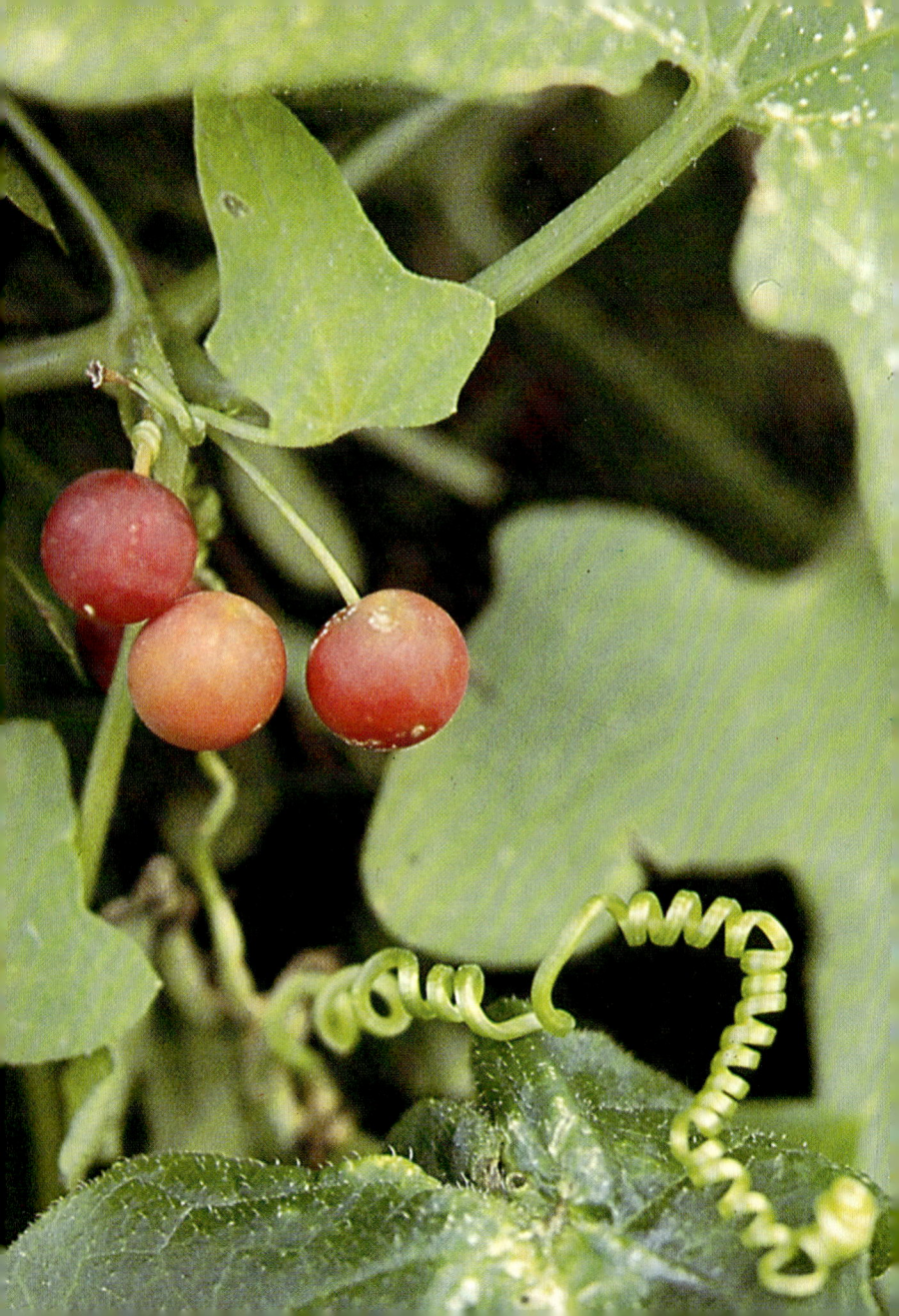

Kürbisgewächse

(Cucurbitaceae)

☐ **Familienübersicht:** Fast durchwegs einjährige Kräuter mit niederliegenden oder kletternden Stengeln gehören zu den Kürbisgewächsen. Die wechselständigen Blätter sind ungeteilt oder handförmig gelappt. In den Blattachseln stehen einzeln oder zu mehreren fünfzählige Blüten. Sie sind meist getrennt geschlechtlich, wobei häufig die männliche Blüte größer ist als die weibliche. Über fünf freien Kelchblättern befinden sich fünf Kronblätter, die am Grunde verwachsen sind und einen breiten Trichter bilden. In der Mitte der Blüte stehen fünf Staubblätter oder drei Griffel. Aus dem unterständigen Fruchtknoten entsteht meist eine Beere, die z.B. beim Kürbis sehr groß wird. Sie enthält viele flache Samen. Das Verbreitungszentrum der 100 Gattungen mit ihren 850 Arten sind die Tropen und Subtropen der Welt.

Zaunrübe *(Zweihäusige Zaunrübe, Bryonia cretica ssp. dioica [Jacqu.] Tutin, und Weiße Zaunrübe, Bryonia alba L.)*

☐ **Bestimmungsmerkmale und Biologie:** Der Name Bryonia, vom griechischen Wort für schnell wachsen abgeleitet, wird schon von Plinius für einige Kletterpflanzen

Wie Gurken und andere Kürbisgewächse hält sich auch die rotfrüchtige Zweihäusige Zaunrübe (Bryonia dioica) mit Ranken fest. (106)

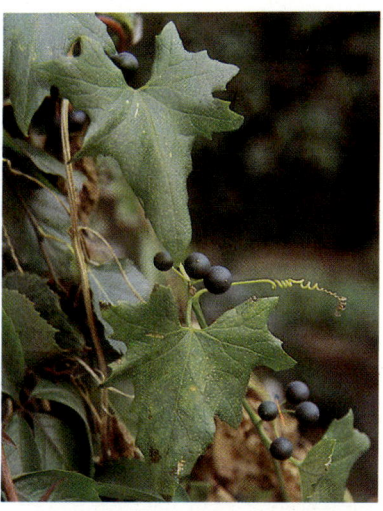

Schwarze Beeren hat die Weiße Zaunrübe (Bryonia alba). Sie ist im Gegensatz zu ihrer rotbeerigen Schwester einhäusig, was unter so nahen Verwandten selten vorkommt. Zaunrüben klettern mit Blattranken, deren vorderer und hinterer Teil sich entgegengesetzt aufwickeln. (107)

benutzt. Die deutsche Benennung bezieht sich auf den Standort und die rübenartig verdickte Grundachse.

Aus einer rübenartig angeschwollenen, weißen Wurzel entspringen mehrere verzweigte Stengel, die mit einfachen Wickelranken bis vier Meter hoch klettern können. Die Laubblätter sind im Umriß fünfeckig und haben eine meist handförmig gelappte Spreite. Ihre Ober- und Unterseite, wie auch der Stengel, sind rauh behaart. In blattachselständigen Trauben stehen nur gleichgeschlechtliche Blüten (B. dioica) oder Blüten beiderlei Geschlechts (B. alba) zusammen.

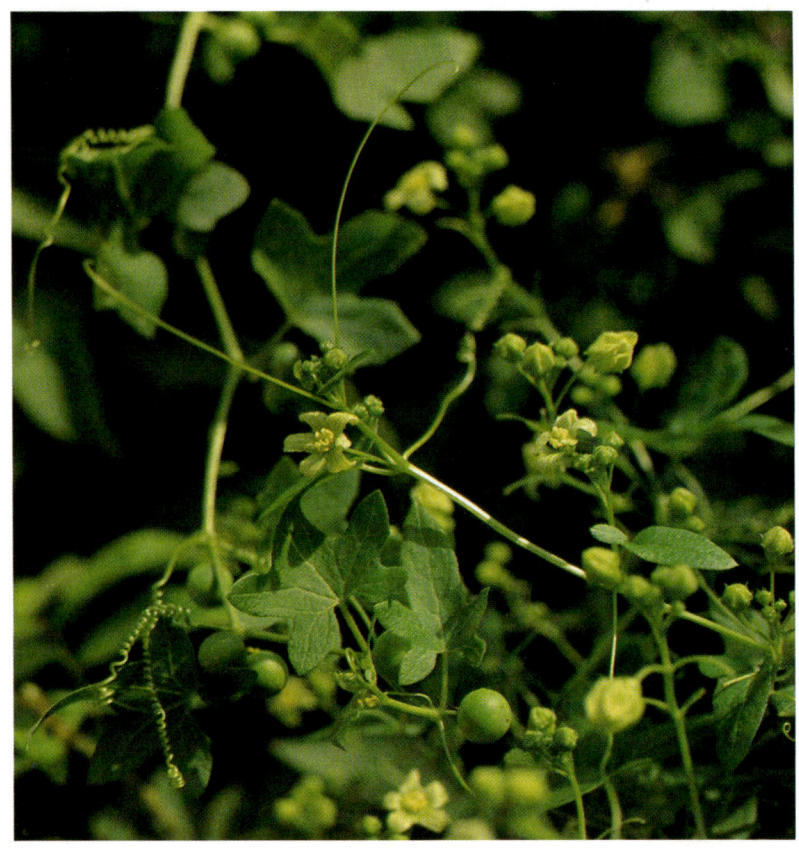

Die Zweihäusige Zaunrübe wächst in feuchtgrundigen Gebüschen. Wie alle Kürbisgewächse liebt sie die Wärme. Männliche und weibliche Blüten sind bei ihr gleich groß und grünlich-weiß. (108)

Ihre weit trichterförmigen Kronen sind blaßgelb bis grünlich-weiß gefärbt. Die männlichen Blüten sind über 1 cm breit. Von den fünf Staubblättern sind je zwei verwachsen und das fünfte steht frei. Die weiblichen Blüten (bei B. dioica auch 1 cm groß, bei B. alba nur halb so groß) verfügen oft noch über 3–5 Staubblattanlagen (Staminodien). Aus den Fruchtknoten entstehen kugelige, dünnhäutige rote *(B. dioica)* und schwarze *(B. alba)* Beeren. Sie enthalten wenige eiförmige zusammengedrückte Samen. Die Gattung Bryonia umfaßt 12 Arten, die ihr Verbreitungszentrum im östlichen Mittelmeergebiet und in Westasien haben. Ursprünglich heimisch bei uns ist nur die rotfrüchtige *zweihäusige Zaunrübe*. Die schwarzfrüchtige, nach der Wurzelfarbe benannte *Weiße Zaunrübe* stammt aus Südosteuropa und kam als Zier- und Arzneipflanze zu uns. Man findet sie verwildert ziemlich selten in Hecken und an Zäunen. Die rotfrüchtige Zaunrübe ist dagegen relativ häufig anzutreffen an Zäunen, Wegen und Schuttplätzen. Beide Arten lieben nährstoffreiche Lehmböden. Bienen besorgen die Bestäubung und Vögel z. T. die Verbreitung. Besonders interessant ist die Funktion der Blattranken, mit deren Hilfe die Zaunrüben klettern können. Zunächst sind die Ranken gerade gestreckt und beginnen mit kreisenden Suchbewegungen. Sobald diese zu einer Berührung mit einer Stütze führen, kommt es zu einem einseitigen Wachstum des Pflanzengewebes, das der Berührungsstelle gegenüberliegt (Haptotropismus). Die Folge ist, daß sich die Ranke mehrmals um die Stütze herumwickelt. Zusätzliches spiralförmiges Aufrollen des freien Rankenteils führt zu einer elastischen Verankerung. In dem die Stütze umgreifenden Rankenteil werden Festigungselemente eingebaut. Eine solche Ranke läßt sich unbeschädigt kaum mehr lösen.

□ **Anwendung in der Heilkunde:** *Beide Zaunrübenarten* sind alte Arzneipflanzen. Der Wurzelsaft diente als drastisches Abführmittel und als Brechreiz und Harnbildung anregendes Mittel. Auch bei Gicht (volkstümlich Gichtrübe!), Epilepsie und Wassersucht kam er zur Anwendung. Noch heute dient Bryonia in der Allopathie als Abführmittel, wird aber auch bei Arthritis und zur Tumorbekämpfung eingesetzt. Die Homöopathie benutzt vor allem die rotfrüchtige Zaunrübe (Essenz aus der Wurzel $\emptyset$–D$_{12}$) bei Bronchitis, Lungen- und Leberschmerzen, Muskel- und Gelenkrheuma, Gastritis und Verstopfung.

Spritzgurke
(Ecballium elaterinum [L.] Rich.)

□ **Bestimmungsmerkmale und Biologie:** An Ruderalstellen im Mittelmeergebiet begegnet man häufig der *Spritzgurke (Ecballium elaterinum)*. Ihre giftigen Früchte wurden früher in der Medizin verwendet. Die Pflanze ist mehrjährig und wird etwa einen halben Meter hoch. Sie besitzt herzförmige, dicke, grob gezähnte Laubblätter mit einer weißhaarigen Unterseite und 2 cm große gelbe glockenförmige Blüten. Die langgestielte Frucht sieht einer Gurke sehr ähnlich. Zur Reifezeit lösen sich die bestachelten Früchte vom Stiel. Durch diese plötzliche Entlastung des Innendrucks werden aus der entstandenen Öffnung die Samen explosionsartig ausgeschleudert und fallen erst in zwei und mehr Metern Entfernung zu Boden. Ein Verwandter von Ecballium ist

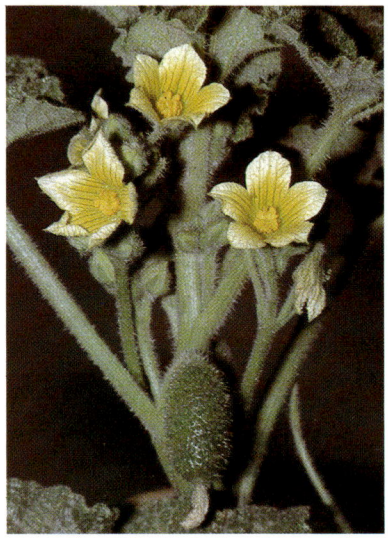 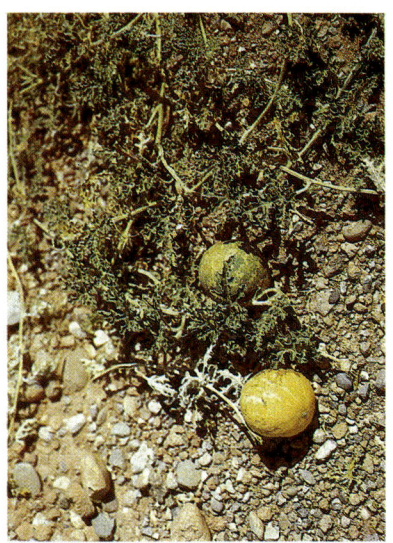

Spritzgurken sind interessant, wenn sie ihre Samen ausschleudern, aber nicht ungefährlich wegen der hautreizenden Inhaltsstoffe ihres Saftes. (109)

Nur noch in Drogensammlungen der Apotheken etc. findet man heute das hartschwammige Fruchtfleisch der Koloquinten (Citrullus colocynthis). Die Droge ist veraltet. (110)

die amerikanische Explodiergurke Cylanthera explodens, die als einjährige Kletterpflanze zur Fassadenbegrünung dient. Wie der Name schon sagt, kann auch sie ihre Samen mehrere Meter weit fortschießen.

Koloquinte
(Citrullus colocynthis [L.] Schrad.)

Ebenfalls Ruderalstellen bevorzugt die *Koloquinte (Citrullus colocynthis)*. Sie findet sich gelegentlich im Mittelmeerraum, wo sie auch kultiviert wird. Ihre Heimat aber sind die Trockengebiete Afrikas. Hier kann sie nur überleben, weil

ihre Wurzeln bis zu den wasserhaltigen tieferen Erdschichten hinabreichen. Die Stengel und die tief gebuchteten Laubblätter sind stark rauhhaarig. Die grünlich-gelben Blüten stehen einzeln. Als Früchte bilden sich anfangs grüne, später gelbe kürbisähnliche, etwa 8 cm große Beeren. Sie schmecken sehr bitter. Ihr Genuß hat besonders im Süden Afrikas häufig zu Todesfällen geführt.

□ **Anwendung in der Heilkunde:** Die geschälten, entkernten Früchte wurden zu verschiedenen Präparaten verarbeitet: Auszüge mit Wasser oder Alkohol dienten zur Vernichtung von Wanzen; man setzte die Droge (Fructus Colocynthidis) ein gegen Gicht, Rheuma und Neuralgien, verwendete sie als drastisches Abführmittel. Wegen der großen Gefahr einer medizinalen Überdosierung wird die Droge heute praktisch nur noch in der Homöopathie in größerer Verdünnung eingesetzt.

■ **Wirkung, Symptome und Therapie:** *Als toxische Inhaltsstoffe der Familie gelten die sog. Cucurbitacine, Bitterstoffe mit Triterpenstruktur. Sie kommen besonders gehäuft in Zaunrübenwurzeln und in den Früchten der Spritzgurke (Ecballium elaterinum) und der Koloquinte (Citrullus colocynthis) vor. Der Saft der frischen Zaunrübenwurzeln führt auf der Haut schnell zu Blasen, die sich zu Geschwüren ausweiten und die Haut tiefgreifend zerstören (Nekrosen). Die scharf schmeckenden Beeren und Wurzelteile führen innerlich zu Erbrechen, heftigen Koliken und starken Diarrhöen. Nierenschädigung und Krämpfe können folgen. Nach großen Mengen tritt der Tod durch zentrale Atemlähmung ein. Kohlegaben und vermehrte Flüssigkeitszufuhr sind als erste Maßnahme angezeigt. Der Arzt kann kreislaufstützende und krampflösende Mittel zur Anwendung bringen.*

Seidelbastgewächse

(Thymelaeaceae)

□ **Familienübersicht:** In dieser Familie finden sich hauptsächlich Stauden und Sträucher mit seidenartigem zähem Rindenbast. Die Laubblätter stehen meist wechselständig, sind schmal, ganzrandig und kahl. An den Astenden entwickeln sich zwittrige Blüten in Trauben, Ähren oder Dolden. Ihre 4–6 Kelchblätter sind blumenblattartig gefärbt und bilden den Schauapparat. Die Kronblätter fehlen oft. Aus den Fruchtknoten, in denen 1–5 Fruchtblätter verwachsen sind, entstehen Steinfrüchte, Kapseln oder Nüsschen. Die Familie ist mit etwa 600 Arten über die ganze Erde verbreitet.

Seidelbast *(Daphne sp.)*

□ **Bestimmungsmerkmale und Biologie:** Daphne bedeutet im griechischen Lorbeer, dem die Blätter und Früchte mancher Arten dieser Gattung ähneln. Der lateinische Artname des *Gemeinen Seidelbasts, D. mezereum,* stammt von dem persischen Namen der Pflanze, die als Heilmittel gegen Wassersucht dient. Die deutsche Bezeichnung Seidelbast hat ihren Ursprung von dem wie Seide glänzenden Bastgewebe oder von Bast des Gottes Ziu. Die zähe Rinde wurde nämlich zur Herstellung von Schnüren genutzt.

Alle Teile dieser Pflanze sind tödlich giftig! Volkstümliche Namen wie Kellerhals, Deutscher Pfeffer,

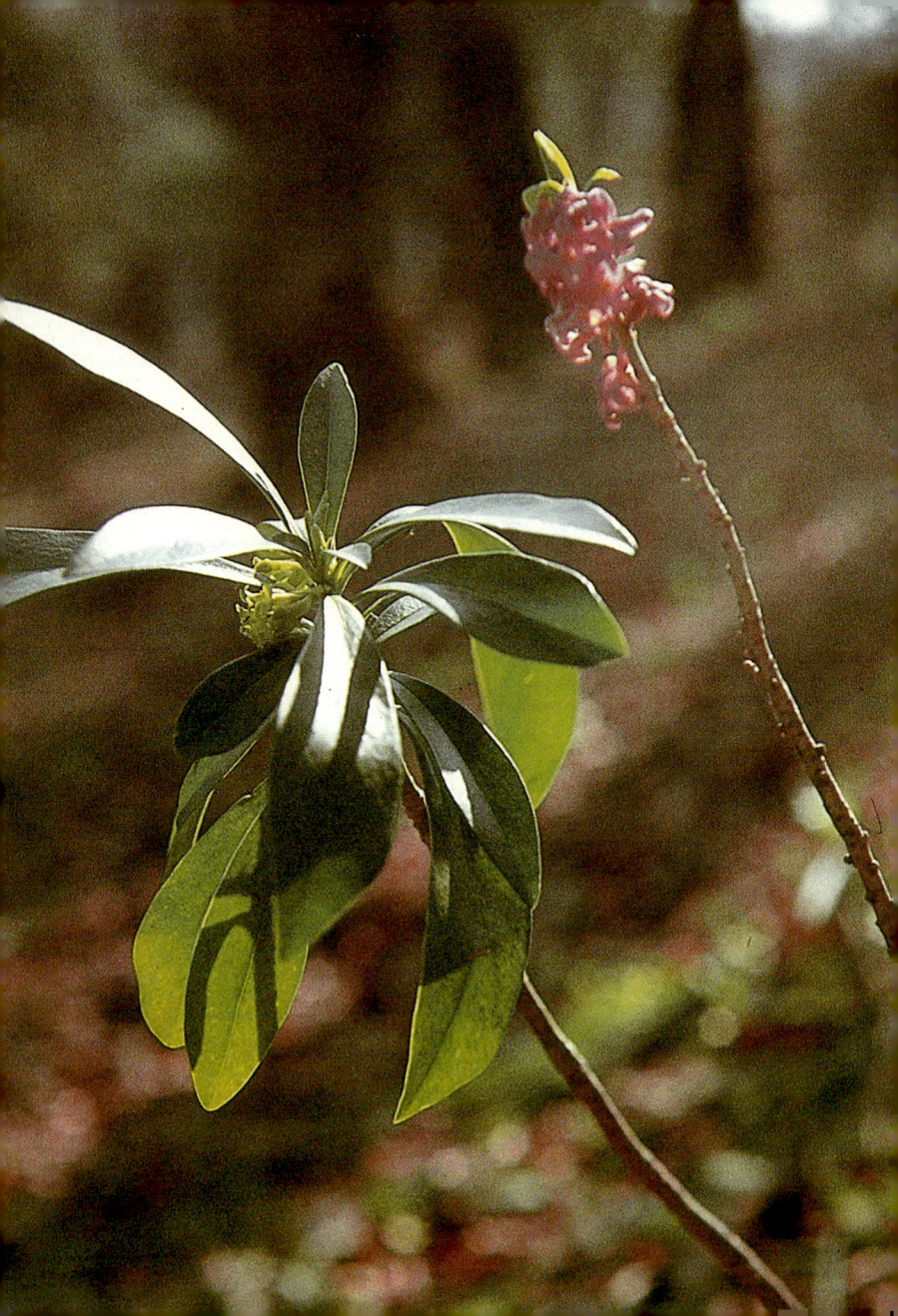

Pfefferstrauch und Beißbeere weisen darauf hin.

Der Gemeine Seidelbast wächst als Strauch und wird mit seinen rutenförmigen Zweigen 1 bis 2 Meter hoch. Seine erst nach der Blüte erscheinenden und im Herbst abfallenden Blätter sind keilförmig, ganzrandig und hellgrün. Die Verwendung als Zierpflanze verdankt er besonders seinen röhrigen, leuchtend roten, vierteiligen Blüten, die bereits Anfang März in reichlicher Zahl an den kahlen Zweigen erscheinen und einen angenehmen Duft verbreiten. Ab Anfang Juli sieht man die einsamigen Beerenfrüchte. Sie werden erbsengroß und fallen durch ihre scharlachrote Farbe auf.

Die zweite, ebenfalls strauchförmig wachsende Art ist der *Lorbeerblättrige Seidelbast (Daphne laureola)*. Er hat große, immergrüne Blätter, kleine grünlich-gelbe Blüten und bekommt schwarze Beeren. Er ist in Deutschland selten, übertrifft aber den gemeinen Seidelbast an Häufigkeit in England und Südeuropa.

Die dritte Art ist *Daphne striata*, der *Gestreifte Seidelbast*. Er wächst als Zwergstrauch besonders auf Kalktriften der Alpen, was ihm den Namen Steinröschen eingebracht hat. Die kleinen Blüten sind hellrot und fein längsgestreift und sitzen

an den Zweigen. Die Beeren sind reif leuchtend orangegelb und die Blätter stehen büschelig an den Zweigenden. Ähnlich ist *Daphne cneorum, der Rosmarinseidelbast*, ebenfalls ein Zwergstrauch. Er unterscheidet sich von Daphne striata durch seine großen, kurzgestielten Blüten, die gelbbraunen Früchte

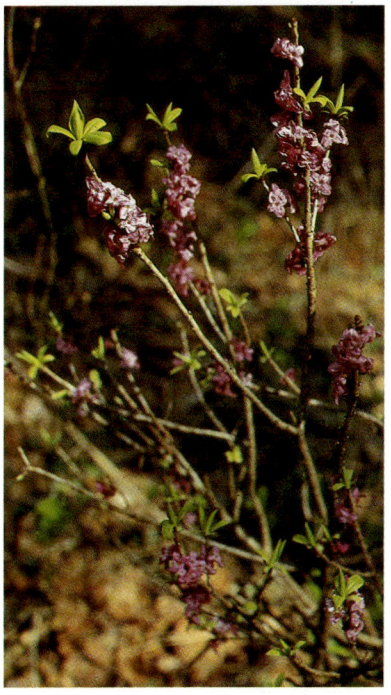

Im wintermilden atlantischen Klima von Nordengland bis Südspanien gedeiht der Lorbeerblättrige Seidelbast (Daphne laureola). Er wirft seine immergrünen Blätter nur unregelmäßig ab, so daß die gelblichen Blüten nicht wie beim Gemeinen Seidelbast (rechts) am kahlen Stengel stehen. (111)

Die Blüten des lockerwüchsigen Gemeinen Seidelbasts (Daphne mezereum) brechen oft schon im noch verschneiten Wald in dichten Trauben aus den Stengeln der Pflanzen hervor. Sie nützen das Licht des noch unbelaubten Frühlingswaldes und locken mit intensivem Duft Insekten. (112)

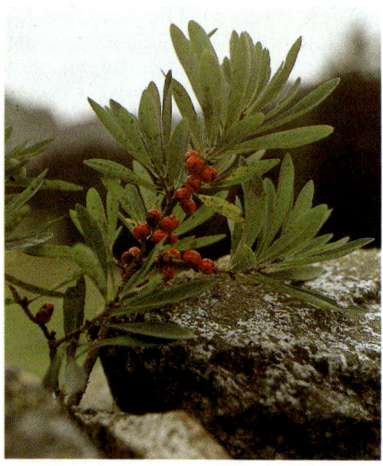

Lockende Beeren des Gemeinen Seidelbasts (Daphne mezereum) führen im Herbst immer wieder zu Vergiftungen. Da der Seidelbast zwar geschützt, aber doch noch relativ verbreitet ist, sollten beerensuchende Kinder davor gewarnt werden. (113)

Geruch von weither angelockt. Da die Blüten relativ viel Nektar enthalten, spielten früher dichtere Bestände des Strauches für die Imkerei eine bedeutende Rolle. Alle Seidelbastarten stehen heute unter Naturschutz, da sie besonders durch Hobbygärtner dezimiert und immer seltener wurden.

Der Gemeine Seidelbast wird häufig als Zierstrauch in Gärten gepflanzt. Sehr selten sieht man auch einmal eine der anderen Arten. Gerade aber in Gärten können Kinder sehr leicht mit dem Strauch in Berührung kommen und im Spätsommer und Herbst die anlockenden Beeren essen. Wollen sie nicht auf den zweifelsohne attraktiven Strauch verzichten, müssen die Gartenbesitzer sich ihrer Verantwortung bewußt sein und Sorge dafür tragen, daß besonders Kinder keinen Schaden nehmen.

und die gleichmäßig am Zweig angeordneten Blätter.

Die Gattung Daphne beinhaltet 50 Arten von denen 7 in Mitteleuropa vorkommen.

Der Gemeine Seidelbast wächst gerne auf sickerfeuchten, nährstoffreichen Böden in Laub- und Nadelmischwäldern. Er fehlt im nordwestdeutschen Flachland und steigt in den Alpen bis fast 2000 m Höhe. Die anderen drei Arten, D. laureola, -striata und -cneorum, lieben ebenso den Halbschatten, bevorzugen aber Kalkboden.

Die Bestäubung des Seidelbasts ist durch den frühen Blühtermin gesichert. Hauptsächlich Bienen und Fliegen werden durch den starken

□ **Anwendung in der Heilkunde:**
Schon die hippokratische Medizin benutzte Daphne mezereum als Abführmittel. Die Allopathie gebrauchte die Früchte ebenso und die Rinde als blasenziehendes Mittel. In einem alten Kräuterbuch ist zu lesen: »Die Blätter und Beeren werden von einigen gebraucht, die Galle und wässerige Feuchtigkeiten zu purgieren: allein sie greifen mit großer Heftigkeit sowohl ober als unter sich an. Einige verwegene Leute geben sie in der Wassersucht.«

Heute verwendet nur noch die Homöopathie die frische, vor Beginn der Blüte gesammelte Zweigrinde zur Herstellung einer Essenz (D_3

bis D_4) gegen Entzündung der Haut, Augen, Ohren, Atmungs-, Verdauungs- und Harnorgane und bei Grippe, Rheuma und Gicht. Im ähnlichen Sinne wird auch im Volk Rinde und Frucht des Seidelbasts innerlich gebraucht.

■ **Wirkung, Symptome und Therapie:** *In allen Teilen der Pflanzen, besonders konzentriert im Bast der Rinden und in den brennend-scharf schmeckenden Früchten, finden sich Ester von Diterpenpolyalkoholen, deren Struktur erst vor kurzem aufge-*

Alpine Seidelbastarten (hier Daphne striata) werden Steinröschen genannt. Sie wachsen als buschige Zwergsträucher. In allen Alpenländern sind sie streng geschützt, denn beim Abpflücken werden wegen der zähen Rinde meist die ganzen Stöcke aus dem Boden gerissen. (114)

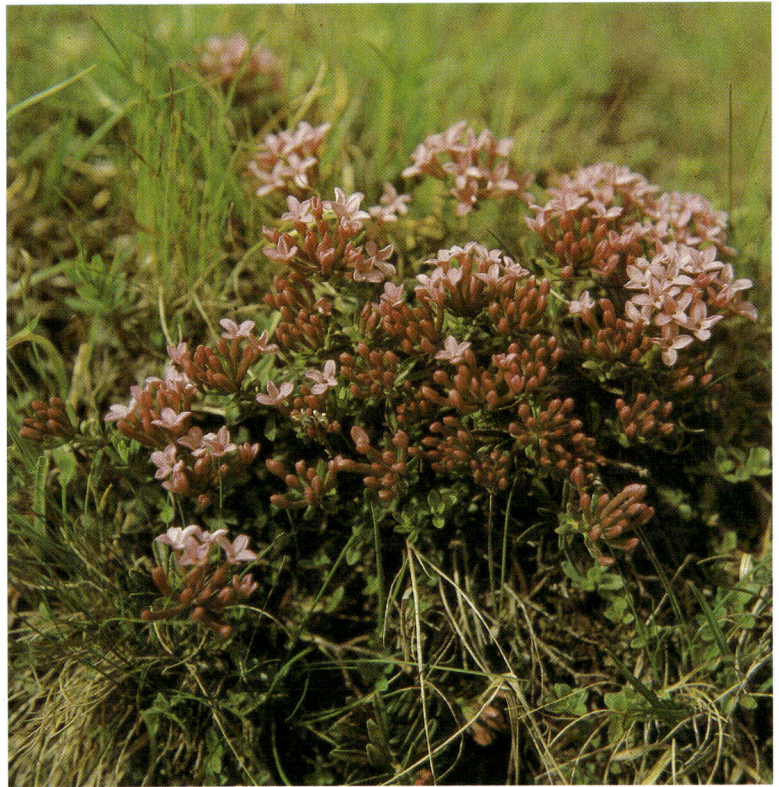

klärt werden konnte. *Die Rinde des Seidelbasts enthält das Daphnetoxin, die Samen das Mezerein. Beide Substanzen reizen die Haut lokal sehr heftig. Dabei rötet sich die Oberhaut, schwillt an und bildet Pusteln und Blasen. Bei längerem Einwirken kommt es zu einem geschwürigen Zerfall der Haut. Diese zellschädigende Wirkung beobachtet man auch nach der Aufnahme von Pflanzenteilen. Schon 4 oder 5 Früchte erzeugen Brennen und Anschwellen von Lippen, Mundschleimhaut und Zunge. Erbrechen, Magenschmerzen, Koliken und Diarrhöen folgen. Bei Resorption kommt es zur Schädigung der Nieren (Nephritis, Albuminurie, Hämaturie), des Zentralnervensystems (Kopfschmerzen, Schwindel) und des Kreislaufs (erhöhte Körpertemperatur, Tachycardie, Dyspnoe), was schließlich zum Tod im Kollaps führen kann. Die Mortalität einer Seidelbast-Vergiftung liegt mit 30 % sehr hoch. Schon 10–12 Früchte können für Kinder die letale Dosis sein. Eine möglichst schnelle Entleerung des Magen-Darm-Kanals oder auch eine verstärkte Flüssigkeitszufuhr sind als erste Maßnahmen angebracht. Der Arzt kann die Haut- und Schleimhautentzündungen, Diarrhöen oder Kollapserscheinungen mit entsprechenden Medikamenten behandeln.*

Die beschriebenen Vergiftungserscheinungen treten nicht nur beim Verzehr der roten Beeren oder beim Abbeißen der zähen, schlecht zu pflückenden Blütenzweige auf, sondern auch bei der Berührung mit dem Staub der Droge (Cortex Mezerei). Trocknen und Lagern beseitigen die Giftwirkung keineswegs! Auch sind Vergiftungen bekannt geworden, die nach dem Verzehr von Vögeln (Wacholderdrosseln) auftraten, die Seidelbastbeeren gefressen hatten.

Heidekrautgewächse

(Ericaceae)

□ **Familienübersicht:** Die Heidekrautgewächse sind gewöhnlich kleine Zwergsträucher, können aber auch baumförmig wachsen. Sie haben einfache, meist immergrüne Laubblätter. Viele Arten weisen eine Mykorrhiza auf, d. h. sie leben mit Bodenpilzen in Symbiose. Bei ihren 4–5 zähligen Blüten sind mit wenigen Ausnahmen die Kronblätter zu einer Röhre verwachsen, die meist die Form einer Glocke hat. In ihr befinden sich 8–10 Staubgefäße, die sich an ihrer Spitze mit Poren öffnen und zwei hornartige Anhängsel tragen. Der 4–5fächerige Fruchtknoten ist unterständig und entwickelt sich zu einer Kapsel, seltener auch zu einer Beere oder Steinfrucht. Mit 70 Gattungen und über 2000 Arten ist die Familie über die ganze Erde verbreitet.

Zu den Giftpflanzen aus dieser Familie zählen folgende Arten:		
Rhododendron	Rhododendron ponticum und Hybride	Acetylandromedol
Lorbeerrose	Kalmia angustifolia	(= Andromedotoxin)
Lavendelheide	Pieris japonica	
Alpenrose	Rhododendron ferrugineum	Ursolsäure (Triterpen)
Sumpfporst	Ledum palustre	Ätherisches Öl

■ Acetylandromedol als Giftstoff

Gemeiner Rhododendron
(Rhododendron ponticum L.)

□ **Bestimmungsmerkmale und Biologie:** Aus dem Griechischen ins Deutsche übersetzt bedeutet Rhododendron Rosenbaum. Diese Bezeichnung wurde von Dioscorides und Plinius auch für den Oleander

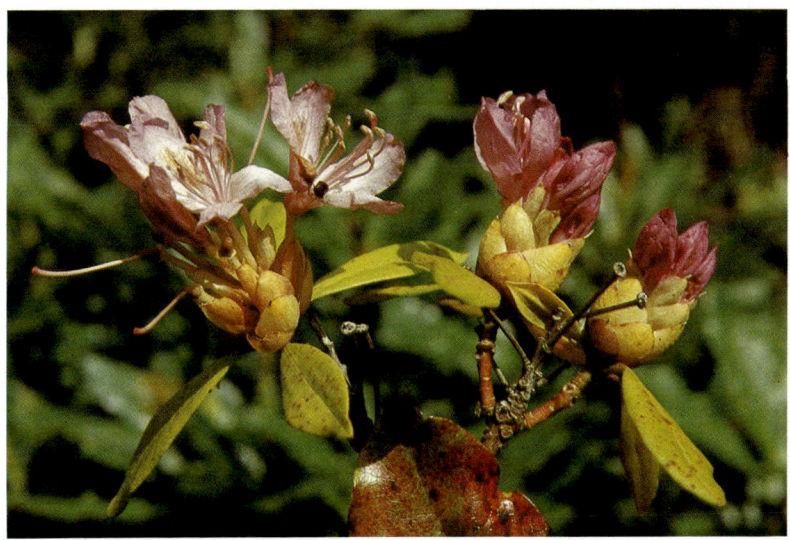

Dies ist die Wildform der großen Gartenrhododendren, die Pontische Azalee (Rhododendron ponticum), ein unter günstigen klimatischen Bedingungen wild wuchernder Strauch aus dem Schwarzmeergebiet. (115)

benutzt. Den Artnamen ponticum gab Linné der Pflanze nach ihrer Heimat am Schwarzen Meer, lateinisch pontus euxinus.

Rhododendron wird im Deutschen nur für die immergrünen Ziergewächse der Gattung in unseren Gärten verwendet. *Rhododendron ponticum* ist ein großer Strauch. In feucht-warmem Klima erreicht eine Pflanze eine Höhe von 5 m und einen Durchmesser von 10 m und mehr! An den grau berindeten, dicht über dem Boden entspringenden und bogig aufsteigenden Zweigen stehen 15 cm lang werdende dunkelgrüne, glänzende ganzrandige Laubblätter, die in ihrer Beschaffenheit Lorbeerblättern ähneln. An den Zweigenden bilden sich über einem Blattschopf große Doldentrauben mit purpurroten Blüten. Ihre aus fünf Blütenblättern verwachsene Kronröhre öffnet sich weit trichterförmig und zeigt inwendig hellrote und braune Flecken. 10 Staubblätter und ein Griffel ragen weit heraus. Die reifen, etwa 2 cm langen, braunen Kapseln enthalten viele sehr kleine Samen.

Rhododendron ponticum kommt natürlich am Schwarzen Meer in der Landschaft Kolchis und – wahrscheinlich als Relikt einer weiteren Verbreitung zur Tertiärzeit – auch in Südspanien und Südportugal vor. Auf den Britischen Inseln ist er bereits früh als Gartenpflanze eingeführt worden und häufig verwildert. Seine Vitalität ist besonders im feucht-warmen Klima Südirlands so groß, daß man sich seiner unerwünschten Ausbreitung

durch Adventivsprosse nur erwehren kann, indem man die großen Büsche radikal abhackt und grün verbrennt.

In Bezug auf seine Giftigkeit ist bei dieser Art bemerkenswert, daß auch der Pollen und Nektar Acetylandromedol enthalten. Der Honig, der von Bienenvölkern gewonnen wird, die Rhododendron-Blüten besucht haben, kann toxisch sein und hat schon wiederholt zu Vergiftungen geführt.

Die Gattung Rhododendron ist mit über 500 Arten auf der gesamten Nordhalbkugel und in Australien verbreitet, mit einem deutlichen Artenschwerpunkt in den Gebirgen Zentralasiens. In Afrika kommt eigenartigerweise keine Art vor.

Viele Rhododendren werden bei uns als anspruchsvolle Gartenpflanzen gepflegt. Beliebt sind besonders die groß- und leuchtendblütigen Hybriden, die in schier unübersehbarer Mannigfaltigkeit gezüchtet werden. Die vom Gärtner als Zimmerpflanzen angebotenen Exemplare nennt man *Azaleen*, obwohl es sich hier fast immer um Rhododendron-Hybriden und nicht um Vertreter der früher noch gültigen Gattung *Azalea* handelt. Sie stammen meist von *Rhododendron simsii* ab und brauchen für ihr gutes Gedeihen eine hohe Luftfeuchtigkeit. In unseren Wohnungen sind sie leider oft dem Trockentod ausgeliefert.

Prächtig, vielgestaltig und vielfarbig sind die Rhododendren in unseren Gärten. Auf Kalkboden muß man ihnen tiefe Humuslöcher graben. Kalkboden ist für sie tödlich. (116)

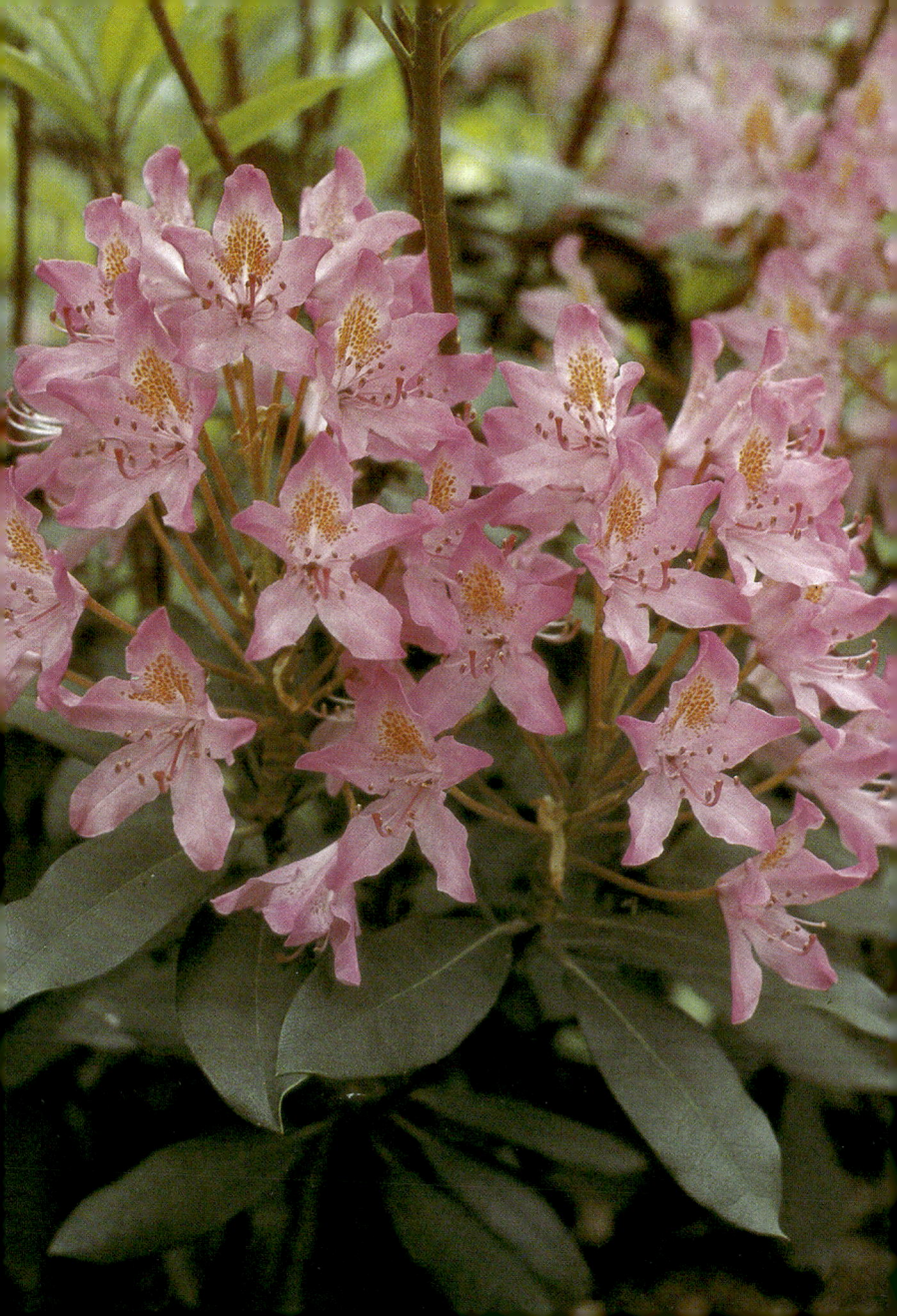

Die bekannte, mit üppigen gold-gelben Blüten ausgestattete ponti-sche Azalee, die der Stolz vieler Gärten ist, heißt *Rhododendron luteum (syn. Azalea pontica)*. Sie ist stark duftend, sommergrün und stammt aus Osteuropa und West-asien. Sehr wahrscheinlich ist die-ser Rhododendron die giftigste Art, von der berichtet wird, daß so-gar die nektarsammelnden Bienen Schwierigkeiten mit ihrem Stoff-wechsel bekommen. Diese Tatsa-che muß aber nicht unbedingt auch für die in unseren Gärten wach-senden Exemplare gelten, die viel-fach gärtnerisch verändert wurden. Trotzdem ist Vorsicht geboten.

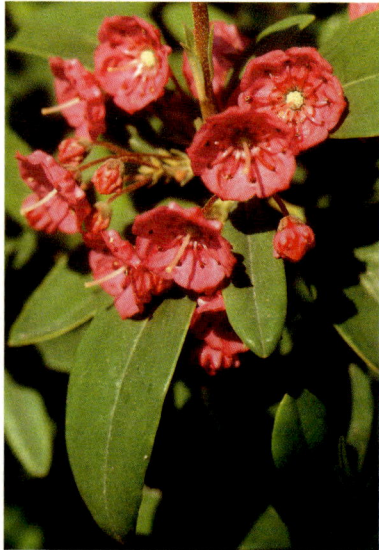

Die Lorbeerrose (Kalmia angustifolia) stammt aus dem östlichen Nordamerika. Für die Wild-tiere dort ist sie offenbar ungiftig. (117)

□ **Anwendung in der Heilkunde:** Therapeutisch werden schon seit langer Zeit verschiedene asiatische Rhododendron-Arten verwendet. Ihre Drogen besitzen digitalisartige und blutdrucksenkende Wirkun-gen, was man auf den Gehalt an Andromedotoxin oder ähnlichen Wirkstoffen zurückführt. Die Dro-ge von *Rhododendron chryseum Balf. et Ward. (= Rh. aureum Ge-orgi)*, der aus den Gebirgen Sibi-riens und Kamtschatkas stammt, enthält neben Andromedotoxin das Glykosid Rhododendrin, was zu ihrem Gebrauch als Diureticum und Diaphoreticum geführt hat. Diese Rhododendron-Art wird auch von der Homöopathie be-nutzt. Aus den getrockneten, be-blätterten Zweigen wird eine Es-senz (D_2–D_6) hergestellt, deren Hauptindikationen Rheumatis-mus, Gicht und Trigeminusneu-ralgie sind.

Lorbeerrose
(Kalmia angustifolia L.)

□ **Bestimmungsmerkmale und Bio-logie:** Die *Lorbeerrose* wächst als 1 m hoch werdender immergrüner Strauch in wechselfeuchten bis moorigen Regionen des öst-lichen Nordamerika. Im Sommer schmückt sie sich mit einem dich-ten Stand aus rosa- bis purpurro-ten, offen-glockigen Blüten. Die 10 Staubgefäße liegen versteckt in Falten der Blütenhülle, aus denen sie erst nach Berührung durch ein Insekt plötzlich auftauchen. Im Ru-hezustand macht daher die Blüte einen richtig leeren Eindruck. Nach der Befruchtung entstehen kugelige, braune Kapseln.

Die Lorbeerrose soll der schönste Blütenbusch Amerikas sein. Sie bildet dichte Gestrüppe, die auch im Winter wegen der immergrünen Beblätterung ein guter Schutz für Niederwild sind.

In ihrer Heimat wird die Pflanze Lämmertöter genannt, was deutlich die Giftigkeit besonders für Haustiere unterstreicht.

Hirsche sind offenbar gegen das Gift immun, denn sie fressen die Blätter.

Aus der engeren Verwandschaft der Lorbeerrose hat nur noch der *Berglorbeer, Kalmia latifolia,* Eingang in unsere Gärten gefunden. Er kann bis zu 6 m hoch werden und bringt große rosa-weiße Blüten hervor. Auch seine Blätter sind besonders für Haustiere giftig und unter amerikanischen Imkern hält sich die offiziell bisher nicht bestätigte Meinung, daß Honig aus dem Nektar dieser Blüten giftig sei.

☐ **Anwendung in der Heilkunde:** Eine Verwendung als Arznei ist nicht bekannt.

Lavendelheide
(Pieris japonica [Thunb.] D. Don. ex G. Don.)

☐ **Bestimmungsmerkmale und Biologie:** Im Frühjahr sind die Zweigspitzen verziert von überhängenden Rispen, voll mit weißen Blütenglöckchen und gekrönt von einem Schopf junger roter Laubblätter. Der Strauch erreicht 4 m Höhe bei ebenso großer Breite. Die *Lavendelheide* (Abb. 237) ist schwachgiftig. Das gilt auch für die 7 weiteren in Nordamerika und Ostasien vorkommenden Arten, von denen nur noch die nordamerikanische *Pieris floribunda* mit ihren behaarten Zweigen bei uns kultiviert wird.

☐ **Anwendung in der Heilkunde:** Eine Verwendung als Arznei ist nicht bekannt.

■ **Wirkung, Symptome und Therapie:** *In den Stengeln, Blättern, Blüten und Früchten einer Reihe bekannter und beliebter Gartenpflanzen aus der Verwandschaft der Rhododendren findet sich das Diterpen Acetylandromedol. Die früher gebräuchliche Bezeichnung Andromedotoxin, für die die als giftig angesehene, nach neuesten Untersuchungen aber harmlose Rosmarinheide (Andromeda polifolia) namengebend war, wird heute nicht mehr verwendet. Bereits nach dem Verschlucken einer Handvoll Blätter kommt es zu einer heftigen Gastroenteritis, zu Erbrechen, Krämpfen und einem starken Kriebelgefühl auf der Haut. Schweißausbrüche und starke Bradycardie werden von heftigen Leibschwerzen begleitet. Allgemeine Schwäche ist die Folge. Durch zentrale Lähmung führt das Gift zu Atemnot und Koma, das bei letalen Dosen dem Tod vorausgeht. Ätiotrop läßt sich einer Resorption des Giftes mit vermehrter Flüssigkeitszufuhr, Magenspülungen und Kohle-Gaben begegnen. Kommt diese erste Hilfe zu spät, kann der Arzt nur mit Kreislauf- und Herzmitteln sowie Atemanaleptica eine Besserung herbeizuführen versuchen.*

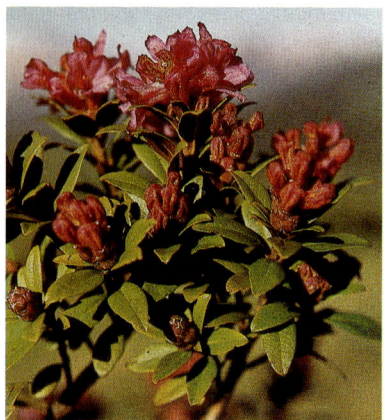

Giftig wegen ihres Ursolsäuregehaltes ist nur die »Echte« oder Rostblättrige Alpenrose (Rhododendron ferrugineum). Sie ist in den deutschen Alpen relativ selten, da sie auf Kalkboden zu viel Konkurrenz hat. (118)

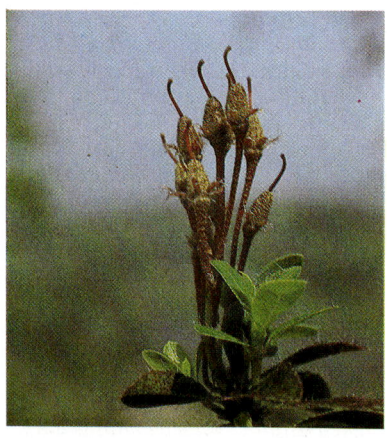

Die ungiftige Behaarte Alpenrose (Rhododendron hirsutum) liebt kalkigen Untergrund. Ihre dünnen Blätter mit der wimperigen Behaarung lassen die Unterscheidung zur Rostblättrigen Altenrose leicht werden. Blüten und Früchte sind bei beiden Arten nahezu gleich. (119)

■ Ursolsäure als Giftstoff

Rostblättrige Alpenrose
(Rhododendron ferrugineum L.)

□ **Bestimmungsmerkmale und Biologie:** Die in den Alpen wild wachsenden Rhododendron-Arten werden Alpenrose genannt.
Ferrugineum kommt vom lateinischen Wort ferrugo, was Rost bedeutet. Damit ist auf die rostfarbene Blattunterseite Bezug genommen.
Die rostblättrige Alpenrose wächst als 1 m hoher vielästiger Strauch. An den Zweigen, besonders an ihren Enden, stehen eiförmige, lederige, immergrüne, etwa 3 cm lange Laubblätter. Ihre Blattränder sind umgebogen, die Oberseite ist dunkelgrün und die Unterseite dicht mit rostbraunen Drüsenschuppen besetzt. Die Doldentrauben werden von lang gestielten dunkelroten Blüten gebildet.
Fünf lang bewimperte Kelchzipfel umstehen die trichterförmige Krone, die einen Griffel und 10 Staubblätter enthält, die am Grunde weiß behaart sind. Aus dem eiförmigen fünffächerigen Fruchtknoten entwickelt sich eine aufrecht stehende Kapsel, die mit fünf Klappen aufspringt und viele hellbraune Samen entläßt.
Die *Rostblättrige Alpenrose* ist in der gesamten Alpenkette und in den Pyrenäen zwischen 1500 und 2800 m Höhe verbreitet, wobei sie einen sauren Boden bevorzugt. Ihre Verbreitung erfolgt durch Ausläufer und durch die sehr kleinen Samen, die vom Wind verweht

werden. Sie brauchen zwischen 6 Monaten und 3 Jahren zur Keimung, die von der Höhe der Lichteinstrahlung abhängt. Die rostrote Alpenrose gehört zu den wichtigsten Bodenpionieren und findet sich bevorzugt in Blockschuttfeldern. Durch die zunehmende Entwaldung wird die Alpenrose in die Lage versetzt, ihre Bestände auszudehnen, was vor allem von Almbauern nicht gerne gesehen wird.

Verwechslung möglich mit Rhododendron hirsutum:
Die zweite bei uns heimische Alpenrosenart, die *Steinrose (Rhododendron hirsutum L)*, ist nach bisherigen Ermittlungen ungiftig. Sie unterscheidet sich von der vorigen Art durch beiderseits grüne Laubblätter, die an ihrem flachen Rand steife, aufrecht stehende Borstenhaare tragen. Außerdem sind die Blüten mehr rosa gefärbt.

☐ **Anwendung in der Heilkunde:** Die Blätter unserer einheimischen Alpenrose (Folia et Stipites Rhododendri ferruginei) waren ehemals auch bei Gicht, Rheumatismus und Steinbeschwerden in Gebrauch. Ein aus den Blättern bereiteter Tee wirkt wie bei Rhododendron chrysanthum harn- und schweißtreibend und wird in diesem Sinne z. T. heute noch im Volk benutzt.

■ **Wirkung, Symptome und Therapie:** *Rhododendron ferrugineum enthält eigenartigerweise kein Acetylandromedol, sondern Ursolsäure, ein Triterpen. Dieser Inhaltsstoff ist auch von einigen asiatischen Rhododendron-Arten und anderen Ericaceen bekannt. Die Wirkung der Ursolsäure ähnelt der des Acytylandromedol, ist aber nicht so stark. Todesfälle nach dem Genuß von Alpenrosenblättern bzw. ihrer volksmedizinischen Anwendung sind bisher nicht beschrieben worden. Für den Arzt gelten die gleichen Hinweise wie beim Acetylandromedol.*

■ **Ätherisches Öl als Giftstoff**

Sumpfporst *(Ledum palustre L.)*

☐ **Bestimmungsmerkmale und Biologie:** Der *Sumpfporst* wird ein über 1 m hoher Strauch mit aufrecht abstehenden Zweigen. An ihnen stehen die kurz gestielten, lineallanzettlichen, etwa 3 cm langen, oberseits kahlen und unterseits wie die jungen Zweige dicht rotbraunfilzig behaarten, ledrigen Laubblätter. Die weißen Blüten stehen in einer reichblütigen Doldentraube zusammen. Ihr langer Blütenstiel ist dicht mit Drüsenhaaren besetzt und klebrig. Über dem fünfzähnigen Kelch befindet sich die fünfblättrige, sternförmig ausgebreitete Blütenkrone. Die 10 Staubblätter sind länger als die Kronblätter. In ihrer Mitte befindet sich der fünffächerige Fruchtknoten, der zur Reifezeit als Kapsel überhängt und von unten her mit fünf Klappen aufspringt, wobei das Mittelsäulchen mit dem Griffel stehen bleibt. Die zahlreichen Samen haben die Form einer Spindel. Zur Gattung Ledum gehören vier Arten, die mit Ausnahme unseres

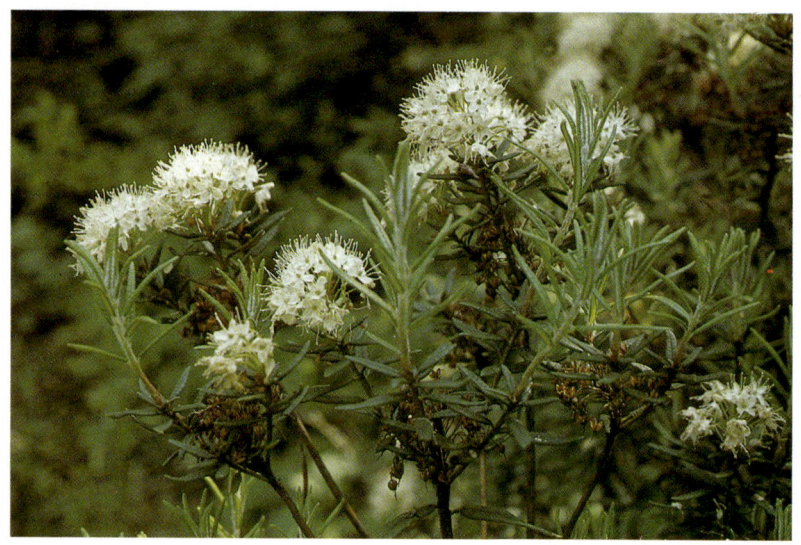

»Porst« ist der deutsche Name für 2 Moorsträucher: Den weidenartig blühenden Gagelstrauch (Myrica gale), Abb. 223, und den hier gezeigten Sumpfporst (Ledum palustre). Seine Blütenstände erinnern an Rhododendron, die Blätter an Andromeda. Er braucht nassen, nährstoffarmen, kalkfreien Untergrund und vermehrt sich nur langsam. Darum wird er bei uns immer seltener. (120)

über die ganze Nordhalbkugel verbreiteten Sumpfporsts nur im borealen Nordamerika vorkommen. Man nimmt an, daß der Sumpfporst aus seiner Ursprungsheimat Nordamerika während der Eiszeit den eurasischen Kontinent erobert hat und heute bei uns als Glazialrelikt aufzufassen ist. Als Bestäuber wurden hauptsächlich Fliegen beobachtet, die durch den starken Duft und den Nektarreichtum angelockt werden. Die kugeligen Fruchtkapseln enthalten viele eiförmige Samen, von denen aber etliche taub sind. Die Samenkeimung erfolgt erst nach einem Jahr. Der Sumpfporst ist in Deutschland sehr selten geworden, da ihm als ausgesprochene Hochmoorpflanze durch Trockenlegung der Moore der Lebensraum entzogen wird.

□ **Anwendung in der Heilkunde:** Der Sumpfporst war früher als Herba Ledi palustri offizinell und fand häufig als Diureticum, Emeticum und Expectorans und bei Rheuma und Gicht Anwendung. Die Homöopathie bereitet aus den getrockneten jungen Sprossen eine Essenz (D_2–D_6), die bei Gelenk- und Muskelrheumatismus, Gicht, Hexenschuß und Insektenstichen empfohlen wird. Im Volk dient der Porst zur äußerlichen Wundbehandlung, als Mottenmittel und gegen Insektenstiche. Durch den Gebrauch als Abortivum sind früher viele Vergiftungen vorgekommen. Um die berauschende Wirkung eines Bieres zu verstärken, wurde früher häufig Ledum zugesetzt. In Rußland wurde sogar reines Porstbier für die gemeinen Leute gebraut, was bei diesen aber vielerlei gesundheitliche Störungen nach sich gezogen haben soll.

■ **Wirkung, Symptome und Therapie:** *Für die toxische Wirkung des Sumpfporsts sind hauptsächlich ätherische Öle verantwortlich. Das Porstöl enthält als wichtige Bestandteile Ledol, den sogenannten Porstkampfer, und Arbutin. Sie bewirken eine heftige Reizung des gesamten Magen-Darm-Kanals, was Erbrechen, Diarrhöen und Reizungen bzw. Schädigungen von Nieren und Harnwegen nach sich zieht. Schweißausbrüche, Muskel- und Gelenkschmerzen, starke Schlafsucht, rauschartige Zustände und sogar Kollapserscheinungen wurden beobachtet. Bei Schwangeren kann es unter Umständen zum Abort kommen. Todesfälle sind nicht bekannt.*

Hundsgiftgewächse

(Apocynaceae)

□ **Familienübersicht:** Die Familie der Hundsgiftgewächse hat Stauden und aufrecht wachsende oder windende Holzgewächse hervorgebracht. Alle Arten produzieren einen Milchsaft. Die Laubblätter haben eine einfache Blattspreite und sind am Stengel quirl- oder kreuzgegenständig angeordnet. Mehrere große fünfstrahlige Blüten bilden einen trugdoldigen Blütenstand. Die Kronblätter sind am Grunde zu einer Kronröhre verwachsen. In ihrem Inneren umstehen 5 Staubblätter 1 oder 2 Griffel. Der mehrfächerige Fruchtknoten wächst zu einer Balgfrucht aus, die viele geflügelte oder mit einem Haarschopf versehene Samen enthält.
Die etwa 200 Gattungen mit ihren über 2000 Arten bewohnen die Tropen und Subtropen der Erde. Zu den wenigen Arten, deren Verbreitungsschwerpunkt außerhalb liegt, gehören in Europa das *Immergrün (Vinca sp.)* und der *Oleander (Nerium oleander)*.
Wie man dem deutschen Familiennamen entnehmen kann, enthält diese Pflanzenfamilie einige sehr bekannte Giftpflanzen. Aus der Fülle tropischer Arten, die meist auch zur Herstellung von Pfeilgiften dienten, sollen hier kurz zwei Vertreter der Gattungen Strophanthus und Adenium angesprochen werden. Die *Strophanthus-Arten* wachsen als Lianen in den Wäldern Äquatorial-Afrikas. Ihre Samen (Abb. 260) enthalten das nach der Gattung benannte Strophanthin, ein für die Medizin äußerst wichtiges Herzmittel. In seiner Wirkung ähnelt es den Inhaltsstoffen des Fingerhuts. Die Gattung *Adenium*, ebenfalls in Afrika beheimatet, hat stammsukkulente For-

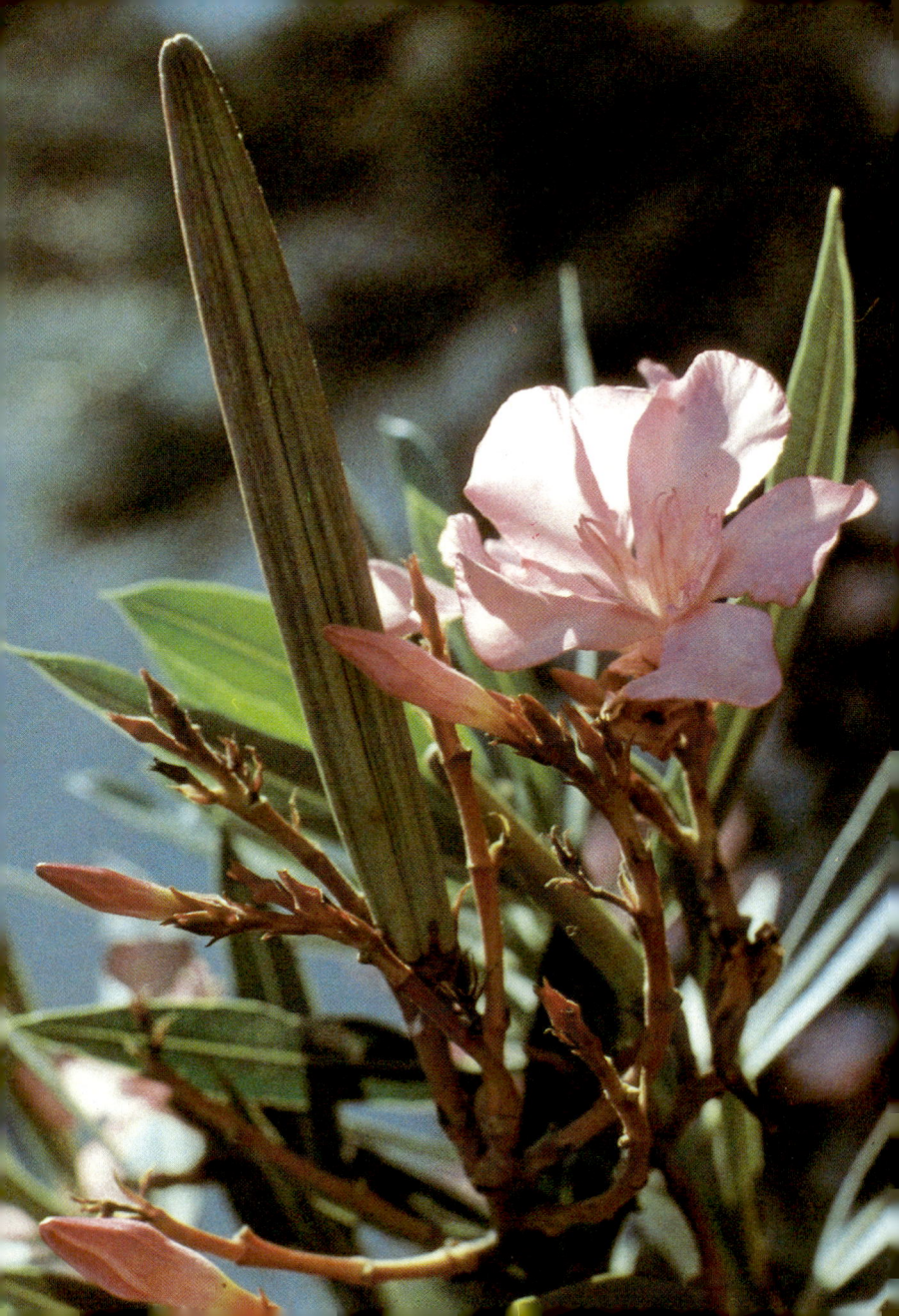

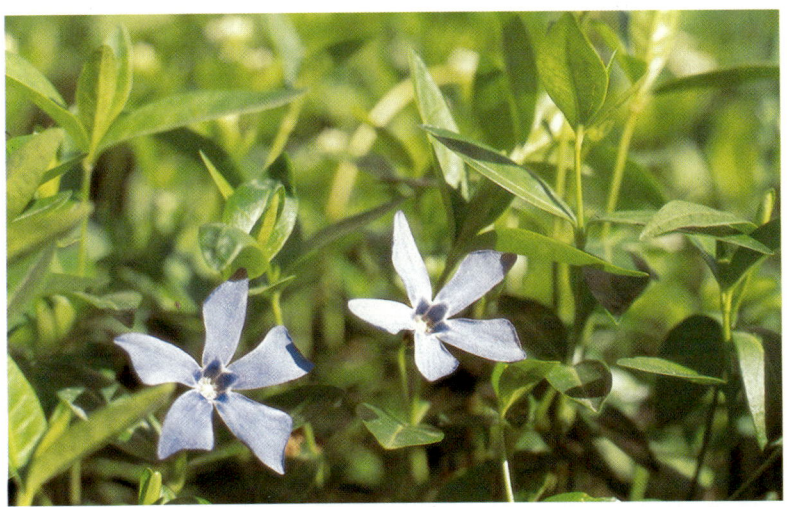

Winterharte Blätter und große Blüten mit langer Röhre und sternförmig abstehenden blauen Zipfeln hat das bodendeckend wachsende Immergrün (Vinca minor), das entgegen verbreiteter Ansicht trotz seiner Alkaloide offenbar ungiftig ist. (122)

men hervorgebracht. Eine Art – *Adenium multiflorum,* die *Impala-Lilie* – wird seit einigen Jahren bei uns als Zimmerpflanze angeboten. Mit ihren großen, dunkelrot gesäumten, weißen Blüten ist diese Art sehr dekorativ. Weniger bekannt dürfte sein, daß sie in ihrem Milchsaft toxische Substanzen enthält, die z. B. über eine Schnittwunde leicht in den menschlichen Körper gelangen können und dort ähnliche Symptome bewirken, wie sie beim Oleander besprochen werden. Ähnliches gilt auch für das *Rote-* oder *Madagaskar-Immergrün, Ca-*

tharanthus roseus, das einem Fleißigen Lieschen sehr ähnlich sieht und als Zimmerschmuck gerne genommen wird.

Oleander *(Nerium oleander L.)*

☐ **Bestimmungsmerkmale und Biologie:** Nerium kommt vom griechischen Wort für feucht, womit auf den typischen Standort dieser Pflanze hingewiesen wird. Die ölbaumähnlichen Blätter brachten den Artnamen Oleander, der aus olea, der Ölbaum, und andreios, männlich, kräftig, zusammengesetzt ist.
Der *Oleander* wächst meist als Strauch, kann aber im Mittelmeergebiet bei günstigen Lebensbedin-

Prächtige Blüten, lederige Blätter und lange Fruchtkapsel des Oleander (Nerium oleander). (121)

gungen auch baumförmig werden und dann 6 und mehr Meter Höhe erreichen. An seinen kahlen Ästen stehen die lederartigen, lanzettlichen, spitzen Laubblätter meist zu dreien in Quirlen. Als xeromorphe Anpassungen an ein trockenheißes Klima sind die Blattränder umgerollt und die Spaltöffnungen auf der Blattunterseite tief eingesenkt. Die bis zu 5 cm großen Blüten entwickeln sich in endständigen, trugdoldenartigen Rispen. Über einem 5spaltigen Kelch breiten sich 5 leuchtend rot oder weiß gefärbte Kronblätter tellerartig aus. Sie sind schief abgeschnitten und gedreht, so daß man den Eindruck eines kleinen Windrades hat. Dies beruht auf der gedrehten Knospenlage, dem charakteristischen Merkmal der Pflanzenordnung der Gentianales (früher Contortae), zu der z. B. auch die Enziangewächse gehören. Zwischen der aus fünf gezähnten Schuppen gebildeten Nebenkrone im Zentrum der Blüte ragt die dicke zylindrische Narbe hervor, die von fünf Staubblättern umstanden ist. Die Frucht ist eine schotenartig verlängerte Balgkapsel mit einer Länge bis zu 15 cm. Zwischen den sich spreizenden Kapselhälften gelangen die dicht zottig behaarten und an der Spitze mit einer Haarkrone versehenen Samen ins Freie.
Die Gattung Nerium umfaßt nur wenige Arten, die vom Mittelmeergebiet bis nach Ostindien verbreitet sind. Nerium oleander ist in Südeuropa und Nordafrika die Charakterpflanze in Tälern und an Wasserläufen.

Bemerkenswert ist, daß die Blüten des Oleanders erst am Abend Duft verströmen. Damit locken sie Nachtfalter an, die mit ihrem langen Rüssel durch die schmale Kronröhre bis zu dem 1 cm tiefen nektarhaltigen Blütengrund kommen und dabei Pollen mitnehmen bzw. mitgebrachten Pollen auf der Narbe abladen. Der bekannteste Oleanderbestäuber ist der Oleanderschwärmer. Die Raupen dieses Nachtfalters ernähren sich von den Blättern der Pflanze und sind daher für Vögel oder andere Freßfeinde ebenfalls giftig.
Die Verbreitung des Oleanders geschieht hauptsächlich über seine Samen, die vom Wind oder häufiger noch von Tieren in ihrem Fell oder Federkleid davongetragen werden. Bei uns wird der Oleander gerne als dekorative Kübelpflanze gehalten, die den Winter nur in temperierten Räumen übersteht. Kultursorten mit rot, rosa oder weiß gefärbten und z.T. gefüllten Blüten sowie mit panaschierten Blättern sind häufig. Der in letzter Zeit öfter zu sehende *Gelbe Oleander* ist ein ebenfalls giftiger, aus Indien stammender naher Verwandter *(Thevetia peruviana)*.

☐ **Anwendung in der Heilkunde:** In der Allopathie werden Gesamtalkaloidpräparate vom Oleander als Cardotonicum mit diuretischer Wirkung verwendet. Die klinische Bedeutung des Oleandrins wird in seiner Stärke zwischen Digitoxin des Fingerhuts und Strophanthin angegeben. Oleandrigenin als Aglykon scheint die Wirksamkeit der

Fingerhutglykoside zu übertreffen. Äußerlich wird Oleander gegen Hautausschläge empfohlen. Die Homöopathie bereitet aus dem frischen, vor Beginn der Blüte gesammelten Blättern eine Essenz (D_1–D_4), deren Hauptindikationen mit Angina pectoris, Coronarinsuffiziens, Ödemen, Reizleitungsstörungen, Myocardschädigungen, Gastroenteritis u.a. angegeben werden. Im Volk – besonders im Verbreitungsgebiet des Oleanders im Mittelmeerraum – dienen Abkochungen der Blätter äußerlich als Antiparasiticum und innerlich als Menstruation förderndes Mittel und als Abortivum. Die Vergiftungsgefahr ist bei derlei Anwendung aber sehr groß.

■ **Wirkung, Symptome und Therapie:** *Alle Organe des Oleanders enthalten das Herzglykosid Oleandrin. Eine Vergiftung beginnt mit Übelkeit und Kopfschmerzen. Stundenlang anhaltende Brechdurchfälle und Herzrhythmusstörungen können folgen. Nach Aufnahme größerer Dosen ist die Prognose ähnlich ungünstig wie beim Fingerhut. Zunehmende Herzschwäche kann schließlich zur Herzlähmung und damit zum Tod führen. Eine Resorption des Giftes aus gegessenen Pflanzenteilen kann durch die schnelle Verabreichung von medizinischer Kohle weitgehend unterbunden werden. Ungünstig ist es, wenn der Milchsaft der Pflanze über eine Wunde direkt ins Blut gelangt. Um das Herz zu schonen, ist in jedem Fall für absolute Ruhe zu sorgen. Jede weitere Maßnahme sollte von einem Arzt vorgenommen werden, der Einzelsymptomen mit speziellen Pharmaka begegnen kann.*

Geißblattgewächse

(Caprifoliaceae)

□ **Familienübersicht:** Zu den Geißblattgewächsen gehören ausdauernde Kräuter und Sträucher mit gegenständigen, meist ungeteilten, seltener gefiederten Laubblättern. Die radiär oder zygomorph gestalteten Blüten stehen häufig zu mehreren doldenartig zusammen. Bei vielen Arten sind die Kronblätter zu einer Röhre verwachsen, mit deren Innenwand die 4–5 Staubblätter verbunden sind. Aus dem unterständigen, mehrfächerigen Fruchtknoten entwickelt sich eine Beere, eine Steinfrucht oder eine Kapsel. Die Arten der Geißblattgewächse finden sich in den gemäßigten Klimabereichen der Nordhalbkugel. Von den etwa 300 Arten entfallen über die Hälfte auf die Gattung Lonicera.

Heckenkirsche und Geißblatt
(Lonicera xylosteum L. und *L. periclymenum L.)*

□ **Bestimmungsmerkmale und Biologie:** Zu Ehren von Adam Lonitzer, der als Arzt im 16. Jahrhundert in Frankfurt lebte und ein bekanntes Kräuterbuch geschrieben hat, gab Linné der Heckenkirsche den Gattungsnamen Lonicera.

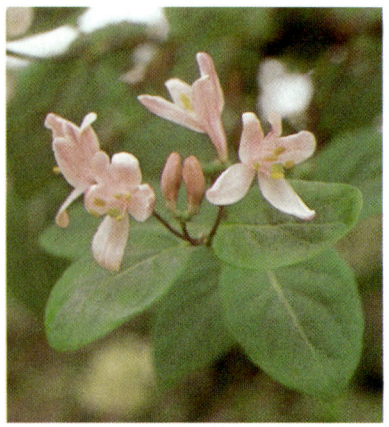 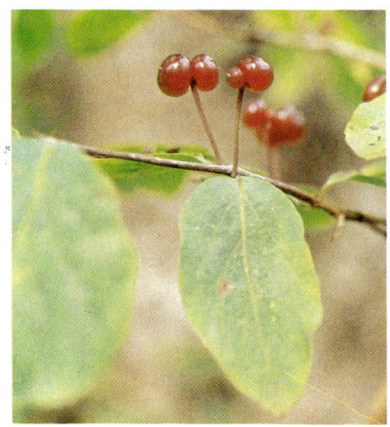

Die Rote Heckenkirsche (Lonicera xylosteum) ist als locker wachsender Strauch besonders in Anlagen beliebt. Sie trägt im Sommer reichlich Blüten und im Herbst sehr lange die johannisbeerartigen Beeren, die aber immer zu je zwei aufrecht an einem Stiel stehen. Bei einigen Arten sind die Beeren verwachsen. Es gibt auch gelbfrüchtige und blaufrüchtige Arten. (123 u. 124)

Xylosteum wurde aus den griechischen Worten für Holz und Knochen zusammengesetzt, womit das knochenharte Holz dieser Pflanze gemeint war. Periclymenum bedeutet im Griechischen umranken. Die deutsche Bezeichnung Heckenkirsche gibt Hinweise auf den Standort und die Form der Früchte. Geißblatt soll bedeuten, daß die Pflanze wie eine Ziege klettern kann.

Lonicera xylosteum, die *Rote Hekkenkirsche*, wächst als 1–2 m hoher, ästiger Strauch. An den dunkelgraubraunen Zweigen entwickeln sich die breit-elliptischen, ganzrandigen, zugespitzten und am Grunde meist abgerundeten Laubblätter. Ihre beiden Seiten sind dicht kurz behaart. Auf einem 2 cm langen, flaumhaarigen Stiel, der in den Blattachseln entspringt, stehen immer zwei Blüten. Die 10–15 mm langen Blütenblätter sind am Grunde zu einer Kronröhre verwachsen. Sie bilden eine zweilippige, gelblich weiß gefärbte Blütenkrone, die innen und außen behaart ist. Aus den Fruchtknoten der beiden Blüten entstehen im Herbst erbsengroße, glasartig glänzende hellkirschrote Beeren, die nicht selten zwillingsartig zusammengewachsen sind.

Lonicera periclymenum, das *Wald-Geißblatt*, ist ebenfalls ein Strauch, der jedoch bis zu 5 m hoch rankt. Seine elliptischen, auf der Unterseite blaugrünen Laubblätter sind an den Zweigen gegenständig an-

Jelängerjelieber (Lonicera caprifolium) im Farbkontrast von Knospen und Blüten. (125)

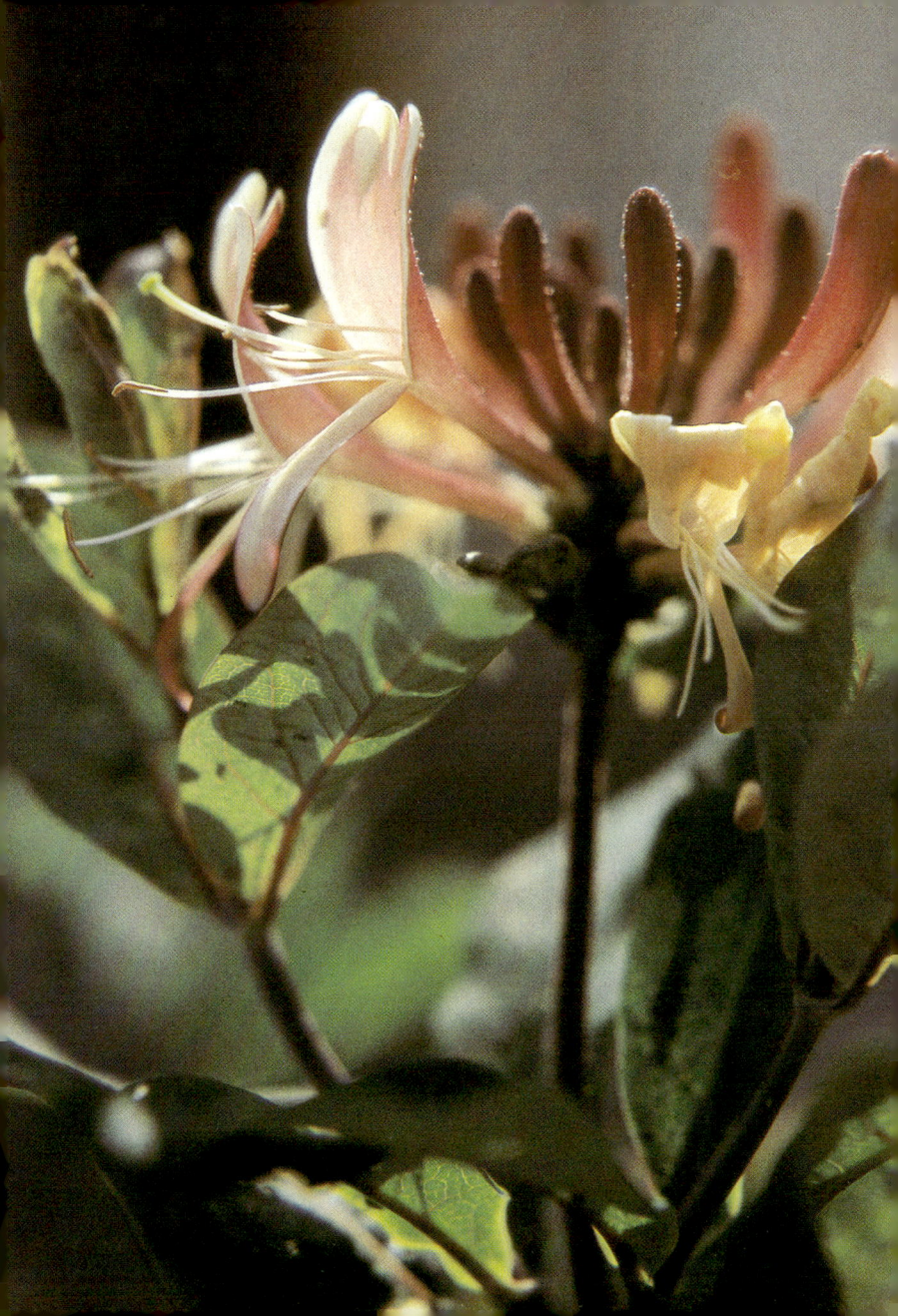

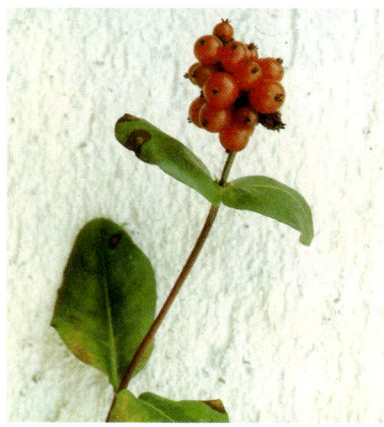

Die lianenartig wachsenden Arten der Gattung Lonicera haben meist kopfig gehäufte Blüten. Auch die attraktiven Beeren stehen darum dicht zusammen. (126)

geordnet, aber nicht paarweise am Grunde stengelumfassend miteinander verwachsen wie bei dem häufig kultivierten *Jelängerjelieber (Lonicera caprifolium)*. An blattachselständigen, kurzgestielten Blütenköpfchen entfalten sich prachtvolle Blütenkränze. Die zweilippige Blütenkrone ist gelblich weiß gefärbt, ihre Außenseite oft rot überlaufen. Über zwei Zentimeter lang wird ihre schmale, gebogene Kronröhre, aus der Staubblätter und Griffel hervorragen. Im Herbst leuchten die dunkelkirschroten Beeren, an denen im Gegensatz zu Lonicera xylosteum noch der Kelch zu sehen ist.
Die Gattung Lonicera umfaßt etwa 120 Arten, die über die nördliche Halbkugel der Erde verbreitet sind. Etliche davon finden sich in unse-

ren Gärten. Besonderer Beliebtheit erfreut sich *Lonicera caprifolium*, das *Jelängerjelieber* oder *Wohlriechendes Geißblatt* genannt wird. Mit seinen Ranken schmückt man Lauben, Gartenhäuser oder Hauseingänge. Die Bestäubung besonders der Arten, deren Blüten eine lange Kronröhre aufweisen, besorgen langrüsselige Nachtfalter (z. B. Schwärmer), die von dem abends verströmten intensiven Geruch angelockt werden. Alle Lonicera-Arten werden durch Vögel verbreitet, die die roten Beeren fressen.

□ **Anwendung in der Heilkunde:** Die hier behandelten Pflanzen werden in der Allopathie nicht und in der Homöopathie nur noch selten verwendet. Zur Zeit des schon erwähnten Adam Lonitzer war besonders das Geißblatt-Wasser eine vielseitige Medizin. Er schreibt in seinem Kräuterbuch: »Der beste Theil und Zeit zu brennen/sind die erste Blumen im Anfang deß Brachmonats gebrannt. Ist zur Augenhitz und entzündeten Leber gut. Also getruncken/ist gut für Wassersucht/den Keichenden/dem Husten/macht einen langen leichten Athem/und räumet die Brust. Also getruncken/vertreibt es den Lendenstein/und reiniget die Nieren. Mit dem Wasser sich alle Tag gerieben/ists gut/ wem die Glieder erlahmet/verdorret und verschwunden. Heilet die alten und neuen Wunden. Es heilet das Zahnfleisch/und desselbigen Versehrung. In die Augen gethan/macht sie klar. Tödtet und heilet Fisteln/Grind und Flecken.«

Ebenso wie diese ärztlichen Ratschläge hat sich auch der Gebrauch des harten Lonicera-Holzes zu Drechselarbeiten überlebt. Sehr beliebt ist dagegen heute die Verwendung als Ziergehölze in Gärten und Parks.

Schneebeere
(Symphoricarpos albus S. F. Blake)

□ **Bestimmungsmerkmale und Biologie:** Die dicht gedrängt stehenden Früchte der Schneebeere ergeben im Griechischen das Wort Symphoricarpos. Die Pflanze wird bis über 2 m hoch. An den rutenförmigen Zweigen stehen die elliptischen, am Ende stumpfen, kahlen und ganzrandig bis buchtig gelappten Laubblätter paarweise gegenüber. Ihre Oberseite ist bläulichdunkelgrün, ihre Unterseite graugrün. Die kleinen glockigen, fünfzähnigen, rosaroten Blüten finden sich einzeln oder gedrängt in kurzen Ähren. Ihre Innenseiten sind stark behaart. Bis zum Herbst haben sich aus den Fruchtknoten zentimetergroße weiße kugelige Beeren entwickelt, deren Fleisch besonders große Zellen aufweist. Da die Außenhaut sehr fest ist, zerplatzt eine solche Beere bei Druck mit lautem Knall.
Symphoricarpos stammt ursprünglich aus dem westlichen Nordamerika. In vielen Gegenden Europas ist der Strauch als Gartenflüchtling verwildert. Im Gegensatz zu den Früchten der Heckenkrische bleiben die Schneebeeren bis tief in den Winter hinein am Strauch hängen. Vielleicht ist das auch der

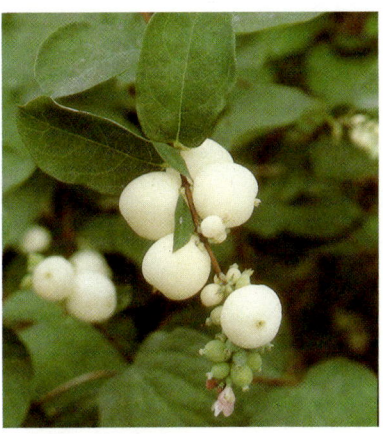

Die Trauben der Schneebeere (Symphoricarpos albus) blühen noch, wenn die ersten Früchte schon reif sind. (127)

Ursprung des deutschen Namens, nicht nur die weiße Fruchtfarbe. Nicht selten ist bei uns auch ein zweiter Vertreter der Gattung zu sehen: die Korallenbeere (S. orbiculatus). Sie hat cotoneasterartig beblätterte Zweige und trägt als dauerhaften Winterschmuck rosapurpurn gefärbte Beeren.

□ **Anwendung in der Heilkunde:** Eine Verwendung als Arznei ist nicht bekannt.

Gemeiner und Wolliger Schneeball
(Viburnum opulus L. und V. lantana L.)

□ **Bestimmungsmerkmale und Biologie:** Die wie Schneebälle aussehenden Blütendolden gaben diesen beiden heimischen Sträuchern

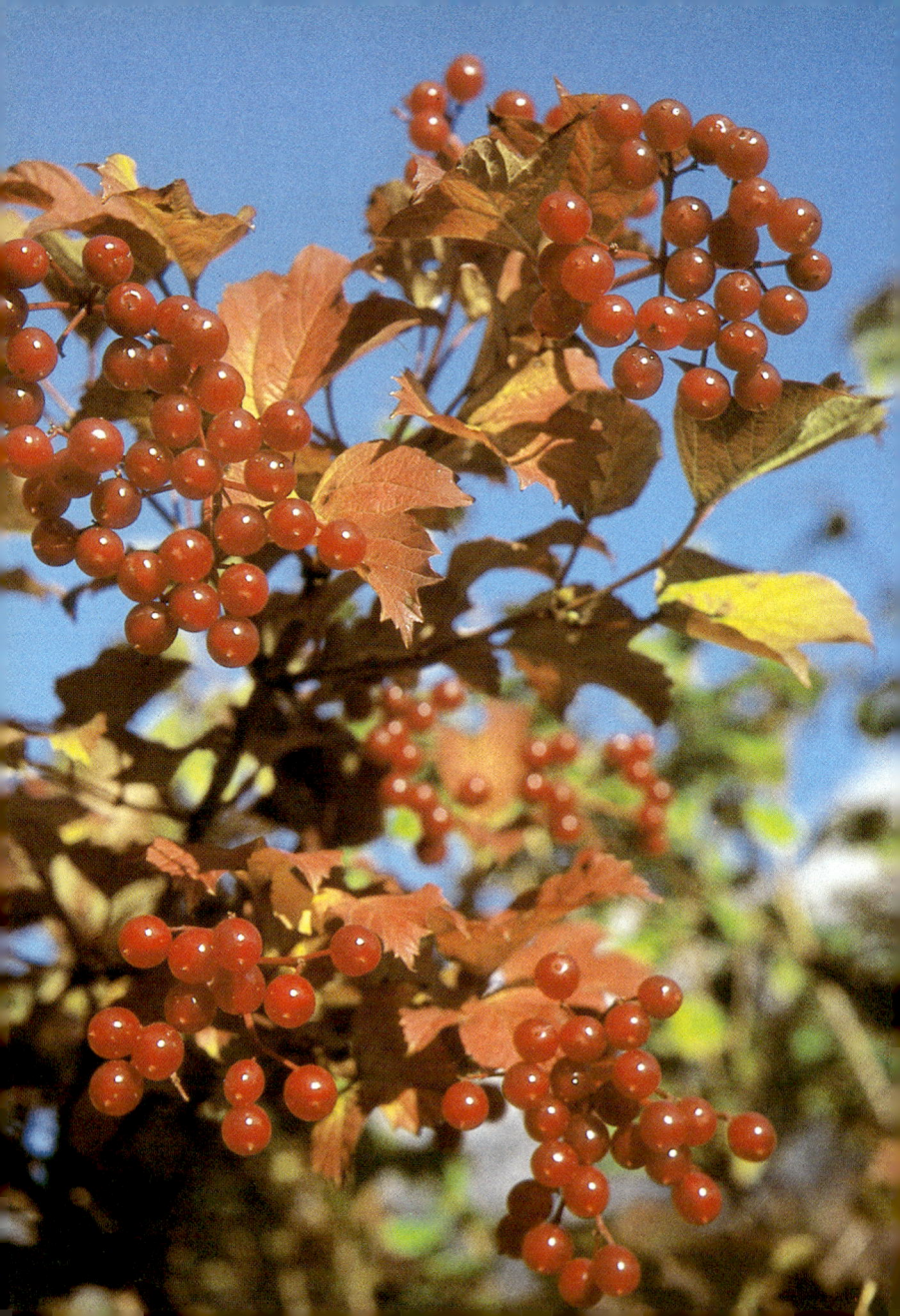

ihren deutschen Namen. Der lateinische Gattungsname Viburnum leitet sich ab vom indogermanischen Wort ueib (= winden, drehen) bzw. vom lateinischen viere (= binden, flechten), was auf die langen, biegsamen Zweige hindeuten soll, die früher zu Flechtwerken herangezogen wurden. Auch lantana (vom lat. lentare = biegen) unterstreicht diesen Sinn, während opulus als andere Bezeichnung für populus auf die pappelförmigen Blätter des Gemeinen Schneeballs anspielt.

Bei beiden Schneeball-Arten handelt es sich um Sträucher, die bis zu 4 Meter hoch werden können. Ihre weißen, fünfzähligen Blüten stehen dicht gedrängt in Trugdolden.

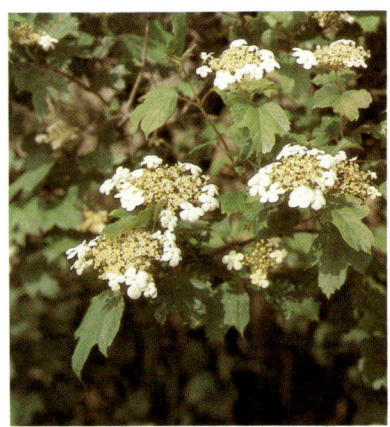

Der Gemeine Schneeball (Viburnum opulus) ist auch im Frühjahr sehr attraktiv mit seinen großen Trugdolden. (129)

Der *Gemeine Schneeball (Viburnum opulus)* hat an den Rändern der Trugdolden große sterile ausgebreitete Schaublüten, die oft ungleiche, nach außen hin verlängerte Kronlappen tragen, während die fruchtbaren inneren Blüten klein, radiär und napfförmig sind. Die gegenständigen, gestielten Blätter haben eine ahornartige, drei- bis fünffach gelappte Spreite mit grob gezähntem Rand, kahler Oberseite und feiner Flaumbehaarung auf der Unterseite. Im Gegensatz zum Ahorn sitzen am Grunde des Blattstengels borstige Nebenblätter und am Übergang zur Blattspreite rötliche, schüsselartige Nektarien. Die Blütezeit ist im Mai und Juni. Im September reifen die zahlrei

chen, scharlachroten, kugeligen, etwa erbsengroßen Beerenfrüchte, die bis in den Winter hinein hängen bleiben.

Die dichten leicht gewölbten Trugdolden des *Wolligen Schneeballs (Viburnum lantana)* bestehen aus lauter gleichgestalteten, weißen, fruchtbaren Blüten. Seine ovaleiförmigen, runzeligen Blätter sind ungeteilt und auf der Unterseite weißfilzig durch unzählige Sternhaare. An den graufilzigen Zweigen sind die Blätter ebenfalls gegenständig angeordnet. Im Herbst entstehen die zunächst roten, dann schlagartig blauschwarz werdenden abgeflachten Beerenfrüchte.

Die Beeren aller Schneeball-Arten sind einsamige Steinfrüchte, obwohl je Blüte drei Samenanlagen vorhanden sind. In dem dreiblättrigen Fruchtknoten ist aber nur eine

Der Gemeine Schneeball mit glänzenden Beeren und prächtiger Herstfärbung. (128)

Anlage fertil! Von der Ferne könnte man die Schneeballarten eventuell mit *Mehlbeersträuchern (Sorbus aria)* verwechseln. Da letztere aber zu den Rosengewächsen gehören, enthalten ihre Blüten stets sehr viele Staubgefäße, während es beim Schneeball immer nur fünf sind; die Mehlbeeren enthalten viele Samen, in Schneeballbeeren ist immer nur einer; an der Spitze jeder Mehlbeere sieht man Kelchreste, während die oberständigen Beeren des Schneeballs immer nur einen schwarzen Punkt, den Rest des Griffels haben. Beim genauen Hinsehen ist also eine Verwechslung ausgeschlossen.

Zirka 120 Viburnum-Arten sind auf der nördlichen Halbkugel der Erde und in den Anden Südamerikas beheimatet, wobei allein 70 in China und 20 in Nordamerika vorkommen. Je nach heimischem Klima sind sie immergrün (z.B. *V. tinus* aus dem Mittelmeerraum und *V. rhytidophyllum* aus China) oder sommergrün mit vor dem Laubfall prächtiger Herbstfärbung (z.B. *V. opulus*, *V. lantana* und der nordamerikanischen *V. prunifolium*).

Unser einheimischer *Viburnum opulus* gedeiht gut auf mäßig sauren und feuchten Böden und begleitet daher oft Bruch- und Auwälder, worauf seine alten Namen Sumpfholunder und Wasser-Schneeball hinweisen. Aber auch in Eichen-Hainbuchen- und Kalkbuchenwäldern findet er sich zuweilen. Sein Verbreitungsgebiet umfaßt ganz Europa.

Viburnum lantana gehört mehr zu den trockenheitsertragenden, kalk-

bedürftigen Pflanzen. Dementsprechend kommt er besonders in wärmeliebenden Eichenmisch- und Kalkbuchenwäldern vor. Damit erklärt sich auch sein Fehlen im Norden Deutschlands und im übrigen Nordeuropa.

Die meisten Schneeball-Arten vermehren sich durch Stockausschläge. Obwohl die Drosseln zunächst besser schmeckende Beeren vorziehen, fressen sie aber schließlich doch die Viburnumbeeren und verbreiten so zusätzlich die Arten.

Sehr häufig steht in Gärten und Parks die *gezüchtete Form* des *Gemeinen Schneeballs*, die unter der Bezeichnung ›Roseum‹ oder ›Sterile‹ bekannt ist. Sie fällt durch ihre kugeligen, tennisballgroßen Blütenstände auf, die völlig aus sterilen Schaublüten bestehen und eigentlich als einzige den Namen »Schneeball« verdienen. Durch einen hohen Gehalt an Aminen strömen die Blüten einen intensiven, strengen Geruch aus. Da dieser Strauch keine Früchte trägt (und nur durch Stecklinge vermehrt werden kann), ist die Gefahr der Vergiftung für Kinder hier etwas geringer. Dafür sind aber mindestens 20 weitere ausländische Schneeballarten in Gärten und Anlagen zu sehen, die z.T. massenweise rote oder schwarze Früchte hervorbringen.

Fast alle ausländischen Viburnum-Arten haben ungeteilte, oval-lanzettliche, oft starknervige und unterseits behaarte Blätter, und die weißen, manchmal rosa überlaufenen Blüten stehen in dichten Trauben oder Trugdolden.

Die häufigsten Arten sind bei uns *Viburnum rhytidophyllum* aus China und der schon im März blühende *Viburnum carlesii* aus Korea. *Viburnum prunifolium* ist als Zierstrauch sehr selten zu sehen.

Der Gehalt an Viburnin und anderen toxischen Substanzen ist bei diesen Sträuchern noch kaum bekannt. Jedoch sollte ihre Zugehörigkeit zur Gattung Viburnum zumindest zur Vorsicht gemahnen.

Die Früchte des Gemeinen Schneeballs werden in östlichen Ländern gekocht – wobei offensichtlich das Viburnin zerstört wird – und dann zu Marmelade verarbeitet. Auch zur Wein- und Schnapsherstellung werden sie verwendet. Im letzten Jahrhundert nahm man die jungen Triebe gerne wegen ihres biegsamen aber festen Holzes als Ladestöcke oder zur Herstellung von Pfeifenröhren.

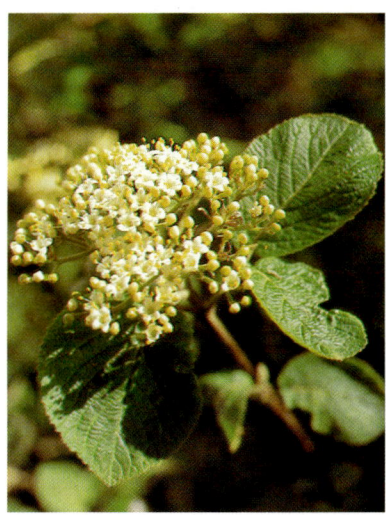

Die Blütenstände des Wolligen Schneeballs (Viburnum lantana) sind nicht so auffällig wie die des Gemeinen Schneeballs und darum in Gärten seltener. Leicht kann man sie verwechseln mit denen der Mehlbeere (Sorbus aria, unten), *einem ungiftigen Rosengewächs an gleichem Standort. (130 u. 131)*

□ **Anwendung in der Heilkunde:** Die Rinde von Wurzel und Stamm war früher offizinell (Cortex Viburni opuli = Cortex Sambuci aquaticae) und wird heute noch in der Homöopathie als Essenz ($\emptyset$ –D_1) bei Dysmenorrhoe und krampfartigen Nachwehen gebraucht.

Der Aufguß der Blätter von Viburnum lantana wurde im Volk noch häufig als Mund- und Gurgelwasser bei Mund- und Rachenerkrankungen verwendet. Seine reifen Früchte dienten als nicht ungefährliches Abführmittel.

Offizinell waren Cortex und Extractum Viburni prunifolii (Pflanze aus Nordamerika) als Antispasmodicum bei Koliken, Krämpfen und

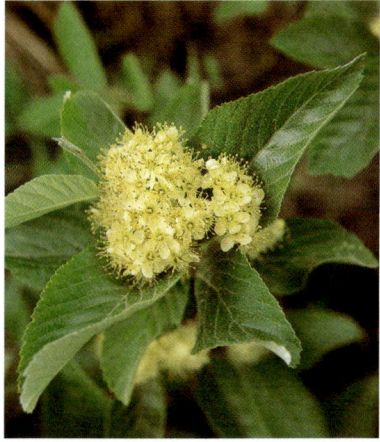

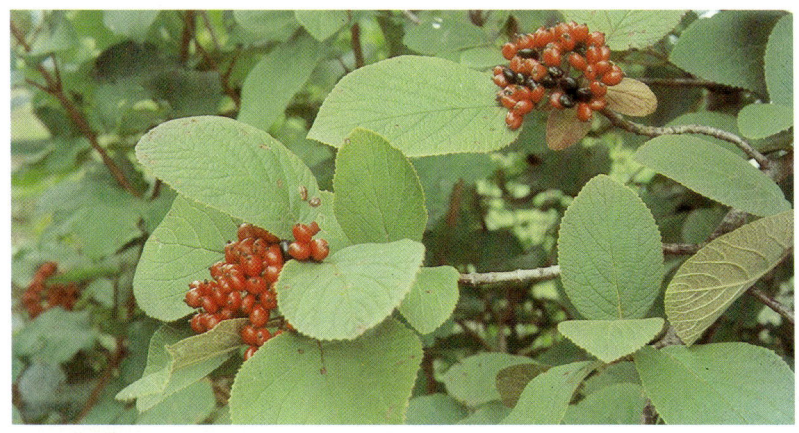

Unverwechselbar ist der Wollige Schneeball zur Fruchtzeit wegen seiner abgeflachten, rot und schwarz gefärbten Beeren und der kurzbehaarten, unterseits auffällig genervten Blätter. (132)

Menstruationsschmerzen. In der Homöopathie spielt auch die Essenz der frischen Früchte dieser Viburnum-Art eine Rolle.

Holunder *(Sambucus sp.)*

□ **Bestimmungsmerkmale und Biologie:** Der lateinische Gattungsname leitet sich wahrscheinlich von einem griechischen Wort für rote Farbe ab und läßt sich auf den dunkelroten Saft der Holunderbeeren beziehen. Unklar ist auch die Herkunft des Namens Holunder. Möglich ist eine Herleitung aus dem Althochdeutschen, was übertragen hohler Baum bedeuten würde. Bei uns wachsen drei Holunderarten, von denen wohl der *Schwarze Holunder (S. nigra)* der bekannteste ist. Leicht erkennt man ihn auch im Winter an seiner hell-

braun bis grau gefärbten rissigen Borke, die jung zahlreiche Poren (Lentizellen) aufweist. Die Zweige enthalten ein weiches, weißliches Mark. Die Laubblätter sind unpaarig gefiedert. Aus den stark duftenden Blüten, die in endständigen flachen Trugdolden zusammenstehen, entwickeln sich zur Reifezeit im Herbst überhängende violett gefärbte Fruchtstände.

Während der Schwarze Holunder häufig in Gärten zu sehen ist, sind die anderen beiden Arten – der *Traubenholunder (S. racemosa)* und der *Zwergholunder* oder *Attich (S. ebulus)* – typische Wildpflanzen. Der als Strauch wachsende *Traubenholunder* ist besonders durch seinen im Herbst auffälligen roten kegeligen Fruchtstand gekennzeichnet. Der *Zwergholunder* schließlich ist eine Staude, die jedes Jahr bis zu 2 m lange Stengel treibt. Sie tragen kreuzständig bis zu 40 cm lang werdende unpaarig gefiederte Blätter und eine endständige große Trugdolde. Der Fruchtstand besteht wie beim schwarzen Holunder aus glänzenden schwarz-violetten Beeren, bleibt aber aufrecht.

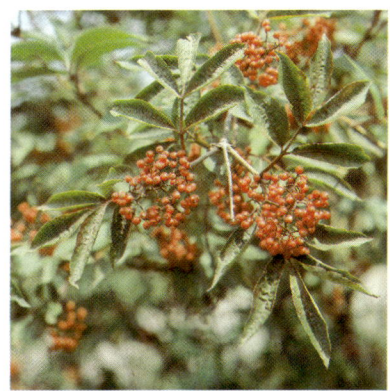

☐ **Anwendung in der Heilkunde:** Die Blüten von Sambucus nigra (Flores Sambuci, Holunderblüten oder Fliedertee) werden als schweißtreibendes Mittel in Erkältungstees verwendet.

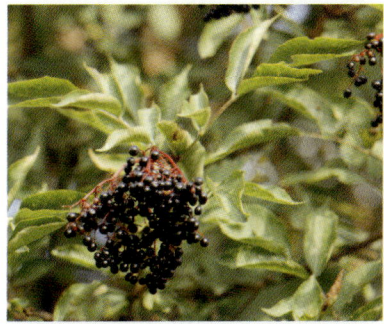

■ **Wirkung, Symptome, und Therapie:** *Für die nachgewiesene toxische Wirkung der Beeren der verschiedenen Geißblattgewächse machte man früher einen nicht näher identifizierten Bitterstoff ›Xylostein‹ verantwortlich. Da die vorhandenen Blausäure abspaltenden Glykoside und die Alkaloide mengenmäßig kaum ins Gewicht fallen, schreibt man heute den meist reichlich vorkommenden Saponinen die schwache Giftwirkung zu.*
Der Verzehr der roten Heckenkirschen-*Beeren führt zunächst zu Übelkeit und Erbrechen. Leibschmerzen, kalter Schweiß, Tachykardie und*

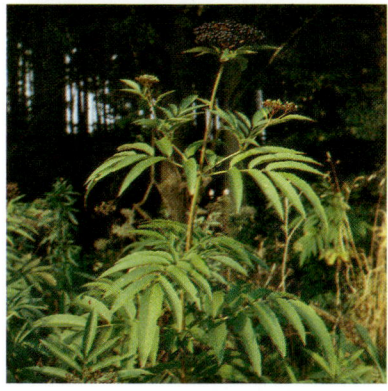

Die heimischen Holunderarten sind von unterschiedlicher Giftigkeit: Traubenholunder (Sambucus racemosa, oben) ist der giftigste und am rispigen Fruchtstand und den roten Beeren leicht zu erkennen. Viel mehr als Bauchweh kann er aber ebensowenig verursachen wie der Schwarze Holunder (S. nigra, Mitte) mit seinen überhängenden Fruchtständen. Offenbar giftfrei ist der Zwergholunder (S. ebulus, unten), der bisher als die giftigste Art eingestuft wurde. (133 bis 135)

Temperaturerhöhung folgen bei einer aufgenommenen Menge von mehr als 30 Beeren. Im Extremfall zeigen sich Krämpfe und Kollapserscheinungen. Eine Schneebeeren-Vergiftung ist demgegenüber harmloser. Bei der Berührung der äußeren Haut mit dem Saft der Beeren, wie es gerade bei Kindern häufig vorkommt, die die Beeren (»Knallerbsen«) zwischen den Fingern zerdrücken, zeigen sich Reizungen und Entzündungen. Verschluckte Beeren greifen die Schleimhäute an und führen zu einer Gastroenteritis.

Alle Schneeballarten enthalten in der Rinde, in Blättern und Früchten mehr oder minder konzentriert verschiedene Glykoside, die im menschlichen Organismus toxisch wirken können.

Nach dem Genuß der Beeren kann es besonders bei Kindern zu einer starken Reizung der Schleimhäute in Magen und Darm kommen. Nach dem Verzehr großer Mengen sind sogar Todesfälle aufgetreten. Die spezifische gastroenteritische Wirkung schreibt man einem unbekannten Viburnin zu, wobei die Glykoside diesen Effekt sicher noch unterstützen. Nach dem Genuß der vom Volk »Schwindelbeeren« genannten Früchte von Viburnum lantana wurde bei Kindern auch Hämaturie beobachtet.

Da beide einheimischen und viele ausländische Schneeballarten in Parks und Gärten gepflanzt sind, sollte man gerade Kinder davor warnen, die verlockenden Beeren zu probieren oder gar in Menge zu essen. Bei allen Caprifoliaceen-Vergiftungen ist die Entleerung des Magens durch Magenspülungen oder Apo-

morphingaben und Carbo activatus-Gaben die wichtigste erste Maßnahme, um eine längere Einwirkung der Giftstoffe auf die Schleimhäute zu verhindern. Wegen der Reizerscheinungen sollten sowohl bei Lonicera wie auch bei Symphoricarpos und Viburnum nach Entzündung der Schleimhäute keine Brech- oder Abführmittel verabreicht werden. Der Arzt kann Antidiarrhoica und Antispasmodica symptomatisch zur Anwendung bringen.

Von den drei Holunder-Arten *enthält nur Sambucus nigra in den Blättern und zum geringen Teil auch in den unreifen Früchten ein cyanogenes Glykosid, das Sambunigrin, das zu schwachen Vergiftungen führen kann. Während sich schwarzer und Zwergholunder häufig an Schuttplätzen und Weg- und Waldrändern einstellen, wohin sie durch Vögel verbreitet wurden, ist der Traubenholunder eine charakteristische Art montaner Buchenwälder.*

Die Samen in den Beeren aller Arten enthalten einen harzartigen Stoff, der chemisch noch nicht eindeutig zugeordnet werden konnte. Er wirkt brechreizerregend und diuretisch, wird aber beim Kochen zerstört. Die weit verbreitete Kenntnis der angeblichen starken Giftigkeit des Zwergholunders, *zu der wohl auch die in der früheren Literatur angeführten Todesfälle beigetragen haben, läßt sich nach den umfangreichen Erfahrungen der Vergiftungszentralen und nach den Untersuchungen der Biochemiker bisher nicht bestätigen. Das früher angegebene Alkaloid Sambucin konnte bei neueren Untersuchungen nicht aufgefunden werden.*

Nachtschattengewächse

(Solanaceae)

□ **Familienübersicht:** Zu den Nachtschattengewächsen gehören krautige, strauchige und niedrige baumförmige Pflanzen. Meist wachsen sie aufrecht. Manche Arten können aber auch ranken. Die wechselständigen Laubblätter haben eine einfache Spreite. Fünf am Grunde verwachsene Kelchblätter, fünf ebenfalls verwachsene Kronblätter, fünf Staubgefäße und ein zweifächeriger, oberständiger Fruchtknoten bauen die radiäre Blüte auf. Als Frucht entsteht eine Kapsel oder Beere.

■ Hyoscyamin und Scopolamin als Giftstoffe

Alraune
(Mandragora officinarum L.)

□ **Bestimmungsmerkmale und Biologie:** Der Name Mandragora ist aus den griechischen Worten für Viehstall und Sammelplatz zusammengesetzt. Es ist also eine Pflanze, die man in Griechenland immer an derartigen Orten antraf. Officinarum deutet auf die Verwendung als Heilmittel. Alraune war im Altgermanischen die Bezeichnung für mythische Wesen oder Kobolde, die im Geheimen wirken.

Die Nachtschattengewächse enthalten viele, meist allgemein als giftig bekannte Arten:

		Wirkstoffe
Alraune	Mandragora officinarum	
Bilsenkraut	Hyoscyamus niger	Hyoscyamin
Stechapfel	Datura stramonium	Scopolamin
Tollkirsche	Atropa bella-donna	
Giftbeere	Nicandra physaloides	
Judenkirsche	Physalis alkekengi	Tropinderivate
Nachtschatten	Solanum sp.	
Kartoffel	Solanum tuberosum	Solanine
Bocksdorn	Lycium barbarum	
Tabak	Nicotiana tabacum	Nicotin

Die 90 Gattungen der Familie mit ihren 2000–2500 Arten bewohnen besonders die Tropen und Subtropen der Erde.

Die *Alraune* ist eine mehrjährige Pflanze, von der man über der Erde nur eine Blattrosette sieht. Unter der Erde reicht sie mit einer dik-

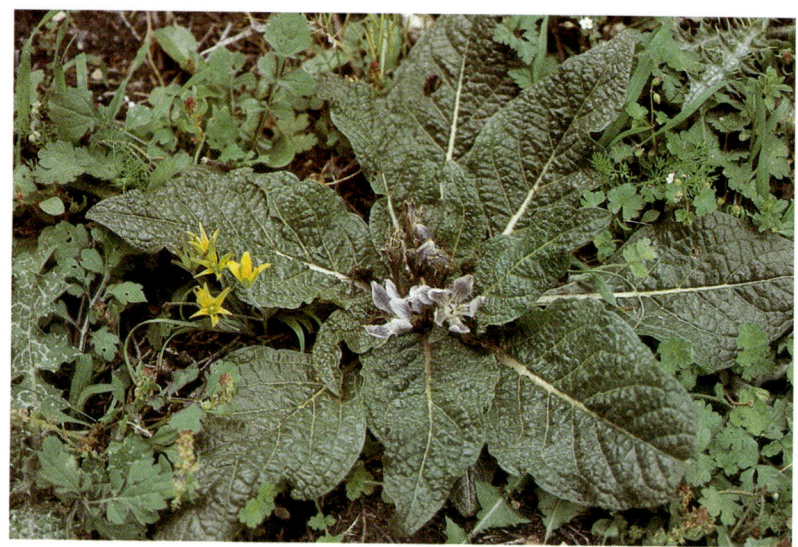

Sagenumwoben ist die Alraune (Mandragora officinarum) schon seit dem Altertum: Kobolde und andere Wesen sollten magisch mit ihr verbunden sein. Ursache dieser Einschätzung war hauptsächlich das Aussehen der Wurzeln. (136)

ken, knolligen, fleischigen Wurzel, die häufig kräftige Seitenwurzeln aufweist, bis in eine Tiefe von über 50 cm. Die bis 40 cm großen, am Rande gekräuselten, dunkelgrünen Laubblätter sind kurz gestielt und haben eine runzelige Oberfläche. In ihrer Mitte entstehen mehrere violett gefärbte glockenförmige Blüten, die ihre Öffnung nach oben richten. Mit 3–4 cm Durchmesser sind sie überraschend groß. Bereits im Frühsommer reift als Frucht eine gelbe oder orangerote Beere. Die Pflanze gehört zu den Ödlandbewohnern des Mittelmeergebietes. Im Altertum und im Mittelalter wurden ihr magische Kräfte

zugeschrieben. Ausschlaggebend dafür war wohl weniger die Beobachtung, daß ein Extrakt besonders aus der Wurzel betäubend wirkt und zu Narkosezwecken verwendet werden konnte, als vielmehr die Wurzelform, die mit einiger Phantasie einer menschlichen Gestalt ähneln kann. Der Aberglaube schrieb auch besondere Verhaltensregeln für das Sammeln der Wurzeln vor. So mußte das Wetter das Vorhaben mit günstigen Winden begleiten, bestimmte Beschwörungsformeln mußten gesprochen werden und mit dem Schwert sollte man einen dreifachen Kreis um die Pflanze beschreiben. Wurden diese Bedingungen nicht erfüllt, lief man Gefahr, z. B. versteinert zu werden.

☐ **Anwendung in der Heilkunde:** Als Heilpflanze ist die Alraune heute nicht mehr im Gebrauch.

Bilsenkraut *(Hyoscyamus niger L.)*

☐ **Bestimmungsmerkmale und Biologie:** Die Bezeichnung Hyoscyamus stammt aus dem Griechischen und heißt übersetzt Schweinebohne, was auf die entfernt bohnenähnliche Gestalt der Kapsel ansprechen soll. Bei der ersten Hälfte des deutschen Namens vermutet man den Ursprung in dem von den Kelten verehrten Gott Belenos. Niger heißt schwarz und bezieht sich auf die Farbe der reifen Samen.

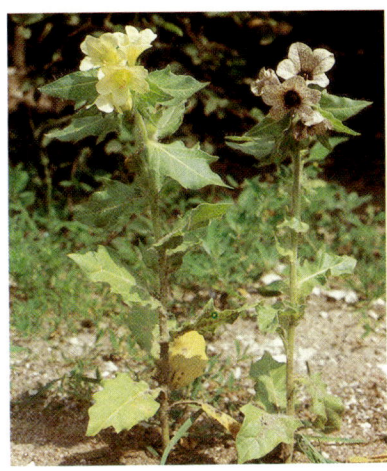

Bilsenkraut (Hyoscyamus niger) kann man in zweierlei Farben blühend finden: Blaßpurpurn mit kräftigen Farbadern und, selten, rein gelb. Die Kelchzipfel ragen als häutige Krönchen über die großen, reif wie Rasseln klappernden Samenkapseln hinaus. (137 u. 138)

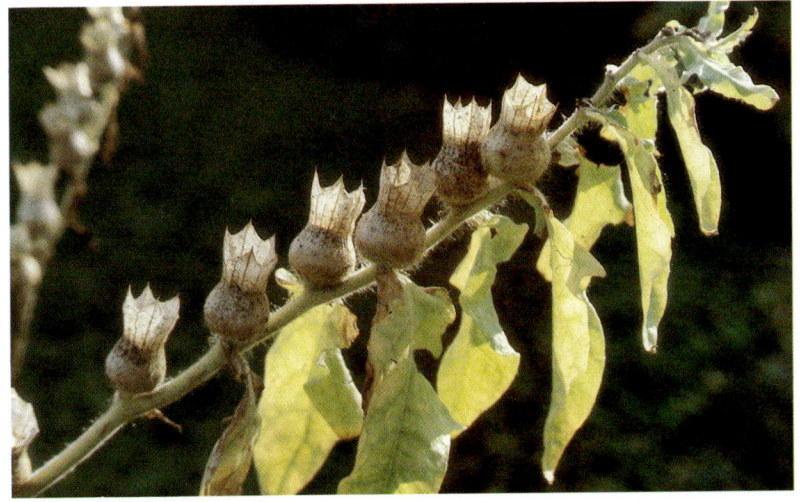

Hyoscyamus ist ein meist zweijähriges, klebrig-zottig behaartes Kraut, das im Boden mit einer rübenförmigen, dunkel gefärbten Wurzel verankert ist. Vom stumpfkantigen Stengel stehen alternierend länglich-eiförmige, buchtig fiederspaltig gezähnte, mattgrüne Laubblätter ab, die zur Sproßspitze zu halbstengelumfassend werden.

Die über 2 cm großen trichterförmigen Blüten entstehen an einem sich allmählich entrollenden wickelartigen Blütenstand. Der Kelch ist drüsig behaart und hat fünf stachelig zugespitzte Zähne. Die schwach zygomorphe Blüte ist nur außen behaart. Vom rotvioletten Zentrum laufen violette netzförmige Adern über die zum Saum zu schmutziggelb werdenden Blütenblätter. Ebenfalls violett sind die Staubbeutel an den drei langen und zwei kurzen, am Filament fein behaarten Staubgefäßen. Der Griffel trägt eine kopfförmige Narbe.

Zur Fruchtzeit im Herbst ist der anfangs nur etwa 20 cm lange Stengel mitunter bis zu einer Länge von 1 m herangewachsen. Auf dem nun schräg stehenden Sproß stehen dicht gedrängt die sog. Deckelkapseln, die in den jetzt bauchig angeschwollenen Kelchen verborgen sind. Jede Kapsel enthält mehrere hundert 1 mm lange, nierenförmige, grubige Samen.

Von Hyoscyamus kennt man 15 Arten, die ihren Verbreitungsschwerpunkt im Mittelmeergebiet haben. Unser mitteleuropäisches Schwarzes Bilsenkraut, das ab und zu auch in einer einfarbig gelbblühenden Variante vorkommt, ist eine typische Ruderalpflanze und erscheint sporadisch in sonnigen Schuttunkrautgesellschaften, an Wegrändern und Mauern. Die Pflanze liebt sandige bis steinige Lehmböden. Die kleinen Samen werden vom Wind verbreitet.

☐ **Anwendung in der Heilkunde:** Extractum Hyoscyami wird wie Extractum Belladonnae benutzt, nur in etwa dreifach höherer Dosierung, dem geringeren Alkaloidgehalt entsprechend. Indikationen sind Verletzungen am Auge und spastische Zustände besonders der glatten Muskulatur.

Stechapfel *(Datura stramonium L.)*

☐ **Bestimmungsmerkmale und Biologie:** Der lateinische Name des Stechapfels bedeutet so viel wie ein Nachtschattengewächs mit einer stacheligen Frucht, deren Genuß Raserei erzeugt.

Datura kann als einjähriges Kraut bis zu 1 Meter hoch werden, wobei sich die gabelig verzweigten Äste fast waagrecht ausbreiten. So bekommen die großen, gestielten, eiförmig-zugespitzten und grobbuchtig gezähnten, kahlen Laubblätter die optimale Lichtausbeute. Mit einer langen Pfahlwurzel ist die Pflanze im Boden verankert.

In den Astgabeln entstehen die leicht nach unten geneigten, einzelnen, langröhrigen, weißen, fünfzipfeligen, gefalteten Blüten. Als Frucht entwickelt sich eine große, aufrecht stehende, ähnlich einer Kastanie bestachelte, im reifen Zustand braun werdende Kapsel, die mit vier Klappen aufspringt und eine Menge dunkelgefärbter Samen mit wabenartig strukturierter Oberfläche enthält.

Zu Datura gehören über 10 Arten. Die bei uns vorkommende Art stammt ursprünglich aus Mittelamerika, ist aber bereits seit dem 17. Jahrhundert in Europa eingeschleppt und als Kosmopolit mittlerweile in den wärmeren Gegenden der ganzen Erde verbreitet. Unser *gemeiner Stechapfel* kommt nicht allzu häufig vor und findet sich unbeständig in Schuttunkraut-Fluren an Weg- und Ackerrändern, in Weinbergen und auf Müllplätzen. Seine großen 10 cm langen Trichterblüten öffnen sich abends und sondern einen unangenehmen, moschusartigen Geruch aus, der langrüsselige Nachtfalter, besonders Schwärmer, zur Bestäubung anlockt. Am nächsten Tag verwelken die Blüten schnell. Ist keine Fremdbestäubung erfolgt, findet beim Schließen der Blüte eine Selbstbestäubung statt, da Staubbeutel und Narbe in gleicher Höhe stehen.

In Gärten und Parks sieht man öfter baumförmig wachsende Stechapfelarten, so *Datura x candida* und *D. suaveolens* mit 20 cm langen hängenden weißen bzw. cremefarbenen Blüten oder *D. sanguinea* mit prächtigen unten gelb und oben rot gefärbten ebenfalls hängenden 15 cm langen Blüten.

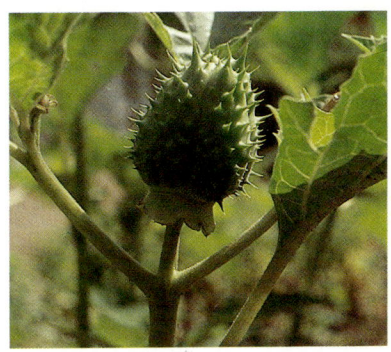

Stechapfelblüten (hier Datura stramonium) gehören zu den größten Blüten. Die hochgiftigen Samen schmecken süß! (139 u. 140)

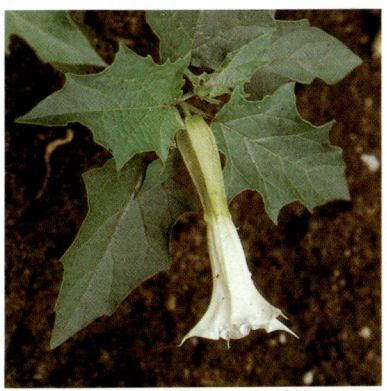

□ **Anwendung in der Heilkunde:** Allopatisch wird heute allein der Stechapfel benutzt. Früher wurden auch aus den anderen Arten Arzneien hergestellt. Tinctura Stramonii dient innerlich appliziert als Hypnotikum und krampfstillendes Mittel bei Asthma und Krampfhusten. Folia Stramonii nitrata können als Räucherpulver (Einatmen der Dämpfe) bzw. zu Asthmazigaretten verarbeitet werden. Homöopatisch ist z.T. heute noch das frische zur Blütezeit gesammelte Kraut des Stechapfels in Gebrauch.

Tollkirsche (*Atropa bella-donna L.*)

☐ **Bestimmungsmerkmale und Biologie:** Der lateinische Gattungsname Atropa ist vom griechischen atropos abgeleitet, was nicht wenden bedeutet. Atropos hieß im alten Griechenland die dritte der drei Parzen, in deren Händen das unabwendbare Geschick des Menschen liegt und die den Lebensfaden abschneidet. Bella-donna ist aus dem Italienischen übernommen. Der rote Fruchtsaft der Tollkirschbeeren diente nämlich zum Schminken.

Von einem ausdauernden, dicken, mehrköpfigen Wurzelstock treibt die *Tollkirsche* jedes Jahr einen bis zu 2 m hoch werdenden stumpfkantigen Stengel, der sich erst in etwa 1 m Höhe verzweigt. Dem Habitus nach sieht Atropa wie ein Strauch aus. Da der Hauptstamm jedoch nicht verholzt, spricht man hier von einer Staude. Nahezu alle Zweige breiten sich waagrecht aus. Das ermöglicht jedem Laubblatt die größtmögliche Lichtausbeute. Die Laubblätter sind eiförmig-elliptisch, ganzrandig, zugespitzt und flaumig behaart. Sie werden bis zu 15 cm lang und 8 cm breit. Eigentlich entspringen alle Laubblätter wechselständig. Durch Verschiebungen rückt das Tragblatt des Blütensprosses aber in direkte Nachbarschaft der Blütenknospe, die in der Achsel eines eigenen kleineren Tragblattes entspringt. So ergibt sich das eigenartige Bild, daß an den »Ecken« der schwach zickzackförmigen Zweige immer zwei Laubblätter stehen, und zwar jeweils ein größeres und ein kleineres.

Die einzelnen, an längeren Stielen überhängenden Blüten haben einen fünfspaltigen Kelch und eine glockigröhrige etwa 3 cm lange Blütenkrone, die außen braun-violett und innen schmutzig-gelb mit purpurroten Adern gefärbt ist. Den Saum der Blütenkrone bilden fünf abgerundete, etwas zurückgerollte Lappen. Ein zweispaltiger Griffel überragt fünf wandständige Staubblätter.

Aus dem zweifächerigen Fruchtknoten entwickelt sich eine kugelige, kirschgroße, saftige, glänzende schwarze Beere, die zahlreiche nierenförmige Samen mit wabenartiger Oberflächenstruktur enthält. Von Juli bis September sieht man an einer Staude gleichzeitig Blüten, unreife und reife Früchte.

Die Gattung Atropa umfaßt 5 Arten, die von Westeuropa bis zur Mongolei verbreitet sind. In Mitteleuropa gibt es nur die eine Art *Atropa bella-donna*, die selten, ähnlich dem Bilsenkraut, in der Varietät var. flava mit gelblichgrünen Blüten und gelben Beeren vorkommt. Man findet die Tollkirsche ziemlich häufig in Schlagfluren, auf Kahlschlägen und an Waldrändern, bevorzugt auf kalkhaltigen, humusreichen oder reinen Tonböden. Die Tollkirsche wird als Lichtkeimer bezeichnet. Ihre Samen können bei Beschattung mehrere Jahre überliegen. Wie bei allen

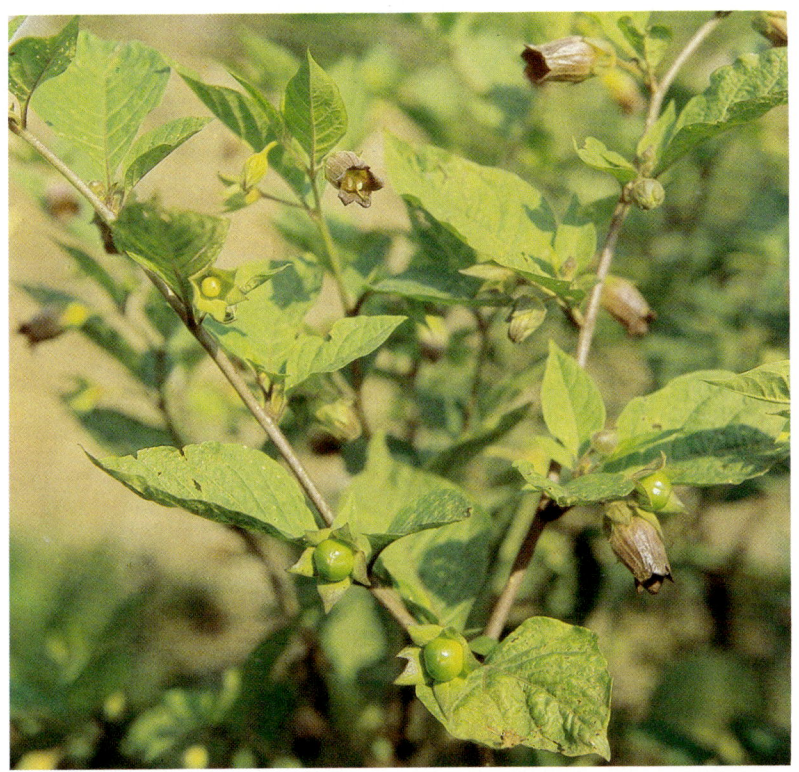

Tollkirschen (Atropa bella-donna) wachsen oft in Massen an warm besonnten Waldrändern, auf Lichtungen und Kahlschlägen, wenn der Boden locker, nährstoffreich und etwas feucht ist. Man findet meist Knospen, Blüten, grüne und ab Mitte August auch reife schwarze Beeren gleichzeitig an den Trieben der bis 1,5 m hohen Pflanzen. (141)

Schlagpflanzen (vgl. Digitalis) sind die Samen sehr klein, wodurch die Windverbreitung sehr erleichtert wird. Da Drosseln, Amseln und Spatzen die schwarzen Beeren gerne verzehren, sorgen sie zusätzlich für die Verbreitung.

Die Giftigkeit der Tollkirsche ist schon seit dem Altertum bekannt.

Außer für arzneiliche Zwecke und Giftmorde stand besonders die halluzinogene Wirkung im Vordergrund des Interesses. So wurde z. B. in einigen Alpenländern Tollkirschenextrakt Bier, Wein und Branntwein zugemischt, um die berauschende Wirkung zu steigern. In Form von Belladonnapflastern

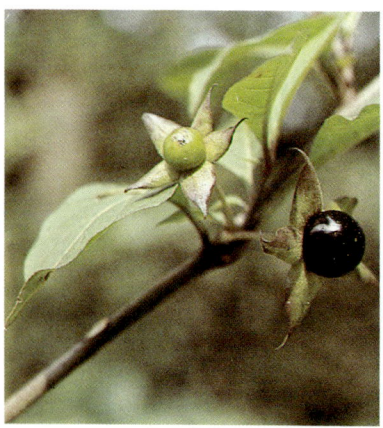

*Die schwarzglänzenden reifen Beeren der Toll-
kirsche sind sehr saftig und schmecken süß.
Kelch, kurzer Stiel und fehlender Stein machen
die Unterscheidung von Kirschen leicht. (142)*

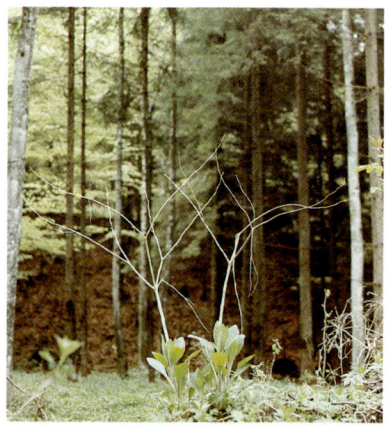

*Besonders auffällig ist die Wuchsform der Toll-
kirsche: Der jährlich neu getriebene Stengel der
Staude verzweigt sich erst in 1 m Höhe und dort
gabelig in mehrere flach abstehende Äste. (143)*

oder Hexensalbe wurde Atropin
unmittelbar auf die Haut aufge-
bracht und resorbiert. Die Wirkung
war eine Betäubung verbunden mit
schönsten Träumen, die dermaßen
intensiv erlebt wurden, daß derje-
nige von der Wirklichkeit des Ge-
träumten überzeugt war. Im Mittelalter war es auch große Mode
unter den Damen, die Pupillen mit
Hilfe des Atropins zu erweitern.
Der »kleine« Nachteil der beträchtlich herabgesetzten Sehfähigkeit
wurde offenbar durch den Vorteil
der strahlenden Augen bzw. des
feurigen Blickes mehr als wettge-
macht. Der rote Saft der Tollkir-
schenbeeren diente nicht nur zum
Schminken, sondern auch z. B. zum
Nachfärben des Rotweines.
Wenn auch manche Jäger, Förster
und Wanderer meinen, daß ein paar
der zuckersüß schmeckenden saftigen Tollkirschbeeren den Geist
anregen und dem Körper neue
Spannkraft verleihen, soll man
als »untrainierter« Mensch diesem
Vorbild auf keinen Fall nacheifern.
Besonders Kinder kann man nicht
oft genug warnen und auf die Un-
terschiede zwischen Eßkirsche mit
Steinkern, ohne ansitzenden Kelch
und mit langem Stiel und Toll-
kirschbeere mit vielen Einzelsa-
men, breitem ansitzendem Kelch
und relativ kurzem, dickem Stiel
hinweisen.

☐ **Anwendung in der Heilkunde:** In
der Allopathie sind Extractum Belladonnae, Atropin-Base (l-Hyoscy-
amin wirkt als Therapeuticum doppelt so stark) oder Atropinsulfat
wertvolle Pharmaka. Sie kommen

zum Einsatz bei Augenentzündungen und Verletzungen von Cornea oder Iris, als krampflösendes Mittel, z. B. bei Asthma, Darmkoliken u. a., gegen Bradykardie, Parkinsonismus und anderes mehr. Die Homöopathie verwendet die aus blühenden Pflanzen bereiteten Essenzen (D_2–D_5) besonders bei Epilepsie, Krämpfen, Meningitis, Entzündungen von Luftwegen, Lungen, Augen, Ohren, Leber, Niere, Blase und vielem mehr.

■ **Wirkung, Symptome und Therapie:** *Alle Organe der in diese Gruppe gehörenden Pflanzenarten enthalten die Alkaloide Hyoscyamin und Scopolamin. Die höchsten Konzentrationen (bis 1%) kommen in den Wurzeln vor. Die meisten Vergiftungsfälle gehen auf das Konto der Tollkirsche (der bekannte Wirkstoff Atropin ist ein Gemisch [Razemat] aus zwei Formen des Hyoscyamins), wobei zwischen 4 und 20 Beeren als tödliche Dosis für den Menschen angegeben werden. Die Mortalität liegt bei 10%, wenngleich ernste Vergiftungen heute selten sind.*
Typische Symptome sind fehlendes Erbrechen und die sog. Glanzaugen mit maximal erweiterten starren Pupillen. Auch die scharlachrote, trockene, heiße Haut und die Trockenheit in Mund und Kehlkopf – damit verbunden Sprach- und Schluckstörungen – sind charakteristisch. Zunehmende Bewußtlosigkeit geht in einen narkoseähnlichen Schlaf über. Durch fortschreitende Atemlähmung kann es zur Cyanose und schließlich zum Tod im Koma kommen. Da zu Vergiftungsbeginn nur äußerst

selten Erbrechen erfolgt, muß mit geöltem Schlauch rasch der Magen durchgespült werden. Salzwasser als Brechmittel und kalte Umschläge helfen bis zum Eintreffen des Arztes. Die früher als spezifische Gegengifte empfohlenen Opiate werden heute wegen der Gefahr einer Atemschädigung nicht mehr verwendet. Statt dessen kann vom Arzt Physostigmin i. v. gegen die peripheren und zentralen Symptome eingesetzt werden. Bei günstigem Verlauf der Vergiftung bleiben Augen- und psychische Störungen noch tage- bis wochenlang bestehen!

■ **Tropinderivate als Giftstoffe**

Giftbeere
(Nicandra physaloides [L.] Gaert.)

□ **Bestimmungsmerkmale und Biologie:** Nicandra heißt die Giftbeere zu Ehren eines griechischen Arztes. Der Artname physaloides bezieht sich auf die Gestalt der Früchte, die wie die der Judenkirsche aussehen.
Nicandra ist wie Datura eine einjährige Pflanze. Der aufrechte, ästige, etwas kantige Stengel wird oft über 1 Meter hoch. Die eiförmigen Laubblätter sind am Rande buchtig gelappt bis gezähnt und oberseits behaart. In den Blattachseln entwickeln sich einzelne, gestielte, überhängende, glockig-trichterförmige, große Blüten, die ähnlich wie Windenblüten aussehen. Ihre dekorative Färbung macht ihre Verwendung als Zierpflanze verständlich: Vom weißen Inneren sticht der ausgebreitete fünflappige hell-

blaue Saum ab. Die Blüte sitzt in einem fünfkantigen aufgeblasenen Kelch, der sich zur Fruchtzeit vergrößert und eine braune, wenig saftige, vielsamige Beere umschließt. Die *Giftbeere* ist die einzige Art ihrer Gattung und stammt ursprünglich aus Peru. Ähnlich Datura ist sie in den wärmeren Gegenden der Erde eingeschleppt oder als Zierpflanze kultiviert. Ihre Blüten öffnen sich nur über die Mittagszeit. Durch die halbkreisförmige Krümmung der Staubgefäße erfolgt spontane Selbstbestäubung.

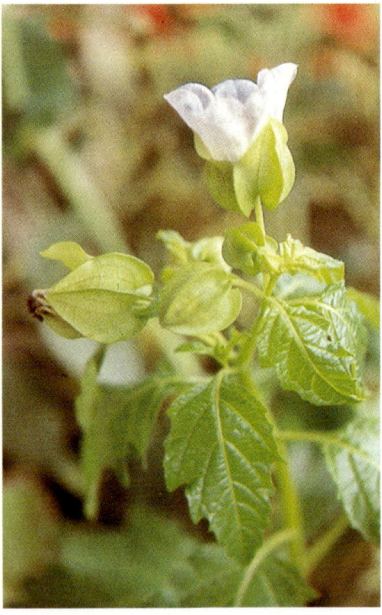

Aus Peru stammt die Giftbeere (Nicandra physaloides), die abgesehen von ihren hellblauen Blüten der Judenkirsche recht ähnlich ist. Ihre Blüten öffnet sie nur in der Mittagssonne. (144)

☐ **Anwendung in der Heilkunde:** Eine Verwendung als Arznei ist nicht bekannt.

Judenkirsche
(Physalis alkekengi L.)

☐ **Bestimmungsmerkmale und Biologie:** Physalis kommt vom griechischen Wort für Blase, da der die Frucht umschließende Kelch blasig aufgetrieben ist. Alkekengi wird die *Judenkirsche* oder *Lampionblume* in Arabien genannt.

Physalis wächst aus einer im Boden kriechenden ausdauernden Grundachse jedes Jahr wieder neu bis zu einer Höhe von 1 Meter. Der meist einfache Stengel ist stumpfkantig und oben kurz behaart. In den Achseln der eiförmigen, in den Blattstiel verschmälerten Laubblätter entspringen die einzelnen Blüten, die in einem glockigen, schwach behaarten, fünfzipfeligen Kelch auf kurzen nach unten gebogenen Stielen sitzen. Die fünflappige, gelblich-grünweiße Blütenkrone ist schwach trichterförmig. Der kugelige Fruchtknoten entwickelt sich zu einer glänzenden, orangeroten, kirschgroßen, vielsamigen Beere, die von dem stark blasig aufgetriebenen, mennigeroten Kelch umgeben ist.

Von der Gattung Physalis sind über 110 Arten bekannt, die fast alle in Südamerika vorkommen. *Physalis alkekengi* ist allerdings schon von jeher bei uns heimisch und reicht mit ihrem Areal von Europa bis nach Mittelasien. Lichte Auenwälder und Waldsäume auf meist kalkhaltigem Untergrund sind die bevorzugten Standorte. Häufiger als Zierpflanze findet sich in unseren Gärten *Physalis franchettii*, die in allen Teilen größer als die einheimische Art ist. Unter den zahlreichen Verwandten der Judenkirsche (der Name kommt von der einer jüdischen Kopfbedeckung ähnelnden Fruchtform) finden sich auch einige Arten mit wirtschaftlicher Bedeutung, so besonders *Physalis peruviana*, die Kapstachelbeere oder Ananaskirsche, deren süße Beeren gegessen werden und zur Marmeladeherstellung dienen, und *Physalis ixocarpa*, deren Früchte in Mexiko zu Erfrischungsgetränken verarbeitet werden.

□ **Anwendung in der Heilkunde:** Die frischen reifen Beeren der Judenkirsche werden homöopathisch verwendet. Im Volk dienen diese Vitamin-C-reichen Beeren als Diureticum bei Nieren- und Blasenleiden wie auch bei Rheuma und Gicht.

■ **Wirkung, Symptome und Therapie:** *Praktisch nur die Wurzeln von Giftbeere und Judenkirsche enthalten als Alkaloide Tropinderivate, von denen das Hygrin bei mehreren Arten vorkommt. Alle oberirdischen Pflanzenteile mit Ausnahme der reifen Frucht, weisen Bitterstoffe auf, die man erst vor kurzem als Steroidlactone erkannt hat. Diese können von Drüsenhaaren auch auf die reifen Beeren übertragen werden, die im übrigen offenbar harmlos sind. Die älteren Berichte über hyoscyamin – ähnliche Vergiftungssymptome scheinen hinfällig zu sein.*

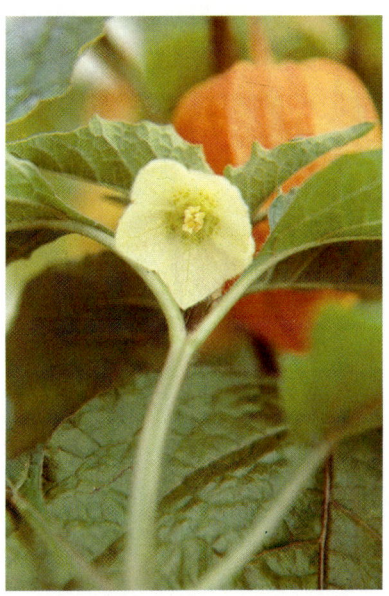

Die trockenhäutigen, ziegelroten, aufgeblasenen Kelche der Judenkirschen (Physalis alkekengi) sind beliebt als Winterschmuck. Die cremefarbenen Blüten werden kaum beachtet. (145)

■ **Solanine als Giftstoffe**

Nachtschatten *(Solanum sp.)*

□ **Bestimmungsmerkmale und Biologie:** Von den über 1000 Solanum-Arten sind in Europa drei heimisch: der *Bittersüße Nachtschatten – Solanum dulcamara L. –*, der *Schwarze Nachtschatten – Solanum nigrum L.* – und der *Gelbe Nachtschatten – Solanum luteum*. Dazu kommen noch drei Kulturpflanzen: die *Kartoffel – Solanum tuberosum L.*, die *Aubergine – Solanum melongena –*

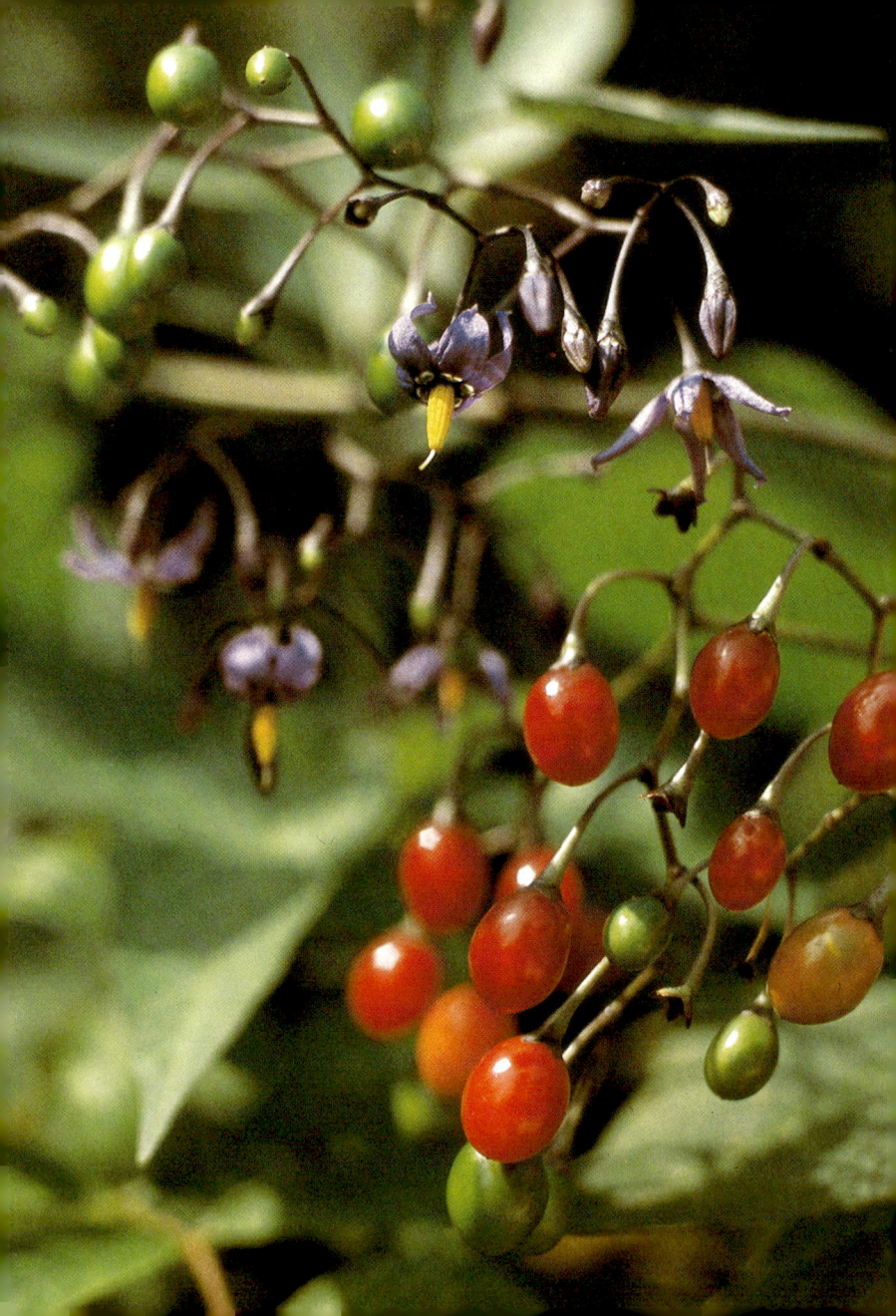

und die *Tomate* – früher *Solanum,*
heute *Lycopersicon lycopersicum.*
Nach dem lateinischen Wort für
Trost oder Beruhigung gab Linné
dieser Pflanzengattung den Namen
Solanum. Von mehreren Arten war
nämlich eine schmerzstillende und
einschläfernde Wirkung bekannt.
Auch der deutsche Name Nachtschatten deutet darauf hin.
Solanum dulcamara wächst als
Halbstrauch. Von dem kriechenden
Rhizom entspringen bis zu 2 cm
lange, verholzte, fingerdick werdende Stengel, die gerne klettern.
Die gestielten Laubblätter variieren sehr in ihrer Form. Meist sind
sie eiförmig zugespitzt und am
Grunde herzförmig ausgerandet.
Die oberen Blätter sind häufig dreizählig, spießförmig und oben und
unten schwach behaart. An lang gestielten rispenartigen Wickeln sitzen in kleinen, grünen, fünfzähnigen Kelchen große, violette, selten
weiße, fünfzipfelige Blütenkronen.
In der Mitte jeder Blüte stehen
die fünf Staubblätter zu einem Ke-
gel zusammen. Der zweifächerige
Fruchtknoten reift im Herbst zu
einer eiförmigen, glänzend scharlachroten, hängenden Beere heran,
die zahlreiche linsenförmige Samen enthält.
Solanum nigrum ist ein einjähriges
Kraut, das bis zu einem halben Meter hoch wird. An den meist kantigen, zerstreut behaarten Zweigen
entspringen fast dreieckige stumpf
zugespitzte, gestielte, dunkelgrüne
Laubblätter mit oft buchtig gezähn-

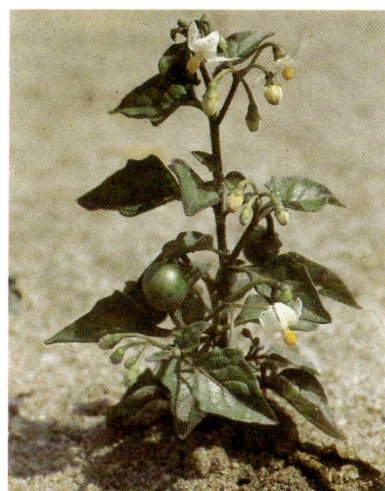

*Solanum nigrum, der Schwarze Nachtschatten,
gehört zu unseren häufigen Unkräutern auf
Sandböden. (147)*

tem Rand. Die fünfzipfeligen weißen Blütenkronen in glockigen,
fünfzähnigen, grünen Kelchen bilden sich an endständigen (schein-
bar seitenständigen), hängenden,
kurzgestielten, doldenartigen Wik-
keln. Der Griffel ist zwei- bis dreimal länger als die einzeln stehenden Staubblätter. Aus dem kugeligen Fruchtknoten wird eine zunächst grüne, dann schwarzglän-
zende, 1 cm große, vielsamige
Beere.
Solanum luteum (früher als Solanum nigrum var. villosum bezeichnet) ist im Habitus dem Schwarzen Nachtschatten sehr ähnlich.
Der dicht behaarte Stengel teilt
sich in schwach kantige Äste, an
denen breiteiförmige, grob buch-

*Früchte und Blüten des Bittersüßen Nachtschat-
tens (Solanum dulcamara). (146)*

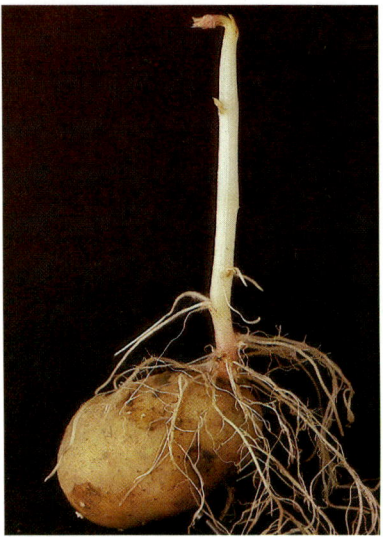

Nur die nicht grünen Knollen der Kartoffel (Solanum tuberosum) enthalten so wenig Solanin, daß sie gegessen werden können. Die Keime sind besonders giftreich. (148)

tig gezähnte, graufilzige, hellgrüne Laubblätter stehen. Der Kelch läuft in fünf lineale Zipfel aus und wird in der Größe von der weißen oder bleich violetten Blütenkrone weit übertroffen. Der Name gelber Nachtschatten bezieht sich auf die leuchtend gelben, später bräunlich werdenden, ovalen, behaarten Beeren, die wie die ganze Pflanze einen unangenehmen Geruch verbreiten.

Der Bittersüße Nachtschatten ist in Deutschland häufig. Man findet ihn in Auwäldern und an Teichufern und Gräben. Weniger Feuchtigkeit brauchen der Schwarze und der Gelbe Nachtschatten. Beide Arten trifft man in Unkrautfluren und an Schuttplätzen. Der Gelbe Nachtschatten ist eine wärmeliebende Art und daher in Deutschland selten. Diese drei in Europa heimischen Pflanzen werden besonders durch beerenfressende Vögel verbreitet.

Die *Kartoffel* stammt aus Südamerika und wurde erst im 16. Jahrhundert nach Europa eingeführt. Die *Aubergine* kommt aus Afrika.

Beide Pflanzen sind keine Wildformen mehr. Die lateinischen Artnamen gelten daher heute als Sammelbezeichnungen für die Vielzahl der inzwischen gezüchteten Varietäten. Von der Kartoffel sind über 1000, von der Aubergine mehr als 100 Kultursorten bekannt.

Die Stammpflanze der Kartoffel wurde und wird noch heute in den höher gelegenen Teilen Perus angebaut. Um 1565 kam sie zum erstenmal nach Europa. Von Spanien aus wurde sie zunächst nach Frankreich und England gebracht, bis sie schließlich um 1630 auch Deutschland erreichte. Allerdings wurde die Kartoffel zu dieser Zeit ihrer hübschen Blüten wegen nur als Zierpflanze gehalten. Erst zum Beginn des 19. Jahrhunderts wurde ihr Wert als Grundnahrungsmittel erkannt. Das deutsche Wort Kartoffel kommt vom piemontesischen Ausdruck tartifole, der die Ähnlichkeit der Kartoffelknollen mit

Als die Kartoffel, die als Zierpflanze nach Deutschland kam, im 18. Jahrhundert in Preußen eingeführt wurde, kam es anfangs zu Vergiftungen, weil die Beeren statt der Knollen gegessen wurden. (149)

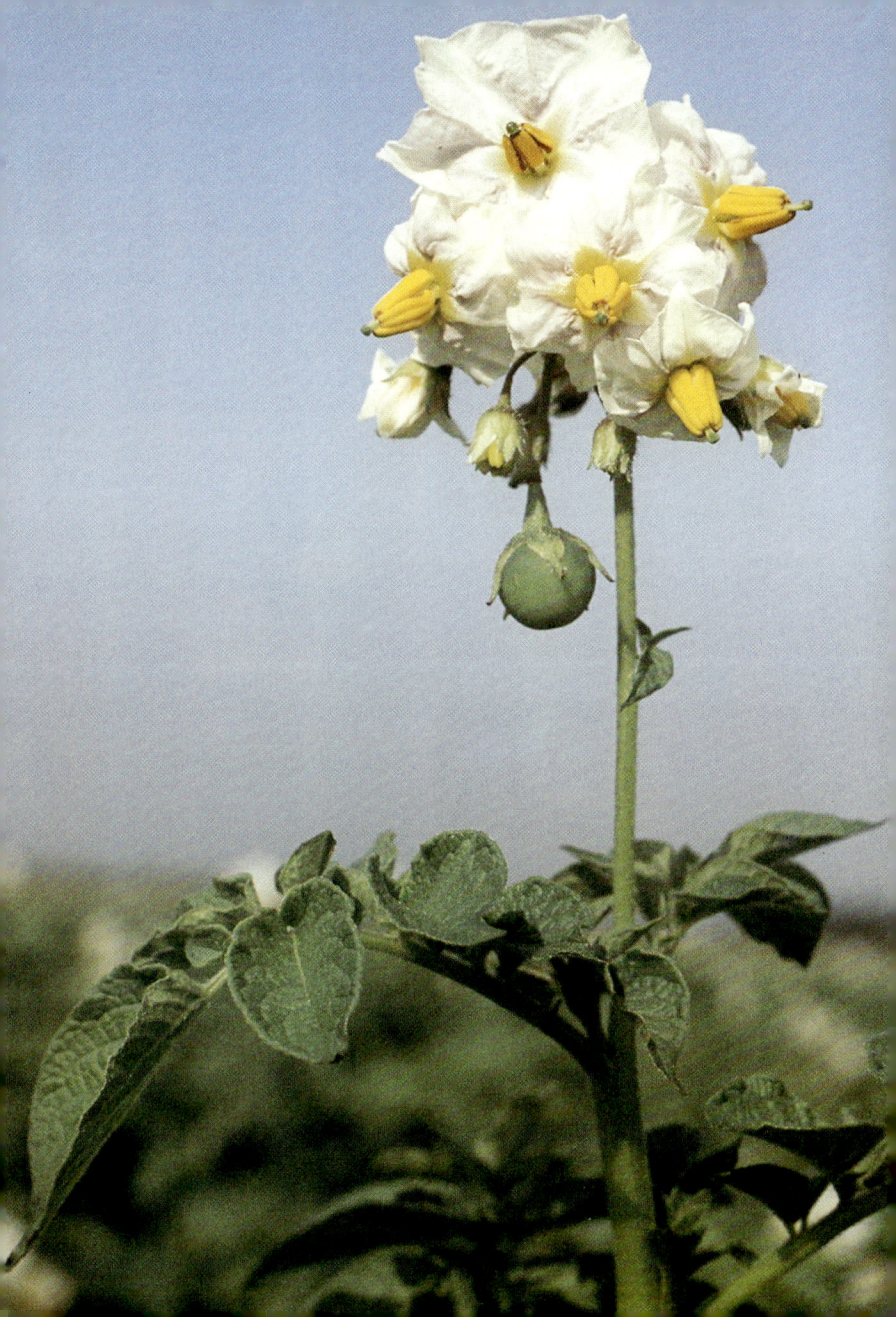

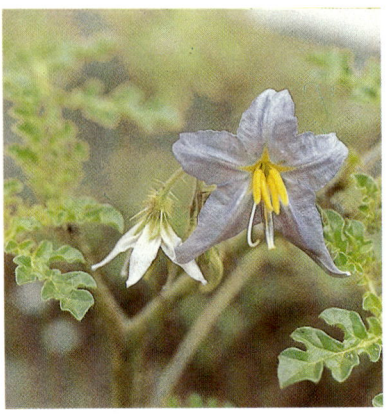

*Solanum citrullifolium it eine hübsche Zier-
pflanze des Mittelmeerraumes. (150)*

*Auberginen (S. melongena) haben lackglän-
zende schwarzlila Früchte. Blätter und Kelche
haben einzelne scharfe Stacheln. (151)*

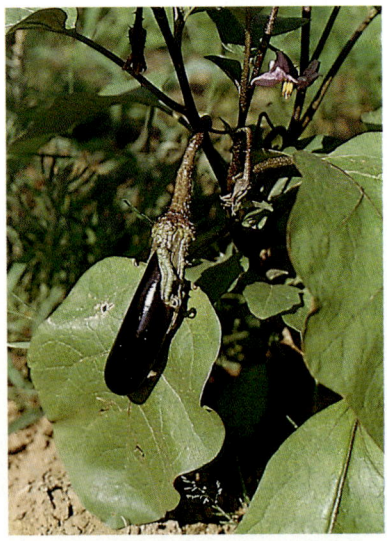

Trüffeln andeutet. Solaninhaltig
sind alle Teile der Kartoffel. Mit
0,002% ist aber der Gehalt der
Knolle unbedeutend. Die Werte
steigen in unreifen Beeren und frischen Trieben eingekellerter Knollen auf 1%! Das liegt weit im toxischen Bereich.

Die Aubergine wird in Italien und
schon seit langer Zeit im Orient
angebaut.

Die *Tomate, Lycopersicon lycopersicum*, die man früher ebenfalls zur
Gattung Solanum rechnete, wurde
bereits 1551 nach Europa gebracht,
wurde aber bis zum Ende des 19.
Jahrhunderts ebenfalls als Zierpflanze betrachtet. Der Name Tomate ist aztekischen Ursprungs
und bedeutet soviel wie Anschwellen. Im Fruchtfleisch unreifer Tomaten liegt der Solaningehalt bei
0,2%. Je reifer eine Tomate ist, desto weniger Solanin enthält sie.

Das gilt auch für die bekannten
südländischen Fleischtomaten, die
allerdings schon im grün-gelben
Zustand ein ähnlich hohes Solanin-
Abbaustadium erreicht haben, wie
die bei uns reifenden Sorten, die
erst gegessen werden, wenn sie rot
gefärbt sind.

Bei sauer eingelegten grünen Tomaten, einer schwäbischen Spezia-
lität, löst sich offenbar das Solanin
in der Lake, so daß durch diese
Verdünnung der Gehalt in den grünen Tomaten wohl keine Vergiftungssymptome verursacht. Die
Lake sollte man nicht trinken.

Einige großblütige Solanum-Arten
sind beliebte Zierpflanzen: *S. citrullifolium* aus dem südlichen Nordamerika. *S. mauritianum* aus Ma-

dagaskar und *S. pyracanthum* aus Afrika. In Afrika soll auch die Heimat des *Sodomsapfels S. sodomaeum* liegen, den man im Mittelmeergebiet vielfach verwildert antrifft. Ein besonderer Schmuck dieses auch rankenden Strauches sind im Sommer die über 2 cm großen leuchtend gelben, allerdings nicht eßbaren Beeren. Als Zimmerpflanze eignet sich der anspruchslose *Korallenstrauch*, der aus einer Kreuzung von *Solanum capsicastrum* aus Brasilien und *Solanum pseudocapsicum* aus Madeira hervorging. Seinen deutschen Namen erhielt er von den kleinen, orangerot gefärbten Beeren, die sich reichlich an dem 1 m hoch werdenden Strauch entwickeln.

Da die erwähnten Zierpflanzen ebenfalls Solanin enthalten, sollte man sie auf alle Fälle aus der Reichweite von Kleinkindern bringen.

□ **Anwendung in der Heilkunde:** Im Gegensatz zu den Tropan-Alkaloiden (z.B. Atropin) sind die Solanum-Alkaloide pharmazeutisch ohne große Bedeutung. Daher sind entsprechende Pharmaka in der Allopathie nicht mehr in Gebrauch. Bekannt waren besonders die Stipites Dulcamarae, die zwei- bis dreijährigen Stengel des bittersüßen Nachtschattens, die bei stoffwechselbedingten Hautleiden verordnet wurden. Sie sind auch im Rheuma-Tee STADA enthalten. Die Homöopathie bereitet aus den jungen Trieben und Blättern von Solanum dulcamara eine Essenz (D_2–D_4), die bei chronischen Hautleiden, Muskel- und Gelenkrheu-

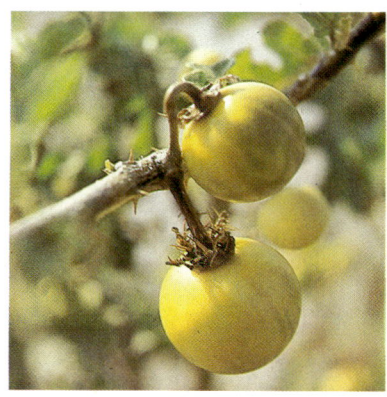

Auch Sodomsapfelpflanzen (S. sodomaeum) sind recht stachelig. Die Beeren sind ungenießbar. (152)

Zahlreich und vielgestaltig sind die Zuchtformen der Tomate (Lycopersicon lycopersicum). Nur reife Tomaten sind völlig giftfrei. (153)

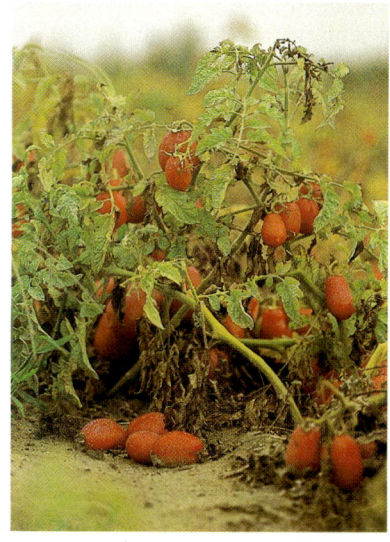

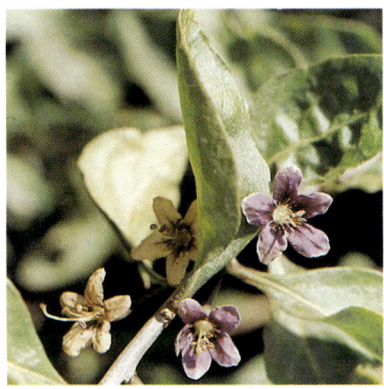

Bocksdorn (Lycium barbarum) (154)

matismus, Blasenkatarrh, akuter Gastroenteritis u. a. zur Anwendung kommt. Im Volk gilt der bittersüße Nachtschatten als bewährtes Blutreinigungsmittel aufgrund seiner diuretischen Wirkung. Abkochungen wurden häufig zu Umschlägen und Waschungen bei Hautleiden benutzt.

Für die chemische Industrie sind allerdings die hier besprochenen Inhaltsstoffe sehr wichtig. Solasodin, das Aglykon des Solasonins, ist eines der Ausgangsprodukte für die Steroidsynthese. Noch bedeutungsvoller ist das Tomatidin, das Aglykon des Tomatins. Es ist nämlich das Ausgangsmaterial zur Synthese von Cortison, Progesteron und Testosteron. Interessant ist auch, daß das Tomatin antimykotisch und bakteriostatisch wirkt und in Pflanzenschutzmitteln zur Anwendung kommt. Versuche mit Tomatin und Demissin (aus den Blättern der Wildkartoffel Solanum

demissum) haben auch gezeigt, daß diese Stoffe auf Kartoffelkäferlarven als Fraßgift wirken und so durch Imprägnierung von Kartoffelblättern der Schädlingsbefall vermindert werden kann.

Bocksdorn *(Lycium barbarum L.)*

□ **Bestimmungsmerkmale und Biologie:** Der Bocksdorn (früher hieß er Buchsdorn wegen seines buchsbaum-ähnlichen Aussehens) erhielt von Linné den Gattungsnamen Lycium in Verwechslung mit einer orientalischen Rhamnus-Art. Barbarum heißt ausländisch. Die Pflanze wuchs zu Linnés Zeiten noch nicht in Mitteleuropa.

Lycium treibt als 1–3 m hoher Strauch dünne, rutenförmige, meist bogig herabhängende oder zwischen anderen Pflanzen mit Hilfe von Dornen spreizklimmende Äste, an denen kleine länglichlanzettliche, ± gestielte Laubblätter sitzen. In ihren Blattachseln entwickeln sich mehrere 3 cm lang gestielte, flach trichterige, fünflappige lilapurpurne Blüten. Aus dem zweifächrigen Fruchtknoten entsteht eine längliche, vielsamige, scharlachrote Beere.

Der Bocksdorn wird häufig als Heckenpflanze verwendet, seltener auch die etwas größere Art *Lycium chinense*, die mit ihren gelblich-roten 2,5 cm langen Beeren im Herbst einen hübschen Anblick bietet. Die meisten der 110 Lycium-Arten sind in Südamerika beheimatet.

Im Gegensatz zur weitverbreiteten Ansicht enthält Lycium keine Tropanalkaloide, wohl aber – gering konzentriert – Solasodin. Nach dem Verschlucken von bis zu 30 Beeren zeigten sich aber bei verschiedenen Personen keine Symptome.

■ **Wirkung, Symptome und Therapie:** *Für die Giftwirkung der Nachtschattenarten ist besonders das Solanin verantwortlich, das neben weiteren Alkaloiden in allen Teilen der Pflanzenarten der Gattung Solanum vorkommt. In jüngster Zeit konnte festgestellt werden, daß es sich bei dem Solanin um ein Gemisch von 6 verschiedenen Alkaloiden handelt. Ein Gehalt unter 0,01 % gilt für den Menschen als unschädlich. Blätter, Sprosse und Früchte aller Arten (Ausnahme: reife Tomate) und die Triebe keimender Kartoffelknollen enthalten oft mehr als 0,5 %, was zu ernsten Vergiftungen führen kann.*

Solanin wirkt örtlich stark reizend. Als Protoplasmagift kann es die Haut zerstören und rote Blutkörperchen hämolysieren. Kratzen in Mund und Schlund sowie Erbrechen und heftige Diarrhöen sind eine Folge der Schleimhaut-Reizung. Dabei können die Magen- und Darm-Entzündungen mehr als 24 Stunden andauern. Kommt es zur Resorption des Solanins, wird zunächst das Zentralnervensystem erregt. Die Folgen sind Muskelzittern und Krämpfe. Bald darauf sinkt die Körpertemperatur rapide und im Koma führt zentrale Atemlähmung zum Tod. Bei nicht letalen Dosen werden die Nieren degenerativ verändert, denn das Solanin wird z. T. unzersetzt wieder ausgeschieden.

Ernste Solanin-Vergiftungen kommen selten vor. Die Prognose ist meist günstig, da durch das bereits kurz nach der Aufnahme erfolgende Erbrechen oft schon das meiste Gift aus dem Körper entfernt wird. Eine Solanin-Vergiftung beschränkt sich fast immer auf gastroenteritische Symptome. Die Heilung der angegriffenen Schleimhäute kann vom Arzt mit entsprechenden Medikamenten beschleunigt werden. Bei Krämpfen als Folge stärkerer zentraler Erregung helfen indifferente Narkotica.

■ Nicotin als Giftstoff

Tabak *(Nicotiana tabacum L.)*

□ **Bestimmungsmerkmale und Biologie:** Die Bezeichnung Tabak hat ihren Ursprung – wie einige Linguisten meinen – in der westindischen Insel Tabago oder in dem Distrikt Tabasco in Mexiko, wo die Europäer zuerst die Pflanze sahen. Andere Forscher sind überzeugt, daß der Name Tabak bereits lang vor der Entdeckung Amerikas in Europa geläufig war. Archäologische Funde beweisen nämlich schon aus der Bronzezeit das Pfeiferauchen. Geraucht wurden die Blätter vom Alant (Inula helenium), von Lavendel oder Majoran. So wurde die Bezeichnung Tabak nur noch auf die neue Pflanze übertragen. In Erinnerung an den französischen Gesandten am portugiesischen Hof Jean Nicot (1530–1600), der 1560 die ersten Tabaksamen nach Frankreich brachte und 1564 das Rauchen der Blätter einführte, wurde der lateinische Gattungsname Nicotiana für die Pflanze geschaffen.

Der *Virginische Tabak, Nicotiana tabacum*, ist die bekannteste und wirtschaftlich bedeutendste Art der Gattung. Als einjähriges Kraut erreicht er die erstaunliche Höhe von 3 m! Der aufrechte Stengel ist drüsig behaart und wenig verästelt. Die ganzrandigen, oval-breit lanzettförmigen, behaarten Laubblätter erreichen in den unteren Stengelbereichen eine Länge von über 50 cm bei einer Breite von über 20 cm und sitzen mit einem geflügelten Stiel dem Stengel an. Nach oben werden die nun ungestielten Laubblätter immer kleiner. Dekorativ sind die roten, über 5 cm langen, glockig-trichterförmigen, fünfspal-

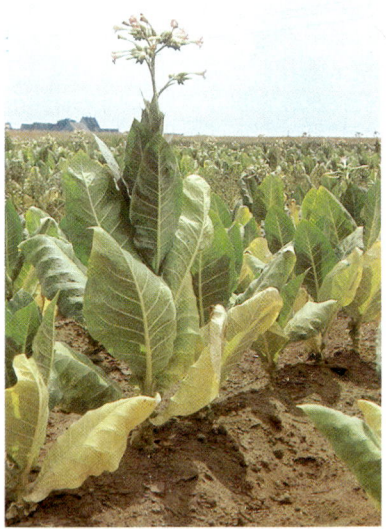

Tabak (Nicotiana sp.) enthält eines der stärksten Pflanzengift, das Nicotin, das auch als Schädlingsbekämpfungsmittel viel verwendet wurde. (155)

tig gesäumten Blüten. Sie stehen in einer endständigen, ausgebreiteten Rispe zusammen. Als Frucht entwickelt sich eine 3 cm lange, eiförmige, zweikammerige Kapsel, die sehr viele winzige ei- oder nierenförmige braune Samen enthält. Man kennt etwa 100 Nicotiana-Arten, deren natürliches Vorkommen fast ausschließlich auf den amerikanischen Kontinent beschränkt ist. Die meisten Arten sind Kräuter wie der Virginische Tabak. Nach neueren Untersuchungen gliedert sich diese »Art« in eine Gruppe verschiedener Varietäten und Hybriden, die auf die südamerikanischen Stammeltern *Nicotiana tomentosa (Filziger Tabak)* und *N. sylvestris (Waldtabak)* zurückgehen. Außer dem Virginischen Tabak wurde früher bei uns auch der kleinere, klimamäßig anspruchslosere, gelb-grün blühende *Bauerntabak N. rustica* angebaut.

Im Mittelmeerraum trifft man häufig auf den ursprünglich als Zierpflanze aus Südamerika eingeführten und inzwischen verwilderten *Blaugrünen Tabak, N. glauca*. Er wächst als holziger, stark verzweigter Strauch über 3 m hoch und zeigt fast das ganze Jahr über seine hübschen 4 cm langen leuchtend gelben Blüten.

Viele Tabakarten öffnen ihre Blüten erst abends, wobei sie einen intensiven Geruch ausströmen, der unter den Nachtfaltern besonders Schwärmer anlockt. Mit ihrem langen Rüssel können sie bis auf den Grund der Blütenkronröhren gelangen, wo reichlich Nektar vorhanden ist. Bei dieser Nahrungs-

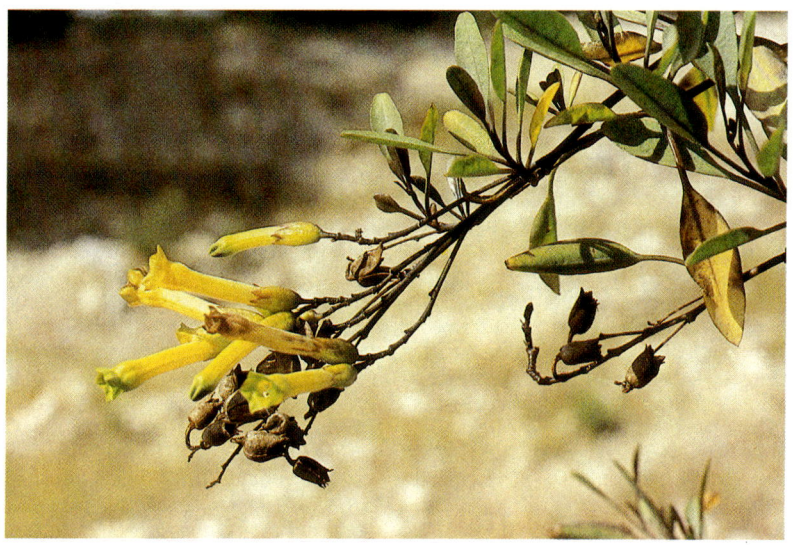

Zur Gattung Nicotiana gehören nicht nur die bekannten großblättrigen Kräuter zur Tabak-Gewinnung, sondern auch strauch- bzw. baumartig wachsende Arten mit kleinen Blättchen, von denen der Blaugrüne Tabak (Nicotiana glauca) im Mittelmeerraum in Gärten und verwildert anzutreffen ist. (156)

aufnahme erfolgt auch die Übertragung von mitgebrachtem Blütenstaub auf die Narbe der gerade besuchten Blüte.

Auch in Europa werden die Tabakpflanzen von Schwärmern bestäubt. Für Hummeln und Bienen ist die Blütenkronröhre zu eng. Um trotzdem an den Nektar zu kommen, beißen Hummeln kurzerhand von außen ein Loch dicht über dem Blütengrund in die Wandung. Bienen machen sich dann diesen bequemen Weg zunutze und ernten den noch verbliebenen Rest des Nektars. Nur bei ihren Versuchen, auf dem »regulären Weg« an den Nektar zu gelangen,

tragen auch diese Insekten zur Bestäubung der Tabakblüten bei.

Da eine einzige Pflanze des virginischen Tabaks ungefähr 100 000 winzige Samen hervorbringt (die Zahlen liegen für andere Tabakarten ähnlich hoch), erfolgt die Verbreitung durch den Wind sehr schnell. Diese enorme Samenproduktion findet ihre Rechtfertigung in der geringen Anzahl geeigneter Standorte in der Natur.

Seit Bekanntwerden des Tabaks in Europa ist er als Genußmittel weit verbreitet. Dafür werden die getrockneten Tabakblätter geschmacklich veredelt (fermentiert), wobei sich ihr Nicotingehalt verringert. Beim Rauchen einer Zigarette gelangt etwa $\frac{1}{3}$ der Nicotinmenge in die Atemwege. Davon werden beim normalen Rauchen die Hälfte, beim starken Inhalieren allerdings 95% resorbiert. Zigarren- und Pfeifentabake haben im allgemeinen einen bedeutend niedrigeren Nicotingehalt, Schnupf- und Kautabake beinhalten wieder etwas mehr. Durch die besondere Methode des Schnupfens und Kauens erreicht aber die resorbierte Nicotinmenge dabei die gleiche Höhe wie bei einem stark inhalierenden Zigarettenraucher (20–60 mg/Tag). Obwohl statistisch gesichert ist, daß Raucher gesundheitlich weit mehr gefährdet sind als Nichtraucher (bei Kehlkopf- und Lungenkrebs, bei Koronarsklerose, bei Gefäßerkrankungen u.a.), gelingt es nur selten, jemand vom Rauchen abzubringen. Trotzdem sollte ein Raucher im Interesse der eigenen Gesundheit wie auch der der im gleichen Raum anwesenden Mitmenschen das Rauchen weitgehend unterlassen.

□ **Anwendung in der Heilkunde:** Als Therapeuticum sind sowohl Folia Nicotianae als auch Nicotin heute obsolet. Früher galt beides als Wurmmittel.

■ **Wirkung, Symptome und Therapie:** *Das Hauptalkaloid des Tabaks ist das Nicotin. Es ensteht erstmals im keimenden Samen. Von den Wurzeln als Bildungsort (Nachweis durch Pfropfungsversuche) wird es in die Blätter und Blüten transportiert. Der Nicotingehalt der wirtschaftlich wichtigen Blätter schwankt je nach Tabaksorte, Klima, Boden, Düngung u.a. Bedingungen zwischen 0,8 und 9%. Die Samen sind nicotinfrei. Die tödliche Nicotindosis von 40–60 mg ist zwar schon in einer Zigarre oder in 5 Zigaretten enthalten; akute Nicotinvergiftungen treten jedoch durch Rauchen selten auf, da der größte Teil des Nicotins in der Verbrennungszone verdampft. Verspeist allerdings ein Kind eine Zigarre oder mehrere Zigaretten, kommt meist jede Hilfe zu spät. Ernste Nicotinvergiftungen wurden häufiger durch Pflanzenschutzmittel verursacht, die Rohnicotin oder Nicotinsulfat enthalten. Gelangen diese Sprühmittel auf die bloße Haut, erfolgt die Resorption sehr schnell. Heute sind diese Mittel nicht mehr zugelassen.*

Nicotin wirkt in kleinen Dosen wie Acetylcholin durch Depolarisierung der postsynaptischen Membran erregend auf die synaptischen Ganglien, in höheren Dosen jedoch durch Dauerdepolarisierung als Ganglienblocker. Die so verursachten Lähmungen treten sowohl in einigen Zentren im Zwischenhirn als auch in peripheren vegetativen Ganglien auf.

Eine Vergiftung beginnt mit Brennen und Kratzen in Mund und Schlund, kühler und blasser Haut, kaltem Schweiß und Kopfschmerzen. Es folgen Koliken, eventuell Diarrhöen, Atemnot, Brustbeklemmung und Herzklopfen. Schließlich können Gefäßkrämpfe im Abdomen und in den Extremitäten, Sehstörungen, Bewußtseinstrübung und klonisch-tonische Krämpfe auftreten. Letale Dosen führen »blitzartig« schon nach Minuten zum Tod durch Atemlähmung.

Abgesehen von resorptionsverhindernden Maßnahmen (z.B. Magenspülung unter Zusatz von medizinischer Kohle) kann eine Behandlung nur symptomatisch erfolgen. Bei Atem- und Kreislaufstörungen helfen Analeptica und Kreislaufmittel, gegen Gefäßkrämpfe einschließlich

Angina pectoris werden die Inhalation von 4–5 Tropfen Amylnitrit oder 0,8 mg Nitroglycerin perlingual verabreicht oder 0,1–0,2 g Natrium nitrosum per os bzw. subcutan appliziert empfohlen. Darmspasmen und Koliken begegnet man mit Uzara.

Rachenblütler

(Scrophulariaceae)

□ **Familienübersicht:** Zu den Rachenblütlern gehören krautige Pflanzen mit ganzrandigen oder gezähnten Blättern. Ein typisches Kennzeichen bilden die stark zygomorphen Blüten. Ihre Kronblätter sind zumindest am Grunde miteinander verwachsen und formen eine mehr oder weniger deutlich ausgebildete fünfzipfelige Krone. 5, 4 oder 2 Staubblätter umstehen einen zweifächerigen Fruchtknoten, aus dem zur Reifezeit eine Kapselfrucht, seltener eine Beere entsteht.
Diese Pflanzenfamilie ist mit etwa 3000 Arten in 200–250 Gattungen über die ganze Erde verbreitet.
Die wichtigsten Giftpflanzen dieser Familie finden sich in der Gattung Digitalis.

■ Digitalisglykoside als Giftstoffe

Fingerhut *(Digitalis sp.)*

□ **Bestimmungsmerkmale und Biologie:** Der lateinische wie auch der

deutsche Name beschreibt die besondere Blütenform dieser wohlbekannten Pflanze. Die lateinische Wortschöpfung stammt von Leonard Fuchs 1542.

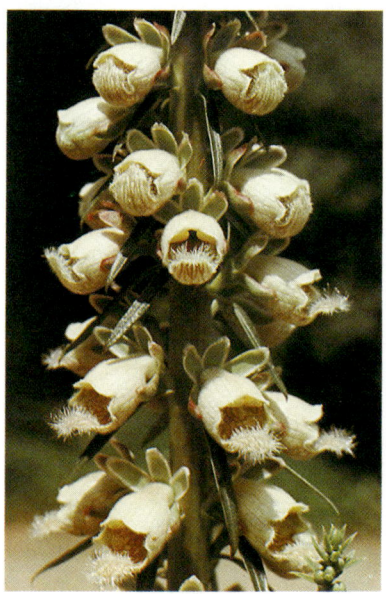

Für arzneiliche Zwecke bevorzugt man die Herzgifte von mediterranen Fingerhutarten wie Digitalis ferruginea. (157)

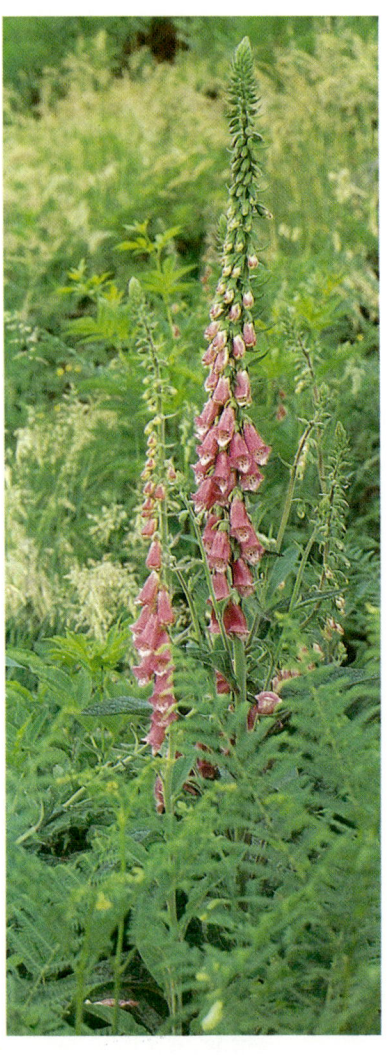

Das ist der Rote Fingerhut an seinem beliebte-sten Standort: Warme mäßig saure Kahlschläge mit lockerem Boden. (158)

Der *Rote Fingerhut (Digitalis purpurea)* ist eine zweijährige Pflanze, die im ersten Jahr als große Blattrosette mit gestauchter Achse erscheint und erst im zweiten Jahr einen meist unverzweigten, bis zwei Meter hohen, graufilzigen Stengel austreibt. Während die eilanzettlichen, gekerbten Basisblätter bis zu 30 cm lang werden können und mit einem geflügelten Stiel am Stengel ansitzen, werden die oberen, alternierend stehenden Laubblätter immer kleiner. Sie sind eiförmig und ganzrandig. Alle Laubblätter sind oberseits fein flaumig behaart und auf der Unterseite, die durch hervortretende Blattnerven stark strukturiert ist, angedrückt graufilzig.

Der Blütenstand bildet eine lockere einseitswendige Traube. In den Achseln breitlanzettlicher oder eiförmiger, zugespitzter Tragblätter entspringen die 10 bis 15 mm langen Stiele der hängenden Blüten. Der Kelch ist ungleich fünfteilig, die röhrig-glockige Blütenkrone schwach zweilippig. Ihre Oberlippe ist meist kurz aufgebogen und steht hinter der länger vorgezogenen, dreispaltigen Unterlippe zurück. Die 5 cm langen Blüten leuchten hellpurpurn, seltener weiß, und sind außen kahl. Das behaarte Innere zeigt auf der Unterlippe dunkelrote, weißumrandete Flecken. Vier paarig verschieden lange Staubblätter umstehen den langen Griffel, der noch eine Zeitlang an der im Herbst reifenden behaarten zweiklappigen Kapselfrucht verbleibt. Nach dem Aufspringen der Kapsel werden die vielen kleinen braunen Samen vom Wind verbreitet.

Die 25 Arten der Gattung Digitalis finden sich von den kanarischen Inseln bis nach Mittelasien. Für Mitteleuropa werden 6 Arten angegeben, von denen der *Rote, Gelbe* und *Großblütige Fingerhut* von jeher bei uns heimisch sind. Die anderen Arten stammen aus Südosteuropa und sind als Gartenflüchtlinge stellenweise verwildert.

Der häufigste Vertreter ist immer noch der Rote Fingerhut. Er findet sich zerstreut aber gesellig auf frischen, kalkarmen, locker-humosen oder steinig-sandigen Lehmböden vor allem im Bereich der Buchen-

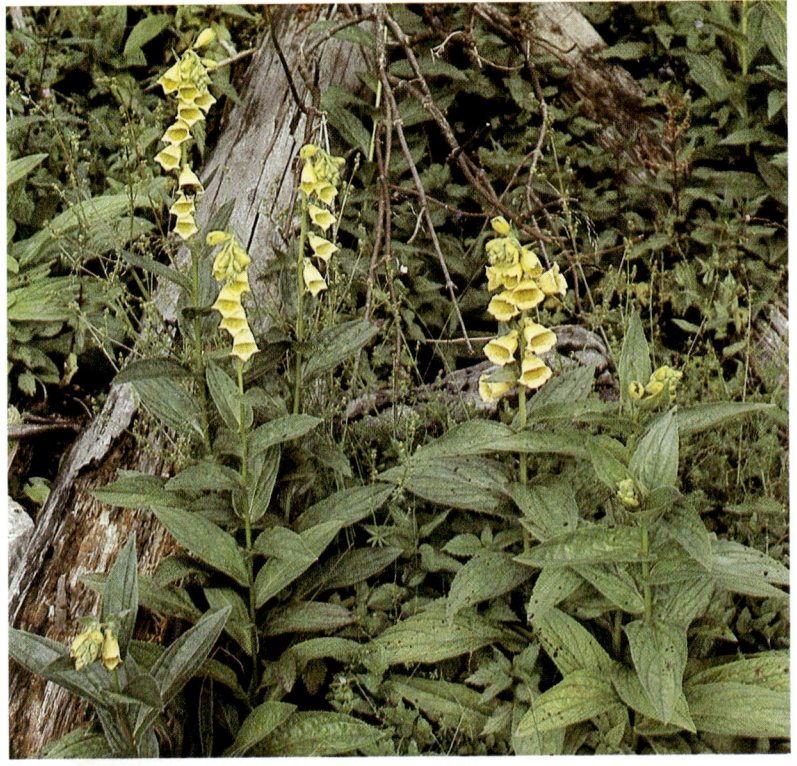

Fast so groß wie die Blüten des Roten sind die des Großblütigen Fingerhutes (Digitalis grandiflora), jedoch stumpf-gelb mit braunen Flecken. Auch er liebt warme Lichtungen und wächst in Bergwäldern auf Kalk. (159)

wälder. Oft sieht man ihn als typische Pflanze auf Kahlschlägen in Silikatgebieten. Die Standortsansprüche der anderen Arten sind sehr ähnlich, wenn sie auch z.T. gegenüber Kalk im Boden toleranter sind. Die Bestäubung der Röhrenblüten erfolgt fast ausschließlich durch Hummeln.

Eine Besonderheit des Fingerhuts ist die Neigung, an der Stengelspitze eine große aufrechte schalenartige Blüte hervorzubringen. Diese Erscheinung, bei der Pflanzen mit normalerweise zygomorphen Blüten eine radiär symmetrische Blüte ausbilden, nennt man Pelorie. Dieser Ausdruck stammt von Linné, der eine ähnliche Mißbildung an einer Linariapflanze als Wunder (griechisch ›pelor‹) bezeichnete. Bei Gartenformen des Fingerhuts bilden sich solche Pelorien, bei denen mehrere Einzelblüten miteinander verwachsen sind, öfter.

□ **Anwendung in der Heilkunde:**
Digitalis ist heute wohl das bekannteste Herzmittel überhaupt. Dabei ist diese besondere Wirkung der Pflanze offiziell erst seit 1786 durch W. Withering bekannt, obwohl sie bereits seit dem 7. Jahrhundert in Irland und seit dem 11. Jahrhundert in England benutzt wurde. Die chemische Erforschung der Wirkstoffe begann erst 1914. Im 19. Jahrhundert diente Digitalis auch als Heilmittel bei Epilepsie, Delirium tremens, als Brechmittel und Diureticum. Erst nachdem es gelungen war, aus der Gesamtdroge die herzwirksamen Bestandteile zu isolieren und in gereinigtem, ballastfreiem Zustand herzustellen (kristallisiertes Digitoxin) wurde die weite Verbreitung der Digitalispräparate möglich.

Die Digitalisglykoside werden schnell resorbiert, aber nur in geringem Prozentsatz ausgeschieden. Das Digitoxin wird z.B. zu 100% resorbiert, aber nur zu 7 % täglich eliminiert. Noch zwei Wochen nach Beginn der Behandlung liegt ein großer Teil des Digitoxins im Herzmuskel unverändert vor. Darauf beruht die kumulierende Wirkung. Der Vorteil ist zwar, daß der Arzt bei fortgesetzter Behandlung nur eine geringe Erhaltungsdosis braucht, um den einmal erreichten Vollwirkspiegel zu erhalten, aber die Therapie ist schlecht steuerbar. Der Arzt bewegt sich mit den Digitalis-Drogen auf einem schmalen Grat zwischen therapeutisch nötiger Präparatmenge und der Gefahr der medizinalen Vergiftung. Darauf begründet sich auch der Versuch, heute besser zu steuernde Cardiaca, wie die schneller eliminierbaren Lanatoside aus *Digitalis lanata* oder die schlechter resorbierbaren aber schnell ausscheidbaren Strophantin- oder Convallatoxin-Präparate zu verwenden. In der Homöopathie wird die Blattessenz (D_1–D_6) ebenfalls bei Herzbeschwerden, aber auch bei Gastritis, Augenentzündungen u. a. verwendet.

Die Blüten des Roten Fingerhutes (Digitalis purpurea) sind das bekannteste Beispiel für giftdrohende Schönheit. (160)

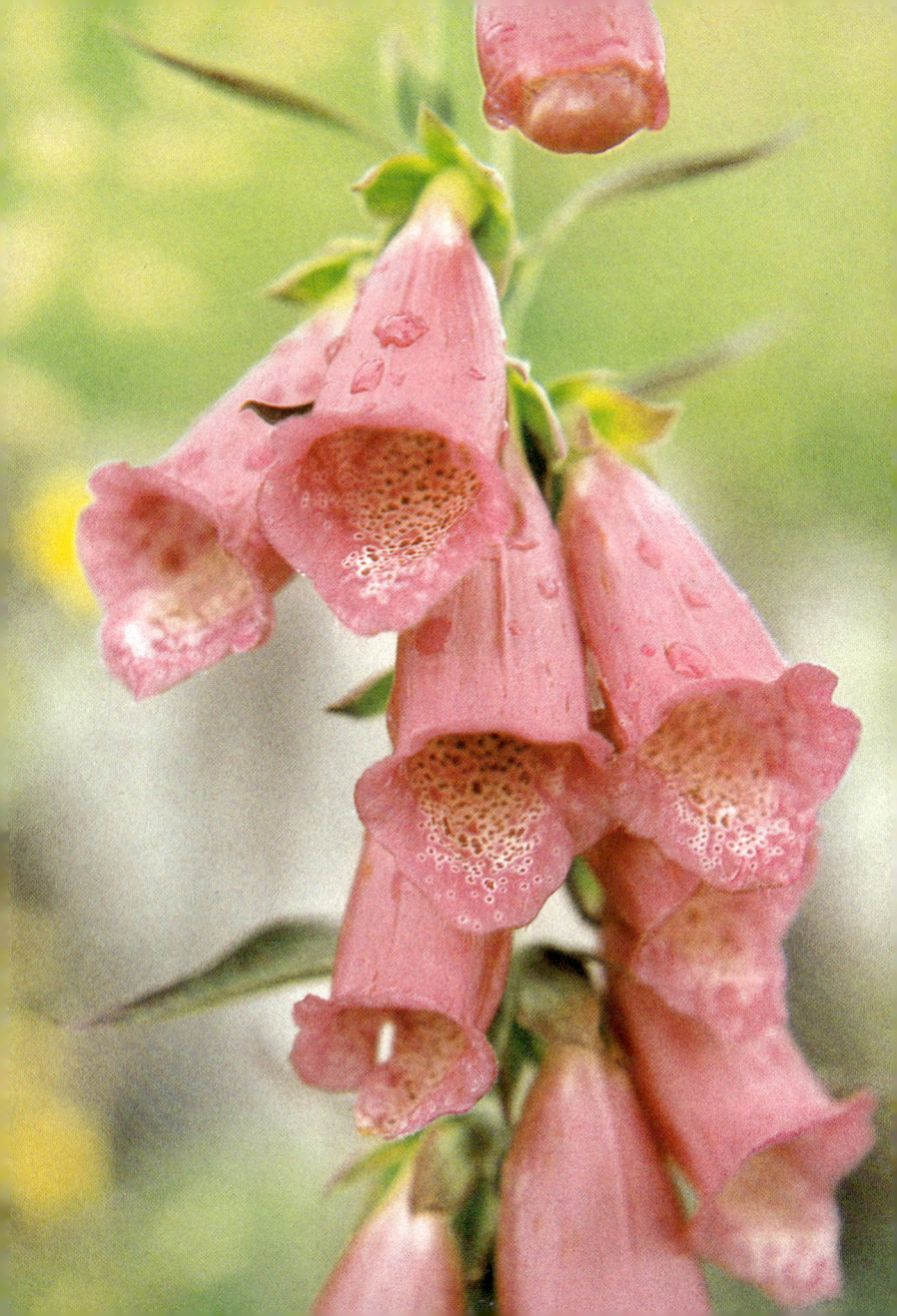

■ **Wirkung, Symptome und Therapie:** *In allen Organen, besonders in den Blättern, finden sich die nach dem Fingerhut, Digitalis, benannten Digitalisglykoside. Je nach Standort, Jahres- und Tageszeit schwankt der Gehalt zwischen 0,1 und 1 %.*

Da der Rote Fingerhut als Giftpflanze bekannt ist, treten kaum Vergiftungen durch den Genuß frischer Pflanzenteile auf, zumal sie stark bitter schmecken. Viel häufiger sind medizinale Vergiftungen, auch schon bei therapeutischen Dosen, da die Wirkungsbreite der Digitalisglykoside gering ist.

Die ersten Anzeichen einer Vergiftung sind Übelkeit, Erbrechen, Ohrensausen, Schwindelanfälle und eine hochgradige Bradykardie, wobei die Pulsfrequenz oft unter 50 Schläge pro Minute absinkt. Nach diesem Übergangsstadium beginnt das eigentliche toxische Stadium. Die Pulsfrequenz sinkt weiter (bis unter 20!), der Blutdruck aber steigt infolge spastischer Gefäßkontraktionen. Die Herzschädigung wird stärker. Es kommt zum Vorhofflimmern und zur völlig unregelmäßigen Tätigkeit der einzelnen Herzmuskelpartien. Damit hört die normale Blutbewegung auf, was eine Cyanose zur Folge hat. Endlich kommt es unter Kollapserscheinungen zum irreversiblen Herzstillstand.

Ätiotrope Maßnahmen mit Magenspülungen, medizinischer Kohle, Abführmittel versprechen wenig Erfolg, da die Giftresorption zur Zeit des Auftretens der ersten Vergiftungserscheinungen schon stattgefunden hat.

Symptomatisch ist zunächst absolute Ruhe wichtig, um das Herz zu scho-nen. Sedativa unterstützen diese Maßnahmen. Gegen vagale Herzsymptome im Stadium der Bradykardie wird Atropin empfohlen. Bei Kollapserscheinungen können Analeptica, bei Cyanose Sauerstoffzufuhr, bei Angina pectoris – Anfällen Nitroglycerin, evtl. auch Morphin versucht werden. Der Erfolg dieser Maßnahmen ist allerdings gering zu bewerten. Nach nicht tödlichen Vergiftungen ist die Erholung sehr zögernd und langandauernd.

Als Dosis letalis gilt 2–5 mg Digoxin bzw. Digitoxin. Dosis letalis von Folia Digitalis (Gesamtdroge) ist 2,5 g.

■ **Cucurbitacinglykosid als Giftstoff**

Gnadenkraut
(Gratiola officinalis L.)

□ **Bestimmungsmerkmale und Biologie:** Die Bezeichnung Gratiola ist eine Verkleinerungsform vom lateinischen Wort gratia = Gnade. Ursache für diese Namensgebung soll entweder die im Mittelalter hochgeschätzte heilsame Wirkung der Pflanze sein oder ihre scharf schmeckenden Bestandteile. Der, der ihre Heftigkeit empfindet, hat Ursache, sich der Gnade Gottes zu empfehlen. Die Verwendung des Gnadenkrautes in der Medizin führte zum Artnamen officinalis. Gratiola bildet ein unterirdisch kriechendes fleischiges Rhizom, von dem aus die blühenden Triebe 20–40 cm hoch aufsteigen. Sie sind unten stielrund und oben durch die herablaufenden Blätter vierkantig.

Die lanzettlich zugespitzten und im oberen Teil scharf gesägten Laubblätter stehen sich gegenüber. Die aufeinander folgenden Blattpaare sind jeweils um 90° versetzt. Man nennt diese Blattstellung dekussiert. Am Ende des einzeln aus Blattachseln entspringenden Blütenstieles stehen zwei kleine Vorblätter schräg nach oben und überragen den fünfteiligen Kelch. Aus ihm ragt die weiß bis blaßlila gefärbte schwach zweilippige Blütenkrone weit heraus. Am Eingang zur Kronröhre findet sich unter der Oberlippe ein Büschel gelber Haare. Zwei fertile und drei sterile Staubblätter umstehen den kegelförmigen Fruchtknoten mit seinem grünen Griffel, der eine weiße Narbe trägt. Als Frucht bildet sich eine vielsamige tropfenförmige Kapsel.

Die Gattung Gratiola umfaßt etwa 20 Arten, die in den gemäßigten Breiten der Nord- und Südhalbkugel und in den Hochgebirgen der Tropen verbreitet sind. *Gratiola officinalis* ist in ganz Europa und im anschließenden Asien beheimatet. Alle Gratiola-Arten lieben feuchte bis nasse Standorte (Grabenränder, überschwemmte Wiesen, Altwässer) und finden sich in Deutschland wegen fortschreitender Lebensraumzerstörung nur noch sehr selten. Die Blüten werden von Kleinbienen bestäubt, die kopfüber in die Kronröhre hineinkriechen, um zum Nektar zu gelangen. Dabei berühren sie automatisch die Staubbeutel. Die Samen werden vom Wasser verbreitet, denn erst im Wasser öffnen sich die Kapsel-

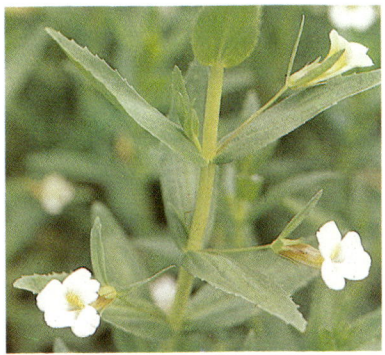

Gnadenkraut (Gratiola officinalis) ist bei uns selten geworden, weil ihr Lebensraum – schlammige Ufer – zerstört wird. (161)

klappen so weit, daß die Samen frei liegen. Sie sind mehrere Jahre lang keimfähig.

□ **Anwendung in der Heilkunde:** Früher galt Gratiola in der Allopathie als drastisches Abführmittel und als Wurmmittel. Heute wird es bei Gicht, Leberleiden und als Diureticum empfohlen. Die Homöopathie wendet noch ab und zu den aus dem nicht blühenden Kraut bereiteten Extrakt in der Potenzierung D_2-D_3 bei chronischer Gastroenteritis und bei Nieren- und Blasenkatarrh an. Im Volk gilt Gratiola als Abführmittel und als Heilmittel bei chronischen Hautleiden und Hämorrhoiden. Auch Schwangerschaften wurden mit Hilfe des Pflanzensaftes abgebrochen. Außerdem soll er einen starken Widerwillen gegen Tabakrauchen hervorrufen.

■ **Wirkung, Symptome und Thera-
pie:** *Der wichtigste Inhaltsstoff ist das
Cucurbitacinglykosid Elatericid, das
auch für den bitteren Geschmack der
Pflanze verantwortlich ist.
Eine Gratiola-Vergiftung beginnt mit
Übelkeit, Speichelfluß, Erbrechen,
heftigen Diarrhöen, Koliken und Sehstörungen. Die starke örtliche Reizwirkung führt besonders in Nieren
und Harnwegen zu Entzündungen.
Die Wirkung kann in einer zentralen
Lähmung gipfeln, wovon Herztätigkeit und Atmung in Mitleidenschaft
gezogen werden. Abtreibungsversu-
che mit Gratiola beim Menschen haben schon zu Todesfällen geführt!
Um die Resorption der toxischen Bestandteile so gering wie möglich zu
halten, ist die schnelle Entfernung der
Pflanzenteile aus dem Körper angezeigt. Die Anwendung von Brechmitteln sollte unterbleiben, um die Reizwirkung nicht noch zu verstärken.
Wegen des seltenen Vorkommens sind
Vergiftungen kaum zu befürchten.*

■ Aucubin als Giftstoff

Gemeiner Wachtelweizen
(Melampyrum pratense L.)

□ **Bestimmungsmerkmale und Biologie:** Melampyrum ist aus den
griechischen Worten für schwarz
und Korn zusammengesetzt. Der
Same hat in seiner Form Ähnlichkeit mit Getreidekörnern und besitzt die Fähigkeit, mit Getreide-
mehl vermischt, das Brot zu
schwärzen. Die Samengestalt führte auch zur deutschen Benennung
Wachtelweizen. Pratense bedeutet
auf Wiesen gedeihend.

Melampyrum entwickelt als einjähriges Kraut ein flaches Wurzelwerk
im Boden, von dem aus 10–40 cm
hohe Sprosse aufsteigen. An ihnen
sitzen bis 10 cm lange und 2 cm
breite ganzrandige Laubblätter in
Paaren dekussiert. Im Blütenbe-
reich sind die Laubblätter an der
Basis lang gezähnt. In ihren Achseln entspringen meist zwei Blüten. An den 4–10 Blütenknoten
wenden sich alle Blüten nach einer
Seite. Eine kurz gestielte ungleich-
zähnige Kelchröhre birgt eine mindestens doppelt so lange waagerecht abstehende, goldgelbe, zweilippige Blütenkrone. Ihre Oberlippe ist stark seitlich zusammengedrückt, die Unterlippe gerade
vorgestreckt und der Oberlippe ge-
nähert. In der engen Kronröhre stehen vier Staubgefäße mit rotbraunen Staubbeuteln und ein Griffel.
Aus dem 2 mm langen grünen
Fruchtknoten wird zur Reifezeit im
Herbst eine viersamige 10 mm
lange, schwarzbraun gefärbte Kapsel.
Melampyrum umfaßt 20–30 Arten.
Die Artenzahlangabe ist deswegen
schwankend, da viele Abweichun-
gen, Varietäten und Unterarten beschrieben sind, deren Artrang un-
terschiedlich beurteilt wird. Die
Gattung findet sich in den gemäßigten Breiten der Nordhalbkugel.
Fast alle Arten bevorzugen warme
Standorte.
Bemerkenswert ist die Tatsache,
daß alle Melampyrumarten Halbschmarotzer sind, d. h. sie keimen
ohne Wirt und haben ein eigenes
Wurzelsystem, kommen aber zu
Blüte und Frucht nur, wenn sie

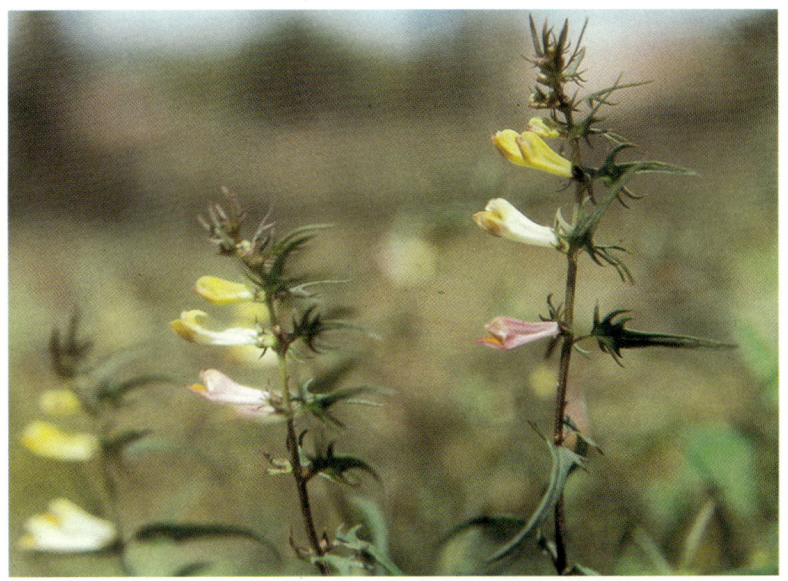

Die Wachtelweizen-Arten (hier Melampyrum pratense) sind Halbschmarotzer, sie haben also Blattgrün, müssen aber Wirtspflanzen anzapfen, damit sie zur Blüte kommen. Die Rachenblütlerfamilie enthält eine ganze Reihe solcher Spezialisten bis hin zum reinen chlorophyllfreien Schmarotzer. Die verwandten Sommerwurzgewächse schmarotzen alle. (162)

über Haustorien aus den Wurzeln holziger Wirtspflanzen zusätzliche Nährstoffe bekommen. Vollständig auf Kosten der Wirtspflanze lebt die blattgrünfreie *Schuppenwurz (Lathraea squamaria).* Als Wirte für den *Gemeinen Wachtelweizen,* dessen Standort entgegen seinem Artnamen der Wald ist, gelten Buche, Eiche, Birke, Erle, Hainbuche, Fichte, Bergkiefer und Ericaceen. Weiterhin ungewöhnlich ist die hohe Anzahl an extrafloralen Nektarien. An den Laubblättern sieht man schon mit bloßem Auge viele kleine Punkte. Sie sind Konzentrationen von Drüsenhaaren, die überschüssigen Zuckersaft ausscheiden, der viele Insekten, besonders Ameisen anlockt. Die Blüten werden hauptsächlich von Hummeln bestäubt, deren Rüssel von der besonders gebauten Blüte so gelenkt wird, daß er auf seinem Weg zum Blütengrund Staubgefäße und Griffel berühren muß. Die Samenverbreitung besorgen Ameisen (Myrmekochorie), die die Samen wegen ihres fleischigen Anhängsels suchen und forttragen.

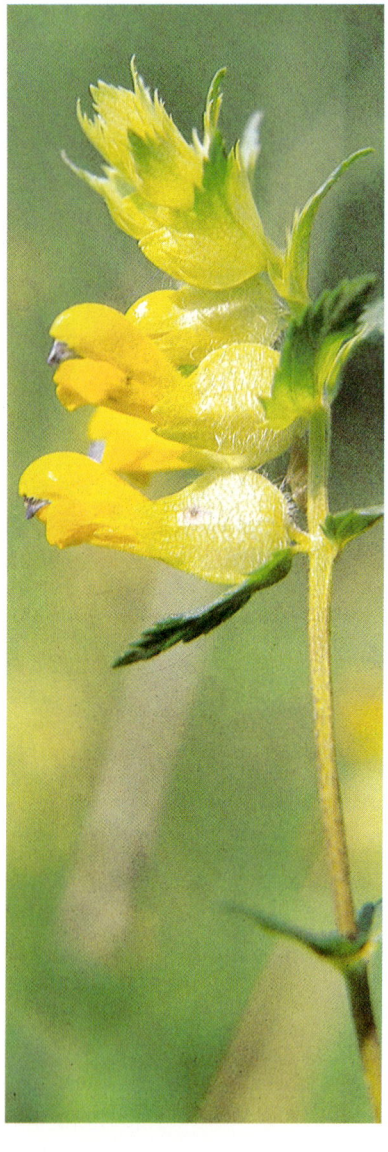

☐ **Anwendung in der Heilkunde:** Eine Verwendung als Arznei ist nicht bekannt.

■ **Wirkung, Symptome und Therapie:** *Der typische Inhaltsstoff vieler Rachenblütler ist das Aucubin. Dieses Glycosid ist in allen Pflanzenorganen – besonders hoch konzentriert im Samen – von Wachtelweizen (Melampyrum sp.), Kappertopf (Rhinanthus sp.), Läusekraut (Pedicularis sp.) und anderen Scrophulariaceen enthalten. Nach dem Verzehr von Teilen dieser Pflanzen entzündet sich der Magen-Darm-Kanal, was sich in Diarrhöen und Koliken zeigt. Wie beim Gnadenkraut werden auch die Ausscheidungsorgane gereizt. So kann es zu Blutharn kommen. Größere aufgenommene Samenmengen, speziell vom gemeinen Wachtelweizen, verursachen Blutungen im Gehirn und führen schnell zum Tod. Dabei sollen weder äußere noch innere Symptome auftreten. Vergiftungen dieser Art wurden früher häufiger registriert, als die geernteten Getreidekörner noch öfter mit Samen vom Wachtelweizen verunreinigt waren. Der Aufnahme des Giftstoffes kann mit medizinischer Kohle begegnet werden. Die Anwendung von Abführ- und Brechmitteln ist wegen der gereizten Schleimhäute nicht ratsam. Sollten sich ernstere Symptome zeigen, ist das Hinzuziehen eines Arztes unerläßlich.*

Den Namen gab den Klappertöpfen (Rhinanthus sp.) die reif rasselnde Kapsel, Klappertöpfe sind ebenfalls Halbschmarotzer. (163)

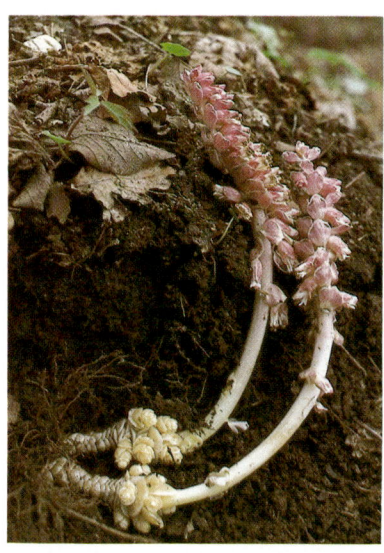 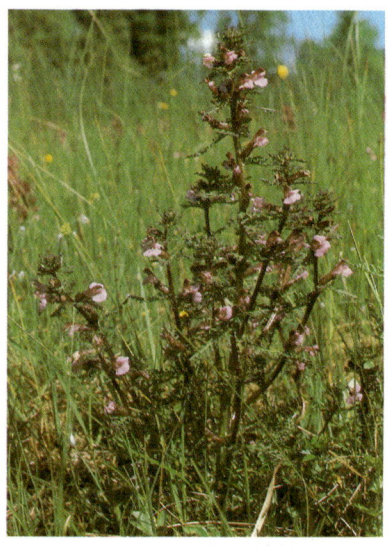

Sie blüht rosa an bleichem blattlosem Stiel im zeitigen Frühjahr. Sonst lebt sie unterirdisch von der Hasel, ihrer Wirtspflanze: die Schuppenwurz (Lathraea squamaria). (164)

Auch die Läusekräuter sind Halbschmarotzer. Einige sind Alpenpflanzen, einige – wie das hier gezeigte Sumpfläusekraut (Pedicularis palustris) – leben auf feuchten Wiesen. (165)

Korbblütler

(Asteraceae = Compositae)

□ **Familienmerkmale:** Die Korbblütler werden in zwei Gruppen unterteilt: Die röhrenblütigen Korbblütler *(Asteroideae),* die mit etwa 850 Gattungen und 18 000 Arten über die ganze Erde verbreitet sind, und die zungenblütigen Korbblütler *(Cichorioideae),* die sich mit nur 65 Gattungen und etwas über 1000 Arten hauptsächlich auf der Nordhalbkugel finden. Arten mit toxischen Inhaltsstoffen gibt es sowohl unter den Asteroideae (z. B. *Rainfarn, Chrysanthemum vulgare* mit Terpensäure-Estern, *Kugeldistel, Echinops ritro* mit Chinolinalkaloiden, und die meisten Arten der Riesen-Gattung *Senecio, Kreuzkraut* oder *Greiskraut,* mit charakteristischen Alkaloiden wie z. B. dem Retrorsin) als auch unter den Cichorioideae (z. B. *Gift-Lattich, Lactuca virosa,* und *Löwenzahn, Taraxacum officinale).*
Von den genannten Vertretern der Asteroideae sind die Kreuzkraut-Arten vor allem eine Gefahr für das Weidevieh, und weniger für den

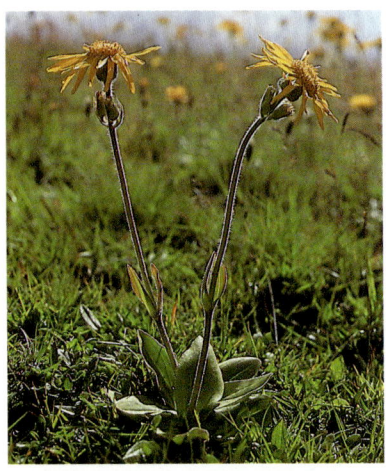

Arnika (Arnica montana) ist eine der vielseitigsten Heilpflanzen. Die parallelen Seitenknospen hat nur sie. (166)

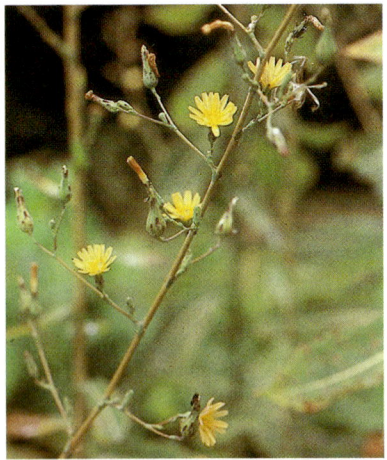

Giftlattich blüht wie Salat. An der bläulichen Blattfarbe und den bestachelten Hauptnerven der Blätter ist er gut zu erkennen. (167)

Menschen. Da allerdings der Rainfarn und die mit ihm verwandte *Arnika* als Heilpflanzen benutzt werden (Arnika enthält das Sesquiterpenlacton Helenalin), können die Giftstoffe bei medizinischer Anwendung auch den Menschen treffen. Äußerlich treten Allergien auf, während es innerlich zu Schleimhautreizungen und u.U. sogar zu Lähmungen kommen kann. –
Da Vergiftungen mit den beiden Arten der Cichorioideae bekannter und häufiger sind, sollen sie hier näher besprochen werden.

Giftlattich *(Lactuca virosa L.)*

□ **Bestimmungsmerkmale und Biologie:** Lactuca und Lattich lassen sich auf das lateinische Wort lac für Milch zurückführen. Bei Verletzung der Pflanze tritt nämlich ein weißer Saft aus. Virosus bedeutet stark riechend oder stinkend und leitet sich seinerseits von dem Wort virus ab, das im Deutschen mit Gestank, Schleim oder Gift übersetzt wird. Der bei uns auch gebräuchliche Ausdruck Gift-Salat weist auf die enge Verwandtschaft dieser Pflanze mit unserem *Kopfsalat (Lactuca sativa)* hin.
Der *Giftlattich* ist eine ein- bis zweijährige Pflanze. Ihr kahler, oben rispig verzweigter Stengel entspringt in einer spindelförmigen, intensiv nach Mohn riechenden Wurzel. Er wird meist 1,50 m hoch, kann aber auch über zwei Meter erreichen. Die eiförmigen steifen Laubblätter

Giftlattich (Lactuca virosa). (168)

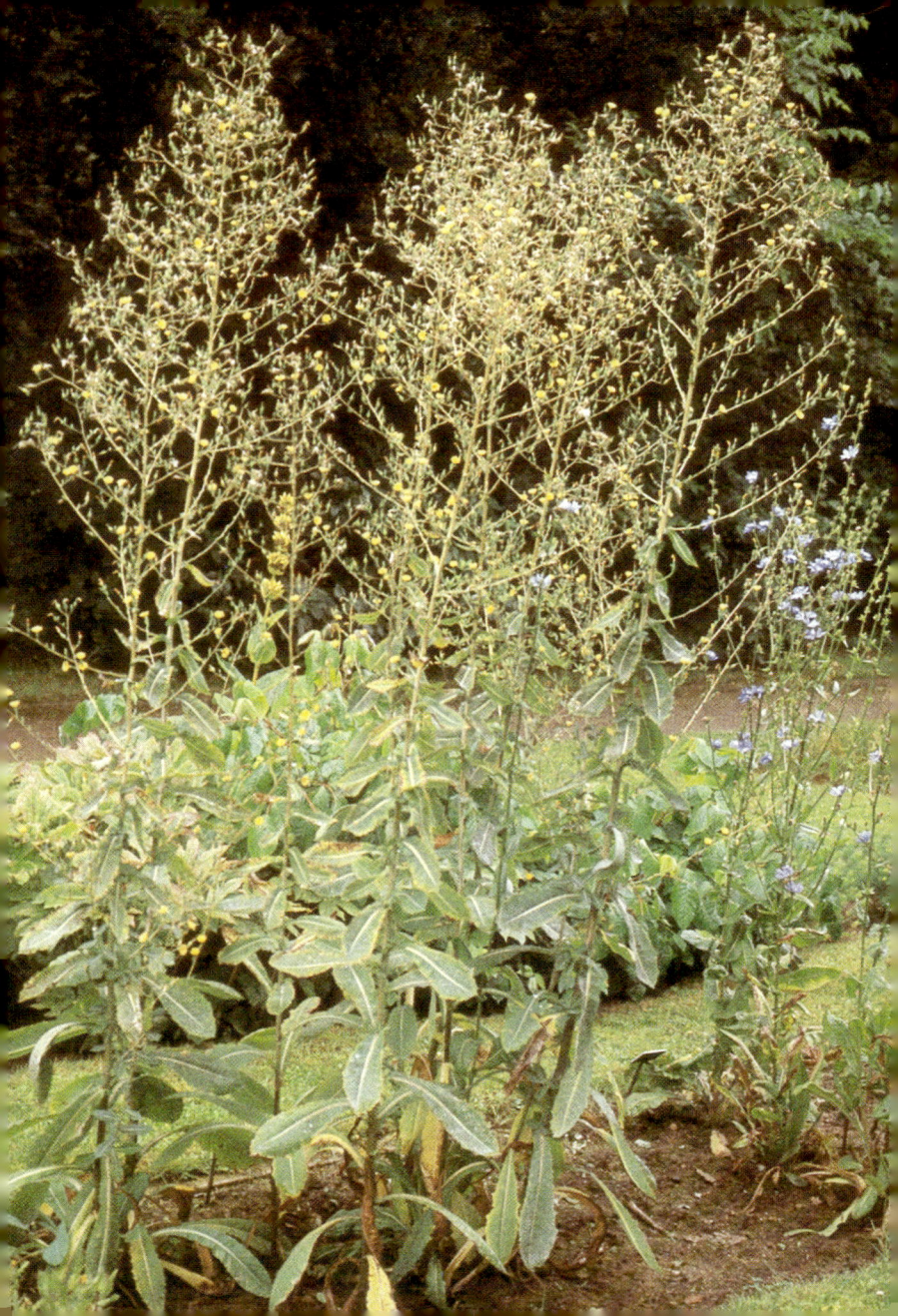

sind blaugrün gefärbt. Sie stehen waagerecht vom Stengel ab. Ihre ungeteilte, manchmal buchtig gelappte Spreite hat einen dornig gezähnelten Rand. Charakteristisch sind die Stacheln, die sich auf der Blattunterseite am Mittelnerv befinden. Während die unteren Laubblätter in den Stiel verschmälert sind, umgreifen die oberen mit einem herzförmigen Grund den Stengel.

Die Rispenäste tragen Schuppenblättchen. An den Ästen entwikkeln sich die Blüten, die jeweils zu mehreren zusammenstehen. Wie bei allen Korbblütlern sind die Blüten eigentlich Blütenstände, die hier beim Giftlattich aus 12–16 Einzelblüten bestehen. Ihre Kronblätter sind hellgelb gefärbt. Jedes Blütenköpfchen hat eine 1 cm lange, walzenförmige, grüne Hülle, deren einzelne Blättchen einen weißlichen Rand und eine rote Spitze aufweisen. Die Blütezeit dauert vom Sommer bis in den Frühherbst. Aus den Fruchtknoten entstehen einsamige Schließfrüchte (Achaenen), an deren Spitzen die zu federigen Haaren umgebildeten Kelchblätter (Pappus) zu sehen sind. Sie dienen dem Samen als Flugorgan. Beim Giftlattich sind die Früchte etwa 3 mm lang, schwarz und kahl. Auf den abgeflachten Seiten stehen je fünf Rippen. Die Frucht ist zu einem ebenso langen weißlichen Schnabel ausgezogen.

Die Gattung Lactuca umfaßt etwa 100 Arten, die über die ganze Erde verbreitet sind. Vorzugsweise finden sie sich in Gebieten mit mediterranem Klima. So ist auch die Heimat des Giftlattichs das Mittelmeergebiet. Durch seinen Anbau als Arzneipflanze wurde er in ganz Europa und Westasien verbreitet. Heute trifft man ihn zerstreut auf sonnigen, steinigen Hängen, in Weinbergen, an Bahndämmen, in Steinbrüchen und an Schuttplätzen. Er ist ein Bestandteil der wärmeliebenden Unkrautgesellschaften in hügeligen Bereichen. Bestäubt werden die Blüten von Fliegen und Bienen. Der Wind verdriftet die flugfähigen Samen über weite Strecken.

☐ **Anwendung in der Heilkunde:** Lactuca virosa bzw. der getrocknete Milchsaft (Lactucarium germanicum) waren früher offizinell. Um den Milchsaft zu erhalten, wurde 60 Tage lang der Pflanzenstengel 5–6mal pro Tag immer neu abgeschnitten und der austretende Milchsaft gesammelt. Beim Trocknen färbt sich der anfangs weiße Saft schnell gelb und dann braun. Das Lactucarium wirkt in geringen Mengen narkotisch und fand daher sowohl als Schlafmittel Verwendung wie auch als Betäubungsmittel vor medizinischen Eingriffen. Darüber hinaus half es bei Krämpfen, Reizhusten und Herzkrankheiten. Wegen der Unsicherheit der Dosierung ist die Droge heute obsolet.

■ **Wirkung, Symptome und Therapie:** *Der Milchsaft des Giftlattichs enthält mehrere toxische Substanzen wie z. B. Laktupikrin und Taraxasterol. Sie führten früher durch Ver-*

wechslung der Pflanze mit dem nahe verwandten Kopfsalat und durch medizinale Überdosierungen häufiger zu Vergiftungen. Da der Giftlattich selten vorkommt und als Heilpflanze kaum mehr verwendet wird, ist heute die Vergiftungsgefahr gering. Als Symptome zeigten sich Schweißausbrüche, starkes Herzklopfen und Schwindelanfälle. Kopfschmerzen, Sehstörungen und ein gesteigertes Schlafbedürfnis kamen hinzu. Im Vergiftungsfall ist wie immer die schnelle Entfernung der aufgenommenen Pflanzenteile aus dem Magen-Darm-Trakt die wichtigste erste Maßnahme. Ein Arzt wird wohl kaum symptomatisch behandeln müssen.

Löwenzahn
(Taraxacum officinale Wiggers)

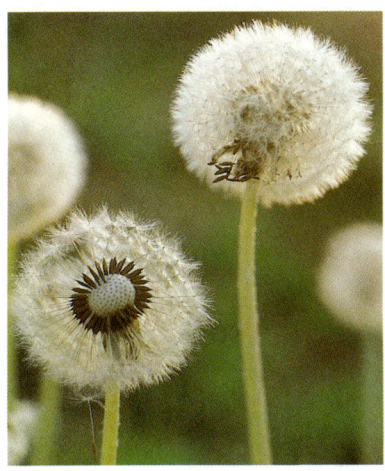

Wer mag nicht Pusteblumen, die Fruchtstände vom Löwenzahn (Taraxacum officinale)! Sein Gift ist ziemlich harmlos. (169)

☐ **Bestimmungsmerkmale und Biologie:** Der *Löwenzahn* ist wohl eine der bekanntesten einheimischen Blumen überhaupt, so daß auf eine detaillierte Beschreibung der Bestimmungsmerkmale verzichtet werden kann. Die Pflanze enthält im Milchsaft Bitterstoffe, die nach dem Genuß das menschliche Gemüt verwirren können. Nach dem griechischen Wort dafür nannte man die Gattung Taraxacum und danach den Inhaltsstoff Taraxacin.

☐ **Anwendung in der Heilkunde:** In der Allopathie gilt Radix Taraxaci cum Herba als Gallenmittel. Die Homöopathie verwendet die aus der frischen, vor Beginn der Blüte gesammelten Pflanze bereitete Essenz (∅ -D$_{12}$) bei Hepatitis, Gastritis, Nierenreizung u. a.

■ **Wirkung, Symptome und Therapie:** *Bei Kindern kommt es häufig nach dem Pflücken von Löwenzahn-Sträußen zu einer allergischen Dermatitis, die auf die Berührung mit dem Milchsaft zurückgeführt wird. Bekannt ist die entwässernde Wirkung des in vielen Gebieten gern gegessenen Löwenzahn-Salates. Er soll auch gegen Rheuma und Gicht helfen. Ein Zuviel kann allerdings Leberschmerzen, rheumatische Gliederschmerzen und Diarrhöen hervorrufen. Milch von Kühen, die blühenden Löwenzahn gefressen haben, führt oft zu Bettnässen bei Kindern, da sie die harntreibenden Wirkstoffe enthält. Volksnamen wie Pissblume sind – in Anpassung an die Dialekte – daher verbreitet.*

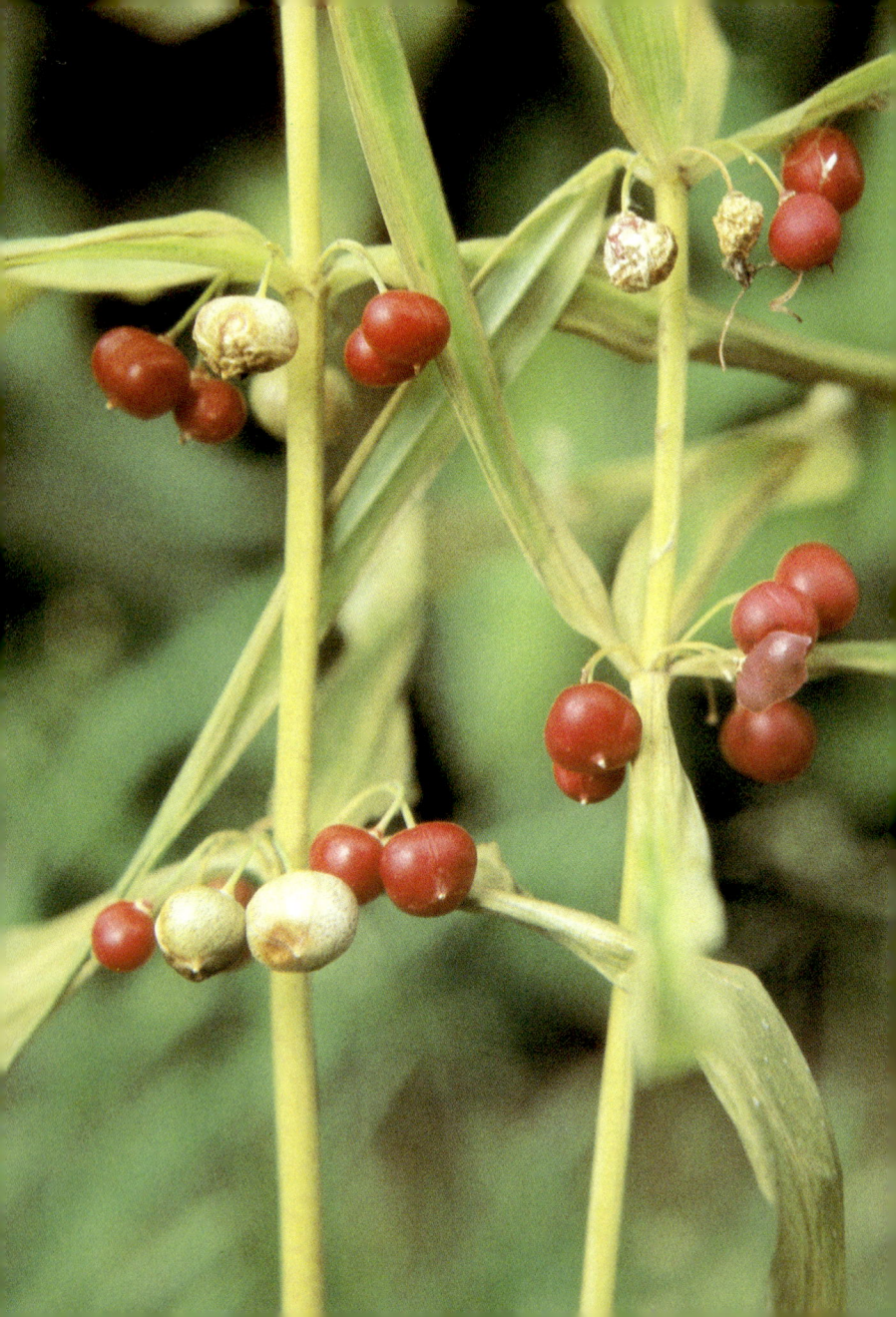

Liliengewächse

(Liliaceae)

**mit Yamswurz- und
Agavengewächsen**
(Dioscoreaceae und *Agavaceae)*

☐ **Familienübersicht:** Diese Familie hat Pflanzen mit sehr unterschiedlichem Habitus hervorgebracht. Gemeinsam ist ihnen das typische Kennzeichen der einkeimblättrigen Gewächse: Laubblätter mit parallel verlaufender Nervatur. Auf die Zugehörigkeit zu den Liliaceen weist der Aufbau der Blüte hin: Drei äußere und drei innere gleich gefärbte Perianthblätter (= Blütenhüllblätter) umstehen 6 Staubgefäße und einen dreifächerigen Fruchtknoten. Aus ihm entwickeln sich Kapselfrüchte oder Beeren. Viele Arten sind ausdauernd und besitzen einen Wurzelstock, eine Knolle oder eine Zwiebel.
Mit 3000–4000 Arten und 200 Gattungen sind die Liliengewächse weltweit verbreitet. Unter ihnen befinden sich viele wichtige Giftpflanzen:

		Wirkstoffe
Maiglöckchen	Convallaria majalis	Herzglykoside (Cardenolide)
Meerzwiebel Blaustern	Urginea maritima Scilla sp.	Herzglykoside (Bufadienolide)
Herbstzeitlose Hakenlilie Germer Schachblume	Colchicum autumnale Gloriosa superba Veratrum sp. Fritillaria sp.	Alkaloide
Einbeere Schattenblume Salomonssiegel Milchstern Schmerwurz Bogenhanf Drachenbaum	Paris quadrifolia Maianthemum bifolium Polygonatum sp. Ornithogalum sp. Tamus communis (Dioscoreaceae) Sansevieria sp. (Agavaceae) Dracaena sp. (Agavaceae)	Saponine

Fruchtende Quirlblättrige Weißwurz (Polygonatum verticillatum). (170)

■ Cardenolide als Giftstoffe

Maiglöckchen
(Convallaria majalis L.)

☐ **Bestimmungsmerkmale und Biologie:** Der lateinische Gattungsname Convallaria bedeutet Tal-Lilie. Im englischen Sprachgebrauch heißt diese Pflanze ebenfalls »Lily of the Valley«. Der Artname majalis leitet sich von der Mai- oder Erdgöttin Maja ab, womit Linné auf den Blühtermin im Mai hinweisen wollte. Darauf bezieht sich auch der deutsche Name.

Typisch für das *Maiglöckchen* sind die zwei grundständigen, elliptischen, lebhaft grünen Blätter, die von einer Wachsschicht überzogen sind und unten von mehreren Schuppenblättern zusammengehalten werden. Als Seitentrieb sprießt aus der Achsel der obersten dieser Schuppen ein blattloser, glatter Blütenstengel hervor, der in einer lockeren Traube die weißen, stark duftenden Blüten trägt, die alle nach einer Seite überhängen.

Die sechs für alle Liliaceen charakteristischen Blütenhüllblätter sind beim Maiglöckchen zu einem sechszipfeligen Glöckchen verwachsen. Aus den befruchteten Blüten entwickeln sich zum Spätsommer scharlachrote, kugelige, gut erbsengroße, dreifächerige Beeren, die in jedem Fach zwei weiße Samen enthalten.

Das Maiglöckchen ist für die Bestäubung nicht unbedingt auf Bienen oder andere Insekten angewiesen. Es kann auch durch Selbstbestäubung einen vollen Fruchtansatz erreichen.

Die Vermehrung geschieht über die roten Beeren und durch das reich verzweigte und ausläuferartig wachsende Rhizom. An einem geeigneten Wuchsort finden sich daher die Pflanzen gehäuft in kleinen Trupps. Da das Maiglöckchen eine beliebte Gartenpflanze und Schnittblume ist, sollte man aufpassen, daß besonders kleine Kinder nicht die stark giftigen blühenden Pflanzen in den Mund bekommen. Die seltener zu sehenden, allerdings attraktiven roten Früchte enthalten dagegen nachweislich nur geringe Mengen der Herzglykoside, so daß damit eine ernste Vergiftung wohl nicht so schnell auftreten wird. Trotzdem ist auch hier Vorsicht geboten.

Entgegen älteren Angaben enthalten die nächsten Verwandten des Maiglöckchens, Schattenblume und Salomonssiegel, keine Cardenolide, sondern Saponine und sind dort aufgeführt (S. 232 ff.).

☐ **Anwendung in der Heilkunde:** Während früher die zu Pulver vermahlenen Blüten des Maiglöckchens als Niespulver Verwendung fanden, gelten heute die Convallariaglykoside als wichtige Herzmittel. Sie werden besonders bei der Behandlung der akuten Herzinsuffizienz gebraucht. Dabei steigert Convallatoxin die Kontraktion der Herzkammer in der Systole. Dadurch verringert sich die Restblutmenge und das Herz ist bei gleichem Schlagvolumen entlastet. Intravenös injiziert wirken

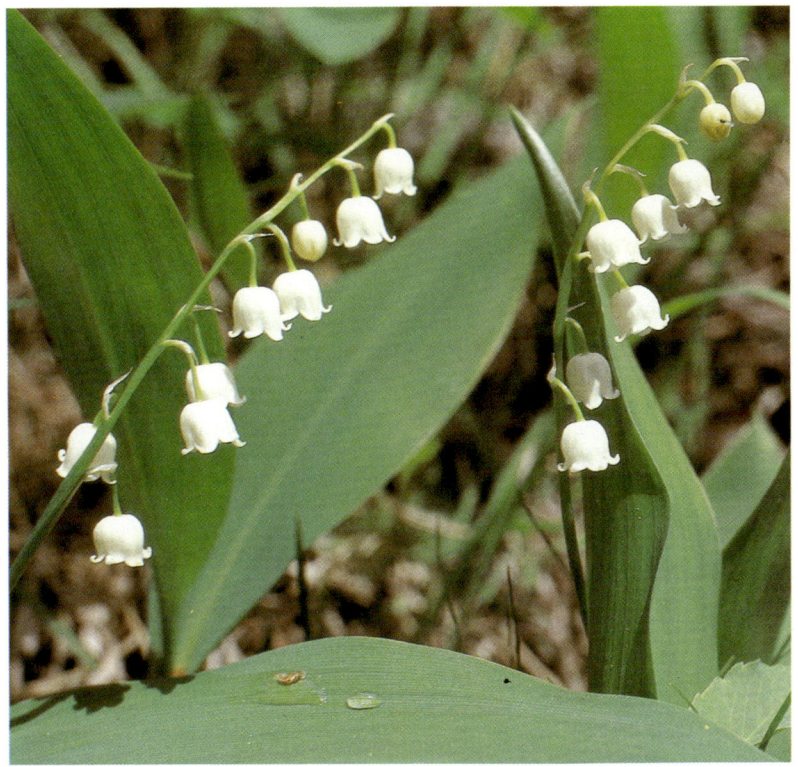

In Gift und Schönheit ähneln sie dem Fingerhut: Die Maiglöckchen (Convallaria majalis). Während Fingerhüte nach der Blüte sterben, sind Maiglöckchen mit Wurzelstöcken mehrjährig und immer wieder an der gleichen Stelle zu finden. (171)

Convallaria-Präparate sehr rasch. Durch ihre schnelle Eliminierung im Organismus, ihre geringe Haftfestigkeit und praktisch fehlende kumulierende Wirkung werden sie gleichartigen Medikamenten vorgezogen. Bei bestehender Bradykardie oder Rhythmusstörungen, bei Reizleitungsblockierungen, bei Herzneurose oder Arteriosklerose im Klimakterium wirken Maiglöckchenpräparate hervorragend.

In der Homöopathie wird aus der frischen blühenden Pflanze eine Essenz bereitet (D_2-D_6), die bei Herzinsuffizienz mit Oedemen, Angina pectoris, Herzarrhythmie

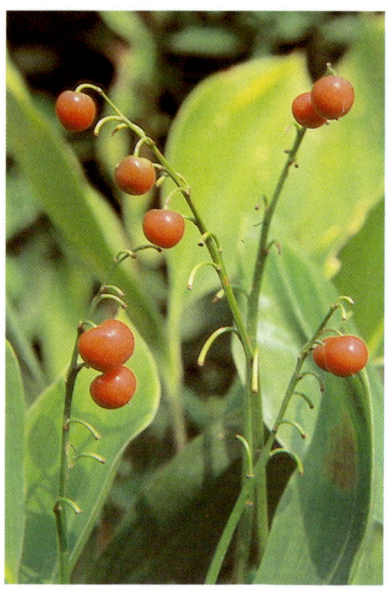

*Fruchtende Maiglöckchen sieht man nicht allzu
häufig. Die Beeren enthalten nur wenig Gift.
(172)*

und postinfektiöser oder toxischer
Herzneurose angewendet wird.

■ **Wirkung, Symptome und Therapie:** *In allen Organen, besonders jedoch in der Blüte, finden sich beim
Maiglöckchen Herzglykoside. Der
wichtigste Vertreter davon ist das
Cardenolidglykosid Convallatoxin.
Es hat eine typische Digitalis-Wir-
kung: Bei größerer Menge aufgenom-
mener Beeren, Blätter oder Blüten
kann es zu Übelkeit, Erbrechen,
Durchfällen, Sehstörungen, Benommenheit oder Schwindelanfällen
kommen. Medizinale Überdosierungen führten auch zu Brustbeklem-*

*mungen und Herzschwäche und in
schweren Fällen zu einem totalen
Herzblock mit Bradykardie, wobei
der Tod durch Kammerflimmern ein-
trat.
In neuerer Zeit wird von tödlichen
Vergiftungen durch das Maiglöckchen nicht und von leichten Vergiftungen nur noch selten berichtet. Da
die Wirkstoffe bei oraler Zufuhr relativ schlecht resorbiert werden, ist
die schnelle Entleerung des Magen-
Darm-Kanals meist schon so erfolgreich, daß gar keine Vergiftungssymptome auftreten. Sollten sich doch
einmal typische Wirkungen zeigen,
ist die wichtigste Maßnahme absolute Ruhe, um das Herz zu schonen. Sedativa unterstützen dies und führen
zu einer zentralen Beruhigung.*

■ Bufadienolide als Giftstoffe

Meerzwiebel *(Urginea maritima L.)*

□ **Bestimmungsmerkmale und Biologie:** Da die Länder am Mittelmeer
beliebte Reiseziele sind, soll hier
eine Pflanze vorgestellt werden, die
vielleicht schon manchem aufge-
fallen ist. Ihre mit einer braunen
Schale umgebene und oft aus dem
Boden ragende Zwiebel erreicht
Ausmaße, die man von anderen Liliengewächsen kaum kennt: Einen
Durchmesser bis zu 15 cm und ein
Gewicht von gut 2 ½ kg! Im Frühjahr wachsen aus dieser Zwiebel
mehrere 6 cm breite und über einen halben Meter lange glänzend
grüne Blätter. Die Pflanze bietet
damit ein Aussehen wie die wohl
allen bekannte Zierpflanze Amaryllis. Im August und September

sind die Laubblätter verwelkt und die Zwiebel treibt einen 1½ m hohen Blütenstand, dessen oberes Drittel mit bis zu 100 weißen Sternblüten dicht besetzt ist. Der farbliche Eindruck ist recht apart, da die Einzelblüten rosa-violette Stiele haben, vor den Blütenblättern grüne Staubgefäße stehen und die Blütenmitte durch einen gelbgrünen Fruchtknoten betont wird.

□ **Anwendung in der Heilkunde:** Die in Streifen geschnittene und getrocknete Zwiebel ist seit langem offizinell. Die Droge trägt den Namen Bulbus Scillae. Medizinisch wird sie besonders bei Überempfindlichkeit gegen Digitalis als schnell wirkendes Herzmittel eingesetzt. Darüber hinaus wird sie noch häufig als kräftiges Diureticum verordnet. Die Homöopathie

setzt die Essenz (ϕ-D$_4$) bei Herzdekompensationen, Arrhythmien, Oedemen und Stauungsbronchitis ein. Außer als Abführmittel hat im Volk vor allem die Varietät mit roten Zwiebelschuppen eine große Bedeutung als Rattengift. Sie enthält nämlich von dem für diese Tiere giftigen Glykosid Scillirosid die 40fache Menge wie die Varietät mit weißen Zwiebelschuppen.

Blaustern *(Scilla sp.)*

□ **Bestimmungsmerkmale und Biologie:** Da sich die Zwiebel leicht in dünne Blätter trennen läßt, nahm Linné das griechische Wort für spalten, trennen als Gattungsname: Scilla. Die deutschen Ausdrükke Blaustern und Sternhyazinthe beziehen sich auf die Blüten.
Bis zu 16 cm tief in der Erde liegt

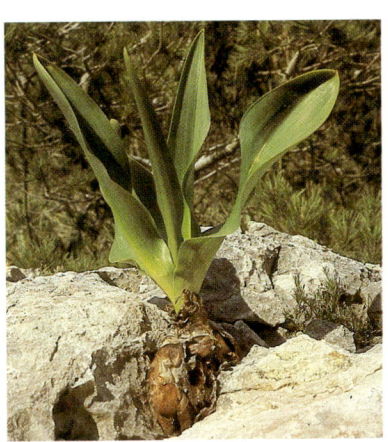

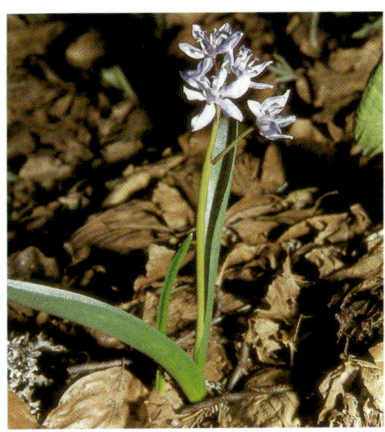

Bis kopfgroß werden die Zwiebeln der am Mittelmeer wild vorkommenden Meerzwiebel (Urginea maritima). (173)

Blaustern (Scilla bifolia) ist eine heimliche Schönheit, die sich nur dem Aufmerksamen in warmen Laubwäldern zeigt. (174)

die Zwiebel des *Zweiblättrigen Blausterns (Scilla bifolia)*, von der aus sich der 20 bis 30 cm hohe Blütensproß erhebt. Er ist, wie der Artname ausweist, von meist zwei lanzettlichen, gekielten, an die Spitze kapuzenförmig zusammenneigenden Laubblättern umgeben. Die Blütentraube besteht aus bis zu 10 sternförmigen, himmelblauen Blüten, die 6 dunkelviolette Staubgefäße und einen blauen Fruchtknoten haben. Er wächst zu einer nickenden Kapsel aus, die mehrere 2 mm große schwarze Samen birgt. Von den etwa 80 Scilla-Arten, die von Europa über Afrika bis nach Südamerika verbreitet sind, werden mehrere als Garten- und Zimmerpflanzen gehalten. Bekannt sind das im atlantischen Europa wild wachsende *Hasenglöckchen (Scilla nonscripta)* mit seinen rötlich-blauen fast einseitswendigen hängenden Blütentrauben, die *Spanische Wald-Hyazinthe (Scilla hispanica)* mit ihrem 30 cm hohen Blütenstiel, den allseitswendigen blauen etwas nickenden Blüten und dem rosettenartigen Blatthorst und der *Herbst-Blaustern (Scilla autumnalis)* aus Nordafrika bzw. Vorderasien mit seinen bis zu 30 rötlich-violetten Sternblütchen und den erst nach der Blüte erscheinenden linealischen Laubblättern. Eine besonders auffällige Art ist die im Mittelmeergebiet heimische *Scilla peruviana,* die eine breit kegelförmige Blütentraube entwickkelt. Sie ist bei uns nicht winterhart und wird daher häufig als Zimmerpflanze gehalten. Erwähnt werden soll noch der mit der Gattung Scilla

nahe verwandte *Schneestolz* oder *Schneeglanz (Chionodoxa luciliae),* der zu den häufigen Frühjahrsblühern unserer Anlagen zählt. Bei allen angeführten Arten besteht der Verdacht auf Herzglykoside, die speziell in den Zwiebeln und Samen enthalten sind. Nachgewiesen ist das bereits für etliche afrikanische Arten. Darüber hinaus enthalten alle Scilla-Arten einen Pflanzensaft, der vielfach – und nicht nur bei empfindlichen Personen – zu einer ernsten Dermatitis geführt hat.

☐ **Anwendung in der Heilkunde:** Eine Verwendung als Arznei ist nicht bekannt.

■ **Wirkung, Symptome und Therapie:** *Die Wirkstoffe der Gattungen Scilla und Urginea sind wie die des Maiglöckchens Herzglykoside, die aber der Gruppe der Bufadienolide zuzurechnen sind. Die wichtigsten Substanzen sind das Scillaren A und das Scilliglaucosid. Diese Wirkstoffe greifen den Magen-Darm-Kanal, das Herz, die Niere und die Bronchien an. Außer Übelkeit und Brennen im Mund ist ein besonderes Kennzeichen dieser Vergiftung ein hartnäckiger Husten, der sich meist beim Hinlegen einstellt. Dazu kommen schmerzhafte Blähungen. Die Herzwirksamkeit zeigt sich in Rhythmusstörungen und Herzinsuffizienz.*
Die Giftstoffe sollten so schnell wie möglich aus dem Verdauungstrakt entfernt werden, aber nicht durch Abführmittel, sondern durch Kohlegaben. Darüber hinaus ist Ruhe für das angegriffene Herz wichtig. Ernstere

Symptome sollte in jedem Fall ein Arzt gezielt behandeln.

■ Alkaloide als Giftstoffe

Herbstzeitlose
(Colchicum autumnale L.)

□ **Bestimmungsmerkmale und Biologie:** Der Name Zeitlose wurde diesem in Mitteleuropa heimischen Zwiebelgewächs gegeben, weil es außerhalb der Zeit blüht. Um es noch genauer von den ähnlich aussehenden aber im Frühjahr blühenden Krokusarten abzusetzen, nannte man es Herbstzeitlose.

Die lateinische Bezeichnung Colchicum bezieht sich auf Colchicum variegatum, eine östliche Verwandte unserer Herbstzeitlose, die Dioscorides erstmalig in der Landschaft Colchis am Schwarzen Meer gefunden und beschrieben hat.

Aus einer tief in der Erde sitzenden, ausdauernden, bis 7 cm großen sog. Zwiebelknolle entwickeln sich im Herbst häufig drei auffällig rosarot bis hellila gefärbte trichterförmige Blüten, die mit einer schmalen, langen und weißen Blütenröhre aus der Erde kommen. Die Blüte hat die typische Gestalt der Lilienblüten: 6 Perigonblätter, 6 Staubblätter, 3 Griffel bzw. Narben und einen dreifächerigen oberständigen Fruchtknoten. Ist die Befruchtung erfolgt, schieben sich im nächsten Frühjahr zunächst drei oder mehrere tulpenähnliche, etwa 25 cm lange Blätter aus dem Boden, in deren Mitte sich die kurzgestielte Fruchtkapsel entwickelt. Im Juni sind die Blätter verwelkt, die trockene braune Kapsel springt mit drei Klappen auf und die kugeligen schwarzbraunen Samen fallen heraus.

Die *Herbstzeitlose* bringt eine der längsten Blüten hervor, die wir von europäischen Pflanzen kennen. Denn diese entspringt etwa 20 cm unter der Erdoberfläche aus der Zwiebelknolle und erhebt sich noch mindestens weitere 10 cm über den Boden.

Beim Öffnen der Blüte sind die drei Narben bereits belegungsfähig, während die Staubblätter noch geschlossen sind. Ist die Fremdbestäubung durch Hummeln, Bienen oder Schmetterlinge vorbei, strecken sich die Staubblätter, so daß sie zuletzt die Narben überragen. Falls noch keine Fremdbestäubung erfolgt ist, kann der Fortbestand der Art auch durch eine Selbstbestäubung gesichert werden. Innerhalb der drei freien Griffel wachsen dann die Pollenschläuche zu den am Blütengrund liegenden Samenanlagen herab, wo die Befruchtung der Eizellen stattfindet.

Der Lebenszyklus der Herbstzeitlose ist sehr eigenartig, denn der im Herbst befruchtete unterirdische Fruchtknoten erhebt sich erst im Frühjahr des folgenden Jahres über die Erde. Innerhalb eines Kalenderjahres sieht man also erst die fruchtende Pflanze und dann die Blüte, was in Frankreich zu dem treffenden Pflanzennamen »fils avant père« (Sohn vor Vater) geführt hat.

Feuchte Tal- und Sumpfwiesen werden von August bis Oktober von unzähligen rosa Blüten überzogen. Aber auch auf tiefgründigen Braunerden wächst Colchicum sehr gut. Da diese Böden aber akkerbaulich genutzt werden, betrachtet man die Pflanze als hartnäckiges Unkraut; hartnäckig deshalb, weil die Knolle selten vom Pflug erreicht wird, immer viele Samen ausgestreut werden und nur Schafe und Ziegen gelegentlich die Herbstzeitlose fressen – wohl wegen ihres üblen Geschmacks.

Colchicum autumnale ist in West-, Süd- und Mitteleuropa weit verbreitet, findet sich im Norden und Osten aber sehr zerstreut. Eine Reihe weiterer Arten hat Eingang in unsere Gärten und Parks gefunden, so z. B. die herbstblühende *Kaukasus-Herbstzeitlose (Colchicum speciosum)* und die im zeitigen Frühjahr blühende, aus den Pyrenäen stammende *Frühlingslichtblume (Bulbocodium vernum)*. Nur bei der letztgenannten Art erscheinen Blätter und Blüten gleichzeitig. Da die Gartenpflanzen ebenfalls Colchicin enthalten, besteht seitdem zusätzlich zu der Vergiftungsgefahr durch unsere häufige Wildart die im eigenen Garten.

Seit man feststellte, daß Colchicin einen Einfluß auf die Zellteilung

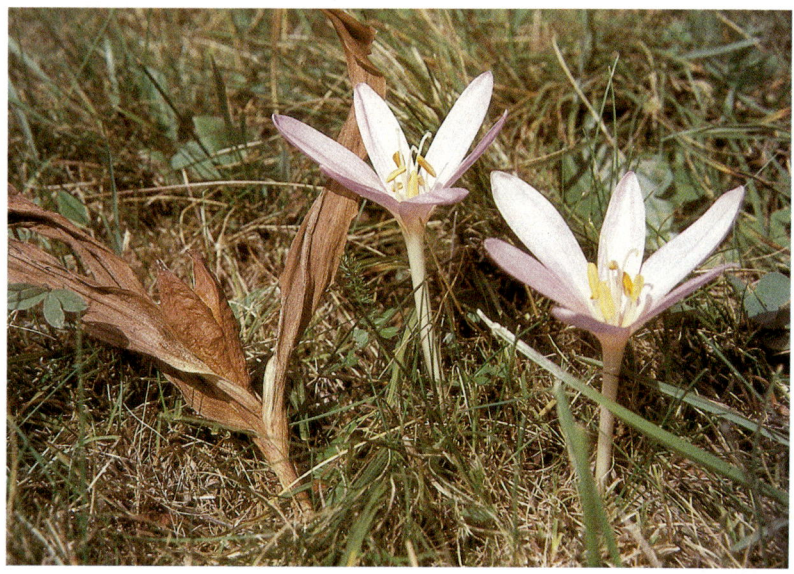

Wenn die meisten Pflanzen sich schon für den Winter gerüstet haben, treibt die Herbstzeitlose (Colchicum autumnale) ihre strahlenden Blütensterne in großer Zahl aus feuchten Wiesen. Mit etwa 30 cm Länge dürfte sie die längsten einheimischen Blüten haben. Die im Frühjahr gewachsenen Blätter und Fruchtstände der Vorjahreszwiebel sind dann allerdings abgestorben und vertrocknet und die hochgiftigen Samen längst verstreut. (175)

ausübt, wird es vor allem in der Genetik verwendet. Es hemmt nämlich die Ausbildung des Spindelapparates und die Bildung von Zellwänden. Damit ist die Möglichkeit gegeben, eine sich teilende Zelle in der Metaphase zu arretieren. Durch Fotografie der Chromomsomen und anschließende paarweise Ordnung kann man eine Chromosomenkarte (Karyogramm) erstellen, aus der dann Chromosomen- (z. B. Katzenschreisyndrom) oder Genommutationen (z.B. Mongolismus) zu ersehen sind.

Diese cytostatische Wirkung macht man sich auch bei der Behandlung von Leukämie erfolgreich zunutze. Hierbei verwendet man besonders das Demecolcin.

Colchicin verhindert als Mitosegift zwar die weitere Zellteilung, beeinflußt jedoch die mitotische Verdopplung der Chromosomen nicht. Auf diese Weise läßt sich im jungen teilungsfähigen Pflanzengewebe eine Vervielfachung des Chromosomensatzes erreichen (Polyploidie). Dies ist in der Pflanzenzüchtung von enormer Bedeutung, da polyploide Zellen

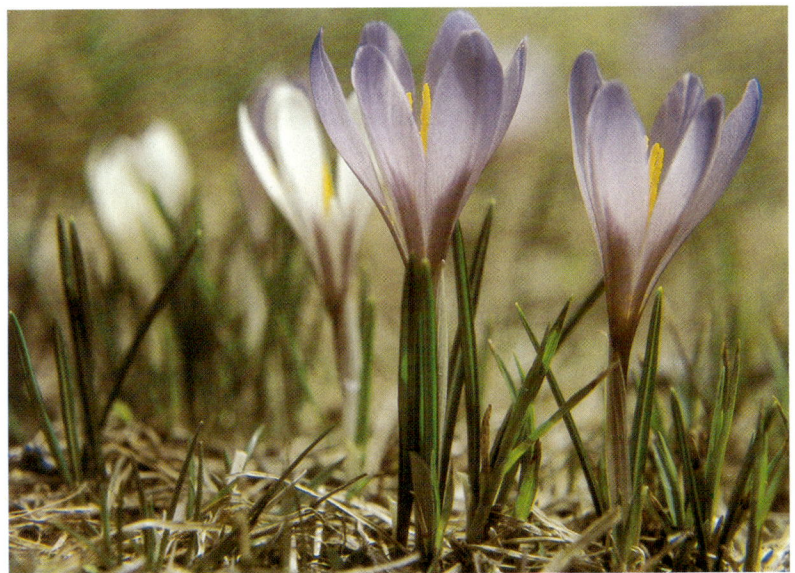

Krokusse (hier Crocus albiflorus) gehören zu den Schwertliliengewächsen, was man an ihrem unterständigen Fruchtknoten leicht sehen könnte, wäre er nicht in der Erde verborgen. Darum verwechseln manche auch die Herbstzeitlosen mit ihnen. Auch ihre mit der Blüte erscheinenden weiß berandeten Blätter sind ein gutes Merkmal. Sie sind ungiftig. Einige 100 Narbenschenkel einer anderen Art (C. sativus), als Safran bekannt, verursachen allerdings Krämpfe. (176)

größer sind als die normalen diploiden. So ist es nicht nur möglich, größere und prachtvollere Gartenblumen zu züchten, sondern auch den Ertrag bei Gemüsearten und Getreide zu steigern. 1950 gelang in Schweden sogar die Züchtung polyploider Riesenkaninchen, was deshalb bemerkenswert ist, weil Polyploidie in tierischen Zellen normalerweise als Letalfaktor wirkt.

□ **Anwendung in der Heilkunde:** Der Originalität wegen zitiere ich aus einem Pflanzenbuch aus dem Jahre 1828: „In Aelterer Zeit benutzte man die besonders giftige Wurzel der Zeitlose gegen die Pest, man hieng sie in dieser damals Deutschland noch heimsuchenden Krankheit, versteht sich ohne Erfolg, an einer Schnur um den Hals.« Wie der Verfasser dieses Buches auch schrieb, verfertigte man damals erst seit kurzer Zeit eine Tinktur, mit der die schwersten Gichtgebrechen geheilt wurden.»Wie lange dieses geschehen wird, kann der Verfasser nicht sagen, jetzt gehört der Artikel zur Mode.« Bis heute hat diese Tinctura Cholchici bei der Gichtbehandlung nichts an Bedeutung eingebüßt. Erst seit jüngster Zeit nimmt man statt dessen das isolierte reine Colchicin, um unvermeidbare Gehaltsschwankungen bei Tinktur und Droge zu umgehen. Man weiß, daß Colchicin in der Lage ist – möglicherweise durch Eingriffe in den Purinstoffwechsel –, Ablagerungen von Harnsäure in den Gelenken zu verhindern oder zu beseitigen. Dabei

werden Dosen von $\frac{1}{2}$ bis 2 mg Colchicin bis zum Auftreten der ersten Vergiftungserscheinungen mehrmals verabreicht, mit denen dann meist die Schmerzen in den Gelenken verschwinden. Bei chronischen, nicht entzündlichen Gelenkerkrankungen und bei Rheuma gilt Colchicin als wirkungslos. Die Homöopathie verwendet sowohl die frische Knolle als auch den reifen Samen (D_3–D_4) besonders bei Gicht, Rheuma, Polyarthritis, Pericarditis u. a. Von alters her wird im Volk die Herbstzeitlose bei Nierenleiden, Wassersucht und Asthma gebraucht.

■ **Wirkung, Symptome und Therapie:** *Alle Teile der Pflanze enthalten neben 20 weiteren Alkaloiden den Hauptwirkstoff, das Colchicin. Es wirkt als Zell- und Kapillargift ähnlich langsam wie Arsenik. Erst nach einer stundenlangen, u. U. auch einen Tag und länger dauernden Latenzzeit treten die Vergiftungserscheinungen auf. Meist beginnt es mit Kratzen und Brennen im Mund, Durstgefühl, Schluckbeschwerden und häufigem Erbrechen. Einige Stunden später werden die Symptome choleraähnlich: Zunehmend stärker werdende, von Koliken und Blähungen begleitete blutige Diarrhöen, Blasenschmerzen, Hämaturie und schwere Schädigungen des Kreislaufs. Nach Resorption des Giftes kommt es zu aufsteigender zentraler Lähmung, zu Atemnot, Cyanose und schließlich nach 1 bis 2 Tagen zum Tod durch Lähmung des Atemzentrums. Bis zuletzt bleibt das Bewußt-*

sein voll erhalten. Für den Menschen liegt die tödliche Dosis zwischen 2 und 40 mg. Der Durchschnittswert von 20 mg Colchicin ist ungefähr in 5 g Samen oder in 50 g Tinctura Colchici enthalten.

Herbstzeitlose-Vergiftungen sind nicht selten. Besonders Kinder sind während der Heuernte gefährdet, wenn sie mit den beim Schütteln klappernden Fruchtkapseln spielen, die Samen herausnehmen und verschlucken. Bekannt sind auch Fälle, in denen die Blätter als Salat oder die Zwiebelknolle mit einer Speisezwiebel verwechselt und gegessen wurden. Eine tödliche Vergiftung erfolgte auch nach dem Genuß von Milch von Ziegen und Schafen, die zuvor Blätter der Herbstzeitlose gefressen hatten und offenbar das Gift mit der Milch ausschieden. Als Vergiftungsursache kennt man auch die Verwendung der Pflanze als Abortivum. Relativ häufig sind Vergiftungen durch colchicumhaltige Geheimmittel mit unkontrolliertem Colchicingehalt, die von Laienbehandlern gegen Gicht empfohlen werden.

Als spezifisches Gegenmittel gilt eine Magen- und Darmspülung mit Tanninlösung (1:2000). Außerdem wird die Verwendung von Brechmitteln, medizinischer Kohle, Analeptica und Kochsalzinfusionen mit Adrenalin angegeben. Auch tragen starke Teeabkochungen, in großen Mengen verabreicht, dazu bei, den Flüssigkeitsverlust zu vermindern und den Kreislauf zu stärken. Uzara und Belladonna helfen bei der Behandlung von Diarrhöen.

Wichtig ist die Nachbehandlung der Kreislaufschädigung, da selbst nach vorübergehener Besserung noch Todesfälle durch Kreislaufversagen auftreten können. Neben dem Warmhalten des Körpers wird auch noch eine Kontrolle des Kaliumspiegels empfohlen, um einer möglichen Kaliumverarmung des Blutes durch die Diarrhöen zu begegnen.

Weißer Germer
(Veratrum album L.)

□ **Bestimmungsmerkmale und Biologie:** Die Herkunft des Namens Veratrum ist nicht völlig geklärt. Die einen meinen, er käme vom lat. verator = Wahrsager, da diese Leute sich der Pflanze bei ihren Betrügereien bedienen. Die anderen berufen sich auf Plinius, der den Wortstamm in vertere = wenden sieht. Die Pflanze soll danach den Geist wenden, also wahnsinnig machen oder den Wahnsinn heilen.

Der *Germer* erreicht mit seinen Blütensprossen eine Höhe von 1,5 m. Aus dem kegelförmigen Rhizom treibt die Pflanze zunächst etwa 1 m hohe nichtblühende Scheinstengel, die aus den röhrig ineinander steckenden Scheiden der breit elliptischen, bogennervigen und stark längsfaltigen Laubblätter gebildet werden.

Zur Blütezeit entwickelt sich ein echter Stengel, an dem die großen unteren breitovalen Laubblätter stengelumfassend, die oberen kürzeren lanzettlichen dagegen gestielt sind. An einer endständigen rispigen Traube stehen zahlreiche Blüten. Ihre sechs Perigonblätter sind außen grünlich gefärbt und innen weiß mit grünen Adern.

Nur die unteren Blüten eines Teilstandes sind zwittrig und fruchtbar. Die mittleren und oberen liefern nur Pollen. Aus den befruchteten Blüten entwickeln sich längliche, oben aufspringende dreifächerige Kapseln. Sie enthalten zahlreiche flache, mit häutigem Rand versehene rotbraune Samen, die vom Wind verbreitet werden.

Von den 12 Germerarten, die auf der Nordhalbkugel der Erde verbreitet sind, kommen zwei in Europa vor. Außer dem medizinisch wichtigen Weißen Germer gibt es noch in Südosteuropa den *Schwarzen Germer (Veratrum nigrum L.),* dessen Blüten schwärzlich-purpurn gefärbt sind.

Der *Weiße Germer,* dessen Verbreitungsgebiet sich von Mitteleuropa über Rußland und Sibirien bis nach Japan erstreckt, ist eine typische Gebirgspflanze, die nur selten unter 700 m Höhe gedeiht. Ihr charakteristischer Standort sind feuchte Bergwiesen und Matten, die sie im Juli und August mit ihren hohen Blütensprossen dekorieren. Die Germerpflanzen werden vom Vieh ihres unangenehmen Geruchs wegen meist gemieden, haben aber auch schon bei Rindern, Schafen und Ziegen zu Durchfall, Koliken, Krämpfen und Lähmungen geführt.

Germer wurde früher auch zur Herstellung von Pfeilgiften und zu Giftmorden verwendet. Heute nimmt man mancherorts die alkoholische Lösung der Veratrum-Alkaloide als Kontakt-Insektizid.

☐ **Anwendung in der Heilkunde:** Die wichtigsten Eigenschaften der Veratrum-Alkaloide sind die anästhesierende und die blutdrucksenkende Wirkung. Aus diesen Gründen war schon früh Rhizoma Veratri offizinell. Die Droge aus dem getrockneten Wurzelstock wird aber heute in der Allopathie nicht mehr verwendet, nur noch in der Verterinärmedizin als Brechmittel und bei Staupe, auch äußerlich als Krätze- und Läusemittel. Im Gebrauch ist z.T. noch Tinctura Veratri bei Muskeldystrophie. Die früher übliche innere Anwendung als Emeticum, Antipyreticum und Purgans und bei Gicht und Rheuma ist ebenso wie die Benutzung in Haarwassern und als Antiparasiticum wegen der Vergiftungsgefahr abzulehnen.

Für die Homöopathie ist Veratrum album das wichtigste homöopathische Analepticum. Sie bereitet aus dem mit den Wurzeln getrockneten Rhizom eine Essenz (D_4–D_{12}), die bei akutem Brechdurchfall, typhösen Darmerkrankungen, akuten Infektionskrankheiten und Kreislaufschwäche, Asthma, Bronchitis und bei manischen und depressiven Psychosen zum Einsatz gelangt.

■ **Wirkung, Symptome und Therapie:** *In allen Teilen einer Germerpflanze, besonders jedoch im Wurzelstock, finden sich die sog. Veratrum-Alkaloide. Aus der Fülle der bisher identifizierten Sterinalkaloide, die sich besonders in den unterirdischen Sproßteilen und Wurzeln finden, seien das Protoveratrin, das*

Germerin und Veratramin, die als Glycoside vorliegen, und das Jervin genannt. Eigenartig ist die Tatsache, daß der Alkaloidgehalt mit zunehmender Höhe des Standortes der Pflanze abnimmt. Er schwankt zwischen 1,5 % in tiefen Lagen (um 700 m) und 0,2 % in den höchsten Gebieten (um 2500 m).

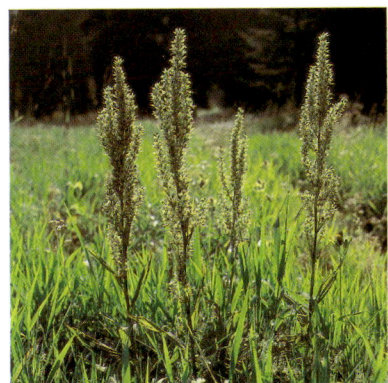

Eine Veratrum-Vergiftung ist gar nicht so selten. Zum einen kann der Germer im nicht blühenden Zustand leicht mit dem gelben Enzian verwechselt werden; zum anderen besteht die Möglichkeit einer medizinalen Vergiftung durch Verwechslung von Rhizoma Veratri z. B. mit Rhizoma Galangae oder durch Verwendung von Tinctura Veratri als Läusemittel an Stelle des dafür meist gebrauchten Sabadillessig.

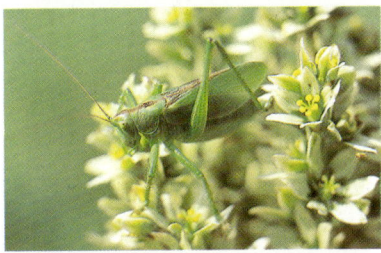

Die Veratrum-Alkaloide werden nicht nur von Schleimhäuten, sondern auch von der unverletzten Haut aufgenommen. Durch Reizen der peripher verlaufenden sensiblen Nervenenden kommt es zu Jucken und Brennen und zur Rötung der Haut. In die Augen gebracht, führt es zu starkem Tränenfluß und heftigen Schmerzen. Später zeigt sich eine völlige Anästhesie. Speichelfluß, Durstgefühl und Schlingbeschwerden werden von Erbrechen und heftigen Diarrhöen begleitet. Nach großen resorbierten Mengen (als letale Dosis von Rhizoma Veratri (Pulv.) werden 1,0 bis

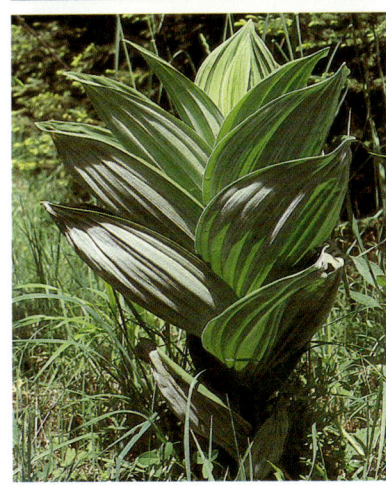

Germer (Veratrum album) ist eine häufige Gebirgspflanze auf feuchten flachgrundigen Wiesen. Nur wenige der zunächst von den großen schalenförmigen eng stehenden Blättern gebildeten Sprosse kommen zur Blüte. Wegen des Aasgeruchs übernehmen Fliegen die Bestäubung. Heuschrecken sind häufige Gäste. (177 bis 179)

*2,0 g angegeben) kommt es zur Ab-
nahme der Diurese, zu Muskelzuk-
kungen, Krämpfen und Kolapszu-
ständen. Bei stark verlangsamtem
Puls kann nach 3–12 Stunden der
Tod durch Kreislaufschwäche und
Ersticken eintreten.*

*Neben Gaben von Carbo activatus
sind wiederholte Magenspülungen
mit Kaliumpermanganat bei Germer-
vergiftungen angebracht, da die Adsorption der Alkaloide an Aktivkohle
reversibel und eine Wiederausschei-
dung der Alkaloide in den Magen
möglich ist. Einem Kältegefühl am
ganzen Körper kann durch Wärme,
heiße Kompressen und durch ruhiges
Liegen begegnet werden. Symptomatisch kann der Arzt Analeptica und
Mittel zur Stützung des Kreislaufs
anwenden. Bei drohender Atemlähmung erweist sich lange Zeit fortge-
setzte künstliche Atmung als sehr
wertvoll.*

Schachblume
(Fritillaria meleagris L.)
Kaiserkrone
(Fritillaria imperialis L.)

☐ **Bestimmungsmerkmale und Biologie:** Fritillaria leitet sich vom lateinischen fritillus ab, der Bezeichnung für einen Becher zum Wür-
felspiel. Imperialis bedeutet kaiser-
lich und meleagris leitet sich vom
griechischen Wort für Perlhuhn ab,
womit auf die Ähnlichkeit des Blü-
tenmusters mit dem Gefieder dieses Vogels hingewiesen wird.
Unsere einheimische *Schachblume*
treibt aus einer sog. Schuppenzwiebel, die nur aus zwei halbkugeligen

Nährblättern besteht, im Frühjahr
zwei kräftige lineale Laubblätter
und den beblätterten Blütenstengel über die Erde. An ihm entstehen ein bis zwei Blütenknospen,
die sich mit fortschreitendem
Wachstum nach unten neigen. Ihre
eiförmig zugespitzte Gestalt und
die schachbrettartige oder gewür-
felte hell- und dunkel-purpurrote
Färbung brachten der Pflanze auch
den Namen Kiebitzei ein. Nach
dem Verblühen stellt sich der
Fruchtstengel wieder aufrecht und
verlängert sich bis zur Reife der
2 cm langen stumpfkantigen Kapsel um etwa 20 cm! Der Wind
schüttelt aus der Frucht die vielen
hellbraunen, geflügelten, in den
Kapselfächern übereinanderliegen-
den Samen.
Die *Kaiserkrone* unserer Gärten
stammt aus Persien. Auch sie hat
eine Schuppenzwiebel, aus der 5–8
breit lanzettliche Laubblätter und
ein etwa 1 m hoher Blütenstiel her-
vorgehen. Er schließt mit einem
Blattschopf ab, unter dem sich die
großen gelben oder orangenen Blüten kranzartig anordnen. Wie die
einheimische Schachblume ver-
strömt auch die Kaiserkrone einen
unangenehmen strengen Geruch,
der nach der Angabe von Garten-
prospekten geeignet ist, Wühlmäuse zu vertreiben. Nach der
Blüte richten sich die Fruchtstiele
auf und bilden geflügelt-sechskan-
tige Kapseln aus.
Zur Gattung Fritillaria gehören
über 100 Arten, die in den gemäßigten Klimazonen der Nordhalbkugel vorkommen. Das Areal der
heimischen Art ist auf Mitteleu-

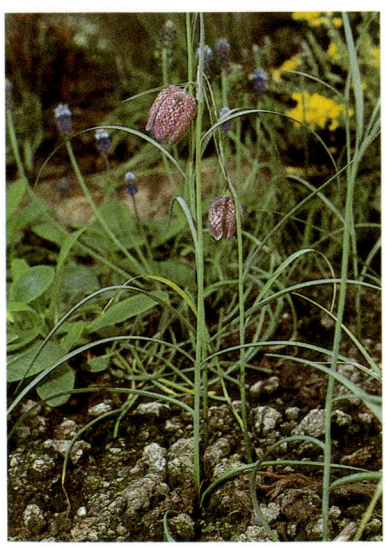

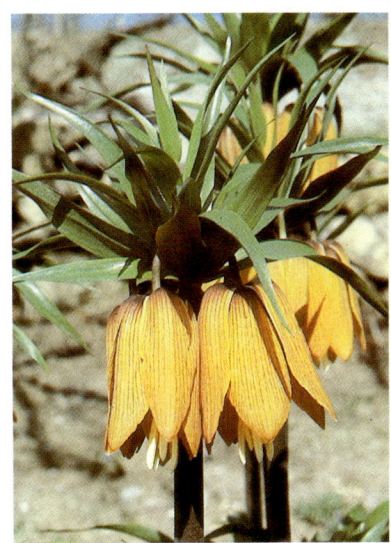

Erstaunlich gleichmäßig ist die quadratische Felderung der hellen und dunklen Blütenfarbe der Schachblumen (Fritillaria sp.), die den Namen gab. Der unangenehme Geruch steht zur Pracht im Widerspruch. (180)

Kaiserkronen (Fritillaria imperialis) sind ein auffälliger Schmuck im Frühlingsgarten. Ungewöhnlich ist am Ende des im oberen Teil blattlosen Stengels der Blattschopf, aus dem die Blütenglocken hängen. (181)

ropa und die Alpen beschränkt. Hier wächst sie auf dauernd feuchten Wiesen und bildet in einigen Gegenden Massenbestände. Die Vermehrung geschieht über die Samen, die jedoch mehrere Jahre bis zur Entwicklung einer blühfähigen Pflanze brauchen, und über Brutzwiebeln, die sich in den Achseln der Schuppen-Nährblätter ausbilden. Jedes Jahr speichert der untere gewölbte Abschnitt der jeweiligen Laubblätter die Nährstoffe, die für den nächstjährigen Austrieb benötigt werden und ersetzt damit die nun hinfällige Zwiebel aus dem letzten Jahr.

☐ **Anwendung in der Heilkunde:** Die meisten Fritillaria-Arten sind als giftig bekannt. Die bei uns in den Gärten vorkommenden Sorten enthalten in allen Teilen Alkaloide, von denen das nach der Kaiserkrone benannte Imperialin weiter verbreitet zu sein scheint. Aufgrund des Alkaloidgehaltes sind einige chinesische und japanische Arten geschätzte Arzneimittel. Die europäischen Schachblumen haben keine medizinische Bedeutung.

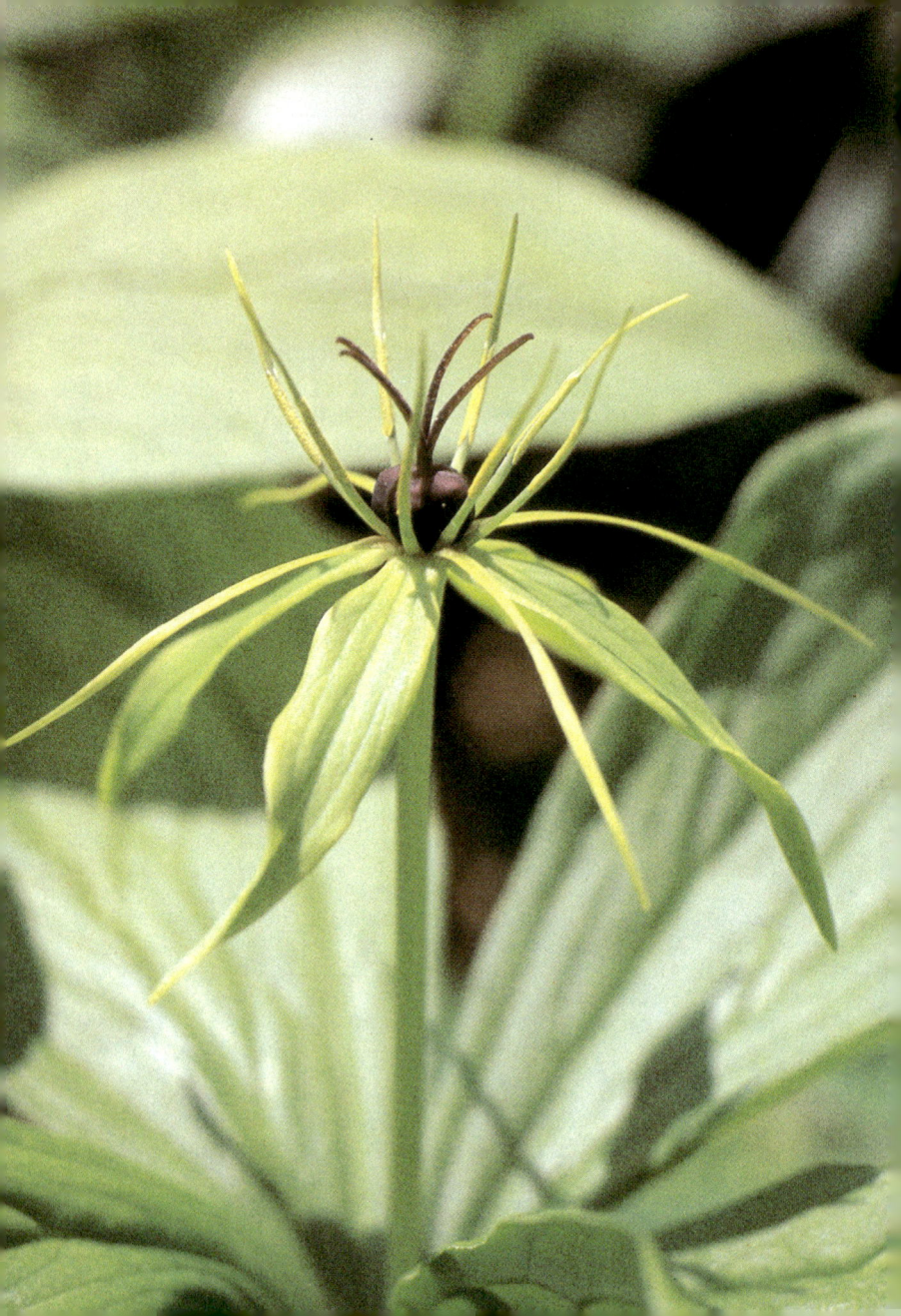

■ Saponine als Giftstoffe

Einbeere *(Paris quadrifolia L.)*

□ **Bestimmungsmerkmale und Biologie:** Die Frucht der Einbeere verglich man mit dem in der griechischen Mythologie berühmten Eris-
apfel und die darum stehenden
Blätter mit den drei Göttinnen
Juno, Minerva und Venus und dem
trojanischen Prinzen Paris, nach
dem die Pflanze ihren Namen bekommen hat.

Die *Einbeere* hat einen lang hin-
kriechenden, sich verzweigenden
Wurzelstock. Von ihm aus erheben
sich 30 cm hoch werdende oberir-
dische Sprosse. Sie tragen einen
Quirl von vier grob netznervigen
Laubblättern, aus deren Mitte sich
eine einzige vierzählige Blüte erhebt. Über zwei Kreisen von je vier
schmallanzettlichen, gelbgrünen
Perigonblättern stehen zwei Kreise
mit je vier fadenförmig ausgezogenen Staubblättern. In ihrer Mitte
befindet sich der rotbraune Fruchtknoten, der sich zur Reifezeit in
eine 1,5 cm große blauschwarze
Beere verwandelt.

Die Einbeere unterscheidet sich
von den normalen Liliengewächsen durch ihren vierzähligen Blü-
tenbau, der sich bei keiner anderen
monokotylen Pflanze findet, und
durch die Netznervigkeit ihrer
Laubblätter. Diese und andere Besonderheiten gaben Anlaß zur Aufstellung einer eigenen Familie, den

Die Einbeere (Paris quadrifolia) (182)

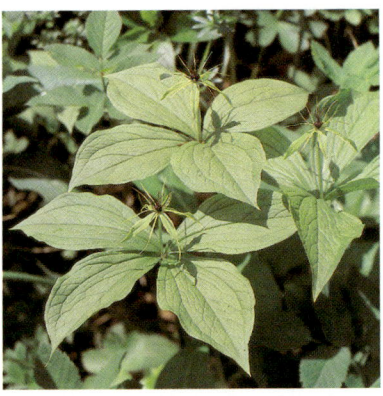

*Einbeeren stehen in Trupps, da sie mit Ausläu-
fern wachsen. Die 4-Zahl ihrer Blüten ist eine
Ausnahme bei einkeimblättrigen Pflanzen. Selten sind sie sogar 5- oder 6zählig! (183)*

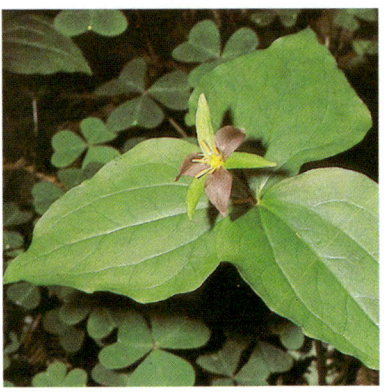

*Diese Verwandte der Einbeere, Trillium sessile
var. giganteum, ist ordnungsgemäß dreizählig,
sonst aber der Einbeere in allen Teilen sehr
ähnlich. (184)*

Trilliaceen. Sie wurde nach der
in Nordamerika und Ostasien be-
heimateten Gattung *Trillium* benannt, die mit der monotypischen

Gattung Paris eng verwandt ist. Trilliumarten sieht man auch ab und zu in unseren Gärten. Im Gegensatz zur Einbeere ist die Trilliumblüte regulär dreizählig und besitzt oft große, farbige Perigonblätter. Die Einbeere wächst in Europa, Asien und Nordamerika bevorzugt in Eichen- und Buchenwäldern. Da sie bis 50 cm tief wurzelt, zeigt ihr Vorkommen das Vorhandensein von Ton und Lehm im Untergrund und die Tiefe des Grundwassers an. Die Einbeere lockt mit ihrem Blütenduft Fliegen an, die den Pollen fressen und auch die Bestäubung durchführen. Die Beeren von Paris werden von Vögeln, aber auch von Mäusen gefressen und die Samen durch deren Kot zu neuen Standorten gebracht.

□ **Anwendung in der Heilkunde:** Früher galt die Einbeere als gutes Mittel gegen Tollwut. Die allopathische Heilkunde gebraucht die Droge schon lange nicht mehr, die homöopathische kaum noch. In manchen Gegenden werden im Volk noch Wunden und Geschwüre mit dem frisch ausgepreßten Pflanzensaft behandelt. Sogar bei Augenentzündungen soll er Linderung verschaffen. Die hier ausgenutzte desinfizierende Wirkung brachte der Pflanze auch den Namen Pestbeere ein, da man im Mittelalter Gegenstände mit Einbeerensaft bzw. mit dem in Alkohol gelösten Pulver reinigte, die von Pestkranken berührt worden waren. Auch anderen ansteckenden Krankheiten, nicht nur der Pest, und der Wirkung von Giften versuchte man so zu begegnen.

Schattenblume
(Maianthemum bifolium [L.] F. W. Schm.)

□ **Bestimmungsmerkmale und Biologie:** Die *Schattenblume* ist eine der nächsten Verwandten des Maiglöckchens. Ihr lateinischer Gattungsname heißt übersetzt Maiblume. Während er auf den Blühtermin verweist, deutet der deutsche Name auf den Standort in schattigen Wäldern hin (Abb. 255). Die sehr kleinen wohlriechenden Blüten haben – abweichend vom Typ der Liliaceen-Blüte – nur vier zuerst ausgebreitete, dann zurückgeschlagene Perigonblätter, vier Staubgefäße und einen zwei- bis dreifächerigen Fruchtknoten. Der traubige Blütenstand trägt im Herbst rotgefleckte bis krischrote, ein- oder zweisamige kleine Beeren. Charakteristisch für die Schattenblume sind die zugespitzt herzförmigen Laubblätter, die zu 1–3 gestielt am Blütenstengel ansitzen. An diesem Merkmal läßt sich die Pflanze sofort vom Maiglöckchen unterscheiden.

□ **Anwendung in der Heilkunde:** Eine Verwendung als Arznei ist nicht bekannt.

Salomonssiegel *(Polygonatum sp.)*

□ **Bestimmungsmerkmale und Biologie:** Alle Polygonatum-Arten sind kräftige, z. T. bis zu einem Meter hoch werdende Pflanzen, deren gelblichweiße Blüten walzlichröhrig ausgebildet sind mit meist grünen Perigonzipfeln. An dem weißen Rhizom (daher der Name

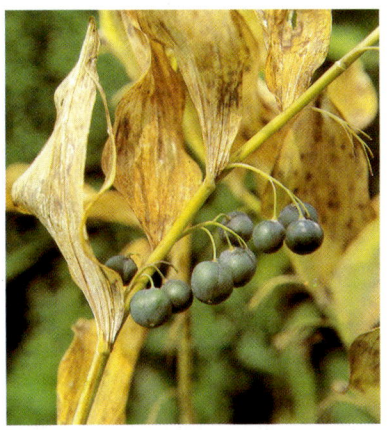 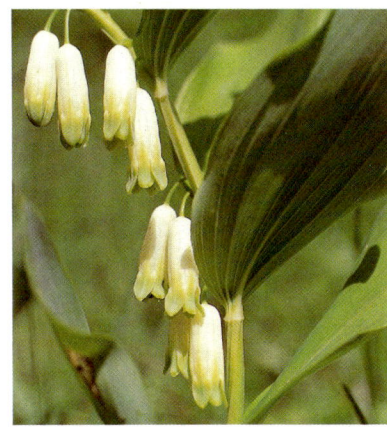

Die Salomonssiegel, auch Weißwurz genannt, sind die nächsten Verwandten des Maiglöckchens. Sehr ähnlich sind sich der Vielblütige (Polygonatum multiflorum) und der Echte Salomonssiegel (P. odoratum, rechts): Nur die Blütenzahl ist ein sicheres Unterscheidungsmerkmal, das man auch noch an fruchtenden Pflanzen deutlich erkennt. (185 u. 186)

Weißwurz) zeigen sich in regelmäßigen Abständen die von wulstigen Rändern umgebenen Narben früherer Blütenstengel, die einem Siegelabdruck ähneln (daher der Name Salomonssiegel). Mit diesem Siegel schließt jeweils ein Sproßjahrgang ab. Das Rhizom wächst in Gestalt eines Seitenzweiges weiter. Diese Verzweigung nennt man sympodial.

Die drei in Mitteleuropa heimischen Polygonatum-Arten sind gut zu unterscheiden.

Die *Vielblütige Weißwurz (P. multiflorum),* trägt an einem runden, überneigenden 60 bis 100 cm langen Stengel zahlreiche wechselständige horizontal ausgebreitete eiförmige Blätter, in deren Achseln langgestielte herabhängende zwei- bis zehngliedrige Blütentrauben entspringen. Die großen Beeren sind zur Reifezeit blauschwarz und bereift.

Der *Echte Salomonssiegel (P. odoratum [früher P. officinale])* hat einen 20 cm langen kantigen, ebenfalls überneigenden Stengel mit ähnlich gestalteten Blättern, in deren Achseln die wohlriechenden Blüten meist nur einzeln entspringen. Die Beeren sind ebenfalls blauschwarz und bereift.

Die dritte Art, die *Quirlblättrige Weißwurz (P. verticillatum),* weicht im Habitus von den beiden anderen stark ab. Der aufrecht stehende Stengel ragt nicht selten über einen Meter in die Höhe. In gleichen Abständen finden sich daran 3 bis 5 fast lineale Blätter in Quirlen. In den Blattachseln entspringen wieder die nickenden 1–7blütigen Trauben mit grünlich-weißen kleinen Blüten. Die reifen Früchte sind rot, wie man in Abb. 170 (S. 214) sieht.

Polygonatum odoratum und P. multiflorum werden wegen ihrer röhrenförmigen Blüten wegen ausschließlich von langrüsseligen Hummeln besucht und dabei bestäubt.

Neben der Vermehrung über die roten bzw. blauschwarzen Beeren breiten sich alle Arten vegetativ über ihr Rhizom aus.

Mit Ausnahme des echten Salomonssiegels, der lichte Kiefernwälder und Eichengebüsche bevorzugt, haben alle Arten ihren Verbreitungsschwerpunkt in Buchenwäldern.

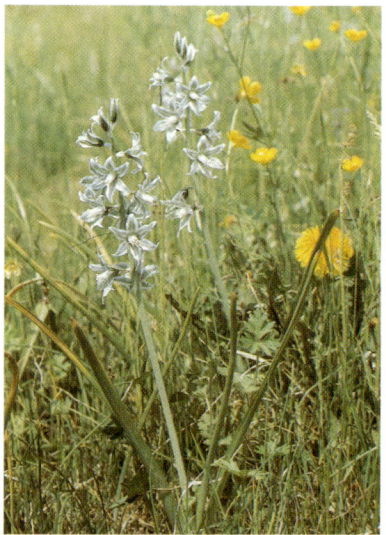

Der Nickende Milchstern (Ornithogalum nutans) hat traubige Blütenstände, die beliebtesten Garten-Arten dagegeben Trugdolden. In der Wildnis ist er zwischen Gras und Löwenzahn gar nicht leicht zu finden. (187)

□ **Anwendung in der Heilkunde:** Der früher unter der Bezeichnung Radix Sigilli Salomonis offizinell gewesene Polygonatum odoratum soll auch schwach blutzuckersenkend wirken. Als Antidiabeticum ist die Droge aber praktisch unwirksam.

Noch im letzten Jahrhundert war auch Polygonatum verticillatum in Apotheken sehr bekannt. Man bezeichnete ihn als Schminkwurzel, weil man die Beobachtung gemacht haben wollte, daß der Saft der Beeren alle Flecken der Haut, besonders aber Sommersprossen beseitige und eine schöne weiße und zarte Haut hervorbringe.

Alle Polygonatum-Arten und Maianthemum werden heute nur noch im Volk als Diureticum verwendet.

Milchstern
(Ornithogalum umbellatum L.)

□ **Bestimmungsmerkmale und Biologie:** Die weiße, an Milch oder Eiweiß erinnernde Blütenfarbe der einheimischen Art brachte der Pflanze die deutsche und lateinische Gattungsbezeichnung.

Unser *Doldiger Milchstern* hat eigentlich einen traubigen Blütenstand, der aber durch Verlängerung der unteren Blütenstiele eine Dolde vortäuscht. Die 6 großen Hüllblätter sind bei Sonnenschein sternförmig ausgebreitet, schließen sich aber bei trübem Wetter und am Abend. Da die Perigonblätter außen einen breiten grünen Streifen besitzen, bieten dann die Blüten den Eindruck einer Knospe. Da die Pflanze im Mai blüht, bilden sich die Kapselfrüchte bereits im Sommer. Die Vermehrung erfolgt sowohl über die schwarzen rauhen Samen, als auch über Nebenzwiebeln, die kranzförmig um die Hauptzwiebel entstehen. Ein charakteristisches Merkmal des Milchsterns sind auch die schmallanzettlichen Laubblätter, deren Mitte durch einen zum Dunkelgrün kontrastierenden weißen Längsstreifen gekennzeichnet ist.

Von den mehr als 100 Arten, die in den trockenen Gebieten Europas, Afrikas und Asiens gedeihen, sind nur drei bei uns heimisch. Neben dem weit verbreiteten doldigen Milchstern, der als Kulturfolger an Wegrändern, auf Äckern und in Weinbergen vorkommt, findet man in klimatisch günstigen Gebieten noch den *Nickenden (O. nutans)* und den *Zahn-Milchstern (O. boucheanum)*. Diese beiden Arten mit ihren reichblütigen traubigen Blütenständen sieht man bei uns auch häufig in Gärten und Parks. Daneben wird seit kurzer Zeit auch die *Südafrikanische Art (O. thyrsoides)* kultiviert, die in ihrer Heimat als toxisch bekannt ist. Ihr Giftstoff ist wie bei den vorherigen Arten ein Saponin. Die höchsten Konzentrationen fand man mit 0,006 bis 0,04% in den Milchsternzwiebeln. Das früher für die Giftwirkung verantwortlich gemachte Alkaloid konnte dagegen bisher nicht nachgewiesen werden.

☐ **Anwendung in der Heilkunde:** Über eine arzneiliche Verwendung von Milchstern-Arten ist nichts bekannt.

Schmerwurz, Bogenhanf, Drachenbaum

Zum Abschluß der Liliengewächse sollen noch drei Pflanzenarten angesprochen werden, die ebenfalls Saponine enthalten und somit in ihren möglichen Vergiftungserscheinungen denen der Einbeere ähneln. Alle drei zählte man früher zu den Liliengewächsen. Es sind die *Schmerwurz (Tamus communis)*, heute ein Vertreter der Yamswurzgewächse *(Dioscoreaceae)*, sowie *Bogenhanf (Sansevieria sp.)* und *Drachenbäume (Dracaena sp.)*, die zu den erst vor kurzer Zeit von den Liliaceen abgetrennten *Agavaceen* gezählt werden.

Schmerwurz
(Tamus communis L.)

☐ **Bestimmungsmerkmale und Biologie:** Die Herkunft des Gattungsnamens Tamus ist etwas unklar. Möglich erscheint eine Verbindung mit dem griechischen Wort für Strauch oder auch mit einem Pflanzennamen, den Plinius gebraucht, womit er aber höchstwahrscheinlich die Zaunrübe meinte. Die erste Silbe von Schmerwurz hängt mit dem althochdeutschen smerte zusammen, was scharf, beißend bedeutet. Die Wurzelknollen schmecken brennend.

Die Knolle der *Schmerwurz* kann nach vielen Jahren eine Länge von 50 cm, eine Breite von 20 cm und ein Gewicht von 10 kg erreichen! Da diese Knollen sehr stärkehaltig sind, ist es kein Wunder, daß dieje-

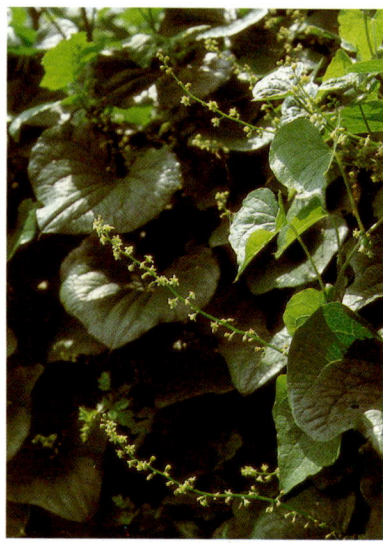

Zu den Yamswurzgewächsen (Dioscoreaceae), deren tropische Vertreter Stärke und Steroide liefern, gehört die seltene Schmerwurz (Tamus communis). (188)

Die Schmerwurz ist zweihäusig. In den Blattachseln der männlichen Pflanzen entspringen schräg aufwärts stehende, vielblütige Rispen. Die Blüten der weiblichen Pflanzen bilden lockere, nach unten geneigte Trauben. Beide Blütenarten haben 6 gelblich-grüne Perigonblätter. Aus den dreifächerigen Fruchtknoten der weiblichen Blüten entstehen im Herbst über 1 cm große Beeren, die zunächst grün, dann gelb und schließlich korallenrot gefärbt sind. Das Verbreitungsgebiet der Schmerwurz reicht von Irland bis Nordafrika und vom Atlantik bis zum Kaspischen Meer. In Deutschland wächst sie wild nur an Mosel und Saar, am Westfuß des Schwarzwaldes und im Bodenseegebiet. Als eine der wenigen europäischen Lianenarten findet sie sich vornehmlich in Hecken und an Waldrändern.

☐ **Anwendung in der Heilkunde:** Die in den Wurzeln und in den Beeren enthaltenen Saponine bewirken ein Brennen im Mund und Blasenbildung auf der Haut. Dazu können Erbrechen und Durchfall kommen. Im Mittelalter wurde die Wurzel als Brech- und Abführmittel genommen. Der frische Saft galt als Heilmittel bei Quetschungen. Im Mittelmeergebiet, in Frankreich und England, wo die Schmerwurz recht verbreitet ist, sind Vergiftungen mit den Beeren bei Kindern nicht allzu selten. *Tropische Dioscorea-Arten* werden zur Gewinnung von Grundstoffen für die Steroid-Chemie (Diosgenine) gesammelt und angepflanzt.

nigen tropischer Yamswurzgewächse (Dioscorea-Arten) wichtige Nahrungsmittel für die Ureinwohner tropischer Regenwälder sind. Die Knolle treibt jedes Jahr einfache oder wenig verzeigte ziemlich dicke Stengel aus, die an anderen Pflanzen kletternd bis in eine Höhe von drei Metern gelangen können. Wie die Bohne führen die Sprosse Suchbewegungen aus, winden aber im Gegensatz zur Bohne im Uhrzeigersinn. Wechselständig ist die Anordnung der herzförmigen bis dreieckigen, langgestielten Laubblätter, die – ungewöhnlich für eine einkeimblättrige Pflanze – netznervig sind.

Bogenhanf
(Sansevieria trifasciata L.)

☐ **Bestimmungsmerkmale und Biologie:** Der lateinische Gattungsname wurde zu Ehren von Raimond v. Sangro, Fürst von Sanseviero, einem vielseitigen Wissenschaftler aus Neapel im 18. Jahrhundert, geschaffen. Trifasciata bedeutet dreigebündelt, womit angedeutet wird, daß drei Blätter zusammen einen Sproß bilden. Der deutsche Ausdruck bezieht sich auf die Verwendung der Blattfasern zur Herstellung von Bogensehnen.
Aus einem dicken unterirdischen Rhizom entstehen mehrere, in einer Rosette zusammenstehende, schwertförmige, etwas sukkulente Blätter. Sie erreichen eine Höhe bis zu 1 m und sind in der Wildform mit blaßgrünen Querstreifen gezeichnet. Die häufig zu sehende Kulturform *Laurentii* weist breite goldgelbe Randstreifen auf. Bei gleichbleibender Wärme entwickeln sich im Frühjahr lange Blütenrispen. Die gelblich-weißen Blüten lassen im Aufbau mit ihren 6 Perigonblättern und 6 Staubgefäßen die Verwandtschaft mit den Liliaceen erkennen.
Die Blüten verströmen einen starken Duft und produzieren viel Nektar.
Der *Bogenhanf* stammt aus Ostafrika und ist wohl eine unserer beliebtesten Zimmerpflanzen, da die Arten nur wenig Pflege brauchen. Neuere Untersuchungen haben gezeigt, daß der Bogenhanf besonders in der Kulturform Laurentii im Saft ein hämolytisches

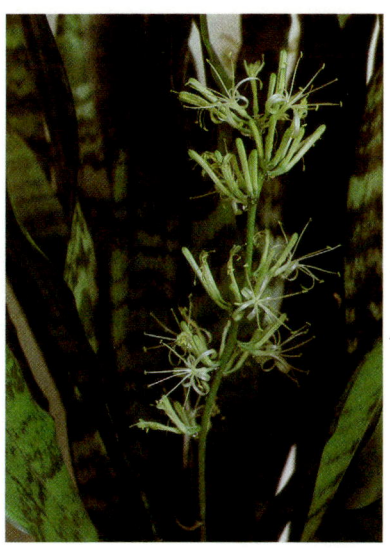

Bogenhanf (Sansevieria trifascicata) kennt jeder als anspruchslose, langlebige Zimmerpflanze. Betäubend ist der Duft der honigtropfenden zarten Blüten. (189)

Saponin enthält. Es wurde beobachtet, daß Ratten und Mäuse, nachdem sie etwas von den Blättern und Blüten gefressen hatten bereits nach kurzer Zeit starben. Diese Ergebnisse lassen es angebracht erscheinen, den Bogenhanf aus der Reichweite kleiner Kinder zu rücken.

☐ **Anwendung in der Heilkunde:** Eine arzneiliche Verwendung ist nicht bekannt.

Drachenbaum *(Dracaena sp.)*

☐ **Bestimmungsmerkmale und Biologie:** Zu der gleichen Familie wie

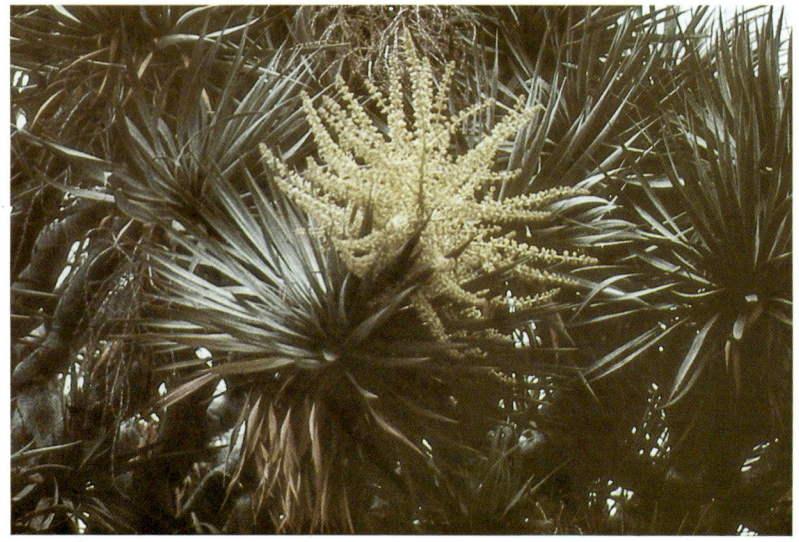

Mit Bogenhanf und anderen Gattungen sind die Drachenbäume (Dracaena sp.) von den Liliaceen abgetrennt und zur Familie Agavaceae zusammengefaßt worden. Sie haben die sonst den Einkeimblättrigen fehlende Fähigkeit zum Dickenwachstum, indem sie neue Leitbündel und Zweige bilden. Dadurch sehen sie blühend vielköpfigen feuerspeienden Drachen gleich. (190)

der Bogenhanf gehört auch die Gattung *Dracaena*, zu deutsch *Drachenbaum*. Von ihr sind etliche Arten als dekorative Blattpflanzen in Zimmerkultur. Untersuchungen haben gezeigt, daß das Harz – das bei manchen Arten blutrot gefärbt ist und zum Namen Drachenbaum führte – Magengeschwüre verursacht hat. Bei den Wirkstoffen handelt es sich um die nachgewiesenen Saponine, möglicherweise aber auch um noch unbekannte Alkaloide. Als Folge des volksmedizinischen Gebrauchs gegen Rheumatismus, Blähungen und Geburtsschmerzen soll es schon zu Erblindungen gekommen sein.

☐ **Anwendung in der Heilkunde:** Das rote Harz von *D. draco* wurde früher als Rheumamittel verwendet.

■ **Wirkung, Symptome und Therapie:** *In allen Organen, besonders reichlich im Wurzelstock, finden sich bei der Einbeere und den anderen oben beschriebenen Arten Giftstoffe, die als Saponine identifiziert werden konnten. Von Paris, dem lateinischen Gattungsnamen der Einbeere, abgeleitet, gab man ihnen die Namen Paridin und Paristyphnin. Ihre chemische Struktur ist noch nicht aufgeklärt. Die blauen Früchte von Einbeere und Salomonssiegel können leicht mit Heidelbeeren verwech-*

selt werden, die zur gleichen Zeit reif sind. Ähnliches gilt für die Schmerwurz, deren leuchtend rote Beeren denen der gleichfalls giftigen Zaunrübe (siehe dort) oder im Mittelmeerraum den harmlosen Früchten von Stechwinde (Smilax aspera) und Mäusedorn (Ruscus aculeatus) gleichen. Maiblume, Bogenhanf und Drachenbaum bringen wenig attraktive verholzte Früchte hervor.

Nach einer größeren aufgenommenen Menge bewirken die Saponine Übelkeit, Erbrechen, Koliken und Diarrhöen. Die geringe Resorptionsfähig-keit der Wirkstoffe im Magen-Darm-Kanal hat bisher ernstere Symptome verhindert.

Als erste Maßnahme wird neben der Verabreichung von Aktivkohle eine Magenspülung mit Kaliumpermanganat empfohlen. Gegen die gastroenteritischen Symptome helfen Arzneimittel, die Pflanzenschleime enthalten. Sie überziehen die Schleimhäute mit einer Schutzschicht, die die weiteren Angriffe der Giftstoffe verhindert und zugleich das Abschwellen der Reizung beschleunigt.

Aronstabgewächse

(Araceae)

☐ **Familienübersicht:** Ausdauernde, krautartig wachsende und auch kletternde Pflanzenformen mit auffallend dicken Stengeln gehören zu den nach der einheimischen Art benannten Aronstabgewächsen. Die sehr verschieden gestalteten Laubblätter sind meist netzadrig. Viele kleine unscheinbare zwittrige oder getrennt-geschlechtliche Blüten stehen dicht gedrängt an kolbigen Blütenständen, die von einem oft leuchtend gefärbten Hochblatt, der Spatha, mehr oder weniger umschlossen werden. Die Früchte sind ein- oder mehrsamige, häufig rot gefärbte Beeren.

Die Familie ist mit 1800 Arten und mehr als 100 Gattungen überwiegend in den Tropen der Erde verbreitet. Nur wenige Arten finden sich in den gemäßigten Bereichen. Alle Araceen sind giftverdächtig!

Viele Arten haben einen brennenden Geschmack und ihr Saft führt auf der menschlichen Haut zu schweren Verätzungen und Reizungen.

Aronstab *(Arum maculatum L.)*

☐ **Bestimmungsmerkmale und Biologie:** Bereits die hippokratische Medizin benutzte bei Katarrhen der Luftwege die Pflanze »Aron«. Dieser wahrscheinlich aus dem Ägyptischen stammende griechische Name einer anderen Art der Gattung wird von Theophrast und Plinius überliefert. Der *Gefleckte Aronstab* ist leicht zu erkennen: Charakteristisch ist zur Blütezeit etwa im April und Mai das grünweißliche, zuweilen etwas violett überzogene, an der Basis tütenförmig eingerollte, etwa 15 cm große Hochblatt, die Spatha, das den Blütenstand umgibt. Auch die meist zwei dunkelgrünen, herz- bis pfeilförmigen, netznervigen Blätter, die häufig violette Flecken tragen, sind typisch. Zur Fruchtzeit von Ende Juni bis August sitzen am oberen Ende eines dicken Stengels leuchtend rote Beeren.

Besonders interessant ist der Bestäubungsvorgang beim Aronstab. Der Kolben, der sich in der Mitte der Spatha befindet, trägt an seinem unteren Ende dicht gedrängt zunächst mehrere Ringe stark reduzierter weiblicher Blüten, die von den darüber folgenden ebenfalls stark reduzierten männlichen Blüten durch einen Haarkranz getrennt sind. Ein mehrfacher Kranz steifer, nach unten gebogener Reusenhaare berührt das Hochblatt oberhalb der männlichen Blüten und schließt so einen Kesselraum ab. Durch Drüsenzellen an der Spitze des Kolbens wird abends beim Aufblühen ein harnartiger Geruch erzeugt, der einige Insekten, besonders kleine Schmetterlingsmücken, anlockt. Durch den gesteigerten Stoffwechsel der Pflanze hat der Kesselraum eine bis zu 16 Grad höhere Temperatur als die Umgebung und verführt so die Insekten zum Aufsuchen des warmen Kolbengrundes. Außerdem ist die Oberfläche der Spatha und des Kolbens glatt und mit Wachsschuppen belegt, so daß sich die anfliegenden Tiere nicht festhalten können und unweigerlich abstürzen. Der Kranz aus Reusenhaaren wirkt wie ein Sieb, indem er den größeren Insekten den Eingang verwehrt und nur die kleinen Schmetterlingsmücken und kleine Käfer hindurchläßt, ihnen andererseits jedoch den Rückweg versperrt.

Da sich die Mücken heftig in der Kesselfalle bewegen und zu fliehen versuchen, berühren sie die empfangsbereiten schleimigen Narben der weiblichen Blüten, wo sie den eventuell mitgebrachten Pollen anderer Aronstabpflanzen abstreifen. Nach erfolgter Bestäubung verwelken die Narben unter Abscheidung von Nektartropfen, die von den Tieren aufgesaugt werden. Inzwischen haben sich die männlichen Blüten geöffnet und regnen ihren Pollen auf die Mücken herab. Am nächsten Morgen sind beide Reusenhaarkränze vertrocknet und die mit Blütenstaub reichlich bedeckten Insekten kön-

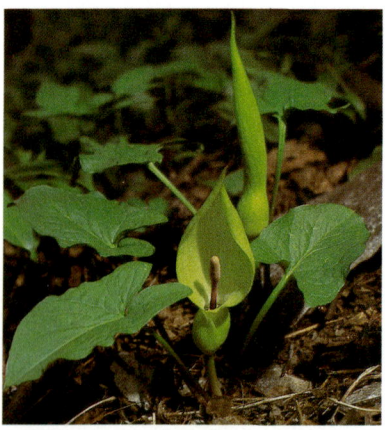

Aronstab (Arum maculatum) liebt warmfeuchten Boden in lichtem Laubwald. Die Blätter können kräftig violette Flecke haben. (191)

Gefährlich verlockend leuchten die roten reifen Früchte des Aronstabes. (192)

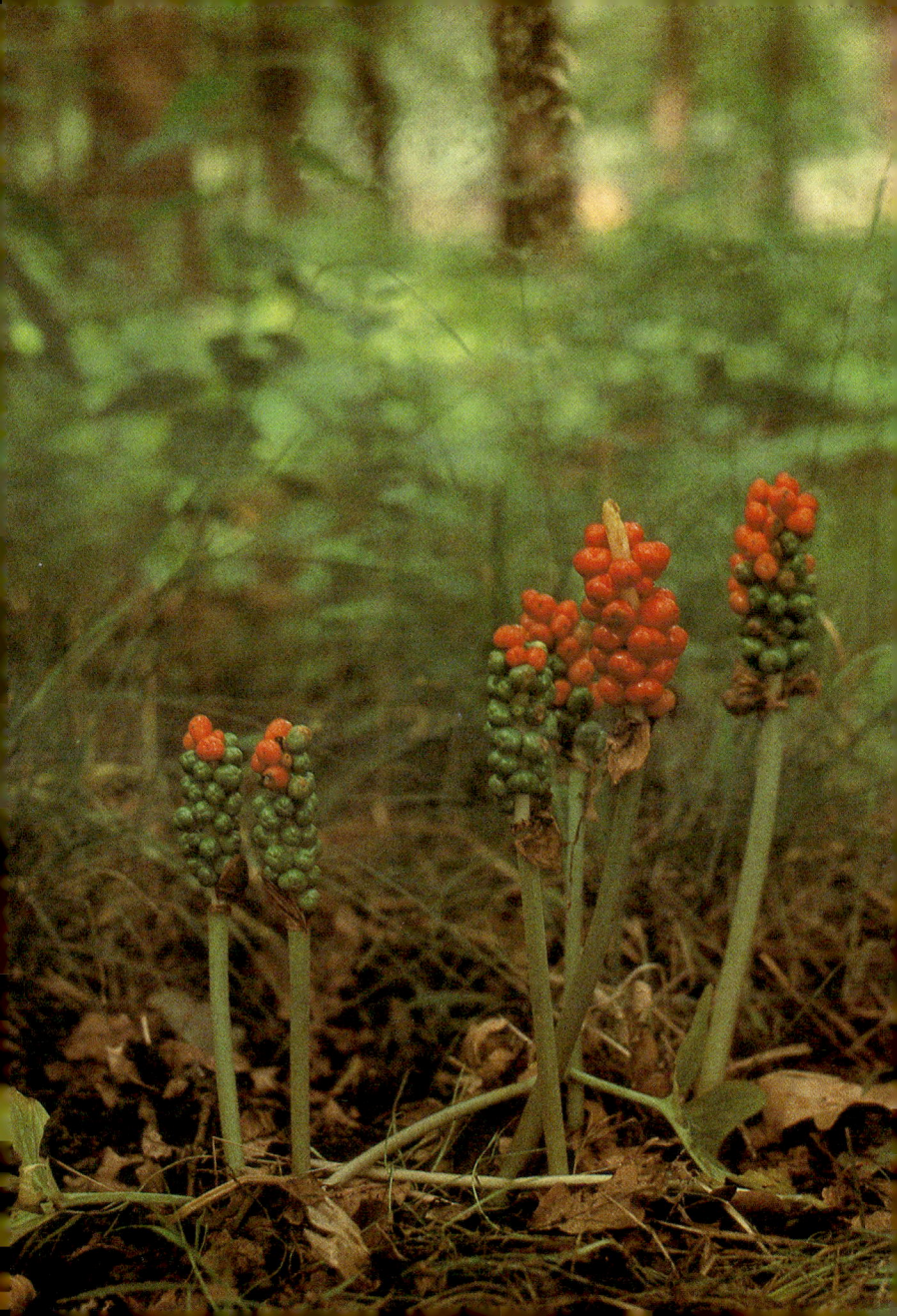

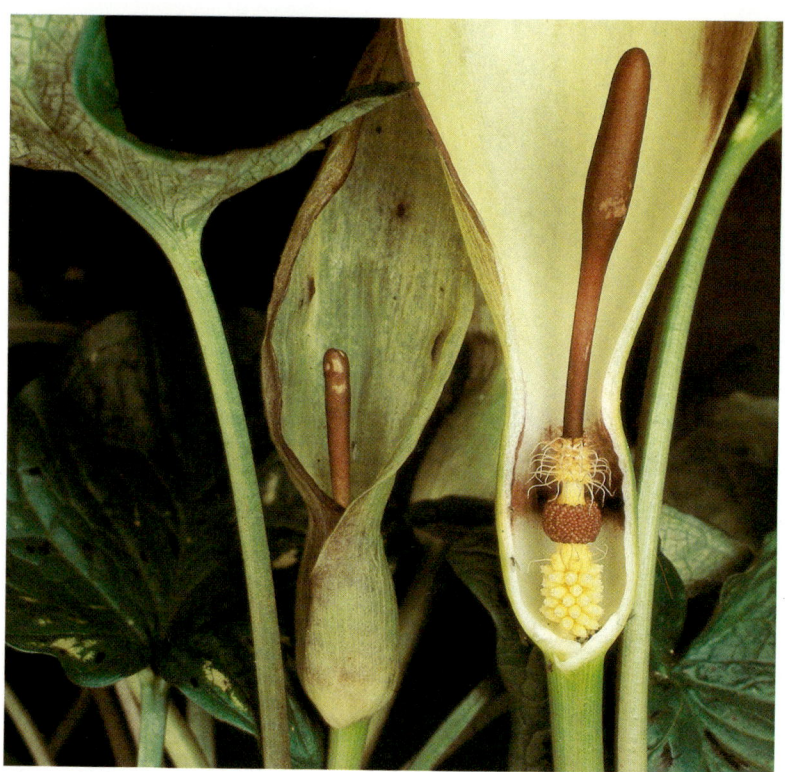

*Die Tragblätter des Blütenstandes sind bei Aronstabgewächsen (hier Arum maculatum) of zu
Gleitfallen umgebildet. Doch die Insekten werden nicht verdaut, sondern durch einen besonderen
Mechanismus zur Bestäubungshilfe gezwungen. (193)*

nen ihr Gefängnis verlassen. Mit
Sicherheit werden sie bald von einer weiteren duftenden, weil noch
nicht bestäubten Aronstabpflanze
angelockt, wo sich der gleiche Vor-
gang wiederholt.
Alle Pflanzen mit einem solchen
Bestäubungsmechanismus nennt
man Gleitfallenblumen.
Ist die Befruchtung erfolgt, welken

die Spatha und der obere Drüsen-
teil des Kolbens schnell. Der Teil
des Kolbens, der die weiblichen
Blüten trägt, streckt sich und die
Fruchtknoten wachsen zu großen,
zunächst grünen, dann im reifen
Zustand scharlachroten, metallisch
glänzenden Beeren aus. Wie die
ebenfalls roten Beeren von Eibe
und Heckenkirschen werden sie

von Vögeln gefressen und offensichtlich ohne Schaden verdaut. Die ausgeschiedenen Samen bleiben keimfähig und verbreiten die Pflanze.

Die Gattung hat ihren Verbreitungsschwerpunkt im Mittelmeerraum. Die südeuropäischen Vertreter sind meist größer und farbiger als der bei uns heimische Arum maculatum, der als einzige Art nach Mitteleuropa vorgedrungen ist. Er findet sich stellenweise häufig besonders auf feuchtem, lehmig-kalkigem Boden im Unterwuchs von Auwäldern und Buchenwäldern.

Als Zierpflanzen haben die vielen ausländischen Aronstabarten wenig Eingang in unsere Gärten gefunden. Mangelnde Feuchtigkeit, kurze Blühdauer und eventuelle Geruchsbelästigung dürften die Hinderungsgründe sein.

Da die Wurzelstöcke bis 70 % Stärke enthalten, wurden sie früher nach Abkochen (Giftzerstörung) als Nahrungsmittel genutzt. Zur Zeit von Königin Elisabeth I., also im 16. Jahrhundert, fand diese Stärke auch in Wäschereien Anwendung zum Stärken der Wäsche. Da die Wäscherinnen oft Hautausschläge bekamen, wurde auf diese Methode allerdings bald wieder verzichtet.

☐ **Anwendung in der Heilkunde:** In der Volksheilkunde wird z. T. heute noch der frische Saft des Aronstabes äußerlich bei schlecht heilenden Wunden und Geschwüren gebraucht.

Die allopathische Medizin emp-fiehlt Tinctura Ari zusammen mit Tinctura Calami bei Gastritis und Tubera Ari bei Brustleiden. Die Homöopathie verwendet den frischen Wurzelstock der verwandten Art Arum triphyllum aus China für eine Essenz (D_1–D_3), die gegen Heiserkeit, Schnupfen, Zungenschmerzen u. a. zur Anwendung kommt.

■ **Wirkung, Symptome und Therapie:** *Alle Organe enthalten recht beachtliche Mengen an Calciumoxalat. Aus nicht näher bekannten Stoffen soll sogar Blausäure freigesetzt werden. Die Hauptgiftwirkung wird aber einem ebenfalls noch unbekannten Scharfstoff Aroin zugesprochen. Schon die Berührung der Pflanze führt bei vielen Menschen zu einer heftigen örtlichen Reizwirkung, die sich durch Rötung, Brennen und Entzündung der Haut bemerkbar macht. Da die Blätter der Pflanze ähnlich wie Sauerampfer und die roten Früchte süßlich schmecken, ist vor allem bei Kindern die Gefahr einer ernsteren Vergiftung gegeben. Dabei entzünden sich die Mundschleimhäute, die Lippen schwellen an und Zunge und Rachenraum brennen schmerzhaft. Starke Heiserkeit und Gastroeteritis sind die unmittelbaren Folgen. Die Resorption soll zu Herz-Arrhythmien, inneren Blutungen und Krämpfen führen. Die bekannt gewordenen Todesfälle traten unter Schockeinwirkung im Kollaps auf. Medizinische Kohle oder vermehrte Flüssigkeitszufuhr verhindern die Resorption der Giftstoffe. Sollten ernstere Symptome auftreten, muß der Arzt sie gezielt behandeln.*

Drachenwurz *(Calla palustris L.)*

☐ **Bestimmungsmerkmale und Biologie:** Die Drachenwurz repräsen-
tiert als zweite bei uns heimische
Art die Familie Araceae. Ihr volks-
tümlicher Name rührt von der früher gebräuchlichen inneren Anwendung gegen Schlangenbiß her,
weshalb sie auch unter dem Namen Schlangenkraut und Schlan-
genwurzel bekannt ist. Die Form
ihrer Blätter trug ihr außerdem die
Bezeichnung Schweinsohr ein.
Calla kommt aus dem Griechischen und bedeutet Schönheit.
Von einem langen, grünen, kriechenden Rhizom entspringen alternierend glänzend grüne, herzförmig zugespitzte, in jungem
Zustand noch tütenförmig eingerollte, langgestielte Blätter. Meist
am Ende des Rhizoms erscheint im
Mai und Juni der Blütenstand. Er
wird getragen von einem innen
schneeweißen Hochblatt, der Spatha, das den kurzwalzigen Blütenkolben umschließt. Die Blüten sind
klein und zwittrig und stehen dicht-
gedrängt am Kolben. Etwa im September reifen die zahlreichen
Früchte heran. Es sind leuchtend
rote, fleischige Beeren, die sich
durch ihre etwas kantige Form

*Hier die einheimische Drachenwurz oder Calla (Calla palustris), die in warmen nährstoffreichen
Sümpfen zu Haus ist. Ihre Spatha bildet keine Kesselfalle, obwohl die Blüten wegen ihres Aasge-
ruchs von Fliegen bestäubt werden. Auch sie hat rote Beeren als Früchte, allerdings gedrängt am
Kolben und daher eckig. (194)*

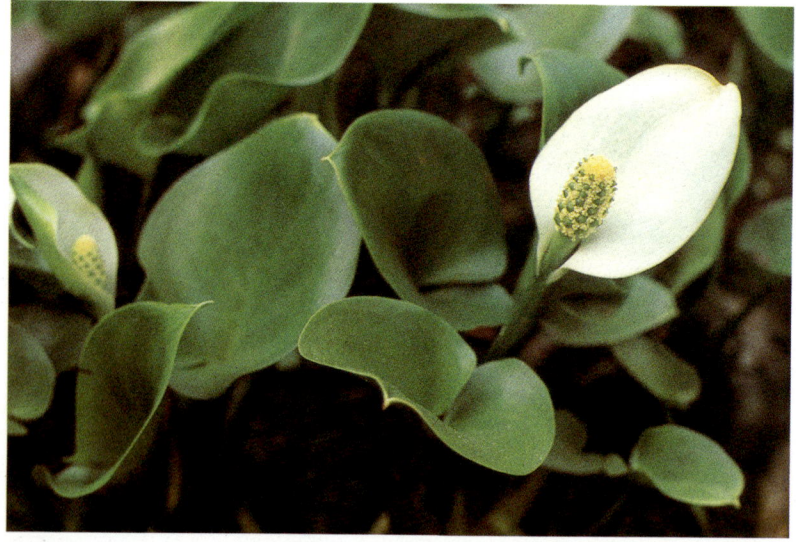

deutlich von denen des Aronstabes unterscheiden.

Ähnlich wie der Aronstab sendet die Blüte der Calla einen aasähnlichen Geruch aus, um hauptsächlich Fliegen und Mücken zur Befruchtung anzulocken. Die an ihnen haftenden Pollen bleiben bei der Berührung mit den Narben der weiblichen Blütenteile hängen. Um eine Fremdbestäubung zu sichern, öffnen sich die Staubblätter erst, nachdem alle Narben belegt sind. Im männlichen Stadium ist der unangenehme Geruch der Blüte nur noch sehr schwach wahrnehmbar. Die Spatha steht als offen ausgebreitetes Tragblatt unter dem Blütenstand. Calla hat also keine Kesselfalle.

Wie der lateinische Name der Drachenwurz andeutet, wächst diese Pflanze vornehmlich auf nassen Boden, so in Erlenbrüchen, Heidemooren und Torfstichen. Auch in der Verlandungszone von Teichen kommt sie gelegentlich vor. Da das Rhizom innerhalb eines Jahres bis zu 1 Meter lange Sprosse ausbildet, findet sich die Calla an ihren Standorten meist gesellig und bedeckt oft ausgedehnte Areale. Ihre Häufigkeit nimmt vom Nordwesten Deutschlands zum Süden ab, so daß sie in Bayern oder Baden-Württemberg als große Seltenheit gilt.

Wie beim Aronstab findet sich in allen Organen der Pflanze, besonders reichlich im Rhizom ein chemisch unerforschter Scharfstoff, der wahrscheinlich dem Aroin des Aronstabes nahesteht.

Vergiftungen mit tödlichem Aus-

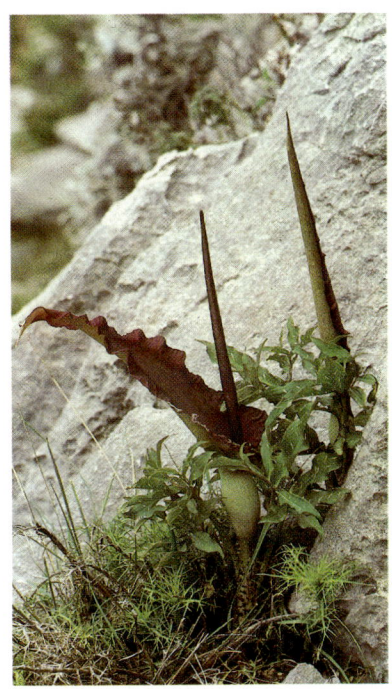

Der Name dieses Aronstabgewächses spricht für sich: Drachenwurz (Dracunculus vulgaris). Beheimatet im Mittelmeerraum, darf sie trotz gleichen Namens mit der einheimischen (Abb. 194) nicht verwechselt werden. (195)

gang sind nicht bekannt, was wohl auf der Seltenheit der Pflanze beruht.

Dieffenbachie und andere Zimmer-Araceen

□ **Bestimmungsmerkmale und Biologie:** Die Dieffenbachie bekam ihren Gattungsnamen zu Ehren des Obergärtners Josef Dieffenbach

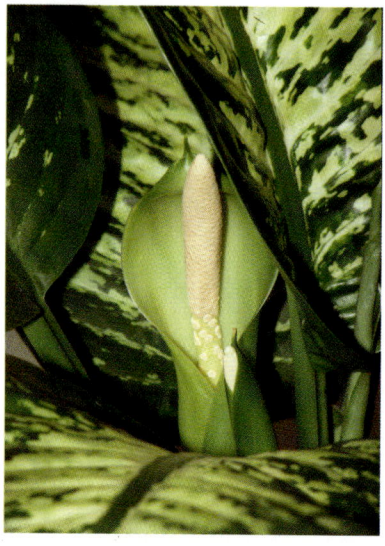

(1796–1863) am Botanischen Garten in Wien. Der wenig gebräuchliche deutsche Name Schweigohr
bezieht sich auf die Wirkung des
Pflanzensaftes der Art D. seguine
in Westindien: Zur Strafe mußten
Sklaven Wurzel und Stengel der
Pflanze kauen, worauf ihnen bald
Zunge und Mundpartie so stark an-
schwollen, daß sie einen Tag lang
nicht sprechen konnten.
Die *Dieffenbachie* ist eine der beliebtesten Zimmergewächse. Ihre
bis 40 cm großen Blätter sind dunkelgrün gesäumt und auf der
Spreite   gelb-grün   und   weiß
gesprenkelt, wirken also äußerst dekorativ. Die Pflanze wächst schnell

und erreicht je nach Art 1–3 m
Höhe. Ältere Exemplare kommen
auch bei guter Pflege gelegentlich
zur Blüte. Dabei entwickeln sie einen gelblichen Blütenkolben, der
nur wenig mit seiner umgebenden
grünen Spatha auffällt. Die Arten
der Gattung sind in den Wäldern
des tropischen Amerika beheimatet.
Vergiftungen sind bei Kindern
schon häufiger vorgekommen.
In der Giftwirkung ähnlich sind die
verschiedenen Arten des *Fenster-*
blattes, Abb. 240 (Gattungen *Philo-*
dendron, Monstera und *Scindapsus*).
Wie die Dieffenbachie kommen
sie in unseren Wohnungen nur selten zum Blühen. Ihr Blütenkolben
ist von einer weißlich-grünen Spatha umgeben und entwickelt nach
Selbstbestäubung kirschgroße, grüne, sechskantige Beeren. Sie duften
angenehm und schmecken ähnlich
wie Ananas. Da ihr Gewebe aber
ebenfalls Kalziumoxalat-Kristall-
nadeln enthält, hinterlassen sie ein
leichtes Brennen im Mund. Wenn
Blätter oder Stengel der Pflanzen
gekaut werden, kommt es bald zum
Anschwellen der Schleimhäute in
Mund und Rachen. Bei Katzen
zeigte sich nach dem Genuß von
Philodendron-Blättern, daß sie unfruchtbar werden.
Die wie der Philodendron aus Mittelamerika stammenden *Flamin-*
goblumen (Anthurium andraeanum)
und die südafrikanische *Zimmer-*
calla (Zantedeschia sp.) werden in
Blumenläden häufig als attraktive
Schnitt- und Topfpflanzen angeboten. Die Farbenskala der Spatha
reicht von weiß über rosa bis dun-

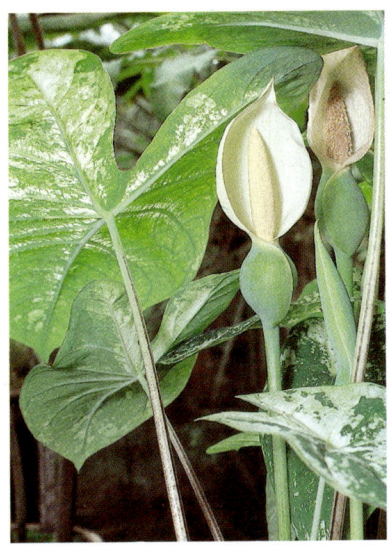

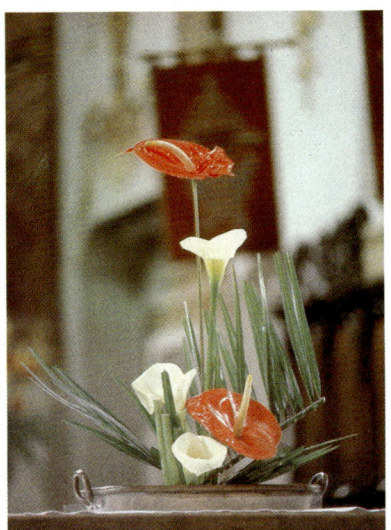

Die panaschierten, oft zusätzlich rot verfärbten Blätter von Calladium sp. brauchen zum Gedeihen hohe Luftfeuchtigkeit. (197)

Flamingoblumen (Anthurium sp., rot) und Zimmercalla (Zantedeschia sp.) haben sehr dekorative Scheinblüten. (198)

kelrot. Die Blüten verströmen einen angenehmen Geruch. Beide Pflanzen werden als nicht giftig eingestuft, obwohl das Rhizom der Zimmercalla recht scharf schmeckt, was bei Aronstabgewächsen einen aroinähnlichen Wirkstoff vermuten läßt.

□ **Anwendung in der Heilkunde:** Die Homöopopathie verwendet die aus allen Teilen der frischen Dieffenbachie bereitete Essenz (ø – D_4) bei Juckreiz und sexueller Überregbarkeit.

■ **Wirkung, Symptome und Therapie:** *Über die Art der Giftwirkung der* *Zimmer-Araceen sind die Untersuchungen noch nicht abgeschlossen. Bekannt sind cyanogene Glykoside aus dem Pflanzensaft und freie Oxalsäure in den Blattzellen. Darüber hinaus wurden ampullenartige Zellen entdeckt, deren Wandung an den Schmalseiten besonders dünn und ausgebuchtet ist. Diese Zellen enthalten sog. Raphidenbündel, eine Ansammlung feinster Kristallnadeln aus Kalziumoxalat. Bei Berührung öffnet sich die Zelle an der Spitze und »schießt« die Kristalle heraus. So kommt es zu einer mechanischen Verletzung der menschlichen Haut, wodurch die Giftstoffe schneller in den Körper gelangen.*

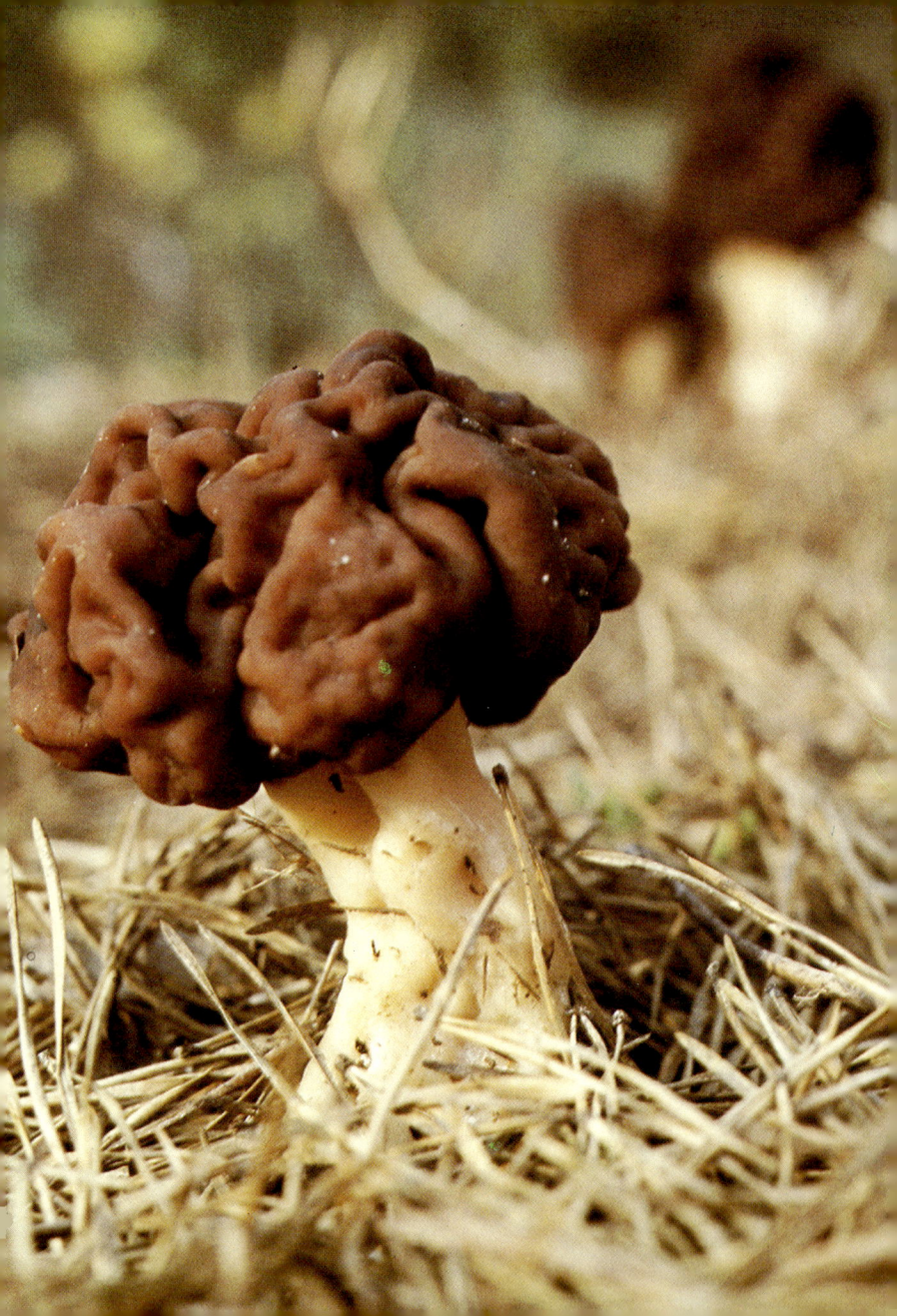

Pilze
(Mycophyta = Fungi)

Giftige Großpilze

Jedes Jahr zur Sammelzeit erscheinen in den Tageszeitungen Berichte über Pilzvergiftungen, obwohl immer wieder von neuem gewarnt wird.

Ehe die wichtigsten giftigen Pilze vorgestellt werden, seien noch kurz einige allgemeine Richtlinien aufgezeigt, wie man Pilzvergiftungen vermeiden kann.

Als erste Regel beim Pilzsammeln für eine Mahlzeit gilt einzig und allein die genaue Kenntnis der Pilze. Auf keinen Fall soll man Pilze sammeln und essen, die man nicht kennt und die nur »eßbar aussehen«! Diese genaue Kenntnis der giftigen und der eßbaren Pilze ist auch deshalb unumgänglich, da das Aussehen aller Pilze je nach Standort, Witterung und Alter stark variiert. Nicht immer sieht ein Pilz so aus, wie er im Pilzbuch abgebildet ist. In Zweifelsfällen sollte man den Pilz prinzipiell stehen lassen – aber nicht vernichten! Nur eine genaue mikroskopische Bestimmung kann die Artzugehörigkeit erweisen. Man verlasse sich in keinem Fall auf überlieferte Hypothesen, nach denen von Schnecken angefressene Pilze stets eßbar seien. Den

Frühjahrslorcheln (Gyromitra esculenta) sollte man auch gekocht meiden. (199)

grünen Knollenblätterpilz findet man häufig angefressen, und trotzdem ist er unser giftigster Pilz!

Es empfiehlt sich in jedem Fall, alle mitgenommenen Pilze zur Sicherheit einem Pilzkenner vorzulegen.

Beim Übertragen der in Mitteleuropa erworbenen Pilzkenntnisse und Zubereitungsgewohnheiten auf andere Länder ist ebenfalls größte Vorsicht geboten. Der Giftgehalt vieler Pilzarten schwankt nämlich beträchtlich zwischen verschiedenen geographischen Räumen. Diesbezüglich berühmt geworden ist, z.B. der Fliegenpilz, dessen Toxität von Ost nach West zunimmt und die Frühjahrslorchel, bei der es umgekehrt ist.

Viele Pilzvergiftungen geschehen nicht durch Giftpilze, sondern durch die Verwendung zu alter, zu wäßriger oder durch Frost denaturierter Pilze. Auch die besten Speisepilze verderben, wenn man sie bis zur Mahlzeit – zumal noch in einer Plastiktüte – zu lange aufhebt. In ihnen geht die Eiweißzersetzung und Ptomainbildung besonders schnell. Auch Bakterien können sich auf diesem eiweißreichen Nährboden sehr rasch vermehren und damit Stoffe erzeugen, die zu oftmals gefährlichen Magen- und Darmentzündungen führen.

Es ist unmöglich, an dieser Stelle

alle in Mitteleuropa vorkommenden giftigen und giftverdächtigen Pilze genau zu besprechen. Immerhin werden für ganz Europa etwa 90 giftige, 44 roh genossen giftige und 30 giftverdächtige Pilzarten genannt! Hier kann nur das, was eigentlich als bekannt vorausgesetzt werden sollte, wiederholt und vertieft werden.

Noch ein paar Worte zum Aufbe- wahren der Pilze: Wenn man die gesammelten Pilze nicht trocknen will (dazu eignen sich nicht alle Arten!), werden sie noch am selben Tag zubereitet. Eine fertige Mahlzeit läßt sich im Kühlschrank unbedenklich einige Tage aufheben und nach dem Erwärmen verspeisen. Sauber geputzte Pilze kann man auch wie jedes Gemüse blanchieren und einfrieren. Auf diese

---

Nach ihren Inhaltsstoffen lassen sich die Giftpilze in vier Gruppen einteilen:

Gruppe 1: Zellgifte: Lebenswichtige Organe werden geschädigt oder zerstört.

Grüner Knollenblätterpilz	Amanita phalloides
Spitzhütiger Knollenblätterpilz	Amanita virosa
Frühjahrslorchel	Gyromitra esculenta
Nadelholz-Häubling	Galerina marginata
Orangefuchsiger Schleierling	Cortinarius orellanus

Gruppe 2: Nervengifte (Neurotoxine): Wirkungen auf zentrales und peripheres Nervensystem.

Fliegenpilz	Amanita muscaria
Pantherpilz	Amanita pantherina
Rißpilze	Inocybe sp.
Weiße Trichterlinge	Clitocybe sp.
Düngerlinge	Panaeolus sp.
Gelber Knollenblätterpilz	Amanita citrina

Gruppe 3: Gastrointestinale Reizstoffe: Lokale Reizwirkungen auf die Verdauungsorgane. Hierzu zählen über 50 Pilzarten.

Riesenrötling	Entoloma sinuatus
Tiger-Ritterling	Tricholoma pardinum
Speitäubling	Russula emetica
Kartoffelbovist	Scleroderma sp.
Satanspilz	Boletus satanas

Gruppe 4: Anders wirkende Giftstoffe:

Kahler Krempling	Paxillus involutus (allergisierend)
Falten-Tintling	Coprinus atramentarius (enzymhemmend)

Weise sind sie in jedem Fall 1 Jahr aufhebbar, verlieren allerdings bei längerer Lagerung etwas an Wohlgeschmack.
Für eine Erweiterung der eigenen Pilzkenntnis sei auf die über 800 Pilzberatungsstellen Deutschlands (die man in Apotheken, Drogerien, bei einer Lokalzeitung oder an einer größeren Klinik erfragt), deren Beratung kostenlos ist, und auf die sehr umfangreiche Pilzliteratur verwiesen.
Diese Aufstellung umfaßt nur die wichtigsten Arten. Von allen angeführten Arten sind die der ersten zwei Gruppen die giftigsten. Todesfälle treten allerdings auch bei anderen Pilzen auf, sind jedoch selten.
Einige nützliche Tabellen zu diesem Kapitel sind im Anhang aufgenommen.

■ Pilze mit Zellgiften

Grüner Knollenblätterpilz
(Amanita phalloides [Vaill.] Secr.)

□ **Bestimmungsmerkmale:** Kennzeichen sind ein olivgrün schattierter Hut, weiße Lamellen, ein manschettenartiger Ring am Stiel und ein knolliges Stielende in einer scheidenartigen Hülle. Der Pilz wächst von Juli bis November in Laubwäldern (unter Eichen und Buchen) und in Parkanlagen.
Der verwandte rein weiße Frühlings-Knollenblätterpilz (A. verna) enthält ähnlich konzentriert (7–9 mg pro g Trockenpilz!) die gleichen Giftstoffe. Bei ihnen handelt es sich um zyklische Polypeptide, die weder durch Erhitzen noch Trocknen

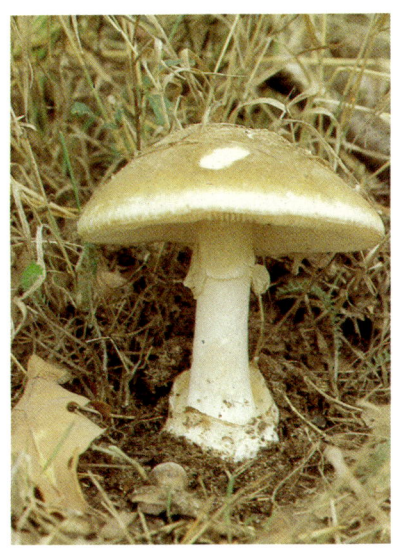

Die abgesetzten Hüllen der Stielknollen sind das wichtigste Merkmal der Knollenblätterpilze (hier Amanita phalloides, der Grüne Knollenblätterpilz). (200)

zerstört werden. Man unterscheidet Phallotoxine und Amatoxine.

■ **Wirkung, Symptome und Therapie:** *Die Phallotoxine werden rasch, die stärker giftigen Amatoxine langsam wirksam. Die LD_{50} liegt für die Phallotoxine bei 1,5 mg/kg Maus, die der Amatoxine unter 0,5 mg/kg Maus. Von allen 10 Stoffen haben Phalloidin und α-Amanitin im frischen Pilz die höchsten Konzentrationen. 90 % aller Pilzvergiftungen gehen auf den grünen Knollenblätterpilz zurück. Sein Verzehr ist stets lebensgefährlich. Die ersten Vergiftungserscheinungen zeigen sich oft erst nach einigen Tagen, zu einem*

Zeitpunkt also, an dem die Resorption der Giftstoffe bereits fast abgeschlossen ist. Die Symptome sind Erbrechen, Durchfall, Wasserverlust des Körpers, Leberkoma, Anurie und Urämie, die schließlich zum Tode führen.
Das erste Organ, das geschädigt wird, ist immer die Leber. Dabei wirkt Phalloidin massiv auf die Membran des Endoplasmatischen Retikulums der Leberzellen, wodurch u. a. die Proteinbiosynthese und die Zellexkretion erschwert wird. α-Amanitin greift am Zellkern an, und zwar blockiert es die für die m-RNA zuständige RNA-Polymerase II.
Gegen die gastroenteritischen Erscheinungen hilft Uzara, nicht dagegen Opium. Als Schutzstoffe erwiesen sich Rifampicin und Sulfonamide. Direkte Heilmittel bei tödlichen Mengen von α-Amanitin sind allein hohe Dosen von Penicillin und Silymarin (= Hauptwirkstoff der Mariendistel), die nur ein Arzt anwenden kann. Eine Therapie mit Thioctansäure wird vielfach empfohlen, von anderer Seite aber wegen potentieller Nebenwirkungen abgelehnt.

Spitzhütiger Knollenblätterpilz
(Amanita virosa Lam. ex Secr.)

□ **Bestimmungsmerkmale:** Kennzeichen sind ein relativ kleiner spitzkegeliger weißer Hut auf einem langen faserigen Stiel, mit zerrissenem Ring und scheidiger Knolle. Er wächst von Juli bis Oktober im Laub- (Buche, Eiche) und Nadelwald (Fichte).
Amanita virosa enthält zusätzlich zu den Giften des grünen Knollen-

blätterpilzes sog. Virotoxine. Zwei Fruchtkörper sind für einen Erwachsenen tödlich!

■ **Wirkung, Symptome und Therapie:** *Im Tierversuch zeigten sich Blutstockungen, Hemmung verschiedener Enzyme, fettige Degeneration der Leber, bei höheren Dosen Gleichgewichtsstörungen und Lähmungen der Extremitäten. Verlauf und Behandlung der Vergiftung beim Menschen entsprechen dem beim grünen Knollenblätterpilz Gesagten.*

Frühjahrslorchel
(Gyromitra esculenta [Pers.] Fr.)

□ **Bestimmungsmerkmale:** Kennzeichen sind ein rotbrauner, später dunkelbrauner, hirnartig gewundener Hut und ein grau- bis gelblichweißer Stiel. Der Pilz findet sich von März bis Mai auf Sandboden in Kiefernwäldern und auf Kahlschlägen (Abb. S. 248).
Seit 1885 galt als Hauptgift die sog. Helvellasäure, wie es noch in vielen, auch neueren Pilzbüchern vermerkt ist. Seit 1967 kennt man den tatsächlichen Giftstoff dieser Lorchel, der den Namen Gyromitrin erhielt.

■ **Wirkung, Symptome und Therapie:** *Wie beim grünen Knollenblätterpilz hat die hohe Zellgiftigkeit des Gyromitrins Organschädigungen zur Folge. Besonders betroffen sind Leber, Niere und Herz. Nach Mattigkeit, Übelkeit, Kopfschmerzen und tagelangem Brechreiz zeigt sich regelmäßig eine schwere Gelbsucht mit harter, schmerzhafter Leber. In*

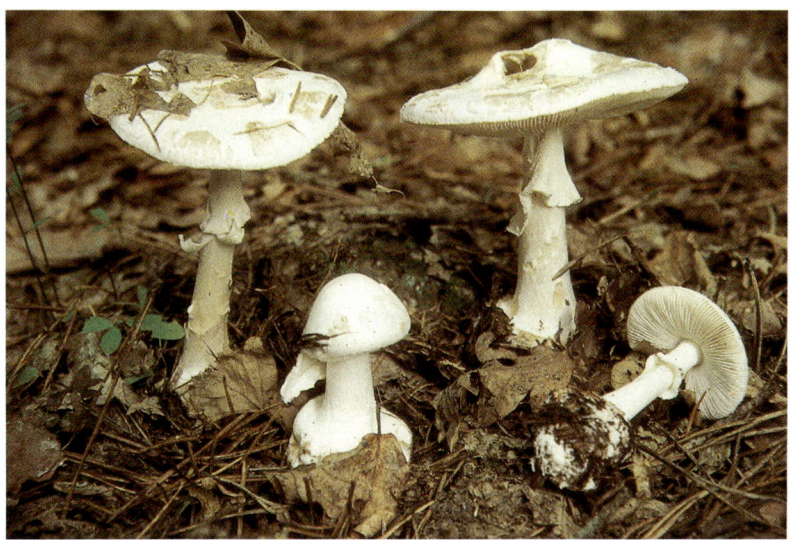

Auf dem weißen, oft kegeligen Hut, der auf einem langen, faserigen Stiel mit Manschette steht, sieht man beim Spitzhütiger Knollenblätterpilz (Amanita virosa) gelegentlich unregelmäßig verteilte gelbliche Hüllreste. Die Stielknolle sitzt in einer abgesetzten Hülle. Er ist mit dem Grünen Knollen-blätterpilz (Abb. 201) der häufigste Giftmörder unter den Pilzen. Auch in Giftzusammensetzung und Aussehen sind beide sehr ähnlich. (201)

schweren Fällen steigert sich die Be-nommenheit bis zur Bewußtlosigkeit. Etwa 3 Tage nach dem Verzehr der Pilze kann die Vergiftung mit Deli-rien, Kreislaufkollaps und Atemstö-rungen zum Tode führen.

Durch das in Pilzbüchern vorgeschrie-bene mehrmalige Abkochen kann das Gyromitrin nicht vollständig aus einer Lorchelmahlzeit entfernt wer-den. Es besteht die Gefahr, daß meh-rere Gyromitra-Mahlzeiten hinterein-ander eine Vergiftung bewirken.

Zur Therapie werden Dauerinfu-sionen von Elektrolytlösungen und die Verabreichung von Vitamin B6 zur Unterstützung der Leber emp-fohlen.

Nadelholz-Häubling
(Galerina marginata [Fr.] Kühner)
und Orangefuchsiger Hautkopf
(Cortinarius orellanus Fr.)

☐ **Bestimmungsmerkmale:** Der *Na-delholz-Häubling* ist ein kleiner Pilz mit einem braunen, anfangs ge-wölbten, bald flachen Hut mit dun-kelbraun gerieftem Rand, mit hell-braunen Lamellen und braunem, schlankem Stiel mit schwachem Ring. Er wächst von Juni bis Okto-

ber büschelig auf Nadelholzstümp-
fen.

Der *Orangefuchsiger Hautkopf* oder
Schleierling hat einen orangefarbi-
gen gewölbten, fein beschuppten
Hut, dickliche rötlich-braune Lamellen und einen gelb-rötlichen faserigen Stiel mit hellgelbem, rasch
vergänglichem Schleier. Er wächst
von August bis Oktober in Laub-

wäldern und ist bei uns sehr selten.

■ **Wirkung, Symptome und Therapie:** *Da im häufigen Nadelholzhäub-
ling ALPHA-Amanitin und BETA-
Amanitin nachgewiesen wurden, besteht durchaus die Möglichkeit einer
ernsten Vergiftung, wenngleich sie bisher noch nicht bekannt geworden ist.*

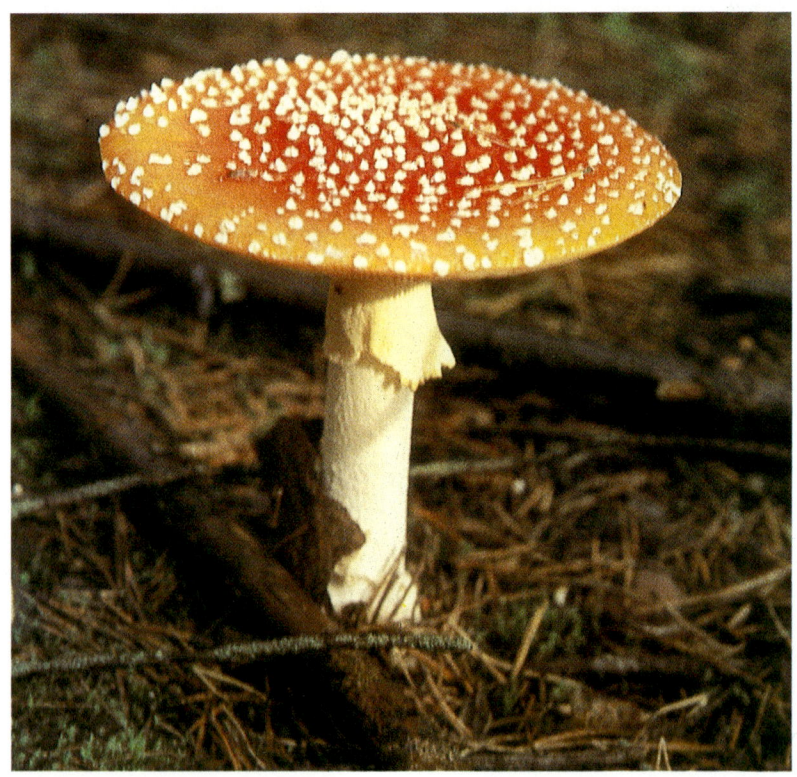

Vergiftungen mit Fliegenpilzen (Amanita muscaria) enden selten tödlich. (202)

Der Orangefuchsiger Schleierling enthält den Giftstoff Orellanin, der speziell die Nieren irreversibel schädigt. Er hat besonders in Polen zu tödlichen Vergiftungen geführt. Der Ablauf ist hinsichtlich ihrer Therapie besonders gefährlich, da die ersten Anzeichen erst nach 3–14 Tagen auftreten.

Amatoxine fand man auch in einigen kleinen Schirmling-Arten (Lepiota sp.). Da mit ihnen bisher kaum Vergiftungen aufgetreten sind, sei hier zur Orientierung auf gute Pilzbücher verwiesen.

■ Pilze mit Nervengiften

Fliegenpilz
(Amanita muscaria [L. ex Fr.] Hooker)

□ **Bestimmungsmerkmale:** Kennzeichen sind eine rote Huthaut mit oft vielen weißen Perlen, zitronengelbes Fleisch unter der Huthaut, weiße Lamellen, Stiel und Manschette und eine Knolle mit warzigen Gürteln. Er gedeiht von August bis November in Laub- und Nadelwäldern.

Bereits 1869 wurde der erste Giftstoff, das Muscarin, entdeckt. Mit 0,0002 bis 0,0003 Gewichtsprozent reicht aber die in einem Fliegenpilz vorhandene Muscarinmenge nicht aus, um eine nennenswerte Vergiftung hervorzurufen. Erst 1964 konnten zwei weitere Substanzen ermittelt werden, die die für eine Fliegenpilzvergiftung typische psychotrope Wirkung hervorrufen: Die Ibotensäure und das Muscimol.

■ **Wirkung, Symptome und Therapie:** *Obwohl der Fliegenpilz als der heimische Giftpilz schlechthin gilt, verursacht er nur in Ausnahmefällen tödliche Vergiftungen. Eine auffällige Reaktion auf die Fliegenpilzgifte – Beginn oft schon nach 15 Minuten – ist neben der Sekretionssteigerung aller echten Drüsen eine Behinderung der motorischen Funktion. Sie zeigt sich in einer Störung der Bewegungskoordination (Ataxie), unkontrollierten Muskelzuckungen, Schläfrigkeit ohne Bewußtseinsbeeinträchtigung. Im psychischen Bereich folgen euphorische wie auch dysphorische Verstimmungen. Symptomatisch lassen sich die Erregungserscheinungen mit Sedativa, eventuell auftretende Kreislauf- und Atemschädigungen mit Kreislaufmitteln und Analeptica behandeln.*

Pantherpilz
(Amanita pantherina [DC. ex Fr.] Secr.)

□ **Bestimmungsmerkmale:** Kennzeichen: ein gelb- bis graubrauner Hut mit vielen kleinen weißen Flocken, ein geriefter Hutrand, eine schmale ungeriefte Manschette am weißen Stiel und eine wulstig gerandete Knolle. Man trifft den Pilz von Juli bis November in Laub- und Nadelwäldern, besonders auf Sandboden.

Der Pantherpilz enthält kein Muscarin, dafür aber einen höheren Anteil an Ibotensäure und Muscimol als der Fliegenpilz.

■ **Wirkung, Symptome und Therapie:** *Vergiftungen verlaufen meist*

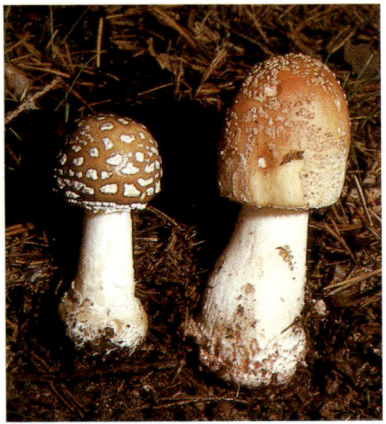

Der giftige Pantherpilz (Amanita pantherina, linker Pilz) unterscheidet sich in Hutrand, Manschette, Knollenrand und Fleischfarbe unter der Huthaut von dem eßbaren Perlpilz (rechter Pilz). (203)

schwerer als die mit dem Fliegenpilz, werden aber durch ihren schnellen Beginn meist rechtzeitig erkannt und sind daher selten tödlich. Nach einem rauschartigen Zustand kommt es zu Bewußtlosigkeit, Kreislaufstörungen, Krämpfen und Koma. Da weder Erbrechen noch Diarrhöen auftreten, muß der Arzt möglichst schnell eine Magen- und Darmentleerung vornehmen. Darüber hinaus werden Barbiturate und Analeptica empfohlen.

Rißpilze *(Inocybe sp.)*

□ **Bestimmungsmerkmale:** Die Rißpilze sind mittelgroße Pilze mit gelbbräunlichen oder weißen bis weiß-grau-violetten kegeligen Hüten. Sie sind radialfaserig und reißen vom Rand her leicht ein

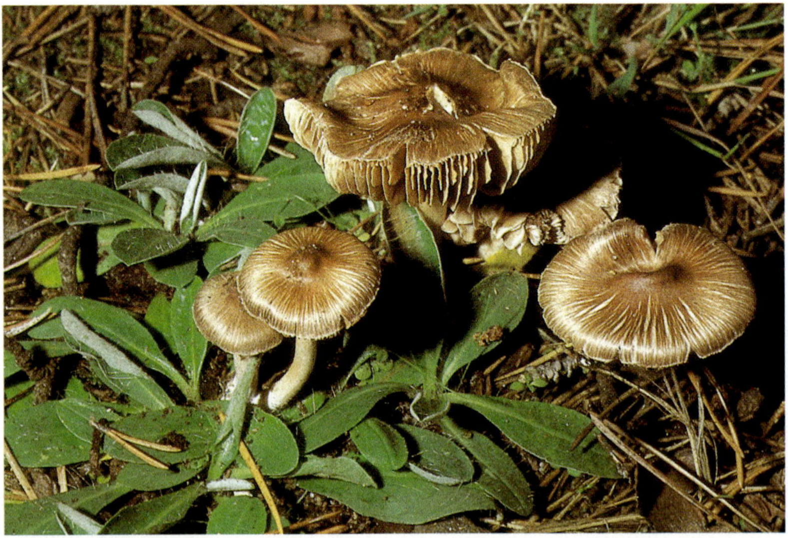

Rißpilze (Inocybe sp.) haben mit steigendem Alter zunehmend Risse im Hut. (204)

(Name!). Die Lamellen sind schmutzigweiß bis grau-braun. Das Fleisch vieler Arten riecht spermaartig. Besonders giftig ist der *Ziegelrote Rißpilz (I. patouillardii Bres.)*. Er ist zunächst rein weiß und in diesem Zustand auch leicht mit anderen Pilzarten zu verwechseln, färbt sich bald aber rosa bis ziegelrot. Abweichend von den übrigen Arten wächst er von Mai bis Juli gerne in Laubwäldern über Kalkboden und auch in Gärten und Parks. Alle Rißpilze enthalten ein Vielfaches (bis zu 200fach) der Muscarinmenge eines Fliegenpilzes.

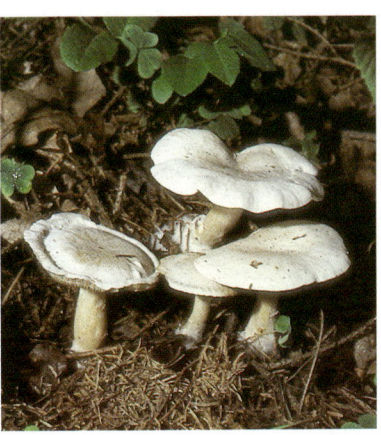

Der Bleiweiße Trichterling (Clitocybe cerussata) ist einer der vielen giftigen weißen Trichterlingsarten, die vor allem außerhalb des Waldes wachsen. (206)

■ **Wirkung, Symptome und Therapie:** *Die beobachtbare reine Muscarinwirkung wird auch als Schweißsyndrom bezeichnet, denn sie kündigt sich an durch eine starke Sekretionssteigerung der Schweiß-, Speichel- und Tränendrüsen. Daneben kommt es zu Erregungen im Magen-Darm-Kanal, zu Sehstörungen mit Akkomodationskrämpfen zur Verlangsamung des Herzschlages und damit zu Blutstauungen im Atemkreislauf, was Erstickungsanfälle zur Folge haben kann. Zusätzlich tritt eine Kreislaufinsuffizienz auf, die innerhalb von 8–9 Stunden zum Tod durch Kreislauflähmung führen kann. Als Heilmittel bei einer reinen Muscarinvergiftung wirkt das spezifische Gegengift Atropin ($^1/_2$ mg s. c. injiziert).*

Weiße Trichterlinge *(Clitocybe sp.)*

□ **Bestimmungsmerkmale:** Kennzeichen: mittelgroße, meist elfenbeinfarbige Pilze mit jung gebuck-

kelten, bald aber trichterförmig eingesenktem Hut. Lamellen am Stiel herablaufend. Alle weißen Trichterlinge (besonders die Arten *C. phyllophila [Fr.] Kumm., C. cerussata [Fr.] Quél., C. dealbata [Sow. ex Fr.] Kumm. und C. rivulosa [Pers. ex Fr.] Kumm.)* besitzen ähnlich große Muscarinmengen wie die Rißpilze. Sie wachsen ab Juli in Wäldern und auf Wiesen.

■ **Wirkung, Symptome und Therapie:** *Eine Vergiftung verläuft wie bei den Rißpilzen.*

Düngerlinge *(Panaeolus sp.)*

□ **Bestimmungsmerkmale:** Auf gedüngten Wiesen wachsen manchmal kleine graubraune Pilze, deren gewölbter Hut sich von der Mitte her aufhellt und einen dunklen Rand beibehält. Einige bei uns seltene Arten *(P. papilionaceus [Bull. ex Fr.] Quél., P. cyanescens [Berk. & Br.] Sing.)* enthalten das Rauschgift Psilocybin.

■ **Wirkung und Symptome:** *Psilocybin bewirkt Brechreiz, Kribbeln an Händen und Füßen und einen Rauschzustand.*

Gelber Knollenblätterpilz
(Amanita citrina [Schff.] S. F. Gray)

☐ **Bestimmungsmerkmale:** Er ist der häufigste Knollenblätterpilz mit gelblichem Hut und breiten Hüllresten darauf, einer Manschette, einer Knolle und einem charakteristischen Geruch nach rohen Kartoffeln. Er wächst von Juli bis November in Laub- und Nadelwäldern.

■ **Wirkung und Symptome:** *Der gelbe Knollenblätterpilz enthält Bufotenin, das auf die glatte Muskulatur der Blutgefäße, auf Nieren und Bronchien wirkt. Der Pilz gilt als schwach giftig, kann aber für Menschen mit erhöhtem Blutdruck gefährlich werden.*

■ Pilze mit chemisch kaum untersuchten lokalen Reizstoffen

Riesenrötling
(Entoloma sinuatum [Bull ex Fr.] Kumm.)

☐ **Bestimmungsmerkmale:** Besondere Kennzeichen dieses Pilzes sind: blaßgelblicher bis lederbräunlicher, dickfleischiger Hut; anfangs hellgelblich, später rosa gefärbte Lamellen; ausgeprägter Mehlgeruch.

■ **Wirkung und Symptome:** *Der Riesenrötling verursacht kurz nach dem Verzehr sehr heftige Magen- und Darmstörungen verbunden mit Diarrhöen. Allgemeine Schwäche, die einige Tage andauert, und eine Schädigung der Leber können eventuell auftreten. Der Pilz gilt als einer der unangenehmsten, wenn auch kaum lebensgefährlichen Giftpilze, der besonders in Frankreich und in der Schweiz alljährlich Vergiftungen verursacht.*

Tigerritterling
(Tricholoma pardinum Quel.)

☐ **Bestimmungsmerkmale:** Der auffällige, aber relativ seltene Pilz ist gut kenntlich an seinem silbergrauen, schuppigfilzigen Hut und den gelblichen, tränenden Lamellen.

■ **Wirkung und Symptome:** *Seine Wirkung zeigt sich in Erbrechen, Durchfällen, nervösen Depressionen und einem möglichen Kreislaufkollaps. Die Nachwirkungen dauern ein paar Tage. Lebensgefährlich kann dieser wie auch der vorige Pilz kreislaufschwachen Erwachsenen und kleinen Kindern werden.*

Speitäubling *(Russula emetica Fr.)*

☐ **Bestimmungsmerkmale:** Kennzeichen sind die leuchtend rote,

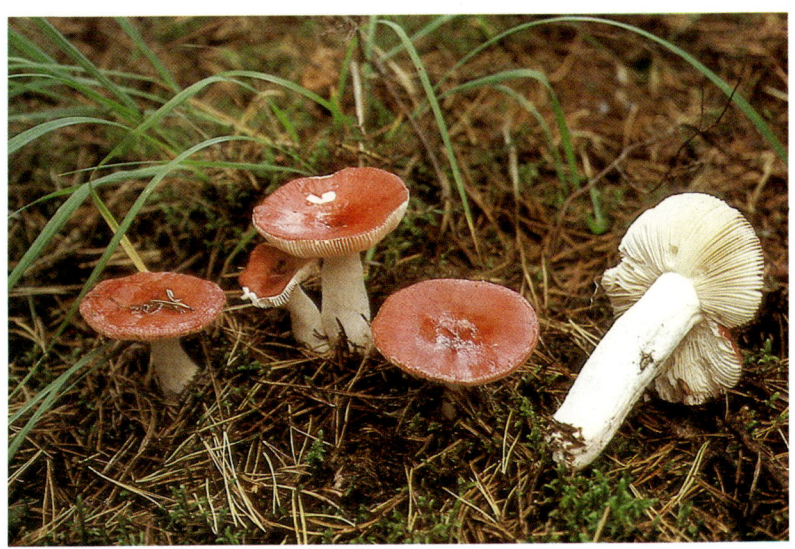

Stiel und Lamellen sind reinweiß, der Hut ist hellrot und glänzend, bleicht aber mit steigendem Alter aus. Das sind die Merkmale vom Speitäubling (Russula emetica). (206)

glänzende, abziehbare Huthaut und die reinweiße Farbe von Lamellen und Stiel. Die Fruchtkörper des Pilzes wachsen ab Sommer an feuchten Stellen in Nadel- und Laubwäldern.

■ **Wirkung und Symptome:** *Die Vergiftungserscheinungen beginnen mit Angst- und Schwächegefühlen, kaltem Schweiß, heftigem Erbrechen und starken Diarrhöen. Später zeigt sich die Leber druckschmerzempfindlich und die Körpertemperatur steigt. Im Harn lassen sich Blut, Eiweiß und andere Anzeichen einer schweren Stoffwechselstörung nachweisen. Wenn keine Leberschädigung eintritt, ist die Prognose günstig.*

Kartoffelboviste *(Scleroderma sp.)*

☐ **Bestimmungsmerkmale:** Die verschiedenen Arten der Kartoffelboviste haben einen kugeligen Fruchtkörper ohne deutlichen Stiel. Die Außenhaut ist mehr oder weniger derb und manchmal rissig gefeldert. Ein gutes Kennzeichen sind die beim Durchschneiden des Pilzes sichtbar werdenden violettschwarzen Sporen.
Die Kartoffelboviste wachsen in Laub- und Nadelwäldern von Juli bis November.

■ **Wirkung und Symptome:** *Schon nach kleinen aufgenommenen Mengen beobachtet man Übelkeit, Er-*

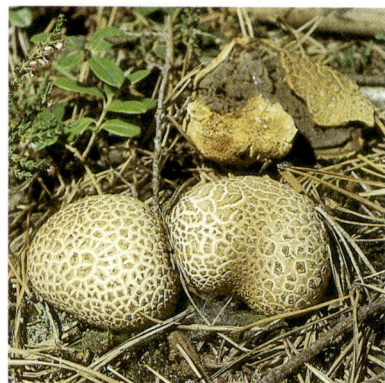

Im Innern des Fruchtkörpers bildet der Kartoffelbovist (Scleroderma aurantium) seine violetten Sporen aus. (207)

brechen, *Schweißausbrüche und Ohnmachtsanfälle. Muskelspasmen, Bauchschmerzen und allgemeines Schwächegefühl können noch einige Tage als Nachwirkungen dieser Pilzmahlzeit anhalten.*

Satanspilz *(Boletus satanas Lenz)*

☐ **Bestimmungsmerkmale:** Kennzeichen: Großer Pilz mit hellgrauem Hut, grüngelben Röhren mit jung gelblichen, später roten Röhrenmündungen und einem kurzen dickbauchigen Stiel, der gelb und rot gefärbt und mit einer schwachen Netzzeichnung überzogen ist. Der Pilz wächst von Juli bis September unter Eichen und Buchen auf Kalkuntergrund.

■ **Wirkung und Symptome:** *Roh genossen ist er stark giftig, gebraten verursacht er Darmstörungen.*

■ Weitere Darmstörungen hervorrufende Pilzarten:

Ähnliche hauptsächlich gastroenteritische Erscheinungen kennt man auch von folgenden häufigen Pilzen: Scharf schmeckende *Täublinge (Russula sp.)* und *Milchlinge (Lactarius sp.); Bauchweh-Koralle (Ramaria formosa), Karbol-Egerling (Agaricus xanthodermus),* und *Schwefelritterling (Tricholoma sulphureum).* Daneben muß betont werden, daß viele Pilze roh genossen giftig sein können und als schwächste Wirkung Gastroenteritis hervorrufen. Als solche Pilze erwiesen sich z.B. *Perlpilz (Amanita rubescens), Hallimasch (Armillariella mellea),* die *Hexenröhrlinge (Boletus erythropus, B. luridus, B. queletii),* die meisten *Täublinge* und *Milchlinge,* die *Rotkappe (Leccinum aurantiacum),* die *Speise-Morchel (Morchella esculenta),* der *Habichtspilz (Sarcodon imbricatus),* die *Marone (Xerocomus badius)* und andere mehr. **Man sollte daher nie einen Pilz roh essen!**

■ **Therapie:** *Als Therapie für die gastroenteritischen Erscheinungen muß wie bei jeder Pilzvergiftung sofort für die Entfernung der Giftstoffe aus dem Magen-Darm-Kanal gesorgt werden (durch Brechmittel, Magenspülungen und Carbo activatus). Die symptomatische Therapie wird die Anwendung reizmildernder Mucilaginosa, spezifisch antidiarrhoisch wirkender Pharmaka (bes. Uzara) und die Applikation von Wärme auf den Leib vorsehen.*

■ Pilze mit anders wirkenden Giftstoffen

Kahler Krempling
(Paxillus involutus [Batsch.] Fr.)

☐ **Bestimmungsmerkmale:** Kennzeichen sind ein lederbrauner Hut mit filzigem eingerolltem Rand, gelbbraune Lamellen und die rotbraune Verfärbung von Druckstellen. Er wächst von Juli bis Oktober in Laub- und Nadelwäldern.

■ **Wirkung und Symptome:** *Von diesem Pilz wußte man früher, daß er roh genossen äußerst giftig, scharf gebraten dagegen ein ausgezeichneter Speisepilz ist. Seit kurzer Zeit wird vor diesem Pilz gewarnt. Der Grund: Man hat festgestellt, daß die für die beobachteten Symptome verantwortlichen, immer noch unbekannten Stoffe auch durch scharfes Braten nicht völlig zerstört werden. Bei entsprechender genetischer Veranlagung kommt es im Blut zur Bildung spezifischer Antikörper. Irgendwann kann*

Der Kahle Krempling (Paxillus involutus) sollte entgegen verbreiteter Ansicht auch scharf gebraten nicht gegessen werden, da ein Teil seiner Giftstoffe nicht zerstört wird und durch Verbleib und Anreicherung im Körper erst nach Jahren durch Hämolyse zu plötzlichem Tode führen kann. Das Bild zeigt besonders deutlich die Lamellen mit den braun verfärbten Druckflecken, sowie den für die Kremplinge charakteristischen eingerollten Hutrand. (208)

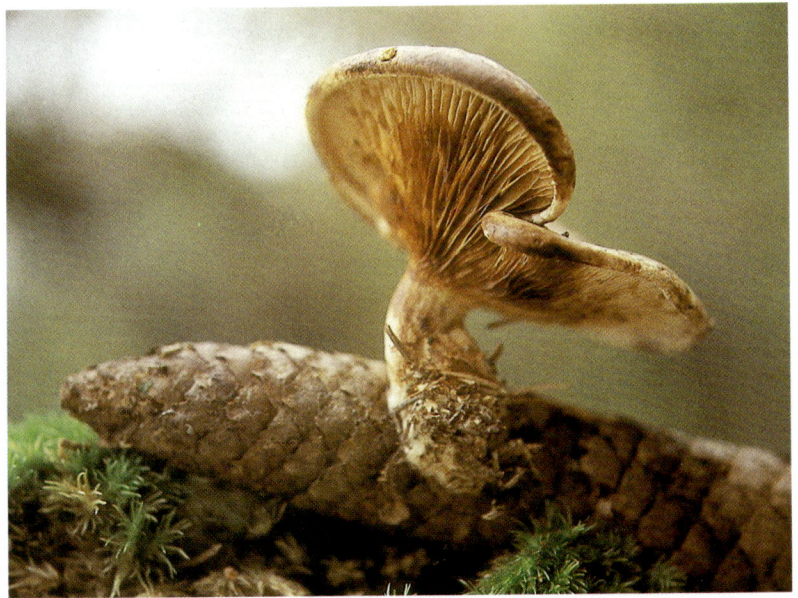

durch eine Antigen-Antikörper-Reaktion eine Hämolyse der roten Blutkörperchen den Tod bringen. Da es keine spezielle Therapie bei dieser genetisch bedingten Vergiftung gibt, sollte man den kahlen Krempling lieber meiden.

Falten-Tintling
(Coprinus atramentarius [Bull.] Fr.)

☐ **Bestimmungsmerkmale:**
Kennzeichen: Büschelig wachsender großer Pilz mit grauem Hut und weißem Stiel. Vom faltigen Rand her löst sich der Hut in eine violettschwarze, die Sporen enthaltende Flüssigkeit auf.

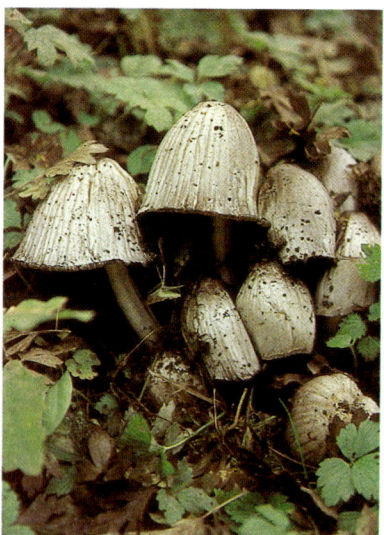

Tintlinge (Hier Coprinus atramentarius) werden jung gern gegessen. Alkohol ist dabei strikt zu meiden!! (209)

Der Pilz findet sich häufig von Mai bis zum November in Laubwäldern und auf Wiesen in Gärten und Parks.

■ **Wirkung und Symptome:** *Wird während oder nach der Mahlzeit Alkohol, auch nur in geringer Menge getrunken, tritt kurze Zeit danach eine Rötung des Gesichts ein, die allmählich ins Violette übergeht und sich über einen großen Teil des Körpers ausbreitet. Merkwürdigerweise bleiben dabei Ohrläppchen und Nasenspitze blaß. Gleichzeitig treten Hitzegefühl, Herzklopfen und Sprach- und Sehstörungen auf. Erbrechen und Durchfälle fehlen. Nach einiger Zeit verschwinden die Symptome wieder, treten aber abgeschwächt sofort wieder auf, wenn innerhalb einiger Tage wieder Alkohol getrunken wird. Ähnliche Erscheinungen im Zusammenhang mit Alkohol kennt man auch vom Glimmer-Tintling (Coprinus micaceus) und vom netzstieligen Hexenröhrling (Boletus luridus).*

Giftige Kleinpilze

Nach dem äußeren Erscheinungsbild kann man die Pilze in Groß- und Kleinpilze einteilen. Diese Unterscheidung hat mit der systematischen Zugehörigkeit nichts zu tun, ist aber für die Möglichkeit einer Vergiftung von Bedeutung. Während man nämlich giftige Großpilze rechtzeitig erkennen und bewußt vermeiden kann,

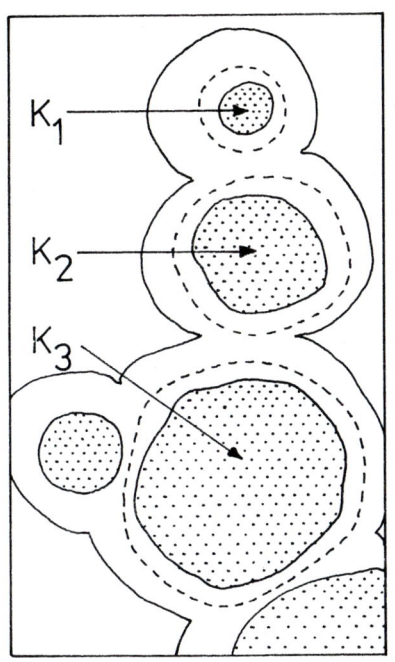

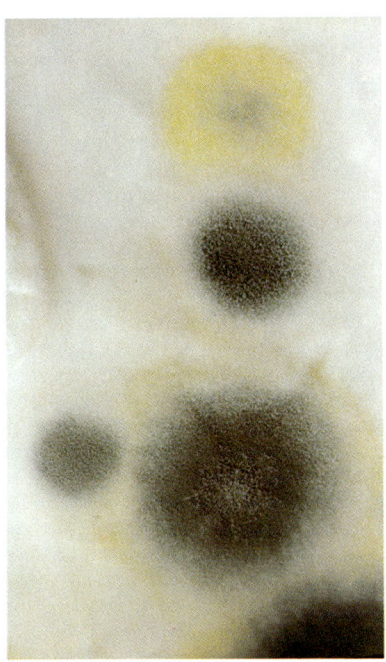

*Hier haben Schimmelpilze (Möglicherweise Aspergillus flavus) deutlich sichtbar in einer Quarkpak-
kung im Kühlschrank Aflatoxine produziert, die um die kaum sichtbare Pilzkolonie weit in das
Nahrungsmittel diffundiert sind (Kolonie 1, gelbe Zone). Wächst der Pilz im Licht und bei
ausreichend hoher Temperatur, so überwachsen die zunächst weißen (mittlerer Ring), später
blaugrünen Pilzfäden die oberflächlich dann nicht mehr identifizierbare gifthaltige Zone (Kolonie 2
und 3), die auch in die Tiefe vordringt. (210)*

kommt es zur Berührung mit
Kleinpilzen meist unbewußt, zumal sie mit dem bloßen Auge oft
gar nicht zu erkennen sind. Da
nach den neuesten Erkenntnissen
anzunehmen ist, daß potentiell alle
Kleinpilze – damit sind hauptsächlich die große Gruppe der Schimmelpilze gemeint – toxische Substanzen produzieren, kommt ihnen
eine große Bedeutung zu. Die

Giftstoffe werden als Mycotoxine
bezeichnet.

Schimmelpilze

□ **Bestimmungsmerkmale und Biologie:** Jeder Laie hat eine feste
Vorstellung vom Aussehen der
Schimmelpilze. Daß sich unter diesem Sammelbegriff aber eine Vielzahl oft nicht näher verwandter

Pilzarten verbirgt, ist nur dem Fachmann bekannt. Die Schimmelpilze, die dem Menschen durch ihre Gifte gefährlich werden können, tragen die Bezeichnungen *Gießkannenschimmel* (Gattung *Aspergillus*) und *Pinselschimmel* (Gattung *Penicillium*). Für sie hat man eine Zeit lang innerhalb der Pilze sogar eine eigene Klasse geschaffen, die Deuteromycetes (früher Fungi imperfecti). Sie umfassen etwa 30 % aller bekannten Pilzarten. Gemeinsam ist ihnen, daß eine sexuelle Fruchtbildung unbekannt ist. Ein nur im Mikroskop sichtbares Pilzhyphengeflecht bildet nach einiger Zeit des Wachstums charakteristische Sporangiumträger, die in ihrer Vielzahl dann auch dem bloßen Auge auffallen. Sie bestehen aus einem Stielchen (Kolumella), an dessen Spitze sich die Sporen (Konidien) kettenförmig abschnüren.

■ **Gifte, deren Wirkungen und Hinweise zur Vermeidung von Vergiftungen:** *Nachdem in mehreren Fällen Haustiere, die verschimmeltes Futter gefressen hatten, gestorben waren, begann 1960 die Erforschung der Ursache. Es stellte sich heraus, daß eine Reihe von Schimmelpilzen, die auch auf Lebensmitteln gedeihen, sehr giftige Substanzen über ihren Stoffwechsel produzieren. Man gab ihnen den Namen Aflatoxine nach dem Pilz Aspergillus flavus. Das Aflatoxin B$_1$, das dieser Pilz herstellt, erwies sich im Experiment als giftigste Substanz der ganzen Stoffgruppe. Sie schädigt die Leber so sehr, daß bei genügend hohen Dosen der Tod die Folge ist. Dazu kommt noch eine im Versuch stets registrierte karzinogene Wirkung, die sich vornehmlich auf die Leber, aber auch auf Nieren, Lunge und andere innere Organe erstreckt. Aus den Tierexperimenten und aus Bevölkerungsuntersuchungen in tropischen Ländern, bei denen das feucht-heiße Klima die Entwicklung der Schimmelpilze sehr begünstigt, schließt man, daß die Menge von 1 ng Aflatoxin pro Mensch pro Tag nach Möglichkeit nicht erreicht werden sollte. Genauere Untersuchungen stehen noch aus. Aflatoxine wurden bisher in folgenden Lebensmitteln registriert: Nüsse (besonders aus den Tropen importierte Erdnüsse und Paranüsse), Mandeln, Gewürze (Pfeffer), Weizenmehl, Mischbrot, Obstsäfte u.a.; Schimmelpilze, die Aflatoxine oder andere Mycotoxine produzieren, konnten im Versuch auf sehr vielen pflanzlichen und tierischen Lebensmitteln kultiviert werden. Wenn auch die Wahrscheinlichkeit des Auftretens aus Gründen des Klimas, der Hygiene, der Lebensmittelaufbewahrung im Kühlschrank und der Lebensmittelkontrolle relativ gering ist, sollte man stets beachten, daß verschimmelte Nahrungsmittel potentiell giftig sind und auf keinen Fall gegessen werden dürfen. In jedem Falle ist es falsch, z. B. aus Sparsamkeitsgründen die sichtbaren verschimmelten Partien aus einem Lebensmittel zu entfernen und den Rest zu verzehren. Der vom Pilz befallene und möglicherweise mit Mycotoxinen verseuchte Bereich umfaßt ein Vielfaches dessen, was man als Schimmelfleck sieht!*

Mutterkorn *(Claviceps purpurea Fr.)*

□ **Bestimmungsmerkmale und Biologie:** Zum Schluß sei noch kurz auf einen anderen Kleinpilz hingewiesen, der in früheren Zeiten für Massenvergiftungen verantwortlich war, den Mutterkornpilz. Er gehört systematisch in die Klasse der Schlauchpilze (Ascomycetes). In den Blüten mehrerer Grasarten, besonders des Roggens, keimt eine Spore dieses Pilzes und bildet nach Zerstörung des Fruchtknotens einen Konidienträger. Dieser lockt mit einer nektarartigen Ausscheidung Insekten an, die die Konidien auf andere bisher nicht infizierte Blüten übertragen. Das Myzel wächst und bildet schließlich ein hartes purpurfarbiges Gebilde, das man Sklerotium nennt. Es erreicht die mehrfache Länge eines normalen Getreidekornes und ist sehr auffällig, was ihm den Namen Mutterkorn eingetragen hat. Nach Überwinterung bildet das Sklerotium im nächsten Frühjahr viele kleine Fruchtkörper, in denen die Sporen für eine neue Infektion heranreifen.

Eine Mutterkornvergiftung gehört heute normalerweise der Vergangenheit an, da die modernen Erntemethoden eine weitgehende Trennung der Getreidekörner von größeren Beimengungen (z. B. auch von Mutterkorn-Sklerotien) gewährleisten. Trotzdem gibt es neuerdings wieder Mutterkornvergiftungen bei uns: Manche Erzeuger im biologisch-dynamischen Landbau treiben die Ablehnung konventioneller Verfahren so weit,

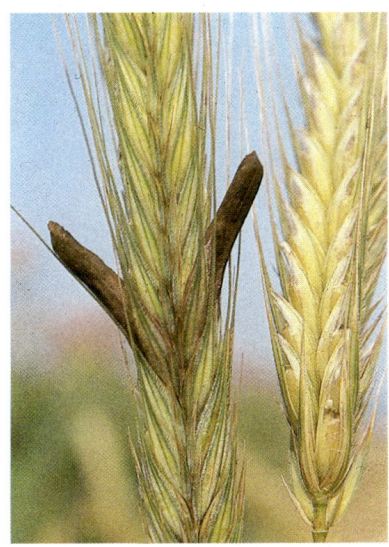

Mutterkorn ist die Überwinterungsform eines Getreideschädlings (Claviceps purpurea). Es enthält eine große Zahl von Alkaloiden und führt, im Brot verbacken, zu pest- und lepraartigen Vergiftungen (St. Andreas-Feuer, Ergotismus). (211)

daß sie keine modernen Maschinen im Landbau einsetzen. Andere können sich als Kleinbetriebe die Erntemaschinen nicht leisten, mit deren Hilfe man die großen Sklerotien des Mutterkornpilzes vom Getreide trennt. Da ungespritzter Roggen stets größere Mengen von Mutterkorn in seinen Ähren trägt, wird dieses damit zu Mehl und Brot verarbeitet und gegessen.

□ **Anwendung in der Heilkunde:** Für die Medizin ist das als Secale cornutum bezeichnete Sklerotium von großer Bedeutung. Da die Al-

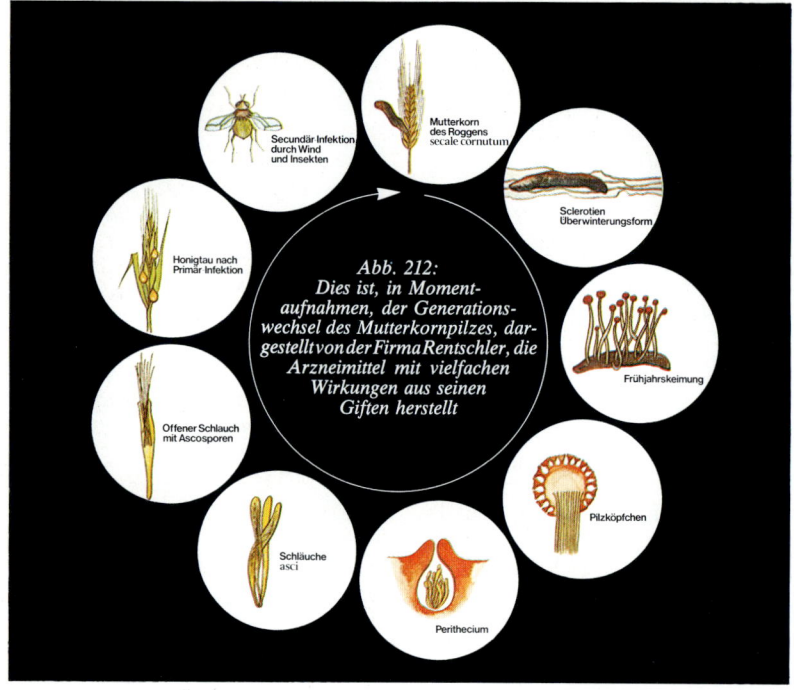

Abb. 212:
Dies ist, in Moment-
aufnahmen, der Generations-
wechsel des Mutterkornpilzes, dar-
gestellt von der Firma Rentschler, die
Arzneimittel mit vielfachen
Wirkungen aus seinen
Giften herstellt

kaloide die Wirkung der Hormone Adrenalin, Noradrenalin und Serotonin hemmen, werden die Blutgefäße erweitert, und damit sinkt der Blutdruck. So ergibt sich eine wertvolle medizinische Verwendung bei der Behandlung von Migräne, Hypertonie (Bluthochdruck), Tachykardie (gesteigerte Herzfrequenz) und Durchblutungsstörungen. Die Mutterkornalkaloide rufen auch eine Kontraktion der Uterus-Muskulatur hervor. Ergometrin wird daher häufig als Wehenmittel benutzt, da es nur kurze Kontraktionen bewirkt. Ergotamin und Ergotoxin führen zu Dauerkontraktionen und finden ihre Anwendung nach der Geburt zur Blutstillung. Die Mutterkorn-Alkaloide gehen in ihrem chemischen Bau auf die Lysergsäure zurück. Eine synthetische Abwandlung dieser Substanzen führte 1943 zur Entdeckung des LSD (Lysergsäurediäthylamid). Es ist eines der stärksten Halluzinogene, die man kennt und bewirkt bereits in einer Dosierung von 0,05 mg einen mehrere Stunden dauernden tiefen

Rauschzustand. Da dieser sich nach einer nicht vorhersehbaren Anzahl von Tagen mit nahezu gleicher Intensität ohne erneute Substanzaufnahme wiederholt (Echorausch), gehört LSD zu den gefährlichsten Rauschdrogen.

■ **Wirkung, Symptome und Therapie:** *Da in früheren Zeiten die Getreideernte nicht oder nur ungenügend gereinigt wurde, gelangten auch die Sklerotien in das Mehl, das zu Brot verbacken wurde. Die giftigen Inhaltsstoffe des Mutterkorns (Alkaloide: Ergotamin, Ergotoxin, Ergometrin) verursachten eine Krankheit, die als Ergotismus, als Heiliges Feuer oder Antoniusfeuer bezeichnet wurde. Sie beginnt mit Kribbeln an Fingern und Zehen. Typische weitere Symptome sind Erbrechen, Durchfälle, weite Pupillen, Durstgefühl und tetanische Krämpfe. Magenspülung mit Kohlezusatz und salinische Abführmittel können eine Resorption der Alkaloide verhindern. Gegen die Krämpfe dienen Phenothiazine oder Barbiturate.*

Flechten
(Lichenes)

Flechten sind Zwitterwesen, in denen meist einzellige Algen mit bestimmten Pilzarten in einer Symbiose zusammenleben. Die Produktion der für jede Flechtenart typischen Inhaltsstoffe – die sog. Flechtensäuren – wird vornehmlich vom Pilz ausgeführt, der dazu allerdings die Substanzen als Rohstoffe benötigt, die die Alge mit Hilfe ihrer Fotosynthese herstellt. Da die meisten Flechtensäuren ausgezeichnete Chelatbildner sind, können sie den Flechten selbst auf extrem nährstoffarmen Substraten wie Steinen und Baumrinde das Überleben ermöglichen.

Band- oder Fuchsflechte
(Letharia vulpina Wain.)

□ **Bestimmungsmerkmale und Biologie:** Unter den etwa 15 000 Flechtenarten gibt es drei in Europa, deren Gattung den lateinischen Namen Letharia, übersetzt so viel wie ›Tod bringende‹, erhielt. Der Artname des bekanntesten Vertreters weist auf das Hauptopfer hin, nämlich den Fuchs. Noch zu Beginn unseres Jahrhunderts diente diese Flechte dazu, Köderfleisch zu vergiften, um Füchse und Wölfe zu bekämpfen. Allerdings wurde diese Methode fast ausschließlich

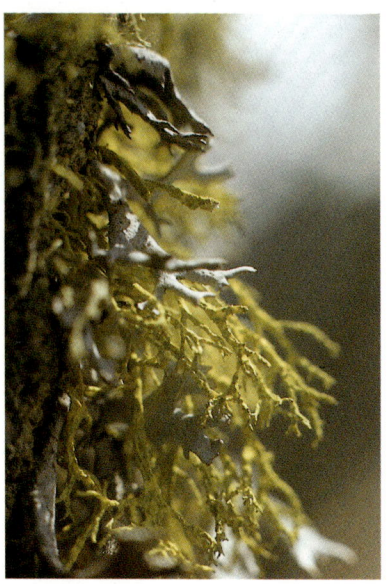

Die leuchtend gelbe Fuchsflechte (Letharia vulpina) ist so selten, daß sie dem Menschen kaum gefährlich werden kann. (213)   Foto: Tode

sie weitgehend und erscheint erst wieder in Skandinavien. Dort besiedelt sie auch die Stämme von Fichten. Jenseits der Alpen kann man dieser Flechte erst wieder in den Gebirgen Kleinasiens und Nordafrikas begegnen. Hier dienen als Unterlagen bevorzugt Zedern. Im Aussehen ähnelt die Fuchsflechte sehr einer Bartflechte, wenn auch die einzelnen ›Zweige‹ bandförmig verbreitert sind. Sie wird daher auch als alpine Bandflechte bezeichnet. Typisch für sie ist die weithin leuchtende gelbe Färbung. Das sie hervorrufende gelbe Farbpigment erhielt den Namen Vulpinsäure. Es diente wie manche andere Flechten-Inhaltsstoffe auch zum Färben. Diese Anwendung ist aus Südtirol überliefert.

in Skandinavien angewendet. Das hängt mit der Verbreitung dieser Flechte zusammen.
Wie die Bartflechten finden sich die Vertreter der Letharia vornehmlich an Bäumen. Letharia vulpina gilt sogar als charakteristische Pflanzenart der hochalpinen Zirbenwälder. In Mitteleuropa fehlt

■ **Wirkung, Symptome und Therapie:** *Obwohl die Fuchsflechte offenbar besonders für fleischfressende Tiere sehr giftig ist, konnte kein Hinweis darauf gefunden werden, daß sie auch beim Menschen zu Vergiftungen oder Todesfällen geführt hat. Da Flechten auch in Mitteleuropa traditionsgemäß nicht zu den Nahrungsmitteln gehören, und die Art Letharia vulpina hier, wie bereits oben vermerkt, sehr selten vorkommt, dürfte wohl auch die Vergiftungsgefahr als recht gering einzustufen sein.*

Anhang

Zur praktischen Arbeit mit dem Buch folgen hier einige Tabellen, die eine rasche Orientierung über die Pflanzen, ihre Giftstoffe, deren Wirkung und Therapiemöglichkeiten erleichtern sollen.

Im Anschluß an die Tabellen folgen **Angaben zur Ersten Hilfe**.

Tabelle 1: Alphabetisches Giftpflanzenverzeichnis nach deutschen Namen

Eine nach den deutschen Namen geordnete Aufstellung aller bei uns als Zimmer-, Garten- oder Wildpflanze zu erwartenden Pflanzen, die giftig sind oder landläufig als giftig angesehen werden.

Giftig bedeutet bei unserer Auswahl, daß die Pflanzen oder Teile von ihnen in Mengen von etwa 100–200 g nach dem Verzehr mindestens starke gastrointestinale Störungen hervorrufen.

Die Spalten der Tabelle liefern folgende Informationen:

1. *Name, deutsch* und – in Klammern – *lateinisch*. Bei mehreren gifthaltigen Arten einer Gattung ist bei gleichem Gift nur der Gattungsname aufgeführt. Die weiteren Angaben der Reihe gelten dann mehr oder weniger für alle Arten der Gattung.

2. *Familie, deutsch* und – in Klammern – *lateinisch*. Diese Angabe soll das Auffinden im Textteil erleichtern.

3. *Seite des Textteils* mit der Pflanzenbeschreibung.

4. *Giftigkeit.* Für die Giftigkeit von Pflanzen gibt es keine einheitlichen Kriterien, da für die meisten Pflanzengifte toxikologische Untersuchungen noch ausstehen und die Giftmengen der Pflanzen starken Schwankungen unterliegen. Wir haben hier nach den Literaturangaben die verschiedenen Vergiftungsfolgen und die Menge an Pflanzenteilen, die für eine Vergiftung ausreicht, für unsere Beurteilung miteinander verknüpft und danach folgende Zeichen verwendet:

+++: Schwere Vergiftungssymptome bis tödlich giftig bei Aufnahme von bis zu 10 g der giftreichsten Pflanzenteile.

++: Starke Verätzungen bei Berührung mit Pflanze oder -Saft bzw. deutliche bis starke Vergiftungssymptome nach Aufnahme von bis zu 50 g der giftreichsten Pflanzenteile

+: Pflanzen, die stark wirksame Gifte in sehr geringer Konzentration oder schwache Gifte in höherer Konzentration enthalten, so daß kaum ernste Vergiftungen zu erwarten sind

(+), ((+)) oder −: Pflanzen, die verschiedentlich als giftig in der Literatur genannt oder im Volke als giftig eingeschätzt werden, zu denen aber entweder keine Vergiftungsfälle bekannt sind, die bekannt gewordenen sich als harmlos erwiesen, Vergiftungssymptome nur vereinzelt bei besonders empfindlichen Personen beobachtet wurden oder sich herausgestellt hat, daß die Pflanze ungiftig ist.

5. Giftige Teile der Pflanzen. Die nicht aufgeführten Teile sind meist nicht giftfrei, enthalten aber geringere Giftmengen und werden in einigen Fällen sogar gegessen (Kartoffelknolle z. B.).

6. Gefährdend oder verlockend für Kinder sind grundsätzlich alle appetitlich aussehenden, süß schmeckenden oder auch gut erreichbaren Pflanzenteile. Sogar Rinden werden immer wieder von Kindern aus Langeweile oder Spaß gekaut. Wir haben jeweils die gefährlichen oder verlockendsten Teile angegeben, mit denen Kinder unter normalen Umständen in Berührung kommen können.

7. Pflanzung an Spielplätzen vermeiden (!). Das rote ! steht für alle Freilandpflanzen, die nach unserer Ansicht und nach einer Empfehlung des Bundesverbandes Garten-, Landschafts- und Sportplatzbau überall dort nicht gepflanzt werden sollen, wo kleinere Kinder sich zeitweise ohne Aufsicht aufhalten.

8. *Giftige Inhaltsstoffe.* Hier sind die wichtigsten Giftstoffe der jeweiligen Pflanzen aufgeführt, zum Auffinden in der Giftstofftabelle (Tabelle 5).

9. *Arzneiliche Verwendung.* Das ist ein weites Gebiet. Wir haben uns beschränkt auf die in Deutschland übliche *allopathische* (All.) und *homöopathische* (Hom.) Verwendung.

10.–12. Die Kenntnis von *Wuchsform* (10), *Standort* (11) und ungefährer *Größe* (12) einer Pflanze erleichtert ihre Bestimmung.

Kräuter sind 1–2jährige Pflanzen. Sie sterben nach der Blüte und vermehren sich ausschließlich durch Samen.

Stauden sind Pflanzen, die aus Zwiebeln, Knollen oder Wurzelstöcken mehrjährig fortbestehen, deren Stengel aber nicht oder nur in den unteren Teilen holzig werden und im Freiland – wenn sie nicht wintergrün sind – jedes Jahr absterben.

Bäume und *Sträucher* sind vieljährige Holzgewächse. Bei nicht wintergrünen Arten treiben die Stengel im Frühjahr neu aus. Bäume sind deutlich in Stamm und Krone gegliedert.

Die Abkürzungen bedeuten:

G = Gartenpflanze; W = Wildpflanze; Z = Zimmerpflanze

13. *Hinweise* auf Vorkommen, besondere Giftigkeit, ungiftige Pflanzenteile, Naturschutz u.a.m. enthält diese Spalte.

Die Tabelle ist bebildert mit Pflanzen, die im Hauptteil nicht dargestellt sind. Soweit sinnvoll, sind sie kurz botanisch charakterisiert.

Name der Pflanze art oder -gattung	Familie	Seite im Text (Abb. Nr.)	Gif-tig-keits-stufe	Giftige Teile der Pflanze	Gefähr-dend bzw. ver-lockend für Kinder	Pflanzung an Spiel-plätzen vermeiden	Giftige Inhalts-stoffe	Arzneilich verwen-det: Allo-pathie Homöop.	Wuchs-form	Stand-ort	Grö-ße in m	Hinweise
Adonisröschen (Adonis sp.)	Hahnenfuß-gewächse (Ranunculaceae)	50 (35, 36)	+++ bis ++	alle	Blüte	—	Herz-glycoside	All. Hom.	Kraut od. Staude	G, W	0,25 –0,8	selten; geschützt!
Akelei (Aquilegia sp.)	Hahnenfuß-gewächse (Ranunculaceae)	53 (37, 38)	+	alle	unreife Früchte		Magnoflorin (Alkaloid), Cyanogenes Glycosid		Staude	G, W	–1	geschützt!
Alpenrose (Rhododendron ferrugineum)	Heidekraut-gewächse (Ericaceae)	158 (118, 119)	+	Blätter			Ursolsäure		Strauch	W	–1	geschützt! Rhod. hirsutum ist ungiftig!
Alpenveilchen (Cyclamen sp.)	Primelgewächse (Primulaceae)	– (214)	+	Knolle			Saponin	Hom.	Staude	G, W, Z	0,3	Knollen giftreich; geschützt

Cyclamen bedeutet Scheibe. Aus der flach in der Erde liegenden scheibenförmigen Knolle treibt das Alpenveilchen seine dunkelgrünen, herzförmigen Laubblätter und die langgestielten Blüten. Die Heimat der Gattung liegt in den Gebirgen Südosteuropas und Kleinasiens.

Name der Pflanze art oder -gattung	Familie	Seite im Text (Abb. Nr.)	Gif-tig-keits-stufe	Giftige Teile der Pflanze	Gefähr-dend bzw. ver-lockend für Kinder	Pflanzung an Spiel-plätzen vermeiden	Giftige Inhalts-stoffe	Arzneilich verwen-det: Allo-pathie Homöop.	Wuchs-form	Stand-ort	Grö-ße in m	Hinweise
Alraune (Mandragora officinalis)	Nachtschatten-gewächse (Solanaceae)	177 (136)	++	alle	Beeren		Hyoscyamin (Alkaloid)	Hom.	Staude	W	0,1	Mittelmeerraum
Amaryllis (Hippeastrum sp.)	Amaryllisgewächse (Amaryllidaceae)	– (215, 239, 241, 242)	+ bis ++	alle	Blüten, Frucht		Galantha-mine Lycorin (Alkaloide)		Staude	Z	–1	Zwiebeln besonders giftreich!

Der Ritterstern kommt aus dem subtropischen Amerika. Die großen Blüten stehen meist zu vieren an einem über 50 cm langen hohlen Blütenstiel, der sich in nur einer Woche aus der Zwiebel herausschiebt. Erst nach der Blüte entwickeln sich bei den meisten Zuchtformen die 5 cm breiten und 50 cm langen leuchtend grünen Laubblätter. Während dieser Zeit sammelt die Zwiebel neue Kraft für die nächstjährige Blüte. Wenn die Blätter verwelkt sind, braucht die Zwiebel eine mehrmonatige Ruhepause.

Name der Pflanze art oder -gattung	Familie	Seite im Text (Abb. Nr.)	Gif-tig-keits-stufe	Giftige Teile der Pflanze	Gefähr-dend bzw. verlok-kend für Kinder	Pflanzung an Spiel-plätzen vermeiden	Giftige Inhalts-stoffe	Arzneilich verwen-det: Allo-pathie Homöop.	Wuchs-form	Stand-ort	Grö-ße in m	Hinweise
Anemonen siehe „Buschwindröschen"												
Anthurien (Anthurium sp.)	Aronstabgewächse (Araceae)	245 (198)	–!	–			–		Staude	Z	–0,8	
Apfel (Malus sp.) siehe „Pfirsich"												
Aronstab (Arum maculatum)	Aronstabgewächse (Araceae)	239 (191-193, 195)	++	alle	Beeren	•	Cyanogener Scharfstoff		Staude	G, W	–0,5	Gilt gleichartig für alle wilden Arum-Arten des Mittelmeerraumes!
Attich siehe „Holunder"												
Azalee siehe „Rhododendron"												
Berberitze siehe „Sauerdorn"												
Berglorbeer (Kalmia sp.)	Heidekrautgewächse (Ericaceae)	156 (117)	+	Blätter	Kapsel	•	Acetylandromedol (Alkaloid)	Hom.	Strauch	G	–3	Giftwirkung etc. siehe Rhododendron
Besenginster (Sarothamnus scoparius)	Schmetterlingsblütler (Fabaceae)	97 (71, 73)	++	alle	Hülsen + Samen	•	Spartein (Alkaloid)	All. Hom.	Strauch	G, W	–2	
Bilsenkraut (Hyoscyamus niger)	Nachtschattengewächse (Solanaceae)	179 (137, 138)	+++	alle	Samen		Hyoscyamin (Alkaloid)	All. Hom.	Kraut	G, W	–0,5	
Bingelkräuter (Mercurialis sp.)	Wolfsmilchgewächse (Euphorbiaceae)	129 (97, 98)	(+)	Wurzeln			Cyanogene Glycoside		Kraut od. Staude	W	0,3	

Binsenginster	siehe „Ginster"								
Birne (Pirus sp.)	siehe „Pfirsich"								
Blasenstrauch (Colutea arborescens)	Schmetterlingsblütler (Fabaceae)	92 (67)	+	Blätter	Cytisin (Alkaloid)	Strauch	G, W	– 2	Mittelmeerraum wild
Blauregen	siehe „Glycine"								
Blaustern (Scilla sp.)	siehe „Meerzwiebel"								geschützt!
Bocksdorn (Lycium sp.)	Nachtschattengewächse (Solanaceae)	194 (154)	(+)	alle	Solasodin (Alkaloid)	Strauch	G, W	– 2	Mittelmeerraum wild

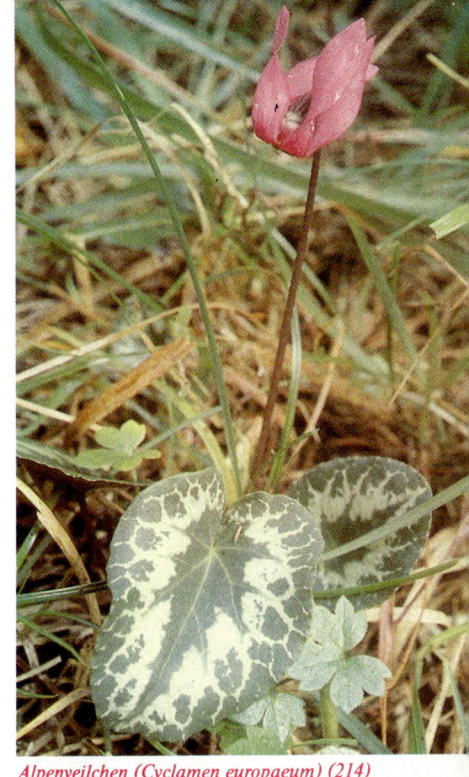

Alpenveilchen (Cyclamen europaeum) (214)
Amaryllis (Hippeastrum sp.) (215)

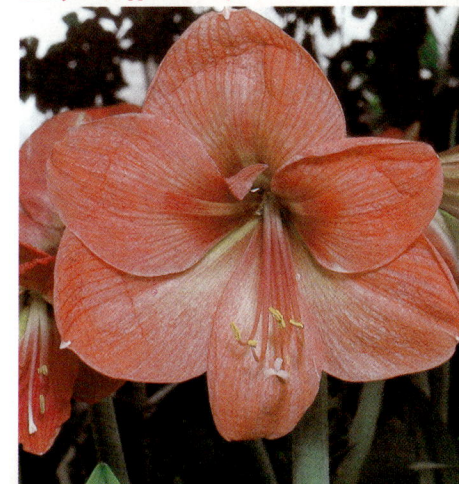

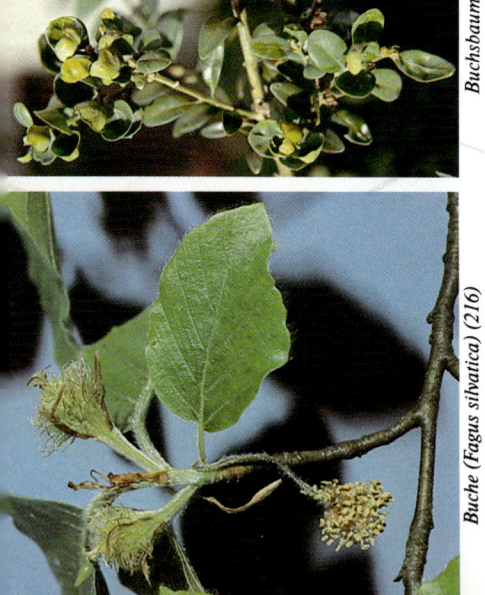

Buche (Fagus silvatica) (216)   *Buchsbaum (Buxus sempervirens) (217)*   *Efeu (Hedera helix) (218)*

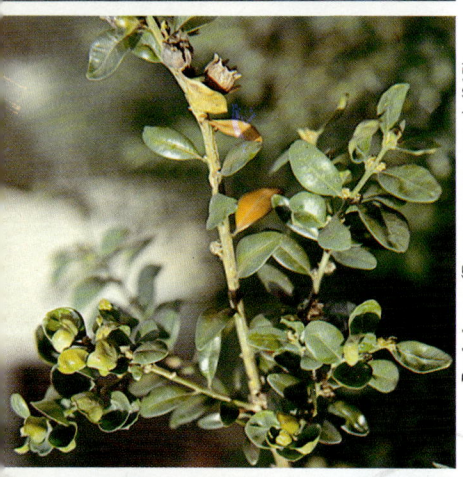

Name der Pflanze art oder -gattung	Familie	Seite im Text (Abb. Nr.)	Giftig-keits-stufe	Giftige Teile der Pflanze	Gefährdend bzw. verlockend für Kinder	Pflanzung an Spielplätzen vermeiden	Giftige Inhaltsstoffe	Arzneilich verwendet: Allopathie Homöop.	Wuchsform	Stand-ort	Grö-ße in m	Hinweise
Bohnen (Phaseolus sp.)	Schmetterlingsblütler (Fabaceae)	103 (77, 78)	++	alle, besonders rohe, reife Samen!	Hülsen + Samen	—	Phasin (Toxalbumin)		Kraut	G	– 3	Gilt für alle Bohnenarten, besonders Feuerbohnen
Bogenhanf	siehe „Sansevieria"											
Brechnuß (Strychnos nux-vomica)	Brechnußgewächse (Loganiaceae)	– (260)	+++	alle	Samen in Samenketten		Strychnin u. andere Alkaloide	All. Hom.	Sträucher + Lianen			gelegentlich als Perlen in Samenketten!

Aus dem schön gemaserten harten Holz des Buchsbaums fertigte man früher vielerlei Gerätschaften, besonders gerne Büchsen (Name!). Charakteristisch für die Pflanze sind die kleinen, immergrünen, lederartigen, eiförmigen Blättchen, die an den Zweigspitzen löffelartig gekrümmt sind. Die grünlich-weißen Blüten sind unscheinbar. In Gärten ist neben dem Buchsbaum der Ysander weit verbreitet. Da er auch immergrün ist und Ausläufer treibt, ist er ein beliebter Bodendecker.

Name	Familie		Frucht ((+))	Frucht	Frucht	Giftstoff		Baum/Strauch/Staude	G, W		Bemerkungen
Buche (Fagus silvatica)	Buchengewächse (Fagaceae)	– (216)	((+))					Baum		– 30	Vergiftung nur bei empfindlichen Personen beobachtet!
Buchsbaum (Buxus sempervirens)	Buchsbaumgewächse (Buxaceae)	– (217)	(+)	Blätter		Cyclobuxin (Alkaloid)		Strauch	G	– 2	Mittelmeerraum wild
Buschwindröschen (Anemone sp.)	Hahnenfußgewächse (Ranunculaceae)	31 (15-17)	+	alle		Protoanemonin (Alkaloid)		Staude	G, W	– 0,4	Gilt für alle Anemonenarten! Viele geschützt!
Calla (Calla palustris)	Aronstabgewächse (Araceae)	244 (194)	+	alle	Beeren	Leukocyanidin, Scharfstoffe		Staude	W	– 0,4	sehr selten; geschützt!
Christophskraut (Actaea spicata)	Hahnenfußgewächse (Ranunculaceae)	66 (47, 48)	(+)	alle	Beeren	Aconitinsäure?		Staude	G, W	– 1,5	
Christrosen (Helleborus sp.)	Hahnenfußgewächse (Ranunculaceae)	45, 46 (31-33)	++ bis (+)	Wurzelstock		Herzglycoside bzw. Protoanemonin	All. Hom.	Staude	G, W	– 0,5	geschützt! Hell. niger enthält kein Herzglycosid!
Christusdorn siehe „Wolfsmilch"											
Clematis siehe „Waldreben"											
Clivie (Clivia sp.) siehe „Amaryllis"											
Codiaeum siehe „Kroton"											
Cotoneaster siehe „Zwergmispel"											

Name der Pflanzen-art oder -gattung	Familie	Seite im Text (Abb. Nr.)	Gif-tig-keits-stufe	Giftige Teile der Pflanze	Gefähr-dend bzw. verlok-kend für Kinder	Pflanzung an Spiel-plätzen vermeiden	Giftige Inhalts-stoffe	Arzneilich verwen-det: Allo-pathie Homöop.	Wuchs-form	Stand-ort	Grö-ße in m	Hinweise
Dieffenbachia	siehe „Schweigohr"											
Drachenbäume (Dracaena sp.)	Agavengewächse (Agavaceae)	237 (190)	+	Blätter			Harz, Sapo-nine, Alka-loid?		Bäume	Z	– 20	
Drachenwurz	siehe „Calla"											
Efeu (Hedera helix)	(Araliaceae)	– (218)	(+)	alle	Beeren	▬ •	Saponin	All.	Baum, Wurzel-kletterer	G, W, Z	– 10	Größere Mengen Bee-ren können gefährlich werden!

Der Efeu hat die Fähigkeit, mit Haftwurzeln an Bäumen und Mauern emporzuklettern. Seine im Jugendstadium hellgrünen, 3-lappigen Blätter werden dunkelgrün und rautenförmig, wenn die Pflanze etwa mit 50 Jahren zu blühen beginnt. Die kleinen gelbgrünen Blüten stehen in traubigen Dolden zusammen und werden vornehmlich von Fliegen bestäubt. Im darauffolgenden Frühjahr entwickeln sich blauschwarze Beeren.

Name der Pflanzen-art oder -gattung	Familie	Seite im Text (Abb. Nr.)	Gif-tig-keits-stufe	Giftige Teile der Pflanze	Gefähr-dend bzw. verlok-kend für Kinder	Pflanzung an Spiel-plätzen vermeiden	Giftige Inhalts-stoffe	Arzneilich verwen-det: Allo-pathie Homöop.	Wuchs-form	Stand-ort	Grö-ße in m	Hinweise
Eibe (Taxus baccata)	Eibengewächse (Taxaceae)	24 (1, 11-13)	+++	alle	Frucht	▬ •	Taxin (Alka-loid)		Baum	G, W	– 15	Der rote Samenmantel ist giftfrei! Geschützt!
Einbeere (Paris quadrifolia)	Liliengewächse (Liliaceae)	231 (182-184)	(+)	Wurzel-stock + Beere	Beeren		Saponin		Staude	W	– 0,3	
Eisenhut (Aconitum sp.)	Hahnenfuß-gewächse (Ranunculaceae)	57 (40-43)	+++	alle	Früchte	▬ •	Aconitin (Alkaloid)	All. Hom.	Staude	G, W	– 2	geschützt, alle Arten!
Erbse	siehe „Platterbse"											

Name	Familie	Seite		giftige Teile	Giftstoff		Wuchsform		Höhe
Erbsenstrauch (Carragana arborescens)	Schmetterlings-blütler (Fabaceae)	93 (68)	+	alle	Cytisin (Alkaloid)	Samen + Hülsen	Strauch	G	– 5
Eschscholzia	siehe „Goldmohn"								
Essigbaum (Rhus typhina)	Sumachgewächse (Anacardiaceae)	110 (83, 84)	(+)	alle (Milch-saft)	Urushiol		Baum	G	– 3
Farne (Pteridium aquilinum = Adlerfarn; Dryopteris filix-mas = Wurmfarn)	(Pteridiaceae, Aspidiaceae)	– (219, 220)	+	Wurzel-stock	Filicin	All.	Staude	G, W	0,8 –1,5

Farne gehören zu den blütenlosen Sporenpflanzen, die schon seit über 300 Millionen Jahren auf der Erde existieren. Aus fossilen Resten weiß man, daß sie in der geologischen Vergangenheit baumförmig wuchsen. Die meisten heutigen Arten werden nur wenig höher als 1 m. Aus einem mehrjährigen Wurzelstock treiben sie jedes Jahr ihre zierlich gefiederten Wedel, an deren Unterseite sich meist die Sporen entwickeln, die für die Verbreitung sorgen.

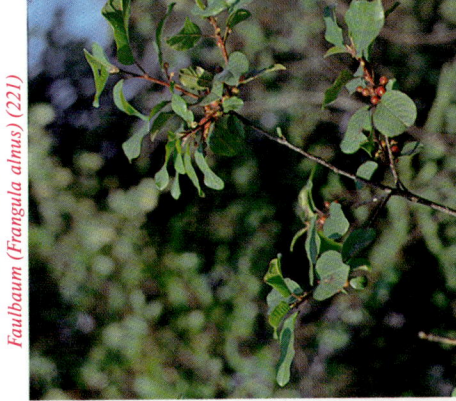

Faulbaum (Frangula alnus) (221)

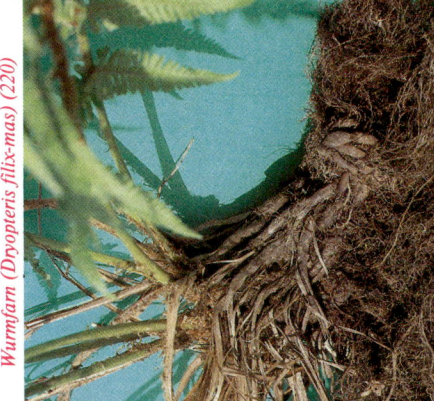

Wurmfarn (Dryopteris filix-mas) (220)

Adlerfarn (Peteridium aquilinum) (219)

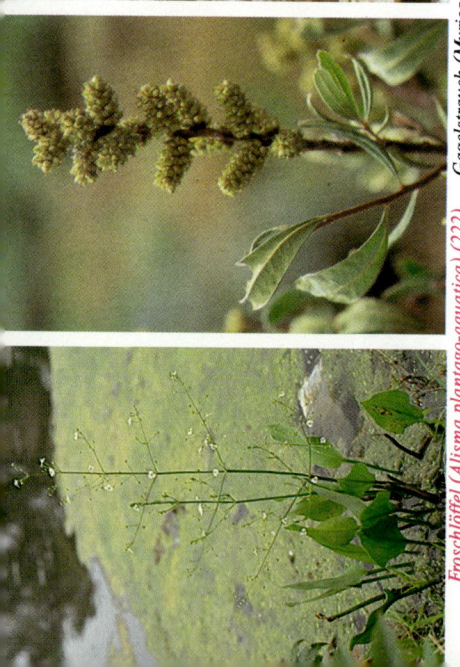
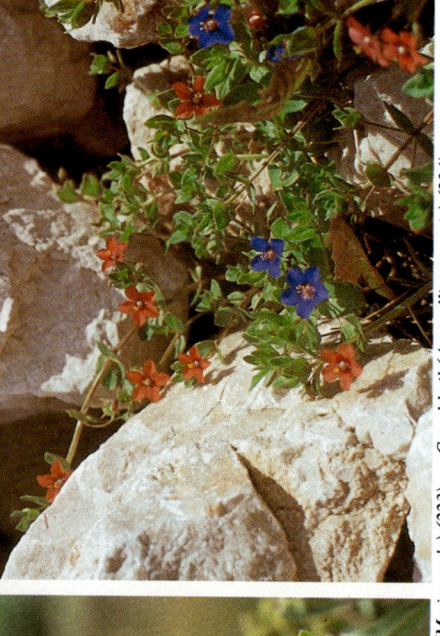

Froschlöffel (Alisma plantago-aquatica) (222)   Gagelstrauch (Myrica gale) (223)   Gauchheil (Anagallis arvensis) (224)

Name der Pflanzenart oder -gattung	Familie	Seite im Text (Abb. Nr.)	Giftigkeitsstufe	Giftige Teile der Pflanze	Gefährdend bzw. verlokkend für Kinder	Pflanzung an Spielplätzen vermeiden	Giftige Inhaltsstoffe	Arzneilich verwendet: Allopathie Homöop.	Wuchsform	Standort	Größe in m	Hinweise
Faulbaum (Frangula alnus= Rhamnus frangula) und Kreuzdorn (Rh. catharticus)	Faulbaumgewächse (Rhamnaceae)	– (221)	+ bis ++	alle	frische(!) Beeren	—	Anthranolderivate	All.	Strauch bis Baum	W	– 4	starker Brechreiz, heftige Durchfälle

Faulbaum erkennt man gut an seinen wechselständigen, elliptisch geformten, ganzrandigen Laubblättern, deren Nerven bogenartig verlaufen. Aus kleinen weißlichen Blüten entstehen im Herbst jung rote, reif schwarzblaue Beeren. Bevorzugte Standorte sind feuchte Böden in Wäldern, Heiden und Mooren.

Kreuzdorn ist wesentlich seltener als der Faulbaum. Von diesem unterscheidet er sich durch vielzählige Blüten, die zu schwarzen Beeren reifen, durch dornige Zweige und gesägte Blattränder. Kreuzdorn wächst meist über Kalkuntergrund in Hecken und an sonnigen Waldrändern.

Fensterblatt   siehe „Monstera"

Pflanze	Familie					Giftstoff		Wuchsform			Bemerkungen
Feuerdorn (Pyracantha coccinea)	Rosengewächse (Rosaceae)	85 (61, 62)	(+)	Beeren	Beeren	Cyanogene Glycoside		Strauch	G	– 3	nur Spuren der Giftstoffe enthalten
Flamingoblume	siehe „Anthurie"										
Fingerhut (Digitalis sp.)	Rachenblütler (Scrophulariaceae)	199 (157-160)	+++	alle	Blüten	Herzglycoside	All. Hom.	Kraut	G, W	– 2	z. Teil geschützt! (D. grandiflora)
Froschlöffel (Alisma plantago-aquatica)	Froschlöffelgewächse (Alismataceae)	– (222)	(+) bis +	alle (Milchsaft)		Milchsaft		Staude	G, W	– 1	

Im flachen Wasser vieler Teiche wächst der Froschlöffel. Er ist eine mehrjährige Pflanze, die sowohl durch die weit über die Wasseroberfläche ragenden spatelförmigen Laubblätter mit den parallelen Blattadern, als auch durch die hohe Blütenrispe auffällt. Die kleinen Blüten weisen drei grüne und drei blaßrosa gefärbte Perigonblätter auf.

Pflanze	Familie					Giftstoff		Wuchsform			Bemerkungen
Gagelstrauch (Myrica gale)	Gagelstrauchgewächse (Myricaceae)	– (223)	(+)	alle		Ätherisches Öl		Strauch	W	– 1,5	

An den dunkelbraunen, weidenähnlich beblätterten Zweigen verströmen zahlreiche goldgelbe Harzdrüsen einen angenehmen Duft. Die ährenähnlichen Blütenstände der zweihäusigen Pflanze erscheinen vor dem Blattaustrieb. Da der bevorzugte Standort das Moor ist, wird der Gagelstrauch in Deutschland immer seltener.

Pflanze	Familie					Giftstoff		Wuchsform			Bemerkungen
Gauchheil (Anagallis sp.)	Primelgewächse (Primulaceae)	– (224)	(+)	Wurzel		Saponin		Kraut	W	– 0,2	Gartenunkraut; siehe „Alpenveilchen"
Gefleckter Schierling (Conium maculatum)	Doldengewächse (Apiaceae)	131 (99, 100)	+++	alle	Frucht	Coniin (Alkaloid)	Hom.	Kraut	W	– 2,5	Mittelmeerraum häufig!
Geißblatt (Lonicera sp.)	Geißblattgewächse (Caprifoliaceae)	165 (123-126)	+	alle	Beeren	Xylostein (Bitterstoff), Saponine		Strauch oder Liane	G, W	– 3	für Tiere nur schwach giftig
Germer (Veratrum sp.)	Liliengewächse (Liliaceae)	225 (177-179)	++	alle		Protoveratrin u.a. Alkaloide	All. Hom.	Staude	W	– 2	

Name der Pflanzenart oder -gattung	Familie	Seite im Text (Abb. Nr.)	Giftigkeitsstufe	Giftige Teile der Pflanze	Gefährdend bzw. verlockend für Kinder	Pflanzung an Spielplätzen vermeiden	Giftige Inhaltsstoffe	Arzneilich verwendet: Allopathie Homöop.	Wuchsform	Standort	Größe in m	Hinweise
Giftbeere (Nicandra physaloides)	Nachtschattengewächse (Solanaceae)	185 (144)	+ ?	alle	Beeren		Hygrin (Alkaloid)		Kraut	G	– 1	Gehalt nicht gesichert
Giftefeu (Toxicodendron sp.)	Sumachgewächse (Anacardiaceae)	108 (81)	++	alle	Berührung		Urushiol	Hom.	Liane, Strauch	G	– 5	
Giftlattich (Lactuca virosa)	Korbblütler (Asteraceae)	210 (167, 168)	+	alle	Blätter		Milchsaft		Kraut	W	– 2	Mittelmeerraum häufig!
Ginkgo (Ginkgo biloba)	Ginkgogewächse (Ginkgoaceae)	– (228)	(+)	Früchte, Samenschale			ähnlich Urushiol		Baum	G	– 20	lebendes Fossil; fruchtet bei uns sehr selten!

Wie die Farne hat sich auch der Ginkgo aus der Steinkohlenzeit bis heute erhalten. Er weist viele Besonderheiten auf: die fächerförmigen Blätter, die kätzchenartigen, an Kurztrieben stehenden männlichen Blütenstände, einen Bestäubungsvorgang nach Art der Nadelbäume und als Früchte gelbe, mirabellenähnliche Beeren. Der Ginkgo ist zweihäusig und wirft im Herbst seine Blätter ab. Die Heimat liegt in China. Da der Baum winter- und industriehart ist, gehört er zu den beliebten Garten- und Parkbäumen.

Name der Pflanzenart oder -gattung	Familie	Seite im Text (Abb. Nr.)	Giftigkeitsstufe	Giftige Teile der Pflanze	Gefährdend bzw. verlockend für Kinder	Pflanzung an Spielplätzen vermeiden	Giftige Inhaltsstoffe	Arzneilich verwendet: Allopathie Homöop.	Wuchsform	Standort	Größe in m	Hinweise
Ginster (Genista sp., Cytisus sp., Spartium sp., Ulex sp.)	Schmetterlingsblütler (Fabaceae)	94/97 (69, 70, 72)	+ bis ++	alle, besonders die Samen	Hülsen + Samen	▬ ▪	Cytisin		Sträucher	G, W	0,3 – 2	
Glyzinie (=Glycine) (Wisteria sinensis)	Schmetterlingsblütler (Fabaceae)	105 (79, 80)	+	Rinde		▬ ▪	Glycosid?		Liane	G	– 20	
Gnadenkraut (Gratiola officinalis)	Rachenblütler (Scrophulariaceae)	204 (161)	++	alle			Glycosid	All.	Staude	W	0,3	
Goldlack (Cheiranthus cheiri)	Kreuzblütler (Brassicaceae)	139 (105)	++	alle	Blüten + Schoten		Herzglycoside		Staude	G, W	0,6	gilt auch für andere Schöterich- (= Erysimum-)Arten!

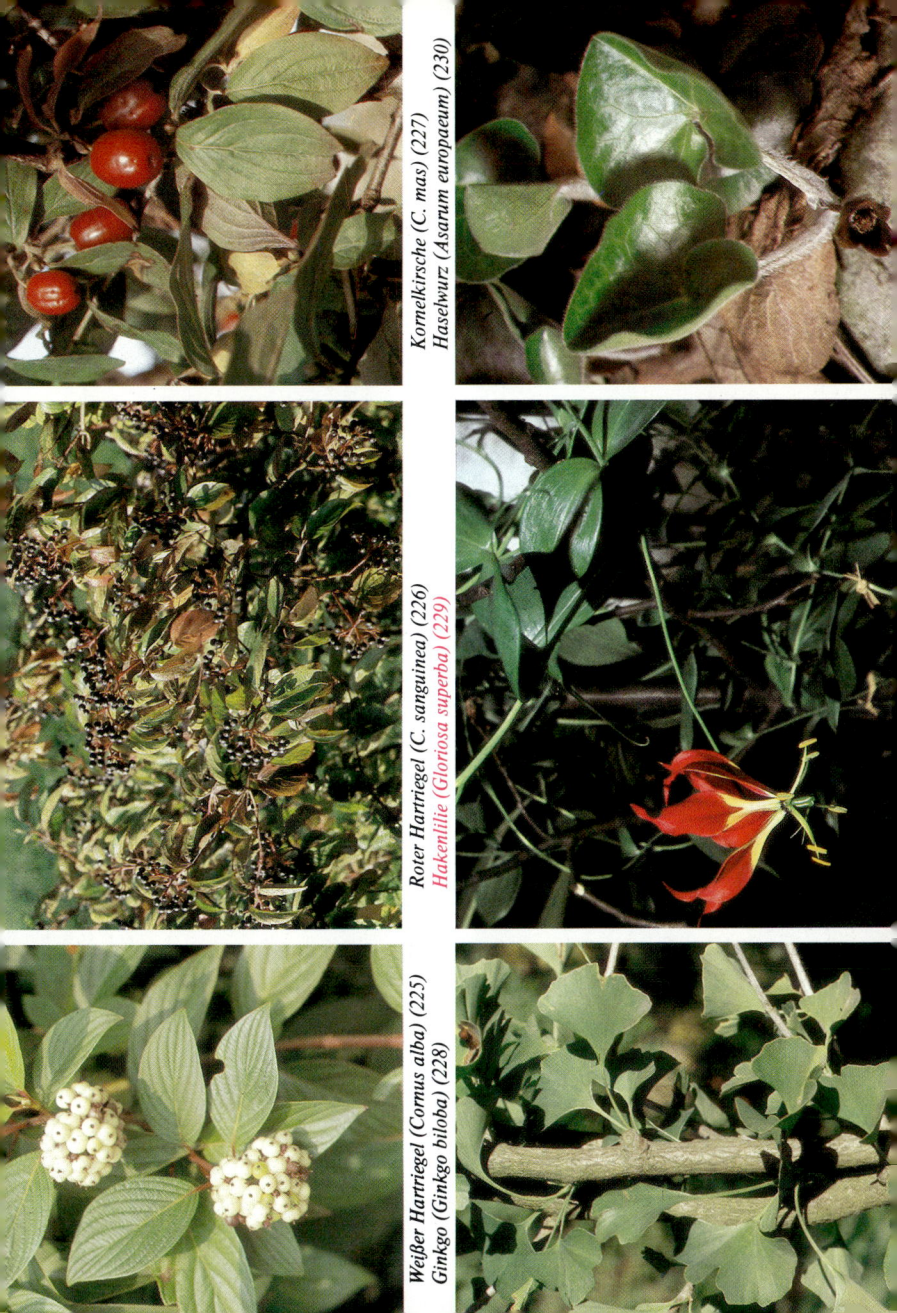

Kornelkirsche (C. mas) (227)
Haselwurz (Asarum europaeum) (230)

Roter Hartriegel (C. sanguinea) (226)
Hakenlilie (Gloriosa superba) (229)

Weißer Hartriegel (Cornus alba) (225)
Ginkgo (Ginkgo biloba) (228)

Name der Pflanze art oder -gattung	Familie	Seite im Text (Abb. Nr.)	Giftigkeitsstufe	Giftige Teile der Pflanze	Gefährdend bzw. verlockend für Kinder	Pflanzung an Spielplätzen vermeiden	Giftige Inhaltsstoffe	Arzneilich verwendet: Allopathie Homöop.	Wuchsform	Standort	Größe in m	Hinweise
Goldmohn (Eschscholzia californica)	Mohngewächse (Papaveraceae)	78 (57)	+	Wurzeln			Protopin u. andere Alkaloide		Kraut	G	0,6	
Goldregen (Laburnum sp.)	Schmetterlingsblütler (Fabaceae)	89 (64-66)	+++	alle	Hülsen + Samen		Cytisin (Alkaloid)		Strauch	G	–7	Mittelmeerraum wild
Hahnenfuß (Ranunculus sp.)	Hahnenfußgewächse (Ranunculaceae)	36 (23-26)	++ bis (+)	alle			Protoanemonin (Alkaloid)	Hom.	Kraut, Staude	G, W	–1	giftig sind: Acker-, Brennender, Gift- und Knollen-Hahnenfuß
Hakenlilie (Gloriosa superba)	Liliengewächse (Liliaceae)	– (229)	++	alle	Blüten		Colchicin und andere Alkaloide		Blattrankende Staude	G, Z	–2	

Der lange, im rechten Winkel vom Fruchtknoten abstehende Griffel führte zu dem deutschen Namen. Mit Hilfe der großen Laubblätter, deren Spitzen in Ranken auslaufen, kann die Gloriosa bis in Höhen von 2-3 m klettern. Die zurückgeschlagenen Blütenblätter vermitteln mit ihrer rot-gelben Färbung den Eindruck einer lodernden Flamme.

Name der Pflanze art oder -gattung	Familie	Seite im Text (Abb. Nr.)	Giftigkeitsstufe	Giftige Teile der Pflanze	Gefährdend bzw. verlockend für Kinder	Pflanzung an Spielplätzen vermeiden	Giftige Inhaltsstoffe	Arzneilich verwendet: Allopathie Homöop.	Wuchsform	Standort	Größe in m	Hinweise
Hanf (Cannabis sativa)	Hanfgewächse (Cannabaceae)	81 (58)	+	Harz der weibl. Pflanze			Harz		Kraut	G, W	2,5	
Hartriegel (Cornus sp.)	Hartriegelgewächse (Cornaceae)	– (225-227)	(+)?	?	Beeren		?		Sträucher	G, W	–3	C. mas: ungiftig; C. sanguinea u. C. alba praktisch ungiftig

Das Holz ist zäh wie Horn (lateinisch Cornus) und wurde früher häufig zu Spazierstöcken verarbeitet. Die einheimische Art (C. sanguinea) und die sibirische (C. alba) tragen weiße vierzählige Blüten in Scheindolden, aus denen im Herbst rote bzw. weiße, nicht eßbare Beeren entstehen. Die eiförmig zugespitzten Laubblätter haben eine hervorstehende Nervatur und färben sich im Herbst prächtig rot.

Die Haselwurz lebt als Bodendecker in unseren Wäldern. Etwa 15 cm hoch erheben sich die langgestielten, nierenförmig gestalteten, lederartigen und immergrünen Laubblätter über das flach im Erdreich kriechende Rhizom. Im Schatten der Blätter öffnen sich die kurzgestielten, außen dunkelbraun, innen dunkelrot gefärbten dreizipfeligen Blüten.

Name	Nr.		Teile		Giftstoff	Hom.	Form	Vork.	Wert	Bemerkung
Haselwurz (Asarum europaeum)	–	(+) (230)	alle		Ätherisches Öl	Hom.	Staude	G, W	0,1	
Heckenkirsche siehe „Geißblatt"										
Heideröschen (Daphne cneorum) siehe „Seidelbast"										
Herbstzeitlose (Colchicum autumnale)	221 (175)	+++	Samen		Colchicin (Alkaloid)	All. Hom.	Staude	G, W	0,3	
Holunder (Sambucus sp.)	175 (133-135)	(+)	Blätter, unreife Beeren	unreife Beeren (S. racemosa)	Sambunigrin (Cyanogenes Glycosid)	Hom.	Strauch, Baum, Staude	G, W	– 5	Zwergholunder (= Attich), S. ebulus, ist ungiftig!
Hortensien (Hydrangea sp.)	– (231)	(+)	alle	Blüten	Cyanogene Glycoside		Strauch	G	– 3	Wirkung etc. siehe „Kirschlorbeer"
Hundspetersilie (Aethusa cynapium)	134 (102, 103)	++	alle		Aethusin (Polyetin)	Hom.	Kraut	W	0,6	
Immergrün (Vinca sp.)	161 (122)	– !	–		–		Strauch	G, W	0,3	ungiftig!
Ipomoea siehe „Prunkwinde"										
Iris siehe „Schwertlilie"										
Jelängerjelieber siehe „Geißblatt"										
Judenkirsche (Physalis sp.)	186 (145)	(+)	alle, außer Beere	Beeren	Hygrin (Alkaloid), Steroid-lactone		Staude	G, W	– 1	Beeren praktisch giftfrei! Kapstachelbeere eßbar.

284

Name der Pflanze art oder -gattung	Familie	Seite im Text (Abb. Nr.)	Gif- tig- keits- stufe	Giftige Teile der Pflanze	Gefähr- dend bzw. verlok- kend für Kinder	Pflanzung an Spiel- plätzen vermeiden	Giftige Inhalts- stoffe	Arzneilich verwen- det: Allo- pathie Homöop.	Wuchs- form	Stand- ort	Grö- ße in m	Hinweise
Kaiserkrone (Fritillaria imperialis)	Liliengewächse (Liliaceae)	228 (180, 181)	++	Zwiebel	Blüten		Fritillin (Alkaloid)		Staude	G	–1	
Kalmia siehe „Berglorbeer"												
Kalmus (Acorus calamus)	Aronstabgewächse (Araceae)	– (232)	(+)	Wurzel- stock			Ätherisches Öl	All.	Staude	G, W	–1	

Von den im Schlamm wurzelnden verzweigten Rhizomen erheben sich etwa 1 m lange schwertförmige schmale Blätter. Sie umschließen einen dreikantigen blattähnlichen Stengel, der über dem seitlich abstehenden Blütenkolben in ein langes zugespitztes Hochblatt mit welligen Rändern ausläuft. Die ätherische Öle enthaltende getrocknete Wurzel diente bereits im alten Ägypten als Arznei.

Name der Pflanze art oder -gattung	Familie	Seite im Text (Abb. Nr.)	Gif- tig- keits- stufe	Giftige Teile der Pflanze	Gefähr- dend bzw. verlok- kend für Kinder	Pflanzung an Spiel- plätzen vermeiden	Giftige Inhalts- stoffe	Arzneilich verwen- det	Wuchs- form	Stand- ort	Grö- ße in m	Hinweise
Kapstachelbeere siehe „Judenkirsche"												
Kartoffel (Solanum tuberosum)	Nachtschatten- gewächse (Solanaceae)	187 (148, 149)	++	alle, außer Knolle	Beeren		Solanin (Alkaloid) u.a.		Staude	G	0,5	Grüne Teile der Knollen sind ebenfalls giftstofhaltig!
Kellerhals siehe „Seidelbast"												
Kermesbeere (Phytolacca sp.)	Kermesbeeren- gewächse (Phytolaccaceae)	– (233)	+	alle	Beeren		Triterpen- saponine z. B. Phyto- laccatoxin	Hom.	Staude	G	–3	Wurzeln besonders giftreich!
Kirschen siehe „Pfirsich"												
Kirschlorbeer (Prunus laurocerasus)	Rosengewächse (Rosaceae)	85 (59, 60)	+	Blätter + Samen	Früchte	—	Prunasin (Cyanogenes Glycosid)		Strauch	G	–3	Fruchtfleisch ist giftfrei!
Klappertopf (Rhinanthus sp.)	Rachenblütler (Scrophulariaceae)	206 (162-164)	(+)	alle			Aucubin (Glycosid)		Staude	W	0,3	

Klatschmohn (Papaver rhoeas-Gruppe)	Mohngewächse (Papaveraceae)	67 (51-53)	+	Samen	Milch-saft	Protopin, Rhoeadin (Alkaloide)		Kraut	G, W	0,9	Mittelmeerraum gelegentlich, Nordafrika häufiger wild und gepflanzt
Koloquinte (Citrullus colocynthis)	Kürbisgewächse (Cucurbitaceae)	146 (110)	++	Frucht	Frucht	Cucurbitacin (Bitterstoff)	All. Hom.	Staude	G	0,3	
Korallenbäumchen (Solanum pseudocapsicum)					siehe „Nachtschatten".						Ernsthafte Vergiftungen sind nicht bekannt.
Kornelkirsche (Cornus mas)					siehe „Hartriegel".						
Kornrade (Agrostemma githago)	Nelkengewächse (Caryophyllaceae)	– (234)	++	Samen	alle	Saponin		Kraut	(G), W	0,9	Als Acker-Unkraut fast ausgerottet

Die einjährige Kornrade gehört zu den schönsten Ackerunkräutern. Ihr lateinischer Name läßt sich mit Ackerzierde übersetzen. Leider ist die Pflanze durch die intensive Herbizid-Anwendung schon fast ausgestorben.

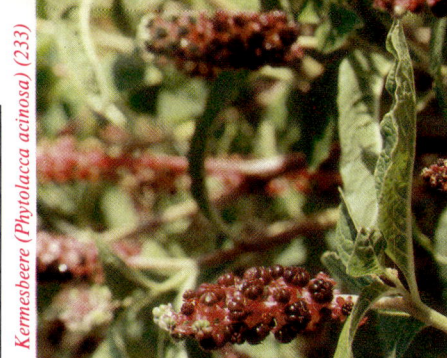

Kermesbeere (Phytolacca acinosa) (233)

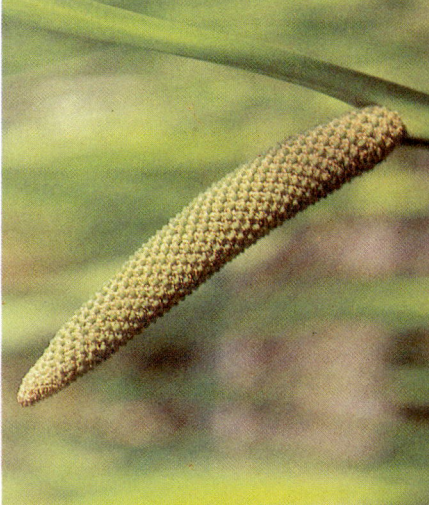

Kalmus (Acorus calamus) (232)

Hortensie (Hydrangea sp.) (231)

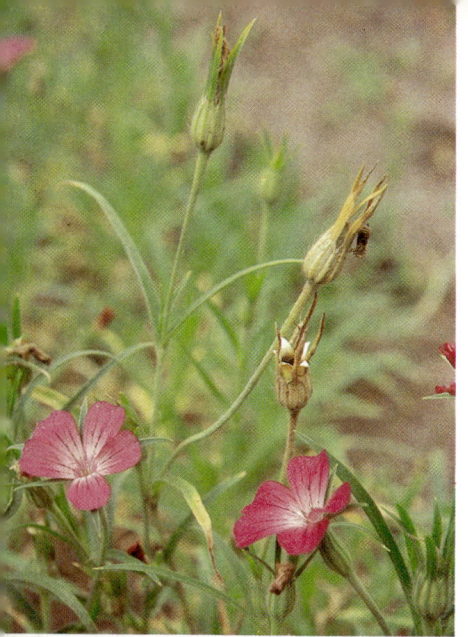

Kornrade (Agrostemma githago) (234)
Bunte Kronwicke (Coronilla varia) (235)

Name der Pflanze art oder -gattung	Familie	Seite im Text (Abb. Nr.)	Gif-tig-keits-stufe	Giftige Teile der Pflanze	Gefähr-dend bzw. verlok-kend für Kinder	Pflanzung an Spiel-plätzen vermeiden	Giftige Inhalts-stoffe	Arzneilich verwen-det: Allo-pathie Homoop.	Wuchs-form	Stand-ort	Grö-ße in m	Hinweise
Kreuzdorn (Rhamnus cartharticus)	siehe „Faulbaum"											
Kronwicke, bunte (Coronilla varia)	Schmetterlings-blütler (Fabaceae)	– (235)	+	Blätter, Blüten			Herz-glycosid		Staude	W	0,7	

Unsere einheimische Art ist eine niedrige, reich verzweigte Staude, die besonders durch ihre purpurrot gefärbten Blütendolden auffällt. Wie die meisten Schmetterlingsblütler besitzt sie unpaarig gefiederte Laubblätter.

Name der Pflanze art oder -gattung	Familie	Seite im Text (Abb. Nr.)	Gif-tig-keits-stufe	Giftige Teile der Pflanze	Gefähr-dend bzw. verlok-kend für Kinder	Pflanzung an Spiel-plätzen vermeiden	Giftige Inhalts-stoffe	Arzneilich verwen-det: Allo-pathie Homoop.	Wuchs-form	Stand-ort	Grö-ße in m	Hinweise
Kroton (Croton sp., Co-diaeum sp.)	Wolfsmilch-gewächse (Euphorbiaceae)	124 (92)	+ bis ++	Blätter + Samen	Blätter		Toxal-bumin	All. Hom.	Baum	Z	–2	

Name	Familie		Blüten?	Giftstoff	Hom.		G, W		geschützt!
Küchenschellen (Pulsatilla sp.)	Hahnenfußgewächse (Ranunculaceae)	31 (14, 18-21)	alle	Protoanemonin (Alkaloid)		Staude	G, W	0,5	geschützt!
Kuhblume	siehe „Löwenzahn"								
Läusekraut (Pedicularis sp.)	Rachenblütler (Scrophulariaceae)	208 (165)	alle	Aucubin (Glycosid)		Staude	W	0,2 –1	z. T. geschützt
Lampionblume	siehe „Judenkirsche"								
Lattich	siehe „Giftlattich"								
Lavendelheide (Pieris sp.)	Heidekrautgewächse (Ericaceae)	157 (237)	alle	Acetyl-andro-medol		Strauch	G	–4	

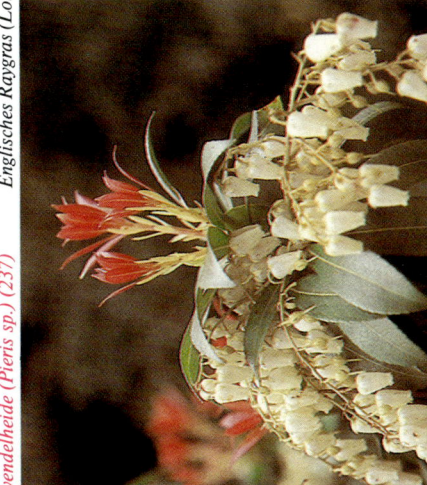

Englisches Raygras (Lolium perenne) mit Mutterkorn (238)

Lavendelheide (Pieris sp.) (237)

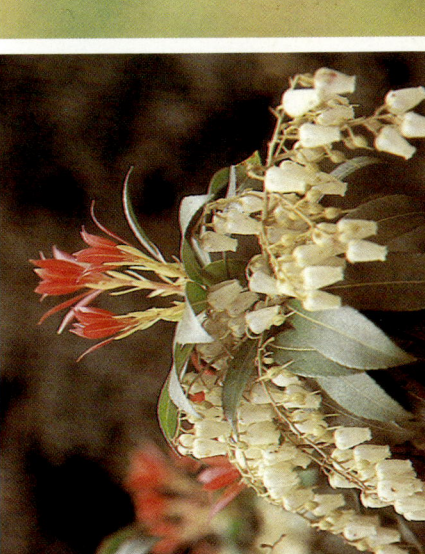

Liguster (Ligustrum vulgare) (236)

Name der Pflanze art oder -gattung	Familie	Seite im Text (Abb. Nr.)	Gif tig keits stufe	Giftige Teile der Pflanze	Gefähr dend bzw. verlockend für Kinder	Pflanzung an Spielplätzen vermeiden	Giftige Inhalts stoffe	Arzneilich verwendet: Allopathie Homoop.	Wuchs form	Stand ort	Grö ße in m	Hinweise
Lebensbaum (Thuja sp.)	Zypressengewächse (Cupressaceae)	19 (2, 6, 7, 9)	++	alle	junge Triebe		Thujon im ätherischen Öl	Hom.	Baum	G	– 30	Mittelmeerraum wild!
Leberblümchen (Hepatica nobilis)	Hahnenfuß gewächse (Ranunculaceae)	31 (22)	+	alle			Protoanemonin (Alkaloid)	All.	Staude	G, W	0,2	geschützt!
Lerchensporn (Corydalis sp.)	Mohngewächse (Papaveraceae)	74/76 (55, 56)	+	alle			Bulbocapnin und 20 weitere Alkaloide		Staude	G, W	0,3	Knolle von C. cava besonders giftreich!
Liguster (Ligustrum vulgare)	Ölbaumgewächse (Oleaceae)	– (236)	? ((+))		Beeren		?		Strauch	G, W	– 2	Wahrscheinlich völlig oder nahezu ungiftig!

Eine beliebte Heckenpflanze ist der Liguster. Seine kleinen ledrigen Laubblätter sind bei manchen Arten immergrün, bei anderen vor dem Laubabfall rotbraun gefärbt. Ein besonderer Schmuck sind die duftenden weißen Blütenrispen und die im Herbst schwarz ausgefärbten Beeren. Sie werden gerne von Vögeln gefressen. Unser einheimischer Liguster wächst wild bevorzugt auf Kalkboden an Waldrändern und in Steppenheiden.

Lolch (Lolium sp.)	Süßgräser (Poaceae)	– (238)	+	alle			Lolium-Alkaloide		Kraut, Staude	W	– 1	Giftig wohl nur L. cuneatum (Südeuropa)

Die Lolcharten unterscheiden sich von den überall häufigen Quecken dadurch, daß ihre mehrblütigen Ährchen von der Seite zusammengedrückt sind und der Ährenspindel die Schmalseite zukehren. Während der gifverdächtige Taumellolch (L. temulentum) mit dem Rückgang des Leinanbaus sehr selten geworden ist, findet man die nächstverwandte Art, das englische Raygras (L. perenne), noch häufig auf Ödland und Wegen. Sie hat aber nur einen geringen Alkaloid-Gehalt.

Löwenzahn (Taraxacum sp.)	Korbblütler (Asteraceae)	213 (169)	((+))	alle	Berührung		Milchsaft mit Lactupikrin	All. Hom.	Staude	W	– 0,5	
Lorbeerrose	siehe „Berglorbeer"											

					Hülsen + Samen				G, W	−1	
Lupine (Lupinus sp.)	Schmetterlingsblütler (Fabaceae)	98 (74, 75)	++	alle		Spartein (Alkaloid)		Staude	G, W	−1	
Märzenbecher (Leucojum vernum)	siehe „Amaryllis"										
Mahonie (Mahonia sp.)	Sauerdorngewächse (Berberidaceae)	116 (86)	(+)	alle	Beeren	Berberin (Alkaloid)		Strauch	G	−1,5	
Maiglöckchen (Convallaria maialis)	Liliengewächse (Liliaceae)	216 (171, 172)	+++	alle	Beeren	Herzglycoside	All. Hom.	Staude	G, W	−0,2	Wasser aus Blumenvasen mit M.-Sträußen ist giftig!
Mandelbaum	siehe „Pfirsich"			Etwa 60 Bittermandeln sind tödlich							
Merk (Sium sp.)	Doldengewächse (Apiaceae)	−	+	alle		Harz?		Staude	W	−1	
Meerzwiebel (Urginea maritima)	Liliengewächse (Liliaceae)	218 (173, 174)	+++	alle	unreife Früchte	Herzglycoside	All. Hom.	Staude	(G), W	−1,5	Mittelmeerpflanzen; Scilla-Arten etwas giftärmer
Milchstern (Ornithogalum sp.)	Liliengewächse (Liliaceae)	234 (187)	+	alle	unreife Früchte	Saponine		Staude	G, W	−0,3	
Mistel (Viscum album, Loranthus europaeus)	Mistelgewächse (Viscaceae)	− (243)	(+)?	Blätter, Stengel, Beeren gering	Beeren	Viscotoxin	All. Hom.	Strauch	W	−1	Weihnachtsschmuck; Beeren offenbar praktisch ungiftig

Sie wächst auf verschiedenen Baumarten als immergrüner Halbschmarotzer. Ein übermäßiger Mistelbefall bringt den Wirtsbaum zum Absterben. Charakteristisch für die Pflanze sind ihre gabelförmig verzweigten Äste mit den paarweise zusammenstehenden spatelförmigen Blättern und die hübschen weißen Beeren im Winter. Blätter und Beeren schmecken säuerlich. Da die als giftig geltenden Samen von einem widerlich schleimig-klebrigen Gewebe umgeben sind, kann man sie kaum verschlucken.

Mohn	siehe „Goldmohn, Klatschmohn, Schlafmohn"										
Monstera (Monstera u. Philodendron sp.)	Aronstabgewächse (Araceae)	245 (240)	+	alle		Scharfstoff		Liane	Z	−7	nicht alle Arten sind toxisch

Name der Pflanze art oder gattung	Familie	Seite im Text (Abb. Nr.)	Gif-tig-keits-stufe	Giftige Teile der Pflanze	Gefähr-dend bzw. verlok-kend für Kinder	Pflanzung an Spiel-plätzen vermeiden	Giftige Inhalts-stoffe	Arzneilich verwen-det: Allo-pathie Homöop.	Wuchs-form	Stand-ort	Grö-ße in m	Hinweise
Mutterkorn (Claviceps pur-purea)	Mutterkornpilze (Clavicipitales)	265 (211, 212)	++ bis +++	ganz	ganz		Mutterkorn-alkaloide	All. Hom.	Dauer-mycel	W	– 0,03	Giftigkeit variiert stark
Nachtschatten (Solanum sp.) außer „Kartoffel"!	Nachtschatten-gewächse (Solanaceae)	187 (146, 147, 150-153)	+	meist alle	Beeren		Solanin u. andere Alka-loide	All.	Kraut, Staude	G, W, Z	0,3 –1,5	Giftgehalt sehr wech-selnd! Pflanzen aber stets gifthaltig!
Narzissen (Narcissus sp.) siehe „Amaryllis"												
Nieswurz siehe „Christrosen"												
Oleander (Nerium oleander)	Hundsgift-gewächse (Apocynaceae)	163 (121)	+++	alle	Blüten		Herzglyco-side	All.	Strauch	G, W, Z	– 5	Mittelmeerraum oft wild
Osterglocken siehe „Narzissen"												
Osterluzei (Aristolochia sp.)	Osterluzeigewächse (Aristolochiaceae)	– (244)	+	alle			Aristolo-chiasäure	Hom.	Staude, Liane	G, W	0,8 – 2	Viele Wildarten im Mittelmeerraum

Jedes Jahr treibt die Pflanze aus ihrem mehrjährigen Wurzelstock mehrere bis 80 cm hoch werdende Stengel. In den Achseln der herzförmigen Laubblätter entstehen mehrere gelbe Blüten. Reusenhaare versperren den in die Kronröhre eingedrungenen Insekten so lange den Rückweg, bis die Bestäubung erfolgt ist.

Name der Pflanze art oder gattung	Familie	Seite im Text (Abb. Nr.)	Gif-tig-keits-stufe	Giftige Teile der Pflanze	Gefähr-dend bzw. verlok-kend für Kinder	Pflanzung an Spiel-plätzen vermeiden	Giftige Inhalts-stoffe	Arzneilich verwen-det: Allo-pathie Homöop.	Wuchs-form	Stand-ort	Grö-ße in m	Hinweise
Pachysandra siehe „Ysander"												
Paternostererbse (Abrus precatorius)	Schmetterlings-blütler (Fabaceae)	– (260)	++	Samen	Samen in Ketten		toxisches Protein Abrin		Liane	G	– 5	als Perlen in Samen-ketten (rot-schwarz)! Ähnlich: Erythrina-Samen (rot)

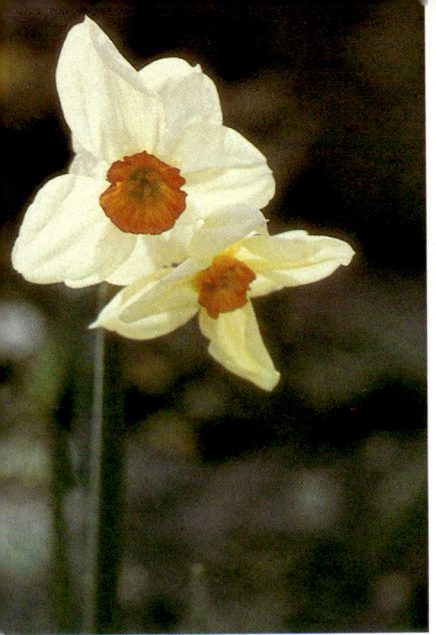

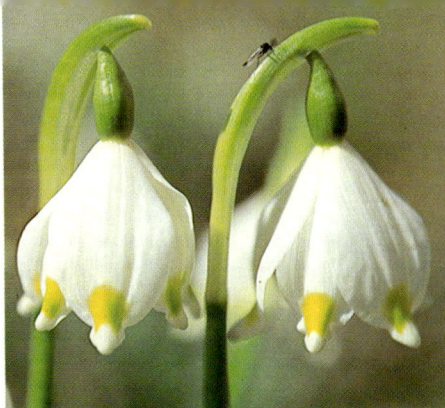

Märzenbecher (Leucojum vernum) (241)
Schneeglöckchen (Galanthus nivalis) (242)

Narzisse (Narcissus poeticus) (239)
Monstera (Monstera sp.) (240)

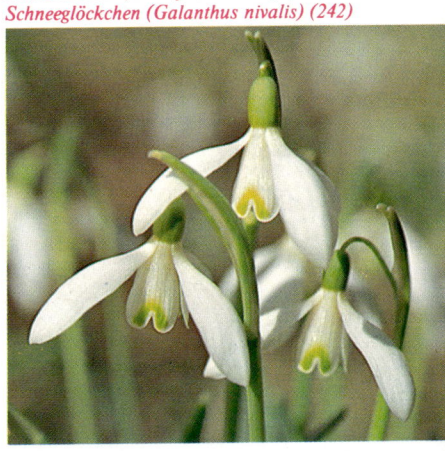

Mistel (Viscum album) (243)

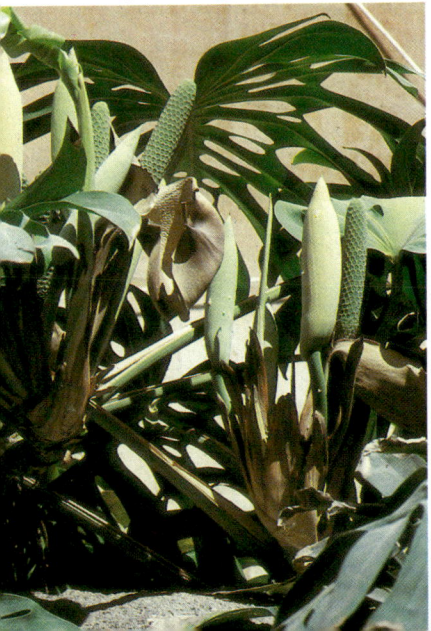

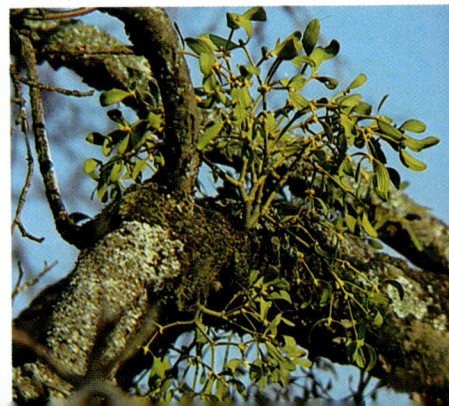

Name der Pflanze art oder -gattung	Familie	Seite im Text (Abb. Nr.)	Gif- tig- keits- stufe	Giftige Teile der Pflanze	Gefähr- dend bzw. verlok- kend für Kinder	Pflanzung an Spiel- plätzen vermeiden	Giftige Inhalts- stoffe	Arzneilich verwen- det: Allo- pathie Homöop.	Wuchs- form	Stand- ort	Grö- ße in m	Hinweise
Perückenstrauch (Cotinus coggygria)	Sumachgewächse (Anacardiaceae)	110 (82)	(+)	alle			Milchsaft mit Urushiol		Strauch	G, W	– 3	Mittelmeerpflanze
Pfaffenhütchen (Euonymus sp.)	Spindelbaum- gewächse (Celastraceae)	118 (88, 89)	++	alle	Früchte	▬ ●	Evonin (Al- kaloid) + Herzglyco- side		Strauch	G, W	– 2,5	
Pfingstrosen (Paeonia sp.)	Pfingstrosen- gewächse (Paeoniaceae)	– (245)	+	alle	Blüten + Früchte		Paeonin (Al- kaloid)	All. Hom.	Staude, Strauch	G, W	– 2	Mittelmeer- raum wild

Paeonien wachsen als buschige Stauden. Ihre Laubblätter sind dreizählig und lederartig hart. Jeder Stengel trägt eine bis zu 12 cm große Blüte. Die Verwandtschaft mit den Hahnenfußgewächsen zeigt sich im Fehlen der Kelchblätter und in der Vielzahl der Kron- und Staubblätter.

Pfirsich (Prunus sp.)	Rosengewächse (Rosaceae)	88 (63)	+	Samen- kerne	Frucht		Cyanogene Glycoside	All.	Bäume, Sträucher	G, W	– 10	Die Samen fast aller Rosengewächse sind gefährlich, da sie sehr giftreich sind. 1/2 Tasse Apfelkerne, gekaut, ist tödlich!
Pflaumen siehe „Pfirsich"												
Philodendron siehe „Monstera"												
Pieris siehe „Lavendelheide"												
Pilze (ganze Gruppe einschließlich Flechten)	Ständerpilze (Basidiomycetes) und Schlauchpilze (Ascomycetes)	249 (199- 212)	ungif- tig bis +++	Frucht- körper	Frucht- körper		s. „Pilzgifte" in Gift- tabelle		feine Zell- fäden	W	– 0,2	Arten siehe Textteil! Siehe auch „Mutter- korn" u. „Schimmel- pilze"

Platterbse (Lathyrus sp.), vermutlich alle Arten	Schmetterlingsblütler (Fabaceae)	–	+	alle	reife, rohe Samen	Neurotoxische Aminosäuren	Kräuter	G, W	–1	Langsam wirkende Vergiftung des ZNS (Lathyrismus)

Leuchtend rot, blau oder gelb gefärbte Schmetterlingsblüten, seitlich abgeplattete Schoten, die die Erbsen enthalten, paarig gefiederte Laubblätter mit einer Wickelranke an der Spitze und die Fähigkeit, mit Hilfe von Knöllchenbakterien den Luftstickstoff zu binden: das sind die Kennzeichen aller Platterbsen. Eine dekorative Art unserer Gärten ist L. odoratus, die jedem unter dem Namen Wicke bekannt ist.

Poleiminze (Mentha pulegium)	Lippenblütler (Lamiaceae)	– (246)	+	alle	Blätter	Pulegon im ätherischen Öl	Staude	W	–0,3	Die Verwendung als „Pfefferminztee" ist gefährlich!
Porst (Ledum sp.)	Heidekrautgewächse (Ericaceae)	159 (120)	+	Blätter	Blätter	Ledol im ätherischen Öl, Arbutin	Strauch	G, W	–1,5	Selten! Geschützt! Siehe auch Gagelstrauch

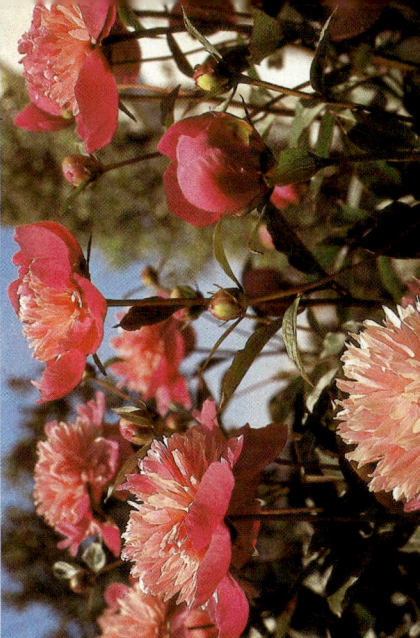

Pfingstrose (Paeonia sp.) (245)

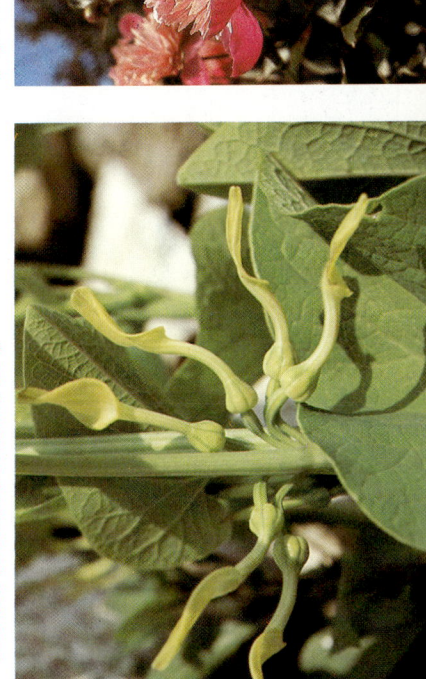

Osterluzei (Aristolchia clematitis) (224)

294

Name der Pflanze art oder -gattung	Familie	Seite im Text (Abb. Nr.)	Gif-tig-keits-stufe	Giftige Teile der Pflanze	Gefähr-dend bzw. verlok-kend für Kinder	Pflanzung an Spiel-plätzen vermeiden	Giftige Inhalts-stoffe	Arzneilich verwen-det: Allo-pathie Homöop.	Wuchs-form	Stand-ort	Grö-ße in m	Hinweise
Prunkwinde (Ipomoea sp.)	Windengewächse (Convolvulaceae)	– (247)	+	alle	Samen		Lysergsäureamid		Liane	G	– 2	

Die Heimat der Gattung Ipomoea ist das subtropische und tropische Amerika. Die Mehrzahl der Arten rankt wie eine Bohne und erreicht bis zu 10 m Höhe. Von dem Grün der herz- oder efeuförmigen Blätter stechen die prachtvoll gefärbten großen Blüten ab. Die knolligen Wurzelstöcke mehrerer Arten heißen Bataten oder Süßkartoffeln und werden in vielen Ländern als Kartoffel-Ersatz gegessen.

Rainweide siehe „Liguster"

| Raute (Ruta graveolens) | Rautengewächse (Rutaceae) | – (248) | + | alle | | ● | Ätherisches Öl, Furocumarine | All. Hom. | Staude | G, W | – 0,6 | Mittelmeerraum wild |

Die tiefwurzelnde Staude fällt besonders durch ihren aromatischen Duft auf, was schon im Altertum zur Verwendung als Speisengewürz führte. Die den Duft erzeugenden Öldrüsen finden sich sowohl in den schmal gefiederten, blaßgrünen Laub- als auch in den gelben Blütenblättchen, die zu viert einen vierteiligen Fruchtknoten umstehen.

Rhododendron (Rhododendron sp.)	Heidekraut-gewächse (Ericaceae)	153 (115, 116)	+ bis ++	alle	Blätter, Blüten	●	Acetylandromedol	Hom.	Strauch	G, W	– 5	Mittelmeerraum u. Britische Inseln wild; Blätter besonders giftreich! Vergiftungen durch Honig möglich!
Rittersporn (Consolida sp., Delphinium sp.)	Hahnenfuß-gewächse (Ranunculaceae)	61 (44, 45)	++	alle	unreife Früchte		Aconitin (Alkaloid)		Staude	G, W	– 2	
Rizinus (Ricinus communis)	Wolfsmilch-gewächse (Euphorbiaceae)	122 (91)	++	Samen	Samen		Ricin (Tox-albumin)	All.	Strauch	G	– 4	Vorsicht vor Samenketten!
Robinie (Robinia pseudoacacia)	Schmetterlings-blütler (Fabaceae)	101 (76)	(+)	alle	Hülsen + Samen	●	Robin (Tox-albumin)	Hom.	Baum	G, W	– 25	häufig auch wild

Roßkastanien (Aesculus sp.)	Roßkastaniengewächse (Hippocastanaceae)	– (249)	((+))	Samen	Samen	Saponin	All. Hom.	Baum	G	– 25

Als unverwechselbarer Charakterbaum an Straßenrändern und in Parkanlagen ist die Roßkastanie jedem bekannt. Ihr Reiz liegt in den gefingerten Blättern wie auch in den duftenden Blütenkerzen und den für Kinder attraktiven braunen Samen. Ihre Heimat liegt zwischen Nordgriechenland und Indien.

Ruchgras (Anthoxanthum odoratum)	Süßgräser (Poaceae)	– (252)	+	alle		Cumaringlycoside	All.	Staude	G, W	– 0,5	siehe auch „Waldmeister"

Das höchstens durch seinen zierlichen, offenen Blütenstand auffallende Gras gehört zu den wertvollsten Futtergräsern. Es wird folglich gerne auf Viehweiden angesät und ist in diesem Sinne auch in Amerika und Australien eingeführt worden. Der charakteristische Heugeruch, der bei zu langem Einatmen schnell zu Kopfschmerzen führt, geht zum erheblichen Teil auf den hohen Cumaringehalt des Ruchgrases zurück.

Sadebaum (Juniperus sabina)   siehe „Wacholder"

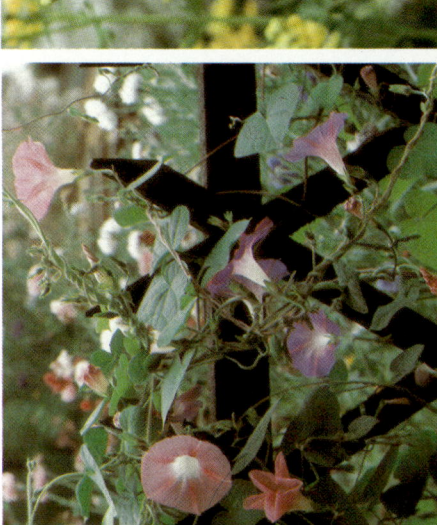

Raute (Ruta graveolens) (248)

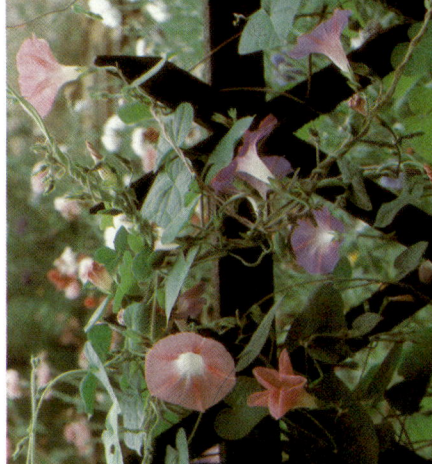

Prunkwinde (Ipomoea sp.) (247)

Poleiminze (Mentha pulegium) (246)

Name der Pflanze art oder -gattung	Familie	Seite im Text (Abb. Nr.)	Gif-tig-keits-stufe	Giftige Teile der Pflanze	Gefähr-dend bzw. verlok-kend für Kinder	Pflanzung an Spiel-plätzen vermeiden	Giftige Inhalts-stoffe	Arzneilich verwen-det: Allo-pathie Homöop.	Wuchs-form	Stand-ort	Grö-ße in m	Hinweise
Salbei (Salvia sp.)	Lippenblütler (Lamiaceae)	– (251)	((+)) bis +	Blätter			Thujon im ätherischen Öl	All.	Staude, Strauch	G, W	– 1	Mittelmeerarten z. T. thujonreich! Warnung vor Dauergebrauch!

Die Salbeiarten sind Halbsträucher oder Stauden mit vierkantigen Stengeln, an denen sich vielfach filzig behaarte eiförmig-elliptische Laubblätter kreuzweise gegenüberstehen. Die blauvioletten Lippenblüten werden wegen ihres Nektargehaltes gerne von Bienen besucht.

Salomonssiegel (Polygonatum sp.)	Liliengewächse (Liliaceae)	232 (170, 185, 186)	(+)	alle	Beeren		Saponine		Staude	G, W	– 1	
Sansevierie (Sansevieria sp.)	Agavengewächse (Agavaceae)	235 (189)	+	alle			Saponine		Staude	Z	– 1,2	

Saubohne (Vicia faba) siehe „Platterbse"   Bei speziellem erblichen Enzymmangel (in Südeuropa häufig) führt ihr Genuß zu hämolytischer Anämie.

Sauerdorn (Berberis sp.)	Sauerdorn-gewächse (Berberidaceae)	– (250)	(+)	alle	Beeren		Berberin (Alkaloid)	Hom.	Strauch	G, W	– 2	

Ähnlich wie der Liguster werden auch Berberitzensträucher gerne als Hecke gepflanzt. Ihre kleinen, löffelförmigen, grünen oder weinroten Blättchen sind ebenso charakteristisch wie die stets in Dreizahl zusammenstehenden Dornen. Aus den duftenden gelben Blütentrauben werden im Herbst Fruchttrauben mit leuchtend roten, länglichen Beeren. Ihr saurer Geschmack gab den Pflanzen den deutschen Namen.

Schachblume (Fritillaria sp.)   siehe „Kaiserkrone"   geschützt!

Scharbockskraut (Ficaria verna)	Hahnenfuß-gewächse (Ranunculaceae)	– (254)	(+)	Brut-knollen	Brut-knollen		Protoane-monin (Al-kaloid)		Staude	W	– 0,1	
Schattenblume (Maianthemum bi-folium)	Liliengewächse (Liliaceae)	232 (255)	(+)	alle	Beeren		Saponine		Staude	W	– 0,2	

		–	–	–	–	–	–	–	Baum	G	– 20	
Scheinzypressen (Chamaecyparis sp.)	Zypressengewächse (Cupressaceae)											
Schierling	siehe „Gefleckter Schierling" und „Wasserschierling"											
Schimmelpilze (Aspergillus, Penicillium)	Ordnung Plect-ascales	263 (210)	– bis ++	siehe letzte Spalte!	Verschimmelte Speisen	–	Aflatoxine	All.	feine Fäden	W	–	Bei verschimmelter Nahrung mindestens 3 × so viel entfernen, wie an Pilz sichtbar ist!
Schlafmohn (Papaver somniferum)	Mohngewächse (Papaveraceae)	67 (49, 50)	++	alle	Samen		Opiumalkaloide	All. Hom.	Kraut	G	– 1	Reife Samen giftfrei!
Schlafmützchen	siehe „Goldmohn"											
Schlangenwurz	siehe „Calla"											
Schmerwurz (Tamus communis)	Yamswurzgewächse (Dioscoreaceae)	235 (188)	+	alle	Beeren		Diosgenin (Saponin)	All.	Liane	W	– 3	Mittelmeerpflanze
Schneeball (Viburnum sp.)	Geißblatt-gewächse (Caprifoliaceae)	169 (128-135)	+	alle	Beeren		Viburnin u. andere Glycoside	Hom.	Strauch	G, W	– 4	Sterile Gartenformen kaum gefährlich
Schneebeere (Symphoricarpos sp.)	Geißblatt-gewächse (Caprifoliaceae)	169 (130)	(+)	alle	Beeren		?		Strauch	G	– 2	
Schneeglöckchen (Galanthus nivalis)	siehe „Amaryllis"											
Schöllkraut (Chelidonium maius)	Mohngewächse (Papaveraceae)	72 (54)	++	alle			Chelerythrin (Alkaloid im Milchsaft)	All. Hom.	Staude	W	– 1	
Schöterich	siehe „Goldlack"											
Schuppenwurz (Lathraea squamaria)	siehe „Klappertopf"											

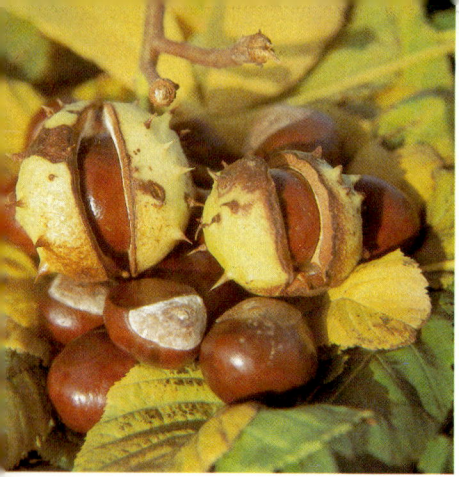
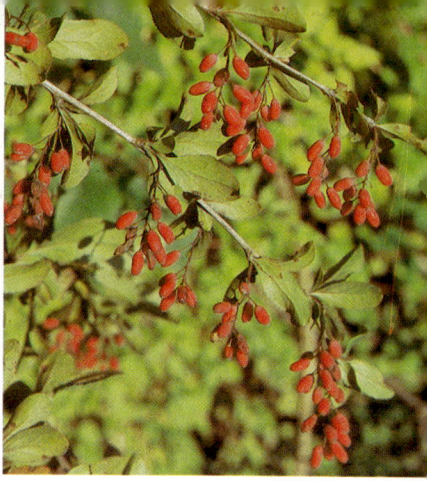

Linke Seite: Roßkastanie (Aesculus hippocastanum), oben links (249). Sauerdorn (Berberis vulgaris), oben rechts (250). Salbei (Salvia officinalis), unten links (251). Ruchgras (Anthoxanthum odoratum), unten rechts (252)

Rechte Seite: Schwalbenwurz (Cynanchum vincetoxicum), oben links (253). Scharbockskraut (Ficaria verna), Mitte links (254). Schattenblume (Maianthemum bifolium), unten links (255). Schwertlilie (Iris pseudacorus), oben rechts (256). Seerose (Nymphaea alba), Mitte rechts (257). Teichrose (Nuphar lutea), unten rechts (258)

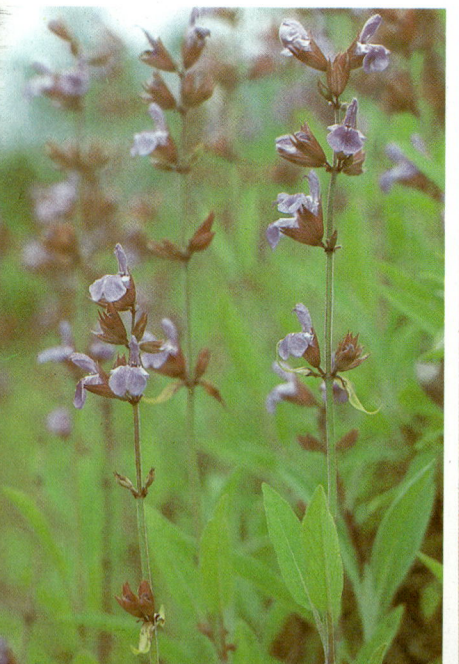
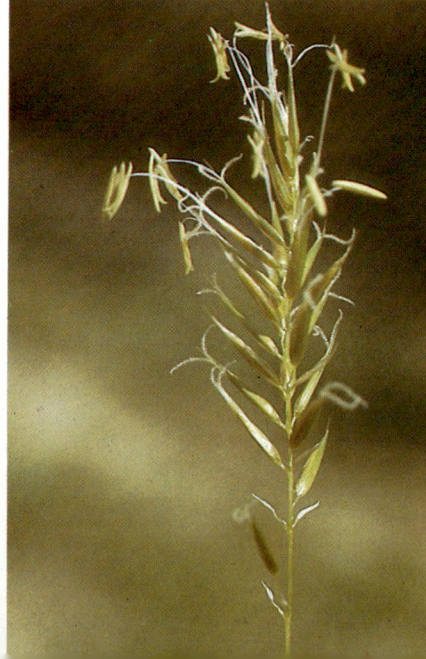

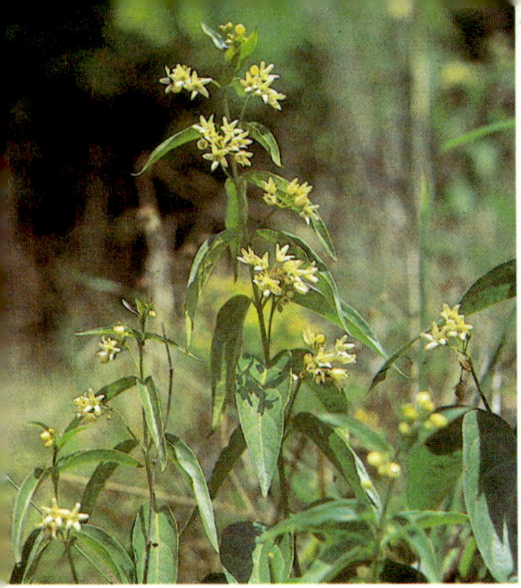

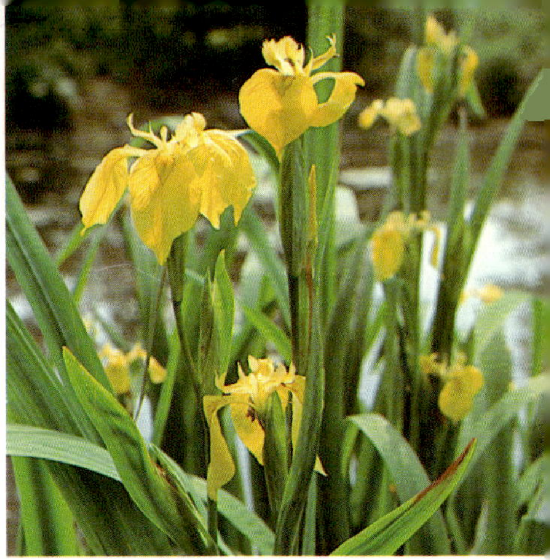

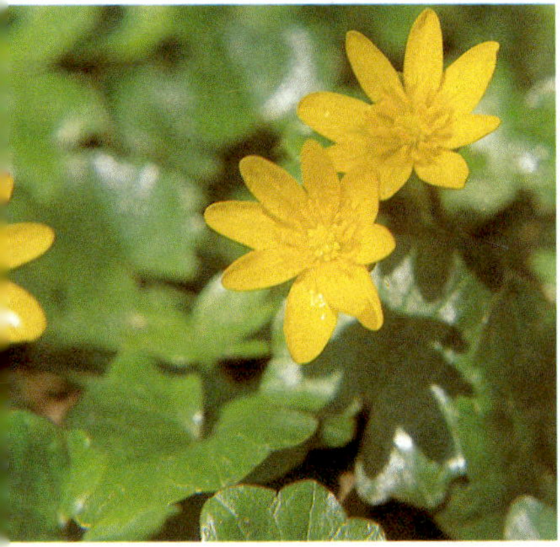

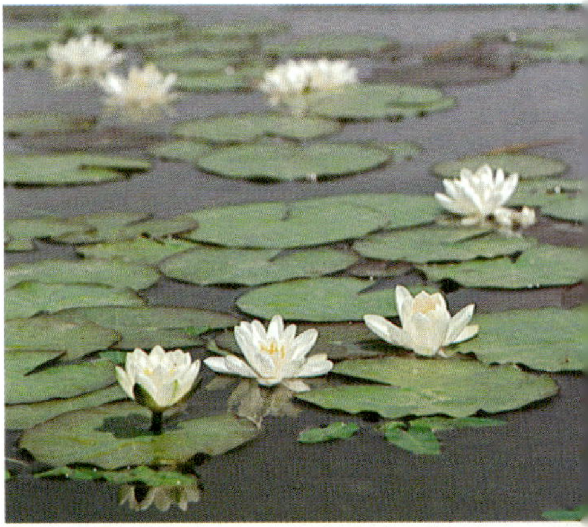

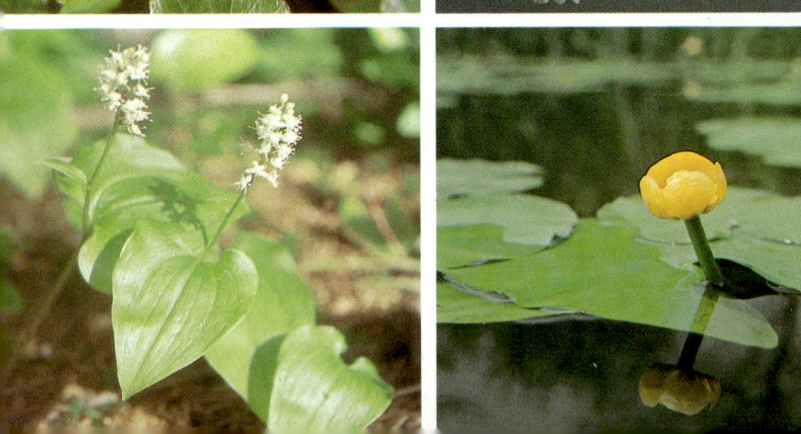

Name der Pflanzen art oder -gattung	Familie	Seite im Text (Abb. Nr.)	Giftigkeitsstufe	Giftige Teile der Pflanze	Gefährdend bzw. verlockend für Kinder	Pflanzung an Spielplätzen vermeiden	Giftige Inhaltsstoffe	Arzneilich verwendet: Allopathie Homöop.	Wuchsform	Standort	Größe in m	Hinweise
Schwalbenwurz (Cynanchum hirundinaria)	Schwalbenwurzgewächse (Asclepiadaceae)	– (253)	+	alle			Vincetoxin (Glycosid)		Staude	W	0,7	Vergiftungen können im Einzelfall sehr schwer sein!

Im Gegensatz zu den vielen dekorativen tropischen Asclepiadaceen ist unsere einheimische Schwalbenwurz recht unscheinbar. Sie findet sich bevorzugt auf Kalkböden in sonnigen Lagen. Aus einem ausdauernden Wurzelstock treibt sie 50–60 cm hohe Stengel mit schmal-herzförmigen Blättern, in deren Achseln verzweigte Blütenstände mit kleinen weißen Blüten entspringen. Wenn sich die Pflanze im Herbst gelb färbt, springen die zweiklappigen Balgfrüchte auf und entlassen viele flugfähige Samen.

Name der Pflanzen art oder -gattung	Familie	Seite im Text (Abb. Nr.)	Giftigkeitsstufe	Giftige Teile der Pflanze	Gefährdend bzw. verlockend für Kinder	Pflanzung an Spielplätzen vermeiden	Giftige Inhaltsstoffe	Arzneilich verwendet: Allopathie Homöop.	Wuchsform	Standort	Größe in m	Hinweise
Schweigohr (Dieffenbachia sp., Calladium sp.)	Aronstabgewächse (Araceae)	245 (196-198)	++	alle	Blätter		Scharfstoffe, Glycoside, Alkaloide		Staude	Z	–0,8	Wirkstoffzusammensetzung nicht geklärt
Schwertlilie, gelbe (Iris pseudacorus)	Schwertliliengewächse (Iridaceae)	– (256)	+	alle			Scharfstoff		Staude	W		Giftig ist nur die gelbe Wildpflanze!

Scilla   siehe „Blaustern"

Von den einheimischen Arten ist die gelbe Schwert- oder Sumpflilie ein häufiger Vertreter in den Ufervegetationen von Teichen und Seen. Sie wird über 1 m hoch. Ihre großen gelben Blüten leuchten zwischen dem Grün der schwertförmigen Laubblätter.

Name der Pflanzen art oder -gattung	Familie	Seite im Text (Abb. Nr.)	Giftigkeitsstufe	Giftige Teile der Pflanze	Gefährdend bzw. verlockend für Kinder	Pflanzung an Spielplätzen vermeiden	Giftige Inhaltsstoffe	Arzneilich verwendet: Allopathie Homöop.	Wuchsform	Standort	Größe in m	Hinweise
Seerosen (Nymphaea sp.)	Seerosengewächse (Nymphaeaceae)	– (257, 258)	+	alle	Blätter + Knospen		Nupharin (Alkaloid)		Staude	G, W	–1,5	

Im stehenden Wasser von Weihern und Seebuchten kann man bei uns zwei Schwimmblattpflanzen begegnen: der Seerose (Nymphaea alba) und der Teichrose (Nuphar luteum). Beide wurzeln am Grund und strecken die Blatt- und Blütenstengel bis zur Wasseroberfläche. Im Gegensatz zu den üppigen weißen Seerosenblüten erheben sich die kleineren gelben Blüten der Teichrose stets mehrere cm über das Wasser. Die Samen beider Arten sind schwimmfähig.

Name der Pflanzen art oder -gattung	Familie	Seite im Text (Abb. Nr.)	Giftigkeitsstufe	Giftige Teile der Pflanze	Gefährdend bzw. verlockend für Kinder	Pflanzung an Spielplätzen vermeiden	Giftige Inhaltsstoffe	Arzneilich verwendet: Allopathie Homöop.	Wuchsform	Standort	Größe in m	Hinweise
Seidelbast (Daphne sp.)	Seidelbastgewächse (Thymelaeaceae)	147 (111-114)	+++	alle	Beeren		Mezerein, Daphnetoxine	Hom.	Strauch	G, W	–1,5	Fruchtfleisch giftarm, Samen giftreich!

Sodomsapfel (Solanum sodomaeum)			siehe „Nachtschatten"						
Spanischer Ginster (Spartium junceum)			siehe „Binsenginster"						
Spindelstrauch			siehe „Pfaffenhütchen"						
Spritzgurke (Ecballium elaterium)	145 (109)	++	alle	Frucht	Cucurbitacine	All.	Staude	W	0,3	Mittelmeerraum. Schießt giftigen Inhalt bei Berührung der Frucht aus!
Stechapfel (Datura sp.)	180 (139, 140)	++	alle	unreife Früchte	Hyoscyamin. Scorpolamin (Alkaloide)	Hom.	Kraut, Bäume	G, W, Z	0,8 – 2	Kastanienartige Früchte, Samen wohlschmeckend!
Stechginster (Ulex europaeus)			siehe „Ginster"						
Stechpalme (Ilex aquifolium)	115 (85, 87)	+	alle	Beeren	Ursolsäure, Polyphenole	All.	Baum bzw. Strauch	G, W	– 10	Geschützt!
Steinklee (Melilotus sp.)	– (259)	((+))	alle		Cumaringly-coside	All.	Staude	W	– 1,5	siehe „Waldmeister"
Strophanthus (Strophanthus sp.)	– (260)	+++	alle	Samen in Samenketten	Herzglyco-side	All. Hom.	Liane			Gelegentlich als flach-spindelförmige Perlen in Samenketten.
Sumach			siehe „Essigbaum"						

Die Steinkleearten kann man wohl zu den häufigsten Straßenrand- und Ödflächenbewohnern zählen. Sie fallen schon durch ihre Größe auf, die häufig 1 m überschreitet. Aus den Achseln der kleeförmigen Laubblätter erheben sich dichte weiße oder gelbe Trauben kleiner Schmetterlingsblüten. Der Cumaringehalt der Pflanzen kann das Heu für Tiere ungenießbar machen.

In den Wäldern des tropischen Afrika wachsen mehrere Strophanthusarten. Es sind Lianen mit verzweigten Blütenständen. Ihre Früchte gleichen denen unserer Schwalbenwurz. Bekannt sind die Pflanzen für das nach ihrem Gattungsnamen benannte Gift Strophanthin, das für die Medizin als schnell wirkendes Herzmittel von großem Wert ist.

Name der Pflanze art oder -gattung	Familie	Seite im Text (Abb. Nr.)	Gif tig keits stufe	Giftige Teile der Pflanze	Gefähr dend bzw. verlok kend für Kinder	Pflanzung an Spiel plätzen vermeiden	Giftige Inhalts stoffe	Arzneilich verwen det: Allo pathie Homöop.	Wuchs form	Stand ort	Grö Be in m	Hinweise
Sumpfdotterblume (Catha palustris)	Hahnenfuß gewächse (Ranunculaceae)	64 (46)	+	alle	Knospen, Blüten		unbekannt (Alkaloid?)		Staude	W	0,6	**Knospen als Kapern ersatz gefährlich!**
Sumpfporst siehe „Porst"												
Tabak (Nicotiana sp.)	Nachtschatten gewächse (Solanaceae)	195 (155, 156)	+++	alle	Blätter, Rauch tabak		Nicotin u. andere Alka loide	All.	Kraut bzw. Baum	G	–2	Nicotin wird gut über die Haut aufgenom men! (Mitrauchen!)
Taglilie (Hemerocallis sp.)	Liliengewächse (Liliaceae)	–	–!	alle			–		Staude	G	–1	± ungiftig, entgegen verbreiteter Ansicht
Teichrosen (Nuphar sp.) siehe „Seerosen"												
Tollkirsche (Atropa bella donna)	Nachtschatten gewächse (Solanaceae)	182 (141-143)	+++	alle	Beeren		Hyoscyamin (Alkaloid)	All. Hom.	Staude	W	–2	Beeren sind kirschsüß u. wohlschmeckend!
Tomate (Lycopersicon lycopersicum)	Nachtschatten gewächse (Solanaceae)	187 (155)	++	alle außer reife Früchte	unreife Früchte		Solanine (Alkaloide)		Kraut	G	–1,5	ähnliches gilt für die Aubergine (Solanum melongena)
Tränendes Herz (Dicentra sp.) siehe „Lerchensporn"												
Traubenholunder (Sambucus racemosa) siehe „Holunder"												
Trollblume (Trollius europaeus)	Hahnenfuß gewächse (Ranunculaceae)	55 (39)	+	alle	Knospen, Blüten		Magnoflorin (Alkaloid)		Staude	W	0,6	**Knospen als Kapern ersatz gefährlich!**
Usambaraveilchen (Saintpaulia sp.)	(Gesneriaceae)	– (262)	+	alle	alle		Alkaloid?		Staude	Z	0,1	

			alle?	Beeren		All.	Baum	G, W	– 8	Große Mengen Beeren der Wildform können zu Gastroenteritis führen!
Vogelbeeren = Ebereschen (Sorbus sp.)	– (263)	((+))		Beeren	β-Sorbinsäure	All.	Baum	G, W	– 8	Große Mengen Beeren der Wildform können zu Gastroenteritis führen!
Wacholder (Juniperus sp.)	16 (2-5, 10)	++ bis (+)	alle	Früchte	Sabinen im ätherischen Öl u. Harz	All. Hom.	Strauch bis Baum	G, W	–12	Schuppenblättrige Arten meist stark giftig; einheimische nadelblättrige Arten kaum gifthaltig. Doch Vorsicht vor übermäßigem Beerengenuß!
Wachtelweizen (Melampyrum sp.)	siehe „Klappertopf"									
Waldreben (Clematis sp.)	40 (27-30)	+	alle	Blüten	Protoanemonin (Alkaloid)	Hom.	Liane, Staude	G, W	– 8	

Weibliche Pflanzen der Nadelblättrigen + alle Schuppenblättrigen

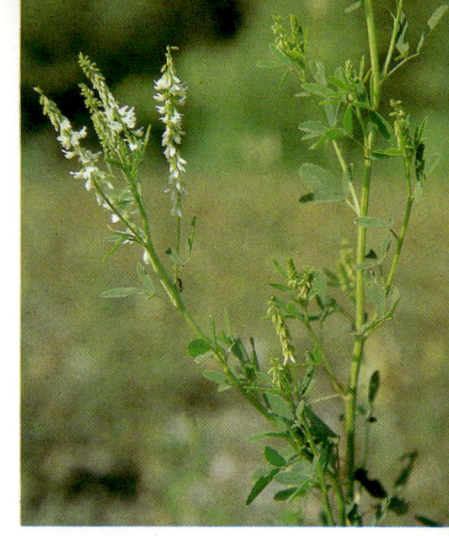

Steinklee (Melilotus albus) (259)

Giftige Samen, die gelegentlich zu Samenketten mitverarbeitet werden:
Oben: Brechnuß (Strychnos nux-vomica)
Mitte links: Strophanthus gratus
Mitte rechts: Rizinus (Ricinus communis)
Unten links: Paternostererbse (Abrus precatorius)
Unten rechts: Strophanthus kombé (260)

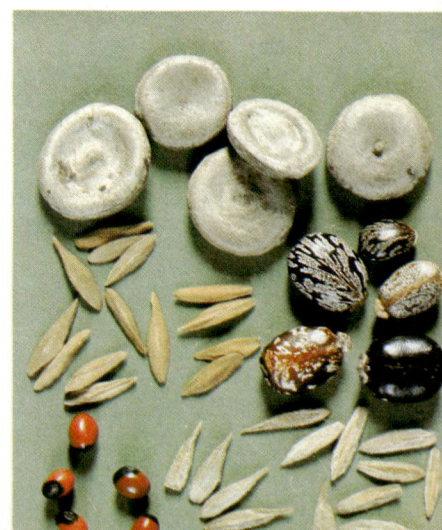

Waldmeister (Galium odoratum) (261)

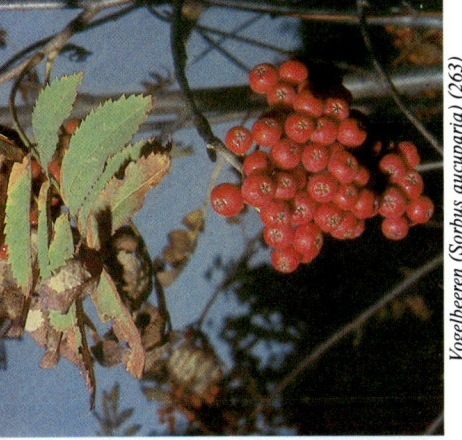

Usambara-Veilchen (Saintpaulia sp.) (262)

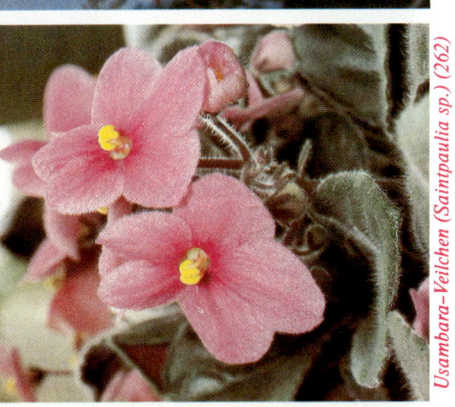

Vogelbeeren (Sorbus aucuparia) (263)

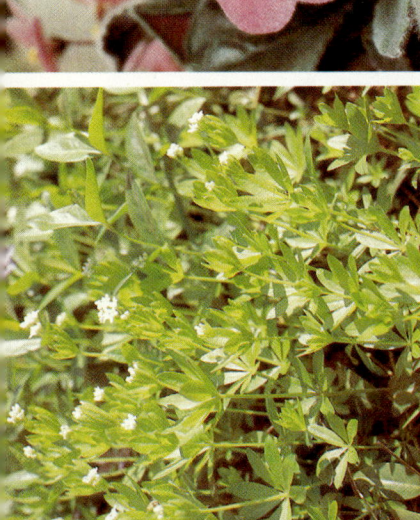
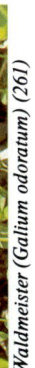

Name der Pflanzenart oder -gattung	Familie	Seite im Text (Abb. Nr.)	Giftigkeitsstufe	Giftige Teile der Pflanze	Gefährdend bzw. verlockend für Kinder	Pflanzung an Spielplätzen vermeiden	Giftige Inhaltsstoffe	Arzneilich verwendet: Allopathie Homöop.	Wuchsform	Standort	Größe in m	Hinweise
Waldmeister (Galium odoratum)	Rötegewächse (Rubiaceae)	– (261)	((+))	alle	Kraut		Cumaringlycoside	All.	Staude	G, W	– 0,2	

Auf dem schattigen Boden von Laubwäldern bildet der Waldmeister ausgedehnte Teppiche. Das erreicht er mit seinem kriechenden Wurzelstock, der 20 cm hohe, mit mehreren Blattquirlen versehene Stengel treibt, die an ihrer Spitze Trugdolden aus kleinen vierzähligen weißen Blüten tragen. Beim Trocknen bildet sich Cumarin, das den „Waldmeisterduft" hervorruft. Reichlicher Genuß von Waldmeistergetränken kann zu Vergiftungen führen.

| Wandelröschen (Lantana sp.) | Eisenkrautgewächse (Verbenaceae) | – | (+) | alle | Beeren | | Lantadene | | Staude, Strauch | G, Z | – 2 | Im Mittelmeerraum häufig; fruchtet bei uns selten! |

Wandelröschen wachsen als 1–2 m hohe Sträucher mit üppigem dunkelgrünem Laub und auffälligen Blütenköpfchen. Die kleinen Blüten wechseln während der Blütezeit die Farbe z. B. von gelb über orange nach rot. Ihre Heimat ist Südamerika.

Name	Familie	Nr.			Pflanzenteil	Wirkstoff		Wuchsform			Bemerkung
Wasserfenchel (Oenanthe sp.)	Doldengewächse (Apiaceae)	137 (103, 104)	++	alle		Polyetine	Hom.	Kraut	W	– 2	Oenanthe crocata besonders giftreich!
Wasserschierling (Cicuta virosa)	Doldengewächse (Apiaceae)	134 (100, 101)	+++	alle		Cicutoxin (Polyetin)	Hom.	Staude	W	– 1,5	Wurzelstock sellerieartig! Innen gekammert!
Weihnachtsstern, Poinsettie (Euphorbia pulcherrima)	siehe „Wolfsmilch"										
Weinraute	siehe „Raute"										
Wermut (Artemisia absinthium)	Röhrenblütige Korbblütler (Asteraceae)	–	(+)	alle		Thujon im Ätherischen Öl	All.	Strauch	G, W	– 1	Warnung vor Dauergebrauch! Wermutlikör, Magenbitter
Weißwurz	siehe „Salomonssiegel"										
Wicken	siehe „Platterbse"										
Wilder Wein (Parthenocissus sp.)	Weingewächse (Vitaceae)	– (265)	+	alle	Beeren	?		Liane	G	– 10	
Windröschen	siehe „Buschwindröschen"										
Winterling (Eranthis hiemalis)	Hahnenfußgewächse (Ranunculaceae)	48 (34)	++	alle	Blüten	Herzglycoside		Staude	G	0,15	Knolle besonders giftreich!
Wolfsmilcharten (Euphorbia sp.)	Wolfsmilchgewächse (Euphorbiaceae)	126 (90, 93–96)	++ bis +	alle	Blätter, Milchsaft!	Triterpene im Milchsaft		Kraut, Strauch	G, W.	–1,5	Weihnachtsstern sehr schwach giftig
Wunderbaum	siehe „Rizinus"										
Wunderstrauch	siehe „Kroton"										

Die Parthenocissus-Arten sind z. T. selbstklimmende Rebengewächse, die sich vor allem als Fassaden- und Pergola-Schmuck großer Beliebtheit erfreuen. Im Herbst färben sich ihre ahornartigen Blätter leuchtend rot. Die kleinen blauschwarzen Weinbeeren sind ungenießbar.

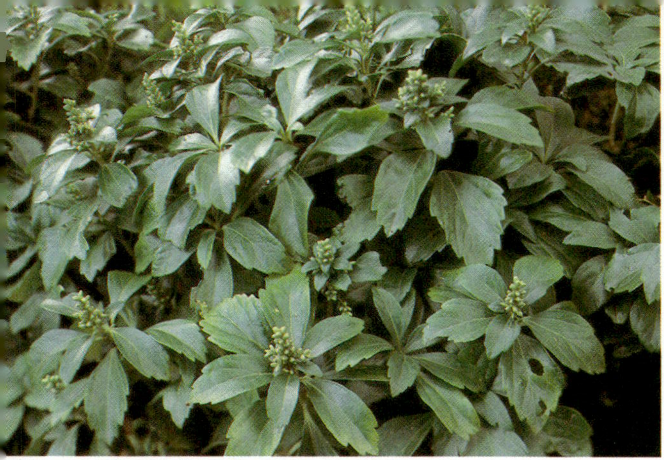

Ysander *(Pachysandra terminalis)* (264)

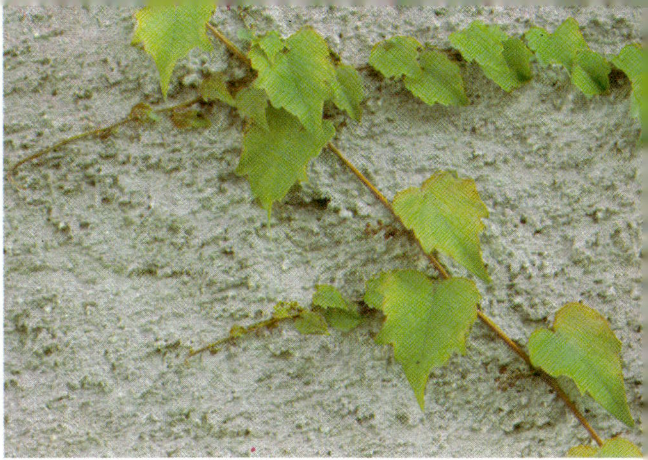

Wilder Wein *(Parthenocissus sp.)* (265)

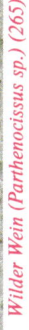

Name der Pflanzenart oder -gattung	Familie	Seite im Text (Abb. Nr.)	Giftigkeitsstufe	Giftige Teile der Pflanze	Gefährdend bzw. verlockend für Kinder	Pflanzung an Spielplätzen vermeiden	Giftige Inhaltsstoffe	Arzneilich verwendet: Allopathie Homöop.	Wuchsform	Standort	Größe in m	Hinweise
Ysander (Pachysandra terminalis)	Buchsbaumgewächse (Buxaceae)	– (264)	(+)	alle			Cyclobuxin (Alkaloid)		Strauch	G	– 0,5	siehe „Buchsbaum"
Zaunrübe (Bryonia sp.)	Kürbisgewächse (Cucurbitaceae)	143 (106-108)	++	alle	Beeren	—	Cucurbitacine	All. Hom.	Liane	W	– 2,5	

Zeder, virginianische (Juniperus virginiana)   siehe „Wacholder"

Zimmercalla (Zantedeschia sp.)   siehe „Calla"

Zwergholunder (Sambucus ebulus)   siehe „Holunder"

Tabelle 2:
Früchte giftiger und giftverdächtiger Pflanzen

Aufgenommen wurden Pflanzen, deren Früchte eßbaren Früchten ähnlich oder sonst attraktiv sind.
Geordnet wurde nach Fruchtform, Fruchtfarbe und Wuchsform der Pflanzen.
Man informiert sich bei Vergiftungsverdacht nach ihr, welche Pflanzen in Frage kommen, und sucht dann in Tabelle 1, 3 oder 5 oder im Textteil nach weiteren Informationen.
Man beachte dabei, daß auch viele ungiftige Früchte, unreif gegessen, heftiges Bauchweh und Erbrechen hervorrufen können.
Gefährliche Pflanzen sind durch roten Druck besonders hervorgehoben.

1. Beerenartige Früchte
Früchte mit saftigem oder mehligem Fruchtfleisch, in dem nur ein einziger (Steinfrucht) oder mehrere (Beere) Samen liegen. Die Farben beziehen sich auf die Fruchtschale.

a) Rote Früchte

■ Bäume und Sträucher

Bocksdorn	Früchte einzeln oder zu zweien, eiförmig, 5–7 mm lang
Eibe	ungiftiger fleischiger Fruchtbecher mit braungrünem giftigem Kern, ⌀ 7–8 mm
Faulbaum	Früchte einzeln oder büschelig in den Blattachseln, gestielt, reif schwarz, ⌀ 6 mm
Feuerdorn	Früchte in zahlreichen Trugdolden, Fruchtfleisch mehlig, ⌀ 4–5 mm, ähnlich Vogelbeeren
Geißblatt + Jelängerjelieber	Früchte zahlreich und kopfig gehäuft, hell- bis dunkelrot, ⌀ 6–8 mm
Heckenkirschen	Früchte meist zu 2 aufrecht an einem Stiel, auch gelb- oder schwarzfrüchtige Arten, ⌀ 5–6 mm
Korallenbäumchen	Früchte einzeln in Blattachseln, ⌀ 10–15 mm
Pfaffenhütchen	Dunkelrote, 4–5teilige Kapseln, hell-orangefarbener Samenmantel um die 4–5 großen weißen Samen, die so eine Steinfrucht vortäuschen. Samen-⌀ 3–5 mm

Sauerdorn	Lockerfrüchtige hängende Trauben, Früchte lang-eiförmig, bis 8 mm lang
Schneeball, Gemeiner: Wolliger:	Früchte in Trugdolden, Frucht mit Steinkern. Frucht rund, glasartig, $\varnothing$ 7 mm Frucht flach, bis 9 mm lang, ausgereift schwarz
Seidelbast	Steinfrüchte ohne Tragblätter direkt am Stengelstück des Vorjahres sitzend, leicht schief-eiförmig, $\varnothing$ 9–12 mm
Stechpalme	Früchte in kleinen meist zahlreichen Trugdolden, Frucht emailartig glänzend, $\varnothing$ 7–9 mm
Traubenholunder	Fruchtstand weinähnliche Rispe, Steinfrüchte, $\varnothing$ 3–5 mm
Vogelbeeren (Ebereschen)	Früchte zahlreich in hängenden Trugdolden, orangefarben bis rot, mattglänzend, apfelartig, $\varnothing$ 7–12 mm
Zwergmispeln	Früchte einzeln oder in wenigfrüchtigen Trugdolden, $\varnothing$ je nach Art 3–7 mm, sonst wie Vogelbeeren

■ **Kräuter und Stauden**

Aronstab	Früchte in einzeln stehenden Kolben, Beeren z. T. grün, eiförmig, in der unteren Hälfte maiskornartig zusammengedrückt, Länge 10–15 mm
Drachenwurz (Calla)	Kolben kurz gestielt in Blattachseln, Früchte stark zusammengedrückt, daher vieleckig, dunkelrot, $\varnothing$ 6–8 mm
Maiglöckchen	Früchte in einseitswendigen, wenigfrüchtigen Trauben, 3fächerig, hellrot, $\varnothing$ 7–10 mm
Nachtschatten, Bittersüßer	Früchte in lockerfrüchtigen Rispen, Beeren eiförmig, saftig, Länge 9–7 mm, Samen wie bei Tomaten
Salomonssiegel, Quirlblättriger	Früchte in zahlreichen, 3–5früchtigen Rispen, Frucht deutlich 3fächerig, unreif, gelblich-weiß mit violetten Punkten, $\varnothing$ 5–7 mm
Zaunrübe, Zweihäusige	Früchte in armfrüchtigen Rispen, $\varnothing$ 7–10 mm, Samen flach-eiförmig

---

b) Schwarze Früchte (einschließlich rotschwarz und blauschwarz)

■ **Bäume und Sträucher**

Efeu	Früchte in kugeligen Dolden, Beere blaubeerartig, $\varnothing$ 7–8 mm, Samen nierenförmig
Faulbaum	siehe »Rote Früchte«

Hartriegel, Roter	Früchte in reichfrüchtigen Trugdolden, ähnlich Schwarzem Holunder, aber etwas kleiner, Steinfrucht, ⌀ 3–4 mm
Heckenkirsche, Schwarze	siehe »Rote Früchte: Heckenkirschen«
Holunder, Schwarzer	Früchte in rotstieligen hängenden reichfrüchtigen Trugdolden, typischer Geruch, Steinfrüchte, ⌀ 3–5 mm
Kreuzdorn	Früchte einzeln oder büschelig in den Blattachseln, Frucht unreif nicht rot, ⌀ 6–8 mm
Liguster	Fruchtstand kurzstielige Rispe, Beere mit 1–2 Samen, ⌀ 5–8 mm
Mahonie	Früchte in Trauben, Frucht hellblau bereift, ⌀ 5–7 mm
Sadebaum (Schuppenblättrig!)	Früchte einzeln, oft zahlreich, grün bis blauschwarz, reif oft bereift, eiförmig, Länge 6–8 mm, 4–6 Samen, typischer unangenehm harziger Geruch.
Schneeball, Wolliger	siehe »Rote Früchte«
Wacholder (Nadelblättrig!)	Früchte einzeln, leicht bereift, kugelig, ⌀ 6–8 mm, 3 Samen, angenehm harziger Geruch
Wein, Wilder	Früchte in kleinen weinartigen Rispen, Frucht ⌀ 6–8 mm
Zwergholunder	ähnlich dem Schwarzen Holunder, jedoch Doldenstrahlen steif aufrecht und selten rot, Frucht deutlich gerieft.

■ Kräuter und Stauden

Christophskraut	Endständige aufrechte Traube, Beere eiförmig, ⌀ 8–10 mm
Einbeere	Pflanze einfrüchtig, Beere endständig, oft bereift, ⌀ 10–15 mm
Kermesbeeren	Fruchtstand kolbenartig, Beeren locker stehend, ungestielt, brombeerartig eingeschnürt, ⌀ 10–12 mm
Nachtschatten, Schwarzer	armfrüchtige hängende Trugdolden, großer Kelch, Frucht-⌀ 8–10 mm, Samen wie bei Tomaten. (Frucht selten gelb)
Salomonssiegel, Duftender: Vielblütiger:	wenigfrüchtige Rispen, Beere 3fächerig, ⌀ 6–8 mm, 1- oder 2früchtige Rispen 2- bis 6früchtige Rispen
Tollkirsche	Beeren einzeln, kurz gestielt, halbkugelig, ⌀ 10–12 mm, zuckersüß! Kelche groß und sternförmig, Samen wie bei Tomaten
Zaunrübe, Weiße	Frucht nie rot, sonst siehe »Rote Früchte: Zaunrübe«

c) Gelbe Früchte

■ Bäume und Sträucher

Giftefeu	Lockerfrüchtige Rispe, Steinfrüchte, gelblichweiß bis gelb, gefurcht, harzig, ⌀ 5–7 mm
Ginkgo	Fruchtet bei uns selten, Frucht einzeln, hellgelb, pflaumenähnlich, ⌀ 18–25 mm
Heckenkirschen	siehe »Rote Früchte«

■ Kräuter und Stauden

Koloquinte	Kürbisartige Frucht mit silbrigem verzweigtem Streifenmuster, Fruchtfleisch trockenschwammig, ⌀ reif 10–15 cm, Samen flacheiförmig
Nachtschatten, Gelber	Beeren gelb, sonst wie Schwarzer Nachtschatten

d) Weiße Früchte

■ Bäume und Sträucher

Misteln	sitzende, bis 4früchtige Trugdolden in den Blattachseln, Beeren weiß oder gelblich, längsgestreift, ⌀ 7–10 mm, Fruchtfleisch ungenießbar-schleimig
Hartriegel, Weißer	dichtfrüchtige Trugdolden, Steinfrüchte glasig, ⌀ 6–8 mm
Schneebeere	Früchte sitzend in endständige Trauben, 1–2samige Steinfrüchte mit schaumigem Fruchtfleisch, ⌀ 7–12 mm

e) Grüne Früchte (Fast alle sind unreif grün und können Bauchweh hervorrufen)

■ Bäume und Sträucher

Perückenstrauch	große, lockere Rispen, an denen nur wenige Früchte sitzen, Steinfrucht länglich-birnenförmig, längs gerieft, ⌀ 5–6 mm

■ Kräuter und Stauden

Kartoffel	Frucht einzeln in den Blattachseln, tomatenartig, ⌀ 10–25 mm, reift bei uns nicht aus!

2. Fenchelartige Früchte: Siehe Abb. 100 und 103 (S. 132 u. 136)

3. Früchte, die bohnen-, erbsen- oder rapsartig aussehen

■ **Hülsen, Schoten oder Balgfrüchte**
Immer wieder essen Kinder diese Früchte unreif als »grüne Bohnen« oder »Zuckererbsen«, oder sie verzehren die relativ großen reifen Samen.

■ **Hülsen**	*sind die Früchte der Schmetterlingsblütler (Fabaceae). Sie stehen einzeln an kurzen Stielen. Die Griffelreste sitzen nicht in der Mitte der Fruchtspitze, sondern seitlich zu der Fruchtnaht verschoben, an der innen die Samen angewachsen sind. Die Hülsen verfärben sich reif strohfarben (Bohne, Erbse) bis braunschwarz (alle Bäume und Sträucher) und sind innen silbrig ausgekleidet. Sie können im Querschnitt rund sein, dann stehen die Samen dicht gepackt, oder schmal-elliptisch (flach), dann stehen die Samen in größerem Abstand voneinander in der Hülse und sind an der geschlossenen Hülse als Buckel zu erkennen. Man darf davon ausgehen, daß auch die Samen der bisher nicht als giftig bekannten Arten in reifem Zustand roh gegessen giftig sind!*
Flache Hülsen	Besenginster, Glycine, Goldregen, Lupine und Robinie (reif schwarzbraun), sowie Bohnen (reif strohfarben).
Runde Hülsen	Erbsen und Erbsenstrauch (reif strohfarben), Blasenstrauch (rot überlaufen, papierartig und aufgeblasen) und Wicken (reif schwarzbraun).
■ **Balgfrüchte**	*haben viele Hahnenfußgewächse (Ranunculaceae) und einige verwandte Arten wie die Pfingstrosengewächse (Paeoniaceae). Charakteristisch ist, daß jede Blüte mehrere Fruchtknoten enthält, also Balgfrüchte stets zu mehreren an einem Stiel stehen. Sie gleichen sonst den Hülsen.*
Schmale Früchte	bis 2 cm lang, mit dichtgepackten kleinen Samen gefüllt. Akelei, Eisenhut und Rittersporn (siehe Abb. 40, S. 58)
Breite, erbsenartige Früchte	Christrose, Nieswurzarten (bis 3 cm lange Früchte, bohnenförmige, große Samen mit Anhängsel) Pfingstrosen (bis 5 cm lange, stark behaarte Früchte, bohnenförmige bis 7 mm lange Samen) Sumpfdotterblume, Trollblume und Winterling (zu 4–10 sternförmig am Fruchtstiel angeordnet, viele kleine Samen)
■ **Schoten**	*sind – im Gegensatz zu Hülse und Balgfrucht – aus 2 Fruchtblättern symmetrisch zusammengewachsen, so daß die Griffel zentral an der Fruchtspitze stehen. Sie sind mehr als 5 mal so lang wie breit. Die Schoten der Kreuzblütler haben in der Frucht zwischen den beiden Fruchtblättern ein Silberhäutchen gespannt, das bei den Schoten der Mohngewächse fehlt.*

Kreuzblütler (Brassicaceae)	Schoten hat Goldlack (4–9 cm lange Früchte, Samen scheibenförmig, ⌀ 3 mm)
Mohngewächse (Papaveraceae einschließlich Fumariaceae)	Goldmohn (schmale, gerippte, spitz zulaufende, gebogene, bis 10 cm lange Schote, kleine runde Samen) Lerchensporn (blaßgrüne, buckelige, etwa 2 cm lange Schoten, Samen rund, ⌀ 3 mm, mit Anhängsel) Schöllkraut (dünne, krumm-buckelige, bis 5 cm lange Schoten, Samen grubig, schwarz, wie Mohnsamen!)

Tabelle 3:
Pflanzen, die eine Dermatitis verursachen können

Die Tabelle gibt Aufschluß über Hautreizungen, sei es durch direkte Reizstoffe, sei es auf dem Wege über Verdauung und Blutbahn. Hier sind auch solche Pflanzen enthalten, die nur bei besonders empfindlichen Personen oder durch Allergisierung Schaden verursachen können.
(Die Zusammenstellung ist im wesentlichen entnommen aus: Tampion, J.: Dangerous Plants. Newton Abbot, London, Vancouver 1977)
Gefährliche Pflanzen sind durch roten Druck besonders hervorgehoben.

Pflanze/Teil	Botanischer Name	Ursache

Durch mechanischen Einfluß

Beinwell	Symphytum officinale	rauh behaart
Boretsch	Borago officinalis	rauh behaart
Gerste	Hordeum vulgare	Grannen
Hartriegel	Cornus sanguinea	T-förmige Haare
Klette	Arctium lappa	rauhe Haare
Königskerze	Verbascum thapsus	rauhe Haare
Lungenkraut	Pulmonaria officinalis	rauhe Haare
Natternkopf	Echium vulgare	rauhe Haare
Zweizahn	Bidens sp.	gezähnte Früchte

Durch mechanischen und chemischen Einfluß

Aronstab	Arum maculatum	Raphidenbündel u. Giftstoffe
Brennessel	Urtica dioica, urens	Brennhaare
Zimmerlinde	Sparmannia africana	Ursache unbekannt

Pflanze/Teil	Botanischer Name	Ursache

Durch Photosensibilisierung

Bärenklau	Heracleum sphondylium	Furocumarin
Diptam	Dictamnus albus	Ursache unbekannt
Engelwurz	Angelica archangelica	Furocumarin
Feldsalat	Valerianella locusta	Berührung und Essen
Johanniskraut	Hypericum perforatum	Berührung und Essen
Kerbel	Anthriscus sylvestris	Furocumarin vermutet
Knorpelmöhre	Ammi majus	Furocumarin
Raute	Ruta graveolens	Furocumarin
Riesenbärenklau	Heracleum mantegazzianum	Furocumarin
Sellerie	Apium dulce	Furocumarin
Wandelröschen	Lantana sp.	Furocumarin vermutet
Zitrusfrüchte	Citrus sp.	Ätherische Öle

Durch Allergisierung

a) Wildpflanzen

Ampfer	Rumex sp.	Blätter mit Oxalat
Berufkraut	Conyza canadensis	Blätter mit Öl
Christrose	Helleborus niger	Blätter
Efeu	Hedera helix	Blätter
Eisenhut	Aconitum napellus	Berührung und Saft
Flechten	Lichenes	Flechtensäure im Thallus
Froschlöffel	Alisma plantago-aquatica	Knollen
Gauchheil	Anagallis arvensis	Blätter
Gräser	Poaceae	Pollen, Heu
Herzgespann	Leonurus cardiaca	Blätter und Öl
Hopfen	Humulus lupulus	Blätter, Blüten und Öl
Knöterich	Polygonum sp.	Blätter
Margeriten	Chrysanthemum sp.	Blätter und Stengel
Mauerpfeffer	Sedum acre	Saft
Nadelgehölze	Pinaceae	Holz, Harz, Terpentinöl
Pfeilkraut	Sagittaria sagittifolia	Knollen
Pilze	Mycophyta	Schmutz auf Fruchtkörpern
Rittersporn	Delphinium sp.	Blätter und Samen
Schafgarbe	Achillea millefolium	beim Reiben auf der Haut
Tollkirsche	Atropa bella-donna	Beeren und Saft
Wermut	Artemisia absinthium	Blüten und Blätter

b) Zierpflanzen

Berberitze	Berberis sp.	Ursache unbekannt
Christrose	Helleborus niger	Blätter

Pflanze/Teil	Botanischer Name	Ursache
Efeu	Hedera helix	Blätter
Eisenhut	Aconitum napellus	Saft und Berührung
Geranie	Pelargonium sp.	Pflanze
Giftefeu	Toxicodendron sp.	Pflanze
Götterbaum	Ailanthus altissima	Blätter und Blüten
Iris	Iris sp.	Wurzelstock
Jasmin	Jasminum officinale	Blüten, ätherisches Öl
Lein	Linum usitatissimum	Samen und Leinöl
Mauerpfeffer	Sedum acre	Saft
Nadelgehölze	Pinaceae	Holz, Harz, Terpentinöl
Narzisse	Narcissus sp.	Zwiebel und Stengel
Philodendron	Philodendron scandens	Pflanze
Primel	Primula obconica	Pflanze
Ringelblume	Calendula officinalis	Blätter und Saft
Rittersporn	Delphinium sp.	Blätter und Samen
Sonnenbraut	Helenium sp.	Pflanze
Studentenblume	Tagetes sp.	Pflanze
Tränendes Herz	Dicentra spectabilis	Pflanze
Tulpe	Tulipa sp.	Zwiebel und Sproß

c) Nutzpflanzen

Bohne	Phaseolus sp.	bei der Zubereitung
Früchte (wie Apfel, Aprikose, Banane, Feige, Himbeere, Erdbeere, Pfirisich, Zitrusfrüchte, Zuckermelone, Mango)		nach Berührung oder Genuß z.T. schwere Allergie
Gemüse (wie Blumenkohl, Karotten, Kartoffel, Kohl, Kresse, Porree, Rüben, Sellerie, Sojabohnen, Spargel, Zwiebeln, Tomate)		bei der Zubereitung
Getreide (wie Buchweizen, Gerste, Mais, Reis, Roggen, Weizen)		besonders als Mehl
Gewürze (wie Anis, Gewürznelke, Ingwer, Kümmel, Lorbeer, Mohn, Muskatnuß, Petersilie, Pfeffer, Salbei, Sesam, Thymian, Vanille, Zimt)		selten, aber wenn, dann schwere Allergie
Hopfen	Humulus lupulus	Blätter, Blüten, Extrakt
Nüsse (alle Arten und Nußprodukte)		Öl
Rhabarber	Rheum. sp.	Blattstiele mit Oxalat
Salate (wie Gurke und Rettich)		selten
Schimmelpilze aus Käsesorten		häufige Allergie
Spinat	Spinacia oleracea	Pflanze

Andere Naturprodukte (wie Kakao-Butter, Erdnußpaste, Kokosnuß, Leinöl, Mandelöl; Pflanzenmilchsäfte in Speiseeis, Milch-Desserts, Diabetiker-Nahrung; Schokolade; Bleistiftholz u.a.m.)

Pflanze/Teil	Botanischer Name	Ursache

Durch primäre Reizstoffe

Pflanze/Teil	Botanischer Name	Ursache
Ananas	Ananas comosus	Enzyme im Saft
Anemone	Anemone nemorosa, Pulsatilla sp.	Protoanemonin im Saft
Bilsenkraut	Hyoscyamus niger	Saft und Pflanzenöl
Blaustern	Scilla sp.	Saft
Bleiwurz	Plumbago capensis	Wurzel- und Blattsaft
Clematis	Clematis sp.	Protoanemonin im Saft
Ginkgo	Ginkgo biloba	Früchte und Samen
Hahnenfuß	Ranunculus sp.	Protoanemonin im Saft
Herbstzeitlose	Colchicum autumnale	Saft
Kohl	Brassica nigra	Sinigrin im Saft
Lobelie	Lobelia sp.	Saft und Blätter
Monstera	Monstera deliciosa	Saft
Oleander	Nerium oleander	Saft
Orchideen	Paphiopedilum sp., Cypripedium sp.	Chinone im Saft
Rettich	Raphanus sativus	Sinigrin im Saft
Schlangenwurz	Calla palustris	Saft
Schöllkraut	Chelidonium majus	Saft
Wolfsmilch	Euphorbia sp.	Saft
Zaunrübe	Bryonia dioica	Saft

Auf unterschiedliche Art

Pflanze/Teil	Botanischer Name	Ursache
Agave	Agava americana	Pflanze
Aralie	Aralia spinosa	Rinde
Arnika	Arnica montana	Pflanze und Extrakte
Buchsbaum	Buxus sempervirens	Blätter
Dieffenbachie	Dieffenbachia seguine	Blätter und Saft
Germer	Veratrum album	Blätter
Gräser	Poaceae	Blattberührung, Pollen
Hirtentäschel	Capsella bursa-pastoris	Samen
Hölzer	verschiedene Arten	Berührung, Sägemehl
Kartoffel	Solanum tuberosum	blühende Pflanze
Kopfsalat	Lactuca sativa	Pflanze
Kroton	Croton tiglium	Pflanzenharz
Makore	Mimusops sp.	Holz
Pollen	verschiedene Arten	Heuschnupfen
Rainfarn	Chrysanthemum vulgare	Pflanze
Rittersporn	Delphinium ajacis	Pflanze
Rizinus	Ricinus communis	Pflanze und Samen

Pflanze/Teil	Botanischer Name	Ursache
Saubohne	Vicia faba	Pollen
Schierling	Conium maculatum	Blätter
Schmerwurz	Tamus communis	Saft
Sonnentau	Drosera sp.	zerquetschte Blätter
Stechapfel	Datura stramonium	Pflanze
Tabak	Nicotiana tabacum	Blätter, Verarbeitung
Wiesenraute	Thalictrum sp.	Pflanze
Wilde Möhre	Daucus carota	Blätter

Tabelle 4: Verwechslungsmöglichkeiten Giftpilze – eßbare Pilze

Angegeben sind die wichtigsten Erkennungsmerkmale. Die Tabelle ist nicht vollständig und nur als Anhaltspunkt zu verwenden. Zur sicheren Bestimmung benötigt man Spezialliteratur und Erfahrung.
Die Namen der giftigen Pilze sind durch roten Druck besonders hervorgehoben.

Giftpilze	eßbare Pilze	
Bovist, Kartoffel- *(Scleroderma citrinum)* Oberfläche: rissig gefeldert Fruchtmasse: grau-violett Geruch: nach Leuchtgas	**Beutelstäubling** *(Calvatia excipuliformis)* feinstachelig, alt glatt weiß-oliv, schmierig geruchlos	
Dickfuß, Lila *(Cortinarius traganus)* Hutrand: mit Schleierresten Fleisch: braungelb Geruch: widerlich-muffig	**Schleiereule** *(C. praestans)* kahl-flockig weiß angenehm	**Lilastieliger Rötelritterling** *(Lepista personata)* unbehaart, glatt weißlich angenehm
Egerling, Karbol- *(Agaricus xanthoderma)* Hut: an Druckstellen sofort gelb Geruch: widerlich nach Tinte Stielbasis-Schnitt: gelb	**Wiesenchampignon** *(A. campester)* unverändert angenehm unverändert	**Schafchampignon** *(A. arvensis)* unverändert nach Anis unverändert
Fliegenpilz *(Amanita muscaria)* Lamellen: weiß-blaßgelblich Stiel: weiß, mit Manschette und Knollenscheide	**Kaiserling** *(A. caesarea)* blaßgelb-goldgelb goldgelb, mit Mansch. u. Knollensch.	**Gold-Täubling** *(Russula aurata)* blaßgoldgelb, spröde weißlich-chromegelb, ohne Mansch. u. Sch.

Giftpilze	eßbare Pilze	

Giftrötling, Frühlings-
(Entoloma vernum)
Lamellen: blaßgrau-graurötlich,
        Schneide wellig
Stiel: kastanienbraun
Standort: grasige Stellen

Fichtenzapfenrübling
(Strobilurus esculentus)
weiß-blaßgrau,
Schneide gerade
weiß bis gelbbraun
Fichtenzapfen

Häubling, Nadelholz-
(Galerina marginata)
Hut: trocken oder schmierig
Stiel: nach unten dunkler,
        weißfaserig
Ring: flüchtig
Geruch: mehlartig

Hallimasch
(Armillariella mellea)
mit faserigen Schuppen
gelbbraun

weiß, stets deutlich
schwach säuerlich

Stockschwämmchen
(Kuehneromyces mutabilis)
fühlt sich fettig an
gelbbraun, schuppig
unterhalb des Ringes
vorhanden
würzig

Hautkopf, Blut-
(Dermocybe sanguinea)
Hut: blutrot
Lamellen: blutrot
Fleisch: rot
Geschmack: rettichartig

Roter Lacktrichterling
(Laccaria laccata)
rosa
rosa, heller als Hut
rosa-orange
mild

Helmling, Rettich-
(Mycaena pura)
Hut: blaßrosa
Lamellen: wie Hut, aber blasser
Geruch: rettichartig

Blauer Lacktrichterling
(Laccaria amethystina)
meist satt lila
wie Hut
geruchlos

Koralle, Bauchweh-
(Ramaria pallida)
Äste: blaßgelb-ocker
Spitzen: lila
Geschmack: bitter

Ziegenbart
(R. aurea)
weißgelb-orangegelb
orangegelb
mild

Knollenblätterpilz, Frühlings-
(Amanita verna) und
K., Spitzhütiger *(A. virosa)*
Lamellen: reinweiß
Ring: vergänglich
Stielknolle: mit Scheide
Geruch: nach rohen Kartoffeln

K., Gelber
(A. citrina)
Huthaut: mit Flocken

Rand: glatt
Lamellen: weiß-blaßgelb
Stiel: mit Ring u. Knollenscheide
Geruch: nach rohen Kartoffeln

Anis-Champignon
(Agaricus abruptibulbus)

weiß-rosa-dunkelbraun
fester
ohne Scheide
nach Anis

Grasgrüner Täubling
(Russula aeruginea)
einheitlich

gerieft
gelblich, spröde
ohne beide Merkmale
geruchlos

Großer Scheidling
(Volvariella speciosa)

weiß-rosa-braun
fehlt
mit Scheide
rettichartig

Grünspanträuschling
(Stropharia aeruginosa)
Schuppen weiß,
verschiebbar
glatt
weiß-rosa-braun, weich
mit Ring, ohne Knolle
rettichartig

weitere Verwechslung möglich mit: **Grünling** (siehe
Ritterling, Schwefel-), dem diesem sehr ähnlichen **Grün-**
grauen Täubling und dem **Grasgrünen Täubling** ähnlichen **Grünen Speisetäubling** *(Russula heterophylla)*

Giftpilze	eßbare Pilze	
K., Grüner *(A. phalloides)* Huthaut: mit Radialfasern Rand: glatt Lamellen: weiß, weich Stiel: mit Ring u. Knollenscheide Geruch: süßlich	Verwechslungen wie bei **Gelbem Knollenblätterpilz** Alle **Knollenblätterpilze** können untereinander verwechselt werden.	
Krempling, Kahler *(Paxillus involutus)* Alle Teile: gelbbraun-rostbraun Bei Druck: braune Flecken	Verwechslungen mit zahlreichen braunen Pilzen aus den Gruppen der **Milchlinge, Täublinge,** **Trichterlinge** und **Weichritterlinge**	
Lorchel, Frühjahrs- *(Gyromitra esculenta)* Hut: rotbraun, unregelmäßig hirnartig gewunden Geruch: angenehm Standort: Nadelwälder	**Speisemorchel** *(Morchella esculenta)* grau-ocker, mit regelmäßigen Waben geruchlos Laubwälder	**Weitere Morcheln** *(M. sp.)*
Milchling, Grubiger *(Lactarius scrobiculatus)* Hut: gelb, eingewachsen zottig Stiel: weißlich, Gruben gelb Geruch: obstartig Milch: weiß, gelb werdend	**Maggipilz** *(L. helvus)* lederbraun, filzig blaßbraun, oben bereift nach Maggi wasserklar	
Pantherpilz *(Amanita pantherina)* Hut: graubraun, weißflockig Stiel: weiß Ring: glatt Fleisch: rein weiß Geruch: rettichartig	**Grauer Wulstling** *(A. spissa)* graubraun, grauflockig weiß-grau mit Riefen weißlich-gräulich rübenartig	**Perlpilz** *(A. rubescens)* braunrot, rosaflockig weiß-rötlich mit Riefen weiß, rot werdend geruchlos
	Hut: Stiel: Ring: Fleisch: Geruch:	**Grauer Scheidenstreifling** *(A. vaginata)* graubraun, flockenfrei weißgrau kein Ring weiß geruchlos
Rasling, Weißer *(Lyophyllum connatum)* Huthaut: glatt Stielbasis: verdünnt, krumm Geruch: mehlartig	**Mönchskopf** *(Clitocybe geotropa)* feinschuppig keulig, stämmig aromatisch	
Reizker, Birken- *(Lactarius torminosus)* Hutfarbe: fleischrot, blaß Huthaut: zottig Lamellen: blaßrosa Milchsaft: weiß	**Echter Reizker** *(L. deliciosus)* ziegelrot, grünfleckig glatt gelbrot karottenrot	**Brätling** *(L. volemus)* einfarbig braun glatt gelbweiß, dick weiß, braun trocknend

Giftpilze	**eßbare Pilze**	

Rißpilz, Ziegelroter
(Inocybe patouillardii)
Hutfarbe: weiß, später rötlich
Rand: radialfaserig, einreißend
Lamellen: weiß-grau-oliv

Stiel: weiß-rosa
Ring: fehlt

Stadt-Champignon
(Agaricus bitorquis)
weißlich-schmutziggelb
lange eingerollt
schwach rosa, später
schokoladenbraun
weiß
doppelt

Maipilz
(Calocybe gambosa)
siehe unten bei
Rötling, Riesen-

Rißpilze, andere Arten
(Inocybe sp.)
Hutrand: radialfaserig, leicht
    einreißend
Geruch: typisch nach Sperma

Verwechslung mit frischen Pilzen anderer Arten
    wegen der charakteristischen Merkmale
    unwahrscheinlich

Ritterling, Schwefel-
(Tricholoma sulphureum)
Lamellen: entfernt, dick
Geruch: widerlich gasartig
Standort: meist auf Holz

Grünling
(T. auratum)
engstehend, dünn
schwach mehlartig
auf Erde, daher meist sandig

Ritterling, Tiger-
(Tricholoma pardinum)
Hut: flockig-geschuppt
Fleisch: unter Huthaut grau

Schwarzfaseriger R.
(T. protensum)
einfarbig, radialfaserig
unter Huthaut gelblich

Mausgrauer Erdritterl.
(T. terreum)
filzig-kleinschuppig
weißgrau, zerbrechlich

Röhrling, Schönfuß-
(Boletus calopus)
Fleisch: fest, blauend
Geruch: unangenehm säuerlich
Geschmack: bitter

Rotfußröhrling
(Xerocomus chrysenteron)
weich, kaum blauend
obstartig
mild

Rötling, Riesen-
(Entoloma sinuatum)
Lamellen: weißlich, später rosa
    breit, ausgebuchtet
Stiel: weiß-gelb, fein gerillt

Nebelkappe
(Lepista nebularis)
gelblich, sehr dicht,
herablaufend
weiß-grau, glatt

Maipilz
(Calocybe gambosa)
weiß-cremefarben, sehr
dicht, herablaufend
gelblich, glatt

Weitere Verwechslung mit **Mehlpilz** (siehe bei
    Trichterling, Feld-) möglich

Rübling, Breitblättriger
(Megacollybia platyphylla)
Lamellen: gelbgrau, bauchig
    ausgebuchtet
Stielgrund: weiß mit starken
    Mycelsträngen
Geschmack: etwas bitter

Horngrauer R.
(Collybia asema)
weiß, gedrängt, frei

weißfilzig

mild

Grubiger Schleimrübl.
(Xerula radicata)
weißlich, angewachsen

graubraun

mild

Satanspilz
(Boletus satanas)
Hutfarbe: weißgrau-lederfarben
Röhren bei Druck: kaum verändert
Fleisch-Anschnitt: unverändert
Geruch: widerlich

Flockenstiel-Hexenröhrling
(B. erythropus)
dunkelbraun
schnell blau
schnell blau
unauffällig

Giftpilze	eßbare Pilze	
Schleierling, Orangefuchsiger *(Cortinarius orellanus)* Hut, Lamellen und Fleisch: zimtbraun-gelborange Geruch u. Geschmack: rettichartig	nur verwechselbar mit ebenfalls giftigem **Hautkopf, Blut-** (siehe dort)	
Schwefelkopf, Grünblättriger *(Hypholoma fasciculare)* Lamellen: schwefelgelb-grünlich Geruch: geruchlos Geschmack: bitter Huthaut: ± schwefelgelb	**Rauchblättriger S.** *(H. capnoides)* graugelb-grauviolett angenehm mild blaßgelb	**Ziegelroter S.** *(H. sublateritium)* oliv-braun geruchlos schwach bitter ziegelrot mit Flecken
Täubling, Spei- *(Russula emetica)* Hut: leuchtend hellrot Lamellen: rein weiß Fleisch: weich, zerbrechlich Geruch: obstartig Geschmack: brennend scharf	**Apfeltäubling** *(R. paludosa)* orangerot meist gelblich fest geruchlos mild	**Heringstäubling** *(R. xerampelina)* purpurrot gelb, bei Druck bräunend fest nach Hering süßlich mild
Trichterling, Feld- *(Clitocybe dealbata)* Lamellen: eng, wenig herablaufend Geruch: mehlartig	**Schnee-Ellerling** *(Camarophyllus niveus)* weit, herablaufend unauffällig	**Mehlpilz** *(Clitopilus prunulus)* schmal, herablaufend mehlartig

Tabelle 5: Giftstoffe, Symptome und Gegenmaßnahmen

Pflanzengifte mit Namen, Formel (soweit bekannt), Symptomen einer Vergiftung und Gegenmaßnahmen. Zusätzlich sind die wichtigsten Pflanzen genannt, die den jeweils aufgeführten Giftstoff enthalten. Geordnet sind die Gifte innerhalb der Stoffgruppen alphabetisch.

Alkaloide sind stickstoffhaltige Pflanzenstoffe, die meist Wirkungen auf das Nervensystem haben.

Triterpenglycoside, Stoffe mit 20–30 Kohlenstoffatomen, die häufig Steroidstruktur haben und meist zu den herzwirksamen Pflanzengiften zählen.

Cyanogene Glycoside setzen mit Säuren (Magensaft) oder speziellen Enzymen die Cyanwasserstoffsäure (Blausäure) frei.

Andere Giftstoffe können ätzende Substanzen sein wie die Scharfstoffe oder giftige Bitterstoffe. Giftige ätherische Öle, giftige Eiweiße (Toxalbumine) und die hämolytisch wirkenden Saponine sind ebenfalls in dieser Sparte aufgeführt.

Pilzgifte sind extra aufgelistet, weil man bei Pilzvergiftungen von vornherein keine anderen Pflanzenarten verdächtigt.

Trotz der Therapiehinweise sollte bei jeder Vergiftung ein Arzt hinzugezogen und Selbstmedikation vermieden werden!

Name des Giftes	Formelbild	Symptome	Gegenmaßnahmen	Pflanzen
1. ALKALOIDE Aconitin	$C_{34}\,H_{47}\,NO_{11}$ Diterpenalkaloid-Ester	Nach wenigen Min. Brennen im Mund. Schweißausbruch, Anästhesie, Diarrhöen, Atmung, Herz!	Flüssigkeitszufuhr, Magenspülungen ($KMnO_4$), Carbo a./Herzmittel (evtl. Strophantin i. v.), Atropin bei Bradykardie	Eisenhut, Rittersporn
Atropin	siehe Hyoscyamin			
Bulbocapnin		Krampfgift. Erbrechen, Gastroenteritis, Diarrhöen, zentrale Lähmung	Uzara, Mucilaginosa	Lerchensporn Tränendes Herz
Chelerythrin (liegt als Chelidonin vor)	+ 9 weitere Alkaloide	Erbrechen, Gastroenteritis, Krampfgift. Zentrale Lähmung nach hohen Dosen	Spasmolytika	Schöllkraut
Colchicin	R_1 R_2 R_3 CH_3 $COCH_3$ Colchicin CH_3 CH_3 Demecolcin $C_6H_{11}O_5$ CH_3 $COCH_3$ Colchicosid	Zell- und Kapillargift. Latenzzeit 2 bis 24 Std. Brennen im Mund, Erbrechen, Koliken, Diarrhöen, Kreislaufschädigung, Cyanose	Magen- und Darmspülung mit Tannin-Lsg. (1:2000), Brechmittel, Carbo a., Teeabkochungen gegen Flüssigkeitsverlust. Uzara, Belladonna gegen Diarrhöen	Herbstzeitlose, Hakenlilie
Coniin	R_1 R_2 R_3 H H H Coniin CH_3 H H N-Methylconiin H OH H Conhydrin H H OH Pseudoconhydrin	Bewußtseinstrübung, Lähmung, Erbrechen Schnelle Resorption auch durch die Haut!	Atem-Analeptika (2mg Strychnin/h), künstliche Atmung	Schierling (Gefleckter)
Cytisin		Ganglienblocker. Erbrechen, Speichelfluß, Kollaps, Tachykardie, Bewußtlosigkeit, Halluzinationen	Atropin gegen Parasympathicus, Barbiturate u. Akineton® gegen Krämpfe	Goldregen, Blasenstrauch, Erbsenstrauch, Färberginster, Dt. Ginster

Name des Giftes	Formelbild	Symptome	Gegenmaßnahmen	Pflanzen
Eschscholtzin		Krampfgift. Erbrechen, Gastroenteritis, Diarrhöen, Krämpfe	Uzara Spasmolytika	Goldmohn
Evonin	Polyesteralkaloid. Besteht aus Essigsäure und Evoninsäure:	Latenzzeit 15 Stunden, Koliken, blutige Diarrhöen, Kurzatmigkeit, Krämpfe, Eiweißausscheidung im Harn	Kohle Antidiarrhoika	Pfaffenhütchen
Galanthamin		Erbrechen, Durchfall, Schweißausbrüche	Antidiarrhoika	Schneeglöckchen
Hygrin		Übelkeit, Herzklopfen, Schluckstörungen	Magenspülung	Judenkirsche Giftbeere
l-Hyoscyamin (Atropin = d/l-Form)		fehlendes Erbrechen, Glanz-Augen, trockene, heiße Haut, Sprach- und Schluckstörungen, Bewußtlosigkeit, Atemlähmung, Cyanose	Magenspülung, Physostigmin (bis 0,01 g) gegen periphere Wirkungen, Eserin (0,005–0,01 %), tropfenweise gegen Mydriasis.	Tollkirsche, Bilsenkraut, Alraune, Stechapfel
Imperialin		Erbrechen, Krämpfe, Herzgift	Spasmolytika	Schachblume, Kaiserkrone
Lycorin		Erbrechen, Durchfall	Antidiarrhoika	Märzenbecher, Clivie, Amaryllis, Narzisse

Name	Strukturformel	Giftwirkung	Gegenmaßnahmen	Vorkommen
Magnoflorin		Hautreizungen, Blasenbildung, Gastroenteritis	Antiallergika, Magenspülungen, Kohle	Akelei, Trollblume
Morphin	R₁ R₂ — H H : Morphin; CH₃ H : Codein; CH₃ CH₃ : Thebain (Stereoformel)	Opium-Alkaloid. Schwindelgefühl, Erschlaffung, Koma. Atemschädigung, kein Erbrechen!	Magenspülung mit 0,1 % $KMnO_4$. Für die Atmung: Analeptika (bes. Strychnin) oder künstliche Atmung	Schlafmohn
Narcotin		Krampfgift. Erbrechen, Gastroenteritis, Diarrhöen, Krämpfe	Uzara, Spasmolytika	Schlafmohn
Nicotin	Nicotin, Normicotin, β-Nicotyrin	Ganglienblocker. Brennen im Mund, Kopfschmerzen, Koliken, Diarrhöen, Gefäßkrämpfe	Magenspülung und Kohlegaben. Gegen Krämpfe 4–5 Tropfen Amylnitrit oder 0,8 mg Nitroglycerin perlingual	Tabak
Norlolin	Wahrscheinlich identisch mit Temulin	Kopfschmerzen, Sehstörungen, Erbrechen, Koliken, Pulsverlangsamung	unklar	Taumel-Lolch
Papaverin		Narkosezustand, Muskelerschlaffung, reduzierte Atmung (siehe auch Morphin)	Kreislaufunterstützung, Blasenentlastung, künstliche Atmung, Naloxan 0,4 mg i.v.	Schlafmohn, Klatschmohn
Retrorsin		Giftigkeit wie Mutterkorn, Lebernekrose	Magenspülung, salinische Abführmittel	Kreuzkraut (= Greiskraut)

Name des Giftes	Formelbild	Symptome	Gegenmaßnahmen	Pflanzen
Rhoeadin		Krampfgift. Erbrechen, Schläfrigkeit tonische Krämpfe	Spasmolytika	Klatschmohn
Scopolamin		lähmt das Atemzentrum, wirkt in Verbindung mit Hyoscyamin	siehe Hyoscyamin	Tollkirsche, Bilsenkraut, Stechapfel, Alraune
Solanin	Aglykon verestert mit Rhamnose, Glucose, Galaktose	Protoplasmagift. Örtlich starke Reizung, Erbrechen, Diarrhöen. Nach Resorption Krämpfe, Koma, Atemlähmung, Hämaturie	Uzara bei Gastroenteritis, gegen Krämpfe Barbiturat Luminal	Kartoffel, Nachtschatten, Tomate
Spartein		Kreislaufverstärkung evtl. bis zum Kollaps. Steigerung der Diurese. Erregung des Darms	Brechmittel und Kohle. Kreislaufmittel, Analeptika	Besenginster, Lupine
Taxin	mehrere Stoffe bekannt. Struktur noch nicht ermittelt	Erschlaffen des Herzmuskels, Gastroenteritis mit Koliken und Diarrhöen. Nierenschädigung	Kohle bzw. Magenspülung, Kreislaufmittel	Eibe
Thebain	Struktur siehe Morphin	Wirkung siehe Rhoeadin		Mohn
Veratrum-Alkaloide	Grundstruktur der Alkamine Protoverin u. Germin. Mit versch. Säuren verestert:	Brennen der Haut führt zu Anästhesie. Speichelfluß, Erbrechen, Schluckbeschwerden, Diarrhöen, Muskelzuckungen, Krämpfe, Kollaps	Kohle, wiederholte Magenspülungen mit $KMnO_4$. Wärme, Ruhe. Analeptika, evtl. künstliche Atmung	Germer

	Aglykon des Veratramin, ein Glykoalkaloid			
2. TRITERPEN-GLYKOSIDE Adonitoxin	R₁ R₂ R₃ Abkla / CHO H OH Adonitoxigenin / CHOH H OH Adonitoxigenin / CHO OH H Strophantidin. Zuckerkomponente: Glucose, Rhamnose, Cymarose, Diginose	Cardenolid. Übelkeit, Erbrechen, Koliken. Herzschwäche, Atemnot, Sehstörungen	absolute Ruhe, Sedativa, Atropin gegen vagale Herzsymptome, Infusion mit Natriumedetatlösung (EKG!)	Adonisröschen (Teufelsauge)
Cheirosid Cheirotoxin	Uzarigenin + Fucose + Glucose Strophanthidin + Gulomethylose + Glucose	Cardenolid. Übelkeit, Erbrechen, Herzrhythmusstörungen	schnelle Magenentleerung, Sedativa	Goldlack, Schöterich
Convallatoxin	Zuckerkomponente: Rhamnose. wichtigstes Aglykon: Convallamarogenin	Cardenolid. Übelkeit, Erbrechen, Diarrhöen, Sehstörungen, Schwindelanfälle, Bradykardie	Wegen schlechter Resorption meist Entleerung des Magen-Darm-Kanals ausreichend. Nach Resorption absolute Ruhe. Sedativa	Maiglöckchen
Convallamarin	verschiedene Zuckerkomponenten	Cardenolid. Steigerung der Harnabsonderung, Diurese		
Digitoxin	R H: Digitoxigenin OH: Gitoxigenin Zucker: Digitoxose, β-Glucose	Cardenolid. Übelkeit, Erbrechen, Schwindelanfälle, Bradykardie, Vorhofflimmern, Cyanose, Kollaps mit Herzstillstand	Magenspülung, Kohle versprechen wenig Erfolg, da resorption bereits abgeschlossen. Absolute Ruhe. Sedative. Bei Bradykardie Atropin. Bei Angina pectoris: Nitroglycerin, Morphin. Infusion mit Natriumedatlösung	Roter Fingerhut, Gelber Fingerhut

Name des Giftes	Formelbild	Symptome	Gegenmaßnahmen	Pflanzen
Evonosid	Digitoxigenin + Glucose + Glucose + Rhamnose	Cardenolid Latenzzeit 15 Stunden Magen-Darm-Reizungen, Koliken. Kurzatmigkeit, Kreislaufstörungen, Krämpfe	Kohle, Abführmittel, Kreislaufmittel, Analeptica. Gegen Krämpfe Luminalnatrium parenteral	Pfaffenhütchen
Gratiolon	Betulinsäure = Gratiolon pentazyklisches Triterpen	Speichelabsonderung, Übelkeit, Erbrechen, Koliken, blutige Diarrhöen, Nierenschädigung, Atmungsstörung	Kohle, Magenspülung, Uzara, Analeptika	Gnadenkraut
Gratiosid	Gratiogenin Aglukon des Gratiosid tetrazyklisches Triterpen			
Hellebrin	Aglykon Hellebrigenin Zuckerkomponente: Rhamnose Glucose	Bufadienolid. Übelkeit, Erbrechen, Koliken, Herzschwäche, Atemnot, Schwindel, Sehstörungen.	Saponine steigern die Resorption, daher äthiotrope Maßnahmen wenig erfolgversprechend. Absolute Ruhe, Sedativa, gegen Bradykardie Atropin, gegen Kammerflimmern Novocain (1 %, 10–15 ml i. v.)	Grüne Nieswurz
Oleandrin	Oleandrose Gitoxigenin	Cardenolid. Übelkeit, Kopfschmerzen, Brechdurchfälle, Herzrhythmusstörung, Herzlähmung	Kohle, absolute Ruhe, Sedativa, gegen Bradykardie Atropin, Infusion von Kaliumchlorid- und Natriumedetatlösung (EKG!)	Oleander

Name	Struktur	Symptome	Behandlung	Vorkommen
Scillaren	Aglykon: Scillarenin. Zuckerkomponente: Rhamnose, Glucose	Bufadienolid. Übelkeit, Husten, Stauungsbronchitis, Gastroenteritis, Herzarrhythmien	Kohle Sedativa	Meerzwiebel, Blaustern
Vincetoxin	Gemisch verschiedener Steroidglykoside	Cardenolid. Erbrechen, Diarrhöen	Kohle	Schwalbenwurz
3. CYANOGENE GLYKOSIDE Amygdalin	(Gentiobiose)	Blausäure greift Atmungsfermente an. Die Folge sind Erstickungserscheinungen. Übelkeit, Erbrechen, Herzklopfen, Krämpfe	Magenspülung Atemanaleptika Cobalt als EDTA-Komplexbildner	Samen von Steinfrüchten (Rosengewächse)
Prunasin	(β-Glucose)	siehe Amygdalin	Pro Stunde wird das Cyanid aus 30–60 mg Prunasin im Körper zu Rhodanid (SCN^-) umgewandelt	mit Ausnahme des Samens in allen Teilen vieler Rosengewächse, z. B. Kirschlorbeer
Sambunigrin	isomer zu Prunasin	siehe Amygdalin		Schwarzer Holunder
4. ÄTHERISCHE ÖLE, SCHARF-STOFFE U. A. Aethusin	$H_3C–CH=CH–[C≡C]_2–[CH=CH]_2–CH_2–CH_3$ ein Polyacetylen-Derivat	Erbrechen, Leibschmerzen, Kopfschmerzen, leichte Lähmungserscheinungen	Kohle	Hundspetersilie
Acetylandromedol (=Andromedotoxin)	$R=–CO–CH_3$ (Diterpen)	Erbrechen, Gastroenteritis, Krämpfe, Schweißausbrüche, Bradykardie, bis Atemlähmung. Wirkt wie Aconitin!	vermehrte Flüssigkeitszufuhr, Magenspülung, Kohle. Herz- und Kreislaufmittel	Rhododendron, Pieris, Kalmia

Name des Giftes	Formelbild	Symptome	Gegenmaßnahmen	Pflanzen
Aroin	unbekannte Struktur	Scharfstoff. Hautreizungen		Aronstab, Calla
Aucubin		Gastroenteritis, Diarrhöen, Blutausscheidung im Harn. Evtl. Blutungen im Gehirn	Kohle. keine Brechmittel, Mucilaginosa	Wachtelweizen, Klappertopf u. a. Rachenblütler
Cardol		siehe Urushiol		Giftefeu, Essigbaum
Cicutoxin	$HOCH_2-[CH_2]_2-[C\equiv C]_2-[CH=CH]_2-CH-[CH_2]_2-CH_3$ OH ein Polyacetylen-Derivat	Krampfgift. Brennen im Mund. Leibschmerzen, Schwindelanfälle, Krampfanfälle alle 15 Min.	Narkose, dann Magenspülung mit $KMnO_4$ (0,25‰). Klysmen mit Chloralhydrat	Wasserschierling
Cucurbitacine	 Cucurbitacin A	Blasenbildung auf der Haut, Nekrosen. Erbrechen, Koliken, Diarrhöen. Evtl. Nierenschädigung, Krämpfe	Kohle, Flüssigkeitszufuhr. Kreislaufmittel, Uzara Anaesthesin-Salbe	Zaunrübe, Spritzgurke, Koloquinte, Gnadenkraut
Cumarin		Schleimhaut-Reizung, Heuschnupfen. Blutungen	Anaesthesin-Salbe. Frische Luft	Ruchgras, Waldmeister, Ageratum
Daphnetoxin	 	R_1	R_2
C_6H_5	H	Daphnetoxin | C_6H_5	-O-CO-	Mezerein	Rötung und Schwellung der Schleimhäute, Kopfschmerzen, Magenschmerzen, Koliken, Nierenschädigung, evtl. Tachykardie	Kühle Umschläge, Anaesthesin-Salbe. Verstärkte Flüssigkeitszufuhr, Mucilaginosa	Seidelbast, Steinröschen, Heideröschen

		Blasenbildung, Nekrosen, Erbrechen, Magenschmerzen, Diarrhöen, evtl. Kreislaufschädigung	Anaesthesin-Salbe Mucilaginosa	Wolfsmilcharten
Euphorbon, ein Di- und Triterpengemisch	Euphorbol, ein Bestandteil des Euphorbon (Struktur)			
Furocumarin	R_1 R_2: H / H Psoralen; OCH_3 / H Bergapten; H / OCH_3 Xanthotoxin (Struktur)	Photosensibilisierung, Blasenbildung	Lichtvermeidung	Bärenklau, Kerbel, Raute
Githagin	Saponin $C_{41}H_{66}O_{12}$	Brennen im Mund, Brechreiz, Gastroenteritis, Schwindelgefühl	Kohle, Mucilaginosa	Kornrade
Hederin	(Struktur)	Gastroenteritis, Depressionen	Mucilaginosa	Efeu
Lactupikrin	(Struktur)	Schweißausbruch, Herzklopfen, Schwindelanfall	Kohle	Giftlattich, Löwenzahn
Ledol	ätherisches Öl (Struktur)	Erbrechen, Diarrhöen, Gastroenteritis, Nierenschädigung	Magenspülung Mucilaginosa	Porst
Mezerein	siehe Daphnetoxin			
Oenathotoxin	$HOOC_2\text{-}CH=CH\text{-}[C{\equiv}C]_2\text{-}[CH=CH]_2\text{-}[CH_2]_2\text{-}CH(OH)\text{-}[CH_2]_2\text{-}CH_3$, ein Polyacetylen-Derivat	Krampfgift. Brennen im Mund, Leibschmerzen, Krämpfe	Narkose, Magenspülung	Safranrebendolde (schwächer beim Wasserfenchel)
Paridin Paristyphnin	Saponine	Übelkeit, Diarrhöen	Kohle, Mucilaginosa	Einbeere

Name des Giftes	Formelbild	Symptome	Gegenmaßnahmen	Pflanzen
Phasin	Toxalbumin	Erbrechen, blutige Diarrhöen, Leibschmerzen, Kollaps	Essen beruhigt die Magennerven	rohe Bohnen
Protoanemonin	Fettsäurelacton	Reizung der Haut, Reizung der Niere, Diurese, evtl. Oligurie bis Anurie, Lähmungserscheinungen	Magenspülung, Antacida. Harnkontrolle!	Anemone, Küchenschelle, Leberblümchen, Hahnenfußarten, Clematis, Christrose
Ricin	Toxalbumin	Übelkeit, Schwindelanfälle, Diarrhöen, Nierenentzündung, Blutagglutination	Kohle, Magenspülung, Harnkontrolle! Flüssigkeitszufuhr. Evtl. Prothrombin-Behandlung	Rizinus, Croton
Robin	Toxalbumin	Erbrechen, Leibschmerzen, Müdigkeit, Krämpfe	Magenspülung	Robinie
Sabinen	ätherische Öle	Nierenschädigung, Bewußtlosigkeit, Krämpfe, Gastroenteritis	Brechmittel, Magenspülungen mit Kohlezusatz, Glukose-Infusionen, bei Krämpfen Phenobarbital (0,1–0,2 g)	Sadebaum
p-Sorbinsäure	Zucker: β-Glucose	lokale Reizwirkung	Der Giftstoff ist flüchtig und wird beim Kochen und Trocknen zerstört	Vogelbeere
Taxicatin		Trägt zur Bradykardie bei. Symptome einer Eiben-Vergiftung siehe bei Alkaloid Taxin		Eibe
Tetrahydrocannabinol (THC)		Rauschzustand, evtl. Delirien, Amnesie	Entziehungskur, Valium 10–20 mg (i. v.)	Hanf (Haschisch, Marihuana)

Thujon		Gastroenteritis, Krämpfe, Nierenschädigung, Blutungen im Herzmuskel	Brechmittel, salinische Abführmittel, Magenspülungen. Bei Krämpfen Phenobarbital (0,1–0,2 g). Glukose-Infusionen	Lebensbaum, Rainfarn, Salbei, Wermut
Ursolsäure		Erbrechen, Leibschmerzen, Bradykardie	vermehrte Flüssigkeitszufuhr, Magenspülungen, Kreislaufmittel	Stechpalme, Rostblättrige Alpenrose, Rhododendron
Urushiol		Dermatitis (allergisch). Wirkung im Magen-Darm-Trakt: blutige Diarrhöen	Bleiazetatlösung und Abtupfen mit 70%igem Alkohol. Zinkoxid-Puder. Ichthyolsalben. Keine Umschläge mit essigsaurer Tonerde.	Giftefeu (Essigbaum schwach allergisierend)
Viburnin	unbekannter Bitterstoff	Gastroenteritis, Hämaturie	Apomorphin-Gaben	Schneeball
5. PILZGIFTE Aflatoxine	Aflatoxin B$_1$ 	Leberschäden, Leberkrebs	Vermeidung. Therapie noch unklar	Schimmelpilze
Amatoxine		Die letale Dosis für den Menschen liegt bei 0,1 mg/kg. Ein grüner Knollenblätterpilz enthält 0,2–0,3 mg Amatoxine pro g frisches Fleisch. Ein normaler Pilz mit 50 g Gewicht reicht für einen Menschen! Leber- und Nierenschädigung bis -zerstörung. Gastroenteritis, Koliken, Anurie Latenzzeit oft mehrere Tage!	Kohle, Magenspülung, Sulfonamide und Penicillin bei Gastroenteritis. Nach neuesten Forschungen scheint ein gewisser Schutz der Leber erreicht zu werden durch eine Blutperfusion mit Kohle, die mit Biopolymeren behandelt wurde oder durch die Anwendung von Thioktansäure. Trotz allem kennt man bis heute kein spezifisches Gegenmittel. Silybin (im Silymarin enthalten) 400 mg/Tag	Grüner Knollenblätterpilz, Spitzhütiger Knollenblätterpilz, Nadelholzhäubling, kleine Schirmpilze

Amatoxin-Strukturtabelle:

	R$_1$	R$_2$	R$_3$	R$_4$	
	OH	OH	NH$_2$	OH	α-Amanitin
	OH	OH	OH	OH	β-Amanitin
	OH	H	NH$_2$	OH	γ-Amanitin
	OH	H	OH	OH	ε-Amanitin
	OH	OH	OH	H	Amanin
	H	H	NH$_2$	OH	Amanullin

Name des Giftes	Formelbild	Symptome	Gegenmaßnahmen	Pflanzen
Bufotenin		beschleunigter Herzschlag, Verengung der Blutgefäße. Gefährlich für Menschen mit Bluthochdruck	Kohle, Magenspülung	Gelber Knollenblätterpilz, Porphyrbrauner Wulstling
Coprin		Nur giftig in Verbindung mit Alkohol. Rötung des Gesichtes. Herzklopfen, Sehstörungen	Flüssigkeitszufuhr. Kein Alkoholgenuß innerhalb der folgenden 4 Tage	Faltentintling, Glimmertintling, Netzstieliger Hexenröhrling
Ergotamine (Mutterkorn–Alkaloide)	R = Ergometrin; R = Ergotamin	Ergotismus. Kribbeln an Finger und Zehen, Gefäßkrämpfe. Tetanische Krämpfe bis Lähmungen. Dazu Erbrechen, Durchfälle, weite Pupillen, Durstgefühl	Magenspülung unter Kohlezusatz. Salinische Abführmittel. Gefäßerweiternde Substanzen. Gegen Krämpfe Phenothiazine oder Barbiturate	Mutterkorn
Gyromitrin		Kopf- und Leibschmerzen, Schwindelgefühl. Unstillbares Erbrechen, Durchfälle. Nach 40 Stunden Gelbsucht als Folge einer Leberschädigung. Krämpfe, Kreislaufkollaps, Atemstörungen	Dauerinfusion von Elektrolytlösungen, Verabreichung von Thioktansäure	Frühjahrs-Lorchel
Hämolysine	unbekannte Strukturen	Antigen-Antikörper-Reaktion. Zunächst Allergie mit Übelkeit, Schüttelfrost, Fieber, Brechreiz, Kreislaufstörung und evtl. Nierenversagen. Später Hämolyse	Spezifische Therapie nicht bekannt.	Kahler Krempling
Ibotensäure		Kein Erbrechen. Rauschartiger Zustand, Bewußtlosigkeit, Kreislaufstörungen, Krämpfe	Magen- und Darmentleerung, Sedativa, Analeptika	Pantherpilz, Fliegenpilz

Muscarin		Schweißsyndrom. Starke Sekretionssteigerung, Gastroenteritis, Sehstörungen, Herschlagverlangsamung, Kreislaufinsuffizienz	Atropin (½–2 mg s. c.) Sedativa, Analeptica	Rißpilze Trichterlinge, Fliegenpilz, Pantherpilz
Muscimol		siehe Ibotensäure		Fliegenpilz, Pantherpilz
Mycotoxine	siehe Aflatoxine			
Orellanin		siehe Amatoxine. Latenzzeit 3–14 Tage!	Symptomatisch mit Überwachung der Nierenfunktion (evtl. Hämodialyse)	Orangefuchsiger Schleierling
Phallotoxine		weniger giftig als die Amatoxine. Leberschädigung. weiteres siehe Amatoxine		
Psilocybin		Brechreiz, Kribbeln an Händen und Füßen. Rauschzustand	Da der Rauschzustand nicht lange dauert, ist kaum eine Therapie erforderlich	Düngerlinge

Erste-Hilfe-Maßnahmen bei Vergiftungen und Vergiftungsverdacht

Bei Vergiftungen und Vergiftungsverdacht sollten:
1. rasch ein Arzt, Krankenhaus oder Gift-Informationszentrum in der Nähe benachrichtigt werden
2. die Vergiftungsursache geklärt und nicht eingenommenes Gift in Sicherheit gebracht werden
3. die folgenden Hilfsmaßnahmen – je nach Art der Vergiftung und den Symptomen – durchgeführt werden.

Allgemeine Erste Hilfe:

Ausbrechen des Giftes im Magen:
Der Vergiftete soll viel Leitungswasser oder mit Leitungswasser verdünnten Saft trinken.

Keine kohlensäurehaltigen Getränke!!

Dann wird der Vergiftete mit Kopf und Gesicht nach unten über den Rand der Badewanne oder den Schoß eines Erwachsenen gelegt, so daß der Bauch zusammengedrückt wird.
Mit dem Finger, einem Bleistift oder einem anderen Gegenstand wird der Vergiftete im Rachen gereizt, bis er den Mageninhalt ausbricht.

Achtung! Erbrochenes zur Untersuchung aufbewahren!!

Nach dem Erbrechen sollten 20–30 g Tierkohle oder 10–20 Kohle-Tabletten (Ohne Arzneimittelzusatz!) zusammen mit 15 g (Kinder) bis 30 g (1–2 gestrichene Teelöffel voll) Glaubersalz (Natriumsulfat) in einem Glas Wasser gelöst eingegeben werden.

Die Kohle bindet die meisten Giftstoffe; Glaubersalz ist ein rasch wirkendes harmloses Abführmittel.

Achtung! Kein Rizinusöl geben!!
Viele Gifte werden in Gegenwart von Fetten rascher resorbiert! Auch fetthaltige Milch kann daher nachteilig sein!

Bewußtlose Vergiftete müssen auf den Bauch gelegt oder – besser – in die »stabile Seitenlage« gelegt werden.

Reste von Erbrochenem aus dem Mund entfernen, da der Bewußtlose sonst erstickt!

Bei Atemstillstand bis zum Wiedereintritt der Atmung künstlich beatmen, auch in Anwesenheit des Arztes! Entweder mit einem Atemgerät oder durch Mund-zu-Mund-Beatmung.
Dazu kniet man sich neben den Hinterkopf des seitlich Liegenden, beugt sich über ihn und bläst ihm etwa alle 5 Sekunden kräftig in die Nase, wobei man den Mund zuhält, oder in den Mund, wobei man die Nase zuhalten muß.

Nachfolgende spezielle Maßnahmen sind sinnvoll:

Bei starker Erregung:
Ruhig auf den Vergifteten einreden; ohne ärztliche Anweisung keine Beruhigungsmittel geben!

Bei Kreislaufschwäche und Benommenheit:
Anregende Mittel wie starken schwarzen Tee oder Bohnenkaffee geben. Schwarzer Tee ist meist vorzuziehen, da Kaffee den Magen reizt.

Unbedingt einen Arzt rufen!

Bei Reizungen des Magen-Darm-Traktes:
Haferschleim, fettfreie Fleischbrühe oder fettarme (0,5%) mit Wasser zu gleichen Teilen verdünnte Milch. Fehlt das alles, so kann Eiweiß (ohne Eigelb!!) mit heißem gesalzenem Wasser verquirlt gegeben werden.
Zusätzlich können Uzara und Antacida wie Masigel, Gelusil und andere gegeben werden. Bei stärkeren Reizungen Arzt hinzuziehen!

Bei Durchfällen:
Zunächst ist Durchfall erwünscht, er sollte aber nicht von Krämpfen begleitet sein. Ein Durchfall beschleunigt die Giftausscheidung und verringert die Resorptionsgefahr. Krämpfe sind jedoch meist ein Zeichen starker Schleimhautreizungen des Darms und sollten vom Arzt behandelt werden!
Bei länger anhaltenden Durchfällen, auch ohne Krämpfe, sollten Kohle, Tannalbin oder schwarzer Tee gegeben werden.

Es empfiehlt sich, Kinder vorbeugend mit giftigen Pflanzen vertraut zu machen und sie allgemein vor dem Verzehr von Pflanzen oder Pflanzenteilen in Garten, Feld und Wald zu warnen. So können Vergiftungen am besten vermieden werden.

Bei dem Verdacht einer Pilzvergiftung benötigt der Arzt für eine sichere Therapie die Antworten auf folgende Fragen:

Wie wurden die Pilze gesammelt?

- unsachgemäße Behandlung,
- Abschneiden wichtiger Kennzeichen (z.B. Knolle bei Amanita-Arten)
- Transport in Plastiktüten

Wann wurden die Pilze gesammelt?	– Zeit zwischen Sammeln und Zubereitung – Jahreszeit (Frost!)
Wann traten die ersten Beschwerden auf?	siehe Tabelle der Latenzzeiten
Wo wurden die Pilze gesammelt?	– Rückschluß vom Standort auf die Pilzart – Vergleich mit bereits früher im Gebiet aufgetretenen Vergiftungen
Wie sahen die gesammelten Pilze aus?	Da hierbei vom Betroffenen selten eine präzise Beschreibung zu erwarten ist und Zubereitungsabfälle kaum mehr zu finden sind, bietet Tabelle 4 eine Hilfe

Latenzzeiten bis zum Eintreten von Vergiftungssymptomen nach dem Verzehr folgender Pilzarten:

Orangefuchsiger Schleierling	2–17 Tage
Grüner Knollenblätterpilz	(5) 10–20 (48) Stunden
Spitzhütiger Knollenblätterpilz	10–20 Stunden
Frühjahrslorchel	2–12 Stunden
Faltentintling	$\frac{1}{4}$–24 Stunden
Netzstieliger Hexenröhrling	$\frac{1}{4}$–4 Stunden
Speitäubling	$\frac{1}{4}$–24 Stunden
Riesenrötling	15–30 Minuten
Kartoffelbovist	20–30 Minuten
Fliegenpilz	15–60 Minuten
Pantherpilz	15–30 (200) Minuten
Ziegelroter Rißpilz	15–45 Minuten
Bleiweißer Trichterling	15–30 Minuten
Tigerritterling	10–15 Minuten
Kahler Krempling (roh)	10–15 Minuten

Informationszentren für Vergiftungen/Stand:1988
(Bundesrepublik Deutschland)

1000 Berlin 19 Pulsstr. 3–7	Beratungsstelle für Vergiftungserscheinungen	Tel.: 030/3023022
Spandauer Damm 130	Reanimationszentrum der Freien Universität Berlin im Klinikum Charlottenburg	Tel.: 030/3035-466/-2215/-436 Zentrale: /3035-1
5300 Bonn Adenauerallee 119	Informationszentrale für Vergiftungsfälle. Universitätsklinik	Tel.: 0228/2606-211 Zentrale: /2606-1
3300 Braunschweig Salzdahlumer Str. 90	Med. Klinik des Städt. Krankenhauses	Tel.: 0531/62290 Zentrale: /6880
Bültenweg 17	Institut für Pharmakologie und Toxikologie der Techn. Universität	Tel.: 0531/391-2638 Zentrale: /391-0
2800 Bremen 1 St.-Jürgen-Straße	Intensivstation des Zentralkrankenhauses	Tel.: 0421/497-5268/-3688
7800 Freiburg Mathildenstraße 1	Vergiftungs- informationszentrale der Universitäts-Kinderklinik	Tel.: 0761/270-4361/-4300 Pforte: /270-4301 Zentrale: /270-1
Katharinenstr. 29	Pharmakologisches Institut der Universität	Tel.: 0761/203-2107 Zentrale: /203-1
6300 Gießen Frankfurter Str. 107	Pharmakologisches Institut der Universität	Tel.: 0641/702-4135 Zentrale: /702-1
3400 Göttingen Geiststr. 9	Pharmakologisches Institut der Universität, Abt. für Toxikologie und Neuropharmakologie	Tel.: 0551/39-5300 Zentrale: /39-1
Humboldtallee 38	Universitäts- kinderklinik und Poliklinik	Tel.: 0551/39-6239/-6241
2000 Hamburg 60 Rübenkamp 148	Gift-Informations- zentrale des Allgem. Krankenhauses Barmbeck, II. Medizinische Abteilung	Tel.: 040/6385-3345/-3346

6650 Homburg (Saar)	Vergiftungs-informationszentrale der Universitäts-Kinderklinik im Landeskrankenhaus	Tel.: 06841/16-2257/-2846 Zentrale: /16-1
2300 Kiel Schittenhelmstr. 12	Zentralstelle zur Beratung bei Vergiftungsfällen, I. Med. Universitätsklinik	Tel.: 0431/597-4268 Pförtner: /597-1393/-1394 Zentrale: /597-0
5400 Koblenz Koblenzer Str. 115–155	Städt. Krankenanstalten Kemperhof, Kinderstation	Tel.: 0261/499-648
6700 Ludwigshafen Bremerstr. 79	Entgiftungszentrale der Med. Klinik der Städt. Krankenanstalten	Tel.: 0621/503-431 Zentrale: /503-1
6500 Mainz Langenbeckstr. 1	Zentrum für Notfalltherapie, Entgiftung und Giftinformation, II. Med. Universitätsklinik	Tel.: 06131/232466 Zentrale: /17-1
3550 Marburg Pilgrimstein 2	Institut für Toxikologie und Pharmakologie	Tel.: 06421/282290/282291
8000 München 80 Ismaninger Str. 22	Toxikologische Abteilung der II. Med. Klinik Rechts der Isar der Techn. Universität München	Tel.: 089/4140-2211 Zentrale: /4140-1 – mit Beerencomputer – mobiles Gegengiftdepot
4400 Münster	Medizinische Universitätsklinik Westring 3, Informations- und Behandlungszentrum	Tel.: 0251/83-6245/-6188 Zentrale: /83-1 Pforte: 836201/02
8500 Nürnberg 5 Flurstr. 17	Städt. Krankenanstalten, II. Med. Klinik, Toxikologische Abteilung	Tel.: 0911/3982451
4200 Oberhausen Mülheimer Str. 161	Städt. Feuerwehr	Tel.: 0208/802018 oder Notruf 112 – mobiles Gegengiftdepot
2990 Papenburg Hauptkanal rechts 75	Kinderabteilung des Marienhospitals	Tel.: 04961/831, diensthabender Kinderarzt
6600 Saarbrücken	Städt. Krankenhaus Winterberg, Vergiftungszentrale,	Tel.: 0681/603-2544 Zentrale: /603-1
8700 Würzburg Versbacher Landstr. 9	Institut für Toxikologie und Pharmakologie der Universität	Tel.: 0931/2011

Literaturverzeichnis

Altmann, H.: Giftpflanzen – Gifttiere. BLV-Naturführer. München, 1979.

Bader, H.: Lehrbuch der Pharmakologie und Toxikologie. 2. Aufl. Weinheim, 1985.
Bartels, O.: Pilzvergiftungen. Neue Therapiemöglichkeiten. Fortschr. Med. 94, 1976.
Baumeister, W.: rororo Pflanzenlexikon. Bd.1–5. Hamburg, 1969.
Baumeister, W., & G. Reichart: Lehrbuch der angewandten Botanik. Stuttgart, 1969.
Becker, H.: Inhaltsstoffe von Amanita muscaria. Pharm. in unserer Zeit 12/4, 1983.
Beilsteins Handbuch der organischen Chemie. 4. Aufl. Berlin, Heidelberg, New York, 1974.
Benezra, C., G. Ducombs, Y. Sell & J. Foussereau: Plant Contact Dermatitis. Paris, London, New York, 1985.
Besl, H., P. Mack & H. Schmid-Heckel: Giftpilze in den Gattungen Galerina und Lepiota. Z. Mykol. 50, 1984.
Binder, M. A.: Haschisch und Marihuana. Deut. Ärzteblatt 4, 1981.
Blaser, P.: Mykotoxine in Lebensmitteln. Chem. Rundschau 19, 9. Solothurn, 1976.
Bonnier, G.: Plantes médicinales, plantes mellifères, plantes utiles et nuisibles. Paris, 1986.
Braun, R.: Neuere Erkenntnisse zur Toxikologie des Pilzgiftes Gyromitrin. Deut. Apoth. Ztg. 122, 1982.
Bresinski, A., & H. Besl: Giftpilze. Stuttgart, 1985.
Brodersen, H.-P., W.-D. Schreiner, H. J. Pfänder & D. Frohne: Dieffenbachia – eine schön(e) giftige Zimmerpflanze. Deut. Apothekerzeitg. 119/41, 1979.
Buff, W.: Botanik für Pharmazeutisch Technische Assistenten. Stuttgart, New York, 1984.
Burger, A., & H. Wachter: Hunnius Pharmazeutisches Lexikon. 6. Aufl. Berlin, New York, 1986.

Cetto, B.: Der große Pilzführer. Bd. 1–4. München, 1976–1984.
Cooper, M. R., & A. W. Johnson: Poisonous Plants in Britain. London, 1984.
Czygan, F.-C.: Biogene Arzneistoffe. Braunschweig, Wiesbaden, 1984.

Das Beste: Geheimnisse und Heilkräfte der Pflanzen. Zürich, 1978.
Denffer, D. v., H. Ziegler, F. Ehrendorfer & A. Bresinski: Lehrbuch der Botanik für Hochschulen. Begr. v. E. Strasburger. 32. Aufl. Stuttgart, New York, 1983.
Deut. Apotheker-Zeitung: Liste giftiger Pflanzen. 118/18, 1975.
Deut. Homöopathie-Union: Homöopathisches Repetitorium. Dortmund, 1977.
Dioscorides, P.: Kräuterbuch 1610. (Reprint) München, 1964.
Dörfler, H. P., & G. Roselt: Heilpflanzen. Stuttgart, 1984.
Dunk, K. v. d.: Rund um die Herkulesstaude. Galathea 1/2. Nürnberg, 1985.

Eberle, G.: Lilien und Lilienverwandte in den Floren Mittel- und Südeuropas. Frankfurt a. M., 1972.
Ebert, K.: Arznei- und Gewürzpflanzen. Stuttgart, 1982.
Ehrendorfer, F.: Liste der Gefäßpflanzen Mitteleuropas. 2. Aufl. Stuttgart, 1973.
Encke, F., G. Buchheim & S. Seybold: Zander – Handwörterbuch der Pflanzennamen. Stuttgart, 1984.

Flammer, R.: Differentialdiagnose der Pilzvergiftungen. Stuttgart, New York, 1980.
Flammer, R., & E. Horak: Giftpilze, Pilzgifte. Stuttgart, 1983.
Forth, W., D. Henschler & W. Rummel: Pharmakologie und Toxikologie. 2. Aufl. Zürich, 1977
Forth, W., D. Henschler & W. Rummel: Allgemeine und spezielle Pharmakologie und Toxikologie. Zürich, 1984.
Freund, S.: Gefährdung durch Liebstöckel. Nat. Rundschau 38/1, 1985.
Frimmer, M.: Pharmakologie und Toxikologie. Stuttgart, New York, 1986.

Frohne, D., & U. Jensen: Systematik des Pflanzenreichs – unter besonderer Berücksichtigung
    chemischer Merkmale und pflanzlicher Drogen. Stuttgart, New York, 1979.
Frohne, D., & H. J. Pfänder: Giftpflanzen. 3. Aufl. Stuttgart, 1987.

Gäbler, H.: Arzneipflanzen im Blickpunkt. Hrsg.: W. Schwabe. Karlsruhe, 1978.
Gädeke, R.: Vergiftungen durch Goldregen ähnlich wie durch Nikotin. Biol. Med. 1, 1983.
Garnweidner, E.: Giftpilze-Kompaß. München, 1984.
Genaust, H.: Etymologisches Wörterbuch der botanischen Pflanzennamen. Basel, Stuttgart, 1976.
Gessner, O., & G. Orzechowski: Gift- und Arzneipflanzen von Mitteleuropa. 3. Aufl. Heidelberg, 1974.
Gmelin, J. F.: Allgemeine Geschichte der Pflanzengifte. 2. Aufl. Nürnberg, 1803.
Guin, J. D.: Poison Ivy – Poison Oak – Poison Sumac. J. Amer. Acad. Dermatol. 4, 1981.

Haenchen, H., & H. Saure: Blumen & Garten. Bd. 1–8. Hamburg, 1975.
Harvey, D. J.: Analysis of the cannabinoids. In: A. S. Curry: Analytical Methods in Human
    Toxicology. Part 1. Weinheim, 1985.
Hausen, B. M.: Woods injurious to human health. A Manual. Berlin, New York, 1981.
Hausen, B. M.: Allergic Contact Dermatitis to Quinones in Paphiopedilum haynaldianum (Orchidaceae)
    Arch. Dermatol. 116, 1980.
Hausen, B. M.: Berufsbedingte Kontaktallergie auf Mutterkraut (Tanacetum parthenicum [L.] Schultz-
    Bip.; Asteraceae). Dermatosen 29/1, 1981.
Hausen, B. M., & K. H. Schulz: Allergische Kontaktdermatitis durch Löwenzahn (Taraxacum officinale
    Wiggers). Dermatosen 26/6, 1978.
Hegi, G.: Illustrierte Flora von Mitteleuropa. Bd. I–VI. München, 1906–1931, 1936–1975; ab 1975:
    Berlin.
Hegnauer, R.: Chemotaxonomie der Pflanzen. Bd. 1–6. Basel, Stuttgart, 1962–1973.
Hess, H. E., E. Landolt & R. Hirzel: Flora der Schweiz. Bd. 1–3 Basel, Stuttgart, 1967–1972.
Hofmann, A.: Die Mutterkornalkaloide. Stuttgart, New York, 1964.
Hohenester, A.: Häufige Verwechslungsfälle bei Pilzen. Visum, das med. Bildjournal, Nr. 4, 1964.
Hoppe, H. A.: Drogenkunde. Bd. 1 u. 2. 8. Aufl. Berlin, New York, 1975–1977

Jaenike, J. α-Amanitin. Evolution 39, 1985.
Jaspersen-Schib, R.: Unsere toxischen Garten- und Zimmerpflanzen. Schweiz. Apoth. Ztg. 117 (15/16),
    1976.

Kating, H., & S. W. Breckle: Pharamazeutische Biologie I. Thieme Tb, Stuttgart, 1978.
Kingshorn, A. D.: Toxic Plants. New York, 1979.
Kriencke, E. G.: Akzidentelle Vergiftungen durch Pflanzen (Tabelle). Heumann-Kalender, 1979/1980.
Kriencke, E. G., & K. W. v. Mühlendahl: Akzidentelle Vergiftungen durch Pflanzen. Tl. I–III. In:
    Notfall Medizin, Hefte 9–11. Erlangen, 1978.

Laux, H. E.: Eßbare Pilze und ihre giftigen Doppelgänger. Kosmos-Naturführer. Stuttgart, 1985.
Leibold, G.: Heilkräuter. Modernes Lexikon der Pflanzen und Anwendungen. Niedernhausen,
    1980–1985.
Liebenow, H., & K. Liebenow: Giftpflanzen. Vademekum für Tierärzte, Humanmediziner, Biologen und
    Landwirte. 2. Aufl. Stuttgart, 1981.
Lonicerus, A.: Kreuterbuch, 1679. (Reprint) München, 1962.
Ludewig, R., & K. H. Lohs: Akute Vergiftungen. 4. Aufl. Jena, 1974.

Marcuse, G., & F. Marcuse: Giftige Pflanzen und Tiere Deutschlands. Hannover, 1986.
Martinetz, D.: Arsenik – Curare – Coffein. Gifte in unserer Welt. Reihe »Wir und die Natur«. Leipzig,
    Jena, Berlin, Köln, 1982.
Martinetz, D., & R. K. Müller: Gifte in unserer Hand. Blausäure – Lachgas – Dioxin. Reihe »Wir und
    die Natur«. Leipzig, Jena, Berlin, 1986.
Mauch, H., & K. Lauber: Unsere Pilze. 3. Aufl. Bern, Stuttgart, 1976.

Metzner, H.: Biochemie der Pflanzen. Stuttgart, 1973.
Michael, E., & B. Hennig: Handbuch für Pilzfreunde. Bd. 1–6. Heidelberg, 1968.
Michael, E., B. Hennig & H. Kreisel: Handbuch für Pilzfreunde. Bd. 1. 3. Aufl. Jena, 1978.
Moeschlin, S.: Klinik und Therapie der Vergiftungen. 7. Aufl. Stuttgart, New York, 1986.
Moser, M.: Neuere Erkenntnisse über Pilzgifte und Giftpilze. In: Zeitschr. f. Pilzkunde 37. Lehre, 1971.
Müller, E., & W. Löffler: Mykologie. München, Stuttgart, 1971.
Mutschler, E.: Arzneimittelwirkungen. 3. Aufl. Stuttgart, 1975.

Neumüller, O. A.: Römps Chemie-Lexikon. 7. Aufl. Bd. 1–6. Stuttgart, 1972–1977.
Neumüller, O. A.: Römps Chemie-Lexikon. 8. Aufl. Bd. 1. Stuttgart, 1979.
Nielsen, H.: Giftpflanzen. Kosmos-Feldführer. Stuttgart, 1979.
North, P.: Poisonous Plants and Fungi in Colour. London, 1967.

Oberdisse, E.: Allgemeine und spezielle Pharmakologie und Toxikologie. Tl. 2. Heidelberger TB.
    Berlin, New York, 1986.
Oberdorfer, E.: Pflanzensoziologische Exkursionsflora. 4. Aufl. Stuttgart, 1979.
Okonek, S., G. Fülgraf & R. Frey: Humantoxikologie. Stuttgart, 1979.

Pahlow, M.: Giftpflanzenkompaß. München, 1980.
Pingel, I.: Giftpflanzen an Erlanger Kinderspielplätzen und öffentlichen Anlagen. Diss. Erlangen, 1980.
Platt, D., et al.: Früherkennung von Knollenblätterpilzvergiftungen. Uni-Kurier 53/54. Erlangen-
    Nürnberg, 1984.
Podlech, D.: Heilpflanzen. GU Naturführer. München, 1986
Poelt, J., & H. Jahn: Mitteleuropäische Pilze. Sammlung naturkundlicher Tafeln. Hamburg, 1963.
Polunin, O.: Pflanzen Europas. BLV-Bestimmungsbuch. München, 1971.
Psychrembel, W.: Klinisches Wörterbuch. 253. Aufl. Berlin, New York, 1977.

Rauh, W.: Speisepilze? – Giftpilze? HT-Ratgeber 980. München, 1975.
Raven, P. H., R. F. Evert & H. Curtius: Biologie der Pflanzen. Berlin, New York, 1985.
Reckeweg, H. H.: Das Homöopathikum – Rhododendron. Biol. Med. 1, 1983.
Reinhard, E.: Pharmazeutische Biologie 1. 3. Aufl. Stuttgart, 1986.
Reiß, J.: Giftige Pilze und ihre Giftstoffe. Biol. in uns. Zeit 6/4, 1976.
Reiß, J.: Mycotoxine, Giftstoffe in Kleinpilzen. Biol. in uns. Zeit 6/6, 1976.
Reiß, J.: Schimmelpilze. Berlin, Heidelberg, New York, 1986.
Reuther, H., & F. Reuther: Giftpflanzen im Garten. Augsburg, 1976.
Roth, C. H.: Die Naturstoffliste. Karlsruhe, 1977.
Roth, L., M. Daunderer & K. Kormann: Giftpflanzen – Pflanzengifte. ecomed. Landsberg, München,
    1984.
Rücker, K.: Giftstoffe im Garten. Gartenpraxis 5, 1979.

Schauenberg, P., & F. Paris: Heilpflanzen. 4. Aufl. München, 1981.
Schmalle, H., & B. M. Hausen: A new Sensitizing Quinome from Lady Slipper. Naturwiss. 66, 1979.
Schmeil, O. & J. Fitschen: Flora von Deutschland und seinen angrenzenden Gebieten. 87. Aufl.
    Heidelberg, 1982.
Schönfelder, P., & I. Schönfelder: Der Kosmos-Heilpflanzenführer. Europäische Heil- und Giftpflanzen.
    Stuttgart, 1980.
Schultes, R., & A. Hofmann: Pflanzen der Götter. Bern, Stuttgart, 1980.
Seeger, R.: Giftpilze – Pilzgifte – Pilzvergiftungen. Deut. Apoth. Ztg. 121, 1982.
Skulberg, O. M., et al.: Giftige Wasserblüten. Ambio 13. Zit. in Naturw. Rundschau 38/6, 1985.
Sloover, J. de, & M. Goossens: Wildpflanzen als Gewürzkräuter und Heilpflanzen. Zürich, Köln, 1982.
Späth, G.: Vergiftungen und akute Arzneimittelüberdosierungen. Berlin, New York, 1982.
Stary, F., & Z. Berger: Giftpflanzen. Prag, 1983.
Stary, F., & V. Jirásek: Heilpflanzen kennen, sammeln, anwenden. München, Gütersloh, 1973.
Stephan, U., P. Elstner & R. K. Müller: Fachlexikon ABC Toxikologie. Thun, Frankfurt, 1985.
Stopp, F.: Unsere Misteln. Die Neue Brehm Bücherei 287. Wittemberg Lutherstadt, 1961.

Tampion, J.: Dangerous Plants. Newton Abbot, London, Vancouver, 1977.
Tebbett, I. R., & B. Caddy: Gifte der Schleierlinge. Experientia 40, 1984. Zit. in Naturw. Rundschau 38/1, 1985.
Teuscher, E.: Pharmakognosie. Tl. I u. II. WTB. Berlin, 1970.
Tutin, T. G., et al.: Flora Europeae. Cambridge, 1964 ff.

Wagner, H.: Rauschgift – Drogen. Verständliche Wissenschaft 99. 2. Aufl. Berlin, Heidelberg, New York, 1970.
Wagner, H.: Pharmazeutische Biologie. 2. Drogen und ihre Inhaltsstoffe. 3. Aufl. Stuttgart, New York, 1985.
Wartenberg, A.: Systematik der niederen Pflanzen. Stuttgart, 1972.
Wichtl, M.: Teedrogen. Stuttgart, 1984.
Wieland, Th.: Amatoxine, Phallotoxine – die Gifte des Knollenblätterpilzes. Chemie in unserer Zeit 13, 1979.
Wilhelm, G. T.: Unterhaltungen aus dem Pflanzenreiche. Bd. 1–10. Augsburg, 1828.
Wirth, W., & Ch. Gloxhuber: Toxikologie. 4. Aufl. Stuttgart, New York, 1985.
Wit, H. C. D. de: Knaurs Pflanzenreich in Farben. Bd. 1–3. Stuttgart, Zürich, 1964.
Woodward, L.: Giftpflanzen in Wald, Feld, Garten und Haus. Bern, 1985.

Zepernick, B., L. Langhammer & J. Lüdcke: Lexikon der offizinellen Arzneipflanzen. Berlin, New York, 1984.

Sachverzeichnis